医患关系学

主　编　王明旭

副主编　张超英　李兴民

主　审　张　文

编　委(以姓氏笔画为序)

王东红　大连医科大学

王丽宇　中国医科大学

王明旭　西安交通大学

王晓燕　首都医科大学

尹秀云　北京大学

兰礼吉　四川大学

阳天明　包头医学院

孙福川　哈尔滨医科大学

苏联珍　西安交通大学

李兴民　陕西中医学院

宋　彬　西安交通大学

张大萍　首都医科大学

张超英　西安交通大学

陈歆娜　首都医科大学

姬彦锋　山东福瑞达医药集团

曹永福　山东大学

梁立智　首都医科大学

魏　林　西安交通大学

科学出版社

北　京

内　容　简　介

和谐医患关系是构建和谐社会的重要因素之一。战胜疾病是医患双方共同努力的目标。医患关系学既研究影响诊疗疾病和医患关系的诸多因素,又探索如何以沟通医患双方相关信息来优化诊疗疾病,改善医患关系,同时研究如何将心理学、行为科学以及人文和社会等学科的理论和一些方法运用到改善医患关系中去,丰富医学科学的内涵,推进现代医学诊治疾病和维护人类健康的发展。

本书可作为高等医药院校教材,也可作为广大医务工作者、医学院校师生、行政管理人员工作中的参考书。

图书在版编目(CIP)数据

医患关系学 / 王明旭主编. —北京:科学出版社,2008
ISBN 978-7-03-021587-1

Ⅰ. 医…　Ⅱ. 王…　Ⅲ. 医院-人间关系-高等学校-教材
Ⅳ. R197.322

中国版本图书馆 CIP 数据核字(2008)第 047413 号

策划编辑:李国红 / 责任编辑:邹梦娜　李国红 / 责任校对:朱光光
责任印制:徐晓晨 / 封面设计:黄　超

科 学 出 版 社 出版
北京东黄城根北街 16 号
邮政编码: 100717
http://www.sciencep.com

北京虎彩文化传播有限公司 印刷
科学出版社发行　各地新华书店经销
*
2008 年 5 月第　一　版　　开本:787×1092　1/16
2021 年 7 月第六次印刷　　印张:19 1/2
字数:451 000

定价:69.80 元
(如有印装质量问题,我社负责调换)

前　言

医患关系是一种特定的又非常特殊的人际关系，是因为健康需求发生在陌生人之间的一种关系，又是患者以性命和健康利益相托的一种关系，因而成为人际间一种庄重而又严肃的人际关系。它要求医者必须以利他主义精神和为医学献身的科学精神开展与患者的交往与沟通，必须具有以患者为中心、全心全意为患者服务的职业修养和素质。医患关系是医生解除患者病痛、促使患者康复的关系，是保障社会发展使人人获得健康的关系，它在构建和谐人际关系和构建和谐社会中发挥着重要的作用。

医患关系又是一种复杂的涉及社会经济利益分配的关系，由于在卫生改革中过分强调医院创收和医院依靠自己挣钱来养活和发展自身，造成了医患间在经济利益上不协调的状况，造成看病贵和看病难的问题，使本应和谐相处的医患关系产生了不和谐的因素，加之由于医学物化发展的趋势及生物医学中见物不见人的思维方式作怪，医患间缺乏深入的了解和沟通，使得医患之间信任机制遭受到严重的创伤，使这种不和谐因素变得更为严重，医患关系的紧张已成为社会关注的热点问题之一。深入研究医患关系，揭示医患关系中存在的主要问题、产生原因及其解决途径，已成为社会迫切关注的问题之一。

在现代社会中，建立良好的医患关系，解决形形色色的医患矛盾，是一个重大的课题。阐明医患关系的本质、产生问题的原因及探求解决问题的方式，单靠一门学科、一种方案，是无法完成的。影响医患关系的因素，涉及政治、经济、文化、教育、法律、管理和风俗习惯等多个方面，涉及哲学、经济学、医学、伦理学、心理学、社会学、行为学、法学等多种学科。因此，必须综合这些学科的知识，探求构建和谐医患关系的规律、条件和方法，建立起一门新的交叉学科——医患关系学。

本书的编写目的和意义主要可概括为以下三点：

一、解决现实社会的需要。医患关系是当今中国全社会关注的热点和难点问题，构建和谐医患关系是各级政府、医疗机构、医务人员、广大人民群众乃至全社会的共同期盼，也是医学教育必须面对和解决的一个重要问题，同样也是世界各国与世界医学教育所关注的话题。

二、满足学科建设的需要。美国中华医学基金会国际医学教育专门委员会制定了指导全球医学教育的《全球医学教育最低基本标准》，其中“医患沟通技巧”是七大标准之一。2005 年 11 月，我国教育部在医学院校“十一五”国家级规划教材目录中也增列了医患关系的内容。可见医患关系学在我国医学教育中已受到了一定程度的重视。因此，我们应在总结国内外近年来教育改革和研究的基础上，建立“医患关系学”的新的理论体系，培养合格的医学生，以指导实践和适应医学教育的改革需求，是医学理论工作者义不容辞的职责。

三、解决教学急需教材的问题。有的医学院校已开设了《医患关系学》这门课程，如西安交通大学等，但至今没有专门的教材可以借鉴与使用。

本书共有 17 章，阐述了医患关系的历史演变，医患关系的基本模式，医生和病人各自的权利和义务，医生特有的角色行为，当前医患关系存在的主要问题，影响医患关系的各种社会因素，医患沟通的原理、内容、途径、技巧和方法，临床科室应当怎样实现医患沟通，护患沟通的方式及其作用，门诊和急诊的医患沟通、医疗纠纷和医疗事故的处理，构建医学职业精神在建立良好医患关系中的作用，医学界的话语权与和谐医患关系的构建等。

本书是应社会发展需要，从理论与实践紧密结合角度编写的第一本医患关系学方面的教材。它的出版，不仅对医学教育有重要的作用，对于广大医务人员、医疗卫生管理干部，对所有关怀卫生改革的社会人士以及广大患者都具有重要的参考价值。

医患关系学是一门新兴学科，由于我们能力和知识面的局限，本教材还存在着不尽如人意之处。我们真诚希望各位学者、医务工作者、患者和卫生管理工作者给予批评指正。

王明旭

2008 年 1 月 20 日

目　录

第一章 绪 论

处理好医患关系是实践医学目的、发扬医学职业精神的关键环节,是实现医学的社会保障作用,使医疗服务有序运行的关键环节。医患关系是伴随着医疗服务诞生的,自从有了医疗服务,便产生了医患关系。为了更好地承担起医学的救死扶伤、治病救人的崇高使命,为了构建和谐的医患关系,深入研究医患互动的规律,医患之间相互尊重、相互信任的行为机制,医患双方各自的社会角色、行为模式及其权利和义务,医患之间有效沟通的原则和方法等,是十分必要的。医患关系学所面临的这些重大课题,要求每个医务工作者和医院管理工作者都必须学习它,研究它,实践它。

第一节 医患关系与医患关系学

医患关系是在医疗服务活动中客观形成的医患双方以及与双方利益有密切关联的社会群体和个体之间的互动关系,医患关系学是研究医患关系活动规律和运行机制的科学。没有医患关系就不会形成医患关系学,但为了优化医患关系,构建和谐的医患关系,就必须研究它的规律性,研究影响构建和谐医患关系的各种因素,研究构建和谐医患关系的模式和原则,研究医患关系中存在的各种问题及其对策。

一、人际关系的概念和特点

人际关系是指人们在物质交往和精神交往基础上形成和发展起来的人与人之间的各种联系。人际关系是与人类同步发生与发展的最普遍的一种关系,是受经济关系、政治关系、文化关系制约的一种关系,它是人们之间最直接、最常见的一种关系,渗透在人们社会关系的各个方面。人际关系是人与人之间的相互关系,它存在于人际认知、人际情感和人际行为之中。

人是群居的动物,人为了生存和发展就必须和他人结成各种关系。每个人一生下来就处于原已存在的各种社会关系中,并通过自身的选择和活动发展着各种人际关系。人际关系从本质上说是一种社会关系,它受着各种复杂的社会关系的制约,反过来,它又影响着不同社会关系之间相互作用的方式。

人际关系是建立在需要基础上的,需要包括物质需要与精神需要。如果交往能够满足双方的需要,相互间就会产生并维持相互间亲近的心理关系,例如友谊可使人们互相接近,利益冲突则会使双方产生厌恶乃至敌对的情绪。患者由于健康需求而产生求医行为。如果医务工作者在与患者接触过程中,理解患者的感受,尊重患者的人格,能够切实地解除患者的疾病痛苦,双方就会建立良好的人际关系。相反,即使患者由于健康需要主动来找医生的,但医生的态度生硬,不尊重和关怀患者,双方就很难建立起良好的人际关系。

人际关系是和人们的情感体验直接联系的。良好的人际关系使人心情舒畅,精神兴奋,可以促进学习和工作效率的提高。相反,人们如果处于经常发生矛盾和冲突的人际关系中,受到不愉快的言论和行为的刺激,人们就会处于悲伤、抑郁和烦躁的情绪状态中,就会感受到压抑、孤独和无助感,就会影响正常学习和工作,进一步还会影响身心健康。

人际关系既是一种交往,也是互动的,双方总会以一定的方式对对方的言行做出应答。至于双方互动的方式则取决于这种关系的性质、双方互动的条件和环境,以及双方所处的地位和扮演的社会角色。例如领导与被领导者的互动方式显然不同于同事或同志间的相互方式;教师与学生之间的互动方式也不同于医务人员与患者之间的互动方式。人际交往的互动过程取决于人们的需要及满足需要的方式,有的交往也许经过一次互动就完成了,有的则需要持续相当长的过程以至终生。

二、医患关系的概念

医患关系是重要的人际关系之一。健康需求是人类永恒的需求,因而使医疗实践成为人类最重要的实践活动之一,伴随着医疗服务活动的医患关系也成为人类最基本的一种人际关系。医患关系有狭义和广义的两种理解:狭义的医患关系指医生和患者个体之间的相互关系;广义的医患关系指以医务人员为中心的包括所有与医疗服务有关的一方,与以患者为中心的包括所有与患者健康利益有直接关系的一方所构成的群体与群体之间的多方面的关系。简言之,即以医生为主体的人群与以患者为主体人群之间的关系。正如西格里斯(Sigcrist)所指出的那样:“每一个医学行动始终涉及两类当事人:医生和病人,或者更广泛的说,医学团体和社会,医学无非是这两群人之间多方面的关系”。医患关系是整个医学关系中最本质的内容,是涉及医疗质量和医疗服务水平的关键环节。医患双方都是具有主体意识的主体,医者施医,帮助患者恢复健康;患者求医,接受来自医者的治疗和指导,以争取早日康复。医患关系这种双向活动,不但决定了双方在医疗活动中的地位和作用,决定了双方的权利和义务。它要求医者必须尊重患者,尊重患者知情同意、不受伤害和获得最佳服务的权利,患者也应当接受医者正确的医疗和指导,听从医嘱,以达到早日康复的目的。从这个角度考虑,广义的医患关系。一则医学行为是一种团队行为,不调动所有与医疗服务有关人员的主动性和积极性,就无法严格保障医疗质量的落实。二则和患者利益直接有关的人和群体,例如患者的家属等,他们会对患者发挥很大的影响,不做好这方面必要的沟通工作,也会影响正确医疗方案的执行。三则无论是医方和患方,与之相关的各个方面对整个医疗过程的合理性和合法性都发挥着重要监督作用,是完善医疗活动不可缺少的力量。医患关系看似一种自然的、客观存在的关系,但由于涉及医患双方都是有意志的人,都是具有不同性格、不同生活经历、不同价值观念、不同认知水平和不同心理和社会需求的人,双方就可能出现各种碰撞,乃至一些不可预见的情况,因此,对医患关系进行深入研究,了解它的本质和特点,了解它的运行规律是必要的。

三、医患关系的性质和特点

医患关系具有多方面的社会属性,如何把握其本质属性,是理解医患关系特点和内容的基础。

(一) 医患关系的性质

医疗服务是一种特殊性质的社会服务,它不同于一般的消费服务,也不同于各种形式的管理服务和行政服务,它是涉及人们的生命安危和健康保障的一种特殊服务。医患关系的各种属性中,最本质的是契约关系和信托关系。

1. 医患关系是契约关系 医患关系是建立在平等、自愿基础上的契约关系。门诊患者挂号就诊,住院患者办住院手续,医患双方就实际形成了在医疗活动之中权利和义务的约定,形成了契约关系。医患双方在法律地位上是平等的,双方互相信任,都有各自的独立人格和意志,没有高低、贵贱、主从之分,不存在管理与被管理、领导与被领导的关系。医师既不是患者的领导,也不是患者的仆人;患者既不是医师的下级,也不是医师的主人,双方是为了保障健康利益主动走在一起的,双方应当互相尊重、平等相待。医务人员在诊治活动中要尊重患者的权利、人格和情感体验,患者应当尊重医务人员的职业自主权、人格和他们的劳动。医患任何一方都不能把自己的意志强加给另一方,不能强迫另一方听命于自己。医患双方应当遵循诚信原则,严格履行自己的义务和承诺,应当向对方提供准确和详细的医疗活动所必需的信息。医患双方应当遵循他们所承担的社会角色的行为规范,特别是法律规范和道德规范。

2. 医患关系是信托关系 把医师看做生命和健康的守护神。“信托”中的信就是指医患相互间的信任,主要是医师取得患者的信任。为此医师一要取得患者的信任,二不要辜负这种信任。信任关系是医患关系建立的基础,患者如果不信任某个医师,就不可能到他那里就诊。医师是靠自己的学识、技术、素质和全心全意为患者服务的精神赢得患者信任的。托是指托付、寄托,即把保障自己健康和生命的重任托付给医师,这是在对医师高度信任的基础上产生的一种行为。在医疗活动中,患者是求医者,由于他们缺乏医学知识和对疾病的诊疗技术,他们需要从医师那里取得指导和帮助,达到祛病健身的目的。患者求医的目的是明确的,消除病痛的愿望是迫切的,对医师寄予的期望是极高的,这就分外加重了医师身上的责任。这种信托要求,使医患双方在相互信赖的基础上结成了一种特殊的关系。

(二) 医患关系的特点

医患关系作为一种人际关系,既体现为医师对患者的关怀和救助关系,也体现为对患者的沟通和指导的关系。患者作为需方,医务人员作为“供方”,他们之间形成一种特殊的供需关系。在这种关系中,需方是核心,供方是围绕着需方开展自己活动的,主要表现为以下一些特点。

1. 医患双方利益的根本一致性 医患关系是围绕着患者健康利益建立起来的,患者求医,医者施治,医患之间形成了相互依存、密不可分的关系。医生因患者而存在、而发展,医学因研究疾病而形成庞大的理论和技术体系。没有患者,医生就失去了存在的价值,没有医生,患者的健康和生命安全也会失去有效的保证。患者求医,是为了把自己的疾病治愈,医生看病,也是为了救死扶伤,促进患者的康复,双方在根本利益上是一致的。医生的服务态度愈好,医疗技术愈高明,就愈会赢得患者和社会的尊敬和肯定,就愈能体现其自我实现的价值。患者则希望所有医生都成为妙手回春的好医生，只要去求医，就会药到病除。这种根本利益的一致很容易使医患之间形成亲密和互信的关系，这种情况在其他行业中是比较少见的。医患关系应当成为社会上最和谐的人际关系，这是患者和医生的共同期望，也是全社会的共同期望。当然，不是说医患关系之中就没有矛盾，医患关系和其他人际关系一样，受着多种因素的影响，会出现各种不同性质、不同程度的矛盾。但医患双方根本利益的一致性，却是医患关系的一个根本特点。

2. 医患关系的人文性 医患关系是一种重要的人际交往关系，是医生对患者实施救助过程的人际交往关系。医患关系中不仅具有深厚的文化积淀，而且充满着人文精神，充满着利他主义精神，是人类社会互助精神的充分发扬和升华。医生承担着为患者提供保健照顾的义务，成为患者患病期间可以信赖、可以依托的支柱。患者在患病期间，被允许可以发生在正常情况下不允许发生的行为举止，成为病人角色中的重要内容，医生对这些行为举止是宽容的、关怀的，并尽量使患者免受疾病的煎熬而尽快取得康复。医生对患者抗病行为是激励的，使用一切方法调动患者和疾病抗争的积极性。医生不仅关怀患者身体健康问题，同时也关心患者的心理健康问题。医生关怀患者是不要求回报的，医生对患者感情是真挚的，是不夹杂某些与医疗无关利益内容的。医生关怀患者，但始终保持以清醒的科学态度对待疾病，而不是使某种情感扰乱对疾病的诊治，医生对患者的情感是倾注在为患者提供最佳的医疗服务上。应当看到，随着医学科学技术的发展，大量的诊疗设备介入医疗过程，使医生对医疗设备的依赖逐步增强，影响了医患间的思想情感交流；医学分科越来越细，专科化使得一个医生只对某种疾病负责或疾病的某个环节负责，从而把患者加以分解，削弱了医患间的思想情感联系；再加之生物医学模式的长期影响，医生只关心解剖结构、病理变化、细菌和病毒等。这些因素的存在，更加要求把患者看做一个整体的人，如果丢掉了人本原则，医学就会失去灵魂。

3. 医患关系的平等性 医患间的平等关系源于他们都是具有独立人格和自由意志的人，医生与患者应该建立起相互尊重、平等对待的关系。一是尊重人们的生存权和健康权，坚持人们的生存权和健康权是神圣不可侵犯的，医生对任何受到健康威胁的患者都有救助的义务，见死不救是医务人员最大的失职；二是医患双方所处的地位是平等的，双方之间都是具有法定权利和义务的主体，他们之间的交往是平等的交往，谁也没有支配对方的特权；三是医生对患者应当一视同仁，平等对待，不论患者社会地位高低、工作性质，不论患者来自农村还是来自城市，不论患者与医务人员是否认识，不论患者是否能给医务人员提供方便，都应平等看待，他们的人格都应得到尊重，他们的权利都应得到维护，对任何患者都不能特殊对待；四是患者要平等对待所有医务人员，不能因为他们分工不同和在医疗服务中发挥的作用不同，而采取不同的态度，从而伤害一部分人的自尊心和人格；五是医患间的平等关系是一种建立在文明和礼仪基础上的人际关系，医务人员作为医患关系主导的一方，更应严格要求自己，医务人员应该行为端庄、语言文明、态度和蔼可亲，关怀、爱护和体谅患者，善于用自己的言行去调整患者的心理状态，医务人员与患者接触过程中应该始终保持理性状态，不能因任何因素影响产生不利于患者的不良情绪。医生良好的言行和公正态度会给患者以良性影响，有利于在医患之间构建和谐的互动关系。

四、医患关系的内容

医患关系是发生在医疗服务过程中的人际关系,根据与诊疗实施有无直接关系,可分为技术关系和非技术关系。其中,技术关系是联系医患关系的纽带,构成医患关系的基础;非技术关系是实施诊疗以外但又与诊疗密切相关的医患间的关系,没有这些关系,医患关系就难以进行有效的互动,诊疗工作也难以顺利施行。

(一) 技术关系

医学是一种"高技术、高压力、高风险、高负担"的技术工作,医生运用自己的医学知识和医学技术对病人施治,病人则主动配合这种治疗并要求医生说明这样做的目的和意义。医患双方都是在有意识地进行互动,医生直接或通过各种仪器在病人身上进行操作,病人则通过接受操作达到治疗疾病的目的。医患双方在这种技术行为中的相互交往,就构成医患间的技术关系。医患间的技术关系是医患关系的基石,患者求医就是为了取得医生的技术服务,如果没有这种需求,医患双方就不会开展交往。医生的技术水平、诊断治疗水平、技术服务质量等,对于保证患者的康复具有重要意义。正确的诊断和恰当的治疗是医学技艺的极高要求,也是解除患者身心痛苦最有效的手段。由于医患双方是在医疗技术服务过程中形成的特定的人际关系,在医患的技术关系中必然会渗入情感、伦理、法律、经济、文化诸方面的内容。我们在分析医患技术关系时可以把它抽象出来加以研究,但在现实生活中抽象的技术关系是不存在的,它是和其他关系紧密结合为一体的。医生在施治中应当将与诊断治疗有关的各种信息准确地传递给患者或患方,使患者享有充分的知情权。医患双方的技术关系是一种最重要、最直接的交往,医生的技艺直接关系着患者的生命安危。因此,医生不断自觉地提高技艺,对于提高医疗服务质量,减少医疗风险,赢得患者信任是一个不可或缺的条件。

(二) 非技术关系

医患之间的非技术关系是指在实施医疗技术过程中医患双方所涉及的其他方面的关系,如经济关系、文化关系、伦理关系、法律关系和心理关系等,即反映在医疗服务态度和医疗作风方面的医患关系。

1. 经济关系 经济关系体现在医患关系中就是一种利益关系。医疗机构虽具有社会公益性质,但它本身并不是直接的福利载体。医院的耗费需要得到经济补偿,无论是这种补偿来自行政支持、社会保险机构或是患者个人。医生是高投入、高技术和高风险的劳动,应该取得比较丰厚的劳务报酬。从医疗服务角度考虑,医生应尽量节约卫生资源,尽量减少患者的经济支出,使患者以最小的经济支出获得最大的健康效益。但由于在一段时间内过分强调医疗单位的创收,依靠经济利益作为推动医疗服务发展的动力,成为造成看病难、看病贵的因素之一。医院为了创收导致的过度医疗和医师为了保护自己导致的自卫医学,都使患者加大了经济支出,这是必须加以解决的。

2. 文化关系 患者和医务人员都是生活在一定文化氛围中并具有文化属性的人。由于人们的生活习惯不同、社会经历不同、人生观和价值观不同、宗教信仰不同和社会角色不同,必然会给医患交往打上深刻的烙印。例如,医生必须尊重患者的宗教信仰,在语言和行为交流过程中不能触犯对方的忌讳。医疗服务还会涉及跨文化的领域,就更应尊重对方的民族生活习惯及其思维方式。

3. 伦理关系 医疗服务的人际关系性质决定了它的伦理性质,医患在交往中必须遵守约定俗成的道德原则和道德行为规范。医务人员是为了患者而存在的,医学的社会职能决定了医生应当把救死扶伤作为自身至高无上的任务,这就决定了医生必须坚持把患者利益放在首位的原则,凡是有利于患者健康的事就必须去做,凡是不利于患者健康的事就决不允许去做。医生必须尊重和爱护患者,必须尊重和坚决维护患者的权利。患者也应该遵守就医道德,尊重医生的权利,自觉履行应尽的义务,自觉维护正常的医疗秩序。医患双方的地位既然是平等的,在道德要求上也应当是双向的、平等的,这是建立医患双方互信机制的基础。由于在医患关系中,患者是求医者,是需要救助者,处于弱势地位,而医生则处于主导地位,因而在道德关系上医生也处于主导地位,发挥主导作用,对自己提出更高的道德要求,这正是医学职业精神和医学目的具体表现。

4. 法律关系 在医疗活动中,医患双方的权利和义务都受法律的保护、调节和约束,都应该在法律范围内行使各自的权利和义务。医患双方的权利和义务都是不容侵犯的,又是不能超越的。患者就医应当享受法律所赋予的各种权利,有得到治疗、保健和促进康复的权利。如果患者自身的权利受到侵犯,导致不应有的伤害、致残,甚至致死以及受到人格侮辱等,患者及其家属有权诉诸法律,依照法律要求医生或医院道歉、赔偿或追求其相应的法律责任。依法办事是处理医生侵犯患者权力的必须手段,但决不能离开法律准绳,决不能以极端方式“闹医院”、“打医生”。这种丧失理智的行为,是法制社会不能允许的。患者就医时如果不遵守就医秩序,侵犯医生权益,出现违法行为,扰乱医疗工作秩序,也必须受到相应的法律制裁。医务人员还可以根据国家法律规定,对某些特定的患者、人群强制执行医疗活动,如对烈性传染病患者及接触人群就可采取强制隔离、治疗,以保障整个社会的健康利益。

5. 心理关系 人际交往,贵在交心。在医患关系中双方建立在心理互动基础上的行为互动,是医患间最直接、最重要的一种互动方式。医患之间需要进行充分的认知交流、情感交流和意志交流。医患双方的认知交流是他们进行心理互动的基础。其内容则是以对疾病的认知作为基本内容的。医生需要从患者那里获得有关疾病的详尽信息,有时患者的一句话或讲述的一个细节,会给疾病的诊断提供重要的信息。在医患认知交流过程中,医生应尽量与患者的认知结构对接,使他们能顺利地接受和理解来自医生的信息,准确无误地按照自己的认知方式和思维方式去消化它。认知对行为具有重要的指导作用,前提是确信这种认知是正确的和有用的。医生通过认知交流去影响患者,是消除他们的疑虑,使他们确立配合诊治活动所采取的必要行为。医患认知交流中医生处于主导地位,但这不能理解为医生说和患者听,认知只有在互动中才能发展。医患的认知交流不仅要改变患者的认知状态,还必须把改变患者的认知状态和改变其情感状态、意志状态紧密结合起来,只有把知情同意的活动过程总体上完全调动起来,医生的正确治疗方案才能有效地落实,才能充分发挥其促进患者康复的作用。

医患之间的情感交流是一种特殊的情感交流,它不同于亲人间的情感交流或朋友间的情感交流,而是发生于医疗过程中具有医学职业特征的一种情感交流。它是为提高医疗质量而进行的交流,是把重点放在影响患者情感活动的一种交流。在这种交流中要为开展医疗活动营造有利的氛围。现代的诊疗环境和过去医生到病人家临诊,虽有很大区别,但医生应和患者及其家属保持情感色调的一致,悲天悯人,同情病人患病的遭遇,却是相同的。如果医生和患者在情感表现上差距太大,根本不顾病人的感受,不仅双方会出现巨大的反差,妨碍了医患间的情感交流,也会给诊治行为带来不利影响。医生在处理医患情感交流时,首先要重视病人,尊重病人,让病人真实体验到医生是把他摆在首位的。医生对待病人决不能漠然视之,对他的痛苦置若罔闻,对他们的要求置之不理,对他们的语言不注意倾听,那就只会加重病人的负担,对治疗造成不利影响。医患进行情感交流时,应以病人乐于接受为前提,要尽量改善病人的心境,使他们逐步从痛苦的感受中解脱出来。医患情感交流的一个主要目的是消除患者的负面情绪,患者由于疾病会产生多种负面情绪,医生通过在医疗服务过程中的情感交流,用语言、治疗措施、适宜的动作等调动患者的积极情绪,使患者心情逐步开朗起来,使患者身心康复得到同步发展。

医患的意志交流是医患心理交流的一个重要方面。医生应当富有人格魅力,用其坚定的意志和果断的措施感染病人,使病人受到鼓舞和感染,提高其信心。医生的话对病人的影响是巨大的,即使是相同的一句话,由一般人口中说出和由医生口中说出,对病人产生的作用是完全不同的,也就是说,医生的话在病人心目中是极其重要的,特别是病人信任的那些医生的话。医生应当利用自己的言行影响病人的意志,这对于病人顺利地渡过疾病过程,是其他方法所无法代替的。

医患关系非技术层面的内容是广泛的,也是重要的。把医患关系的技术层面和非技术层面紧密结合起来,进行恰当的处理,对于构建和谐的医患关系,消除医患关系中的不和谐成分是重要的。

五、医患关系学的概念

在医疗服务领域,每个医生每日都在处理医患关系问题,都在接触着不同的患者,进行不同内容的交流,但这些都属现象领域问题,并不能说每个医生都把握住了医患关系的本质和规律,进入了理性认识的领域。为了深入了解医患关系的内涵,了解医患关系中既存在着一致的利益又存在矛盾的原因,特别是当前医患存在的一些突出问题,了解医患关系的和谐中为什么还存在不和谐的问题,了解影响医患关系建构的各种因素,了解构建和谐医患关系的原则、方法及其保障机制等,就必须了解医患关系的本质及其运转规律,了解医患双方的心理特征、行为特征和角色特征,研究医患双方心理和行为互动的方式和规律,研究在社会经济、政治、文化等多种因素作用下医患关系实际存在的模式和应该存在的模式的距离以及构建合理的医患关系模式的驱动机制和方法等。因此,解决现实医患关系中存在的问题,推动合理的与优化医疗服务相适应的医患关系模式,促进医患之间相互尊重、相互信任机制的建立,满足人们日益增长的健康需求,推动医患关系学的建立和发展,是一项必须完成的迫切任务。

医患关系学是研究医患之间关系的本质和规律的科学,是以参与医患关系的医务人员和患者以及与患者有直接利害关系的人群为研究对象的,这种关系既有技术关系的内容,也有非技术关系的内容,但不论哪方面的内容,都是从人际关系这个角度出发进行研究的,是以人的心理活动和行为活动为内容进行研究的,因而它是属于人文性质的学科。研究医患关系学固然要建立它自身的理论观点,但重点应放在指导和谐医患关系的构建上,因而它是一门应用性的科学,是以解决医患关系中存在的各种实际问题的科学,它更应提供解决医患关系中存在问题的各种原则、方法,以及各种社会保障措施。由于医患关系问题的产生涉及多种社会因素,涉及复杂的利益关系,涉及医患双方对医学目的、医学职能的认识,也涉及医患间的利益冲突以及双方在解决这些问题所采取的不对等方式等。因此,医患关系已不仅局限于医生和患者之间的关系,也不仅局限于医疗服务机构与患者利益代理人之间的关系,它已经使多种社会因素卷入其中,从而使医患关系问题的解决成为一项具有社会系统工程性的工作。

总之,医患关系学应当是以研究医患关系的规律和运行机制,研究构建和谐医患关系的原则、方法和保障制度为主要内容的应用性学科。

第二节　医患关系学的研究对象和任务

医患关系应当研究现实存在的医患关系,研究目的是为了改善医患关系,消除医患间不应有的摩擦和冲突,使医学能更好地为人类健康事业造福。

一、医患关系学的研究对象

医患关系主要指医患人际间直接交往的关系,是医患之间行为和心理互动的关系,即使是医患间的技术关系,其内容是技术方面的,但在形式方面仍是行为和心理互动的关系,即涉及医患双方的诊断治疗行为而非诊断治疗本身的内容。医患关系由于涉及医患双方的多重主观因素和客观条件的影响,尽管是因健康需求结合在一起的,但医患双方仍然存在着矛盾乃至冲突。理想的医患关系应当是和谐的、相互尊重和相互信任的关系,但现实的医患关系却往往与之有差距,有时甚至发展到打医生、砸医院的严重程度。应该看到,医患关系是动态发展的关系,受着多种因素的影响。在正常情况下,由于疾病的好转,医患在交往过程中彼此沟通和理解的加深,医患关系应当是愈发展愈亲密。也应看到在医患交往中也会形成某些误解和不快,矛盾不断积累,以至暴发为冲突。一般说,社会和患者对医生是尊敬的,但对医疗机构和医生服务状态的不满情绪也经常会出现,以至最后造成医患关系的紧张。由于医疗服务是一种经常性的、大量的服务,绝大多数医务人员都在兢兢业业、勤勤恳恳地为患者服务,但只要有少数医患关系出现紧张的情况,累积起来就是一个不小的数目。我国医疗机构每年提供的医疗服务可达 24 亿人次,即使只有 0.1% 出现医患关系紧张,也会有 240 万人次。

医患关系是涉及广泛社会因素的关系,是在客观世界影响下的关系,考察医患关系就必然要从社会总的背景出发,才能做出比较准确的判断,寻求有效的解决方法。有些地方出现医患关系紧张,虽然有医生和患者个人的原因,但常并不是起主要作用的因素,在这些个人原因的背后,常蕴藏有复杂的社会因素在起作用。例如我国的医疗卫生事业发展存在严重失衡现象,医疗资源有限,又过度集中于大城市,农村卫生机构和小医院的技术水平、设备等条件均很差，造成小医院服务不足，大医院负荷过重。群众对大医院信任度高，期望值大，患者就医人数多，使大医院应接不暇，在服务过程难免会出现一些欠缺。医生负担重，超负荷运转，也会出现一些负面情绪。这些因素有时就会造成医患关系的紧张。又如医疗机构的管理体制和运行机制常是导致医患之间难以避免的经济利益冲突的根源之一。目前，医务人员的工资福利待遇、医院的发展基本上都靠创收解决。医务人员要增加收入，患者就会增加经济负担；减轻患者负担，又会使医生减少收入。在诊治疾病上，医患双方有着共同的目的；在经济利益上，医患之间又存在着冲突。这固然有医生个人品德方面的问题，主要却是由体制和机制方面的缺陷造成的，不能简单地归咎于医生。再如，医患间沟通不充分，患者对医生面临的风险和技术上的局限性缺乏认识，医生又对患者缺乏同情和关爱。一旦达不到患者的期待，花了很多钱，却见不到明显的效果，甚至死了人，这时患者及其家属往往难以抑制自身的愤怒情绪，而迁怒于医生。这些本非医生责任引发的问题，医生也会感到满腹委屈，从而造成医患双方的紧张关系。可见，医患之间紧张关系的产生，既有医务人员个人因素，又和社会存在的一些问题有着密切关系。解决这样的问题如果不从深层的社会因素上着手，单纯希望依靠对医务人员进行道德教育来解决，是难以完全奏效的。

从医患关系学的研究对象看，一直以来，对医患关系的研究还是很不深入的，在构建和谐医患关系问题上还有许多问题需要正确地认识和解决。例如政府和媒体在推动和谐医患关系构建上做了很多有益的工作，但政府在推动卫生改革、合理配制卫生资源、解决引发医患紧张关系的体制和机制方面还有很多工作要做，对此，政府要负起自己的责任。有些媒体出于猎奇和抢新闻的动机，出于增加卖点和引发轰动效应的思考方式，把本质上是相互利益基本一致的矛盾，加以夸大，把医患关系对立起来，对构建和谐医患关系是毫无益处的。

二、医患关系学的研究内容

医患关系学对医患关系涉及的多个层面问题应进行系统的研究，不理清医患关系中这些问题，不探讨这些问题的本质，不寻求其内在的规律性，不把握影响医患关系的各种社会因素的运行机制及其作用于医患关系的特征和方式，不研究构建和谐医患关系的原则和方法，就无法解决我们所面临的各种复杂的医患关系问题。

医患关系学是围绕医疗服务展开的，是实现医学目的、发挥医学职业精神的关键环节。为了理解医患关系学的本质和特点，为了深入分析医患关系学的内涵，必须对医学目的和医学的职业特征进行系统的研究和全面把握。医学是伴随人类一起诞生和发展的，是社会发展中不可缺少的子系统。医学担负着预防疾病、促进和保护健康的重要社会责任，是救死扶伤的社会使者，它承担着对各种疾病的治疗和保健，包括对不治之症的保健。现代医学要求提高人们的生命质量和生活质量，在生命结束时应该追求安详的死亡。医学起着保护社会生产力、促进社会文明发展、稳定社会秩序、推动社会道德改善和协助人的全面发展的作用。医学目的和医学原则构成医学职业精神的主要内涵，医学行为正是为了履行医学精神，实践医学社会职能的。医务人员是实践医学职业精神的主体，医生的敬业精神主要就体现在为实现医学目的、为患者全心全意服务的活动上。进行这些活动又必然体现在医患关系中，体现在医患双方的心理互动和行为互动中。可见,医患关系学首先要深入研究医学目的和医学职业精神,要求在医患关系中充分体现这一精神,要求把这一精神贯穿于医患关系的所有环节和所有活动中。医学目的和医学职业精神是构建和谐医患关系的灵魂。

医患关系是牵动着整个社会的一种关系,医学是在遵循客观、真实、公正、仁爱等行为准则的基础上开展医疗服务活动的,医务人员被誉为白衣天使,是生命的挽救者和健康的保护者。医患关系不单纯是医务人员与患者的关系,它还向社会展示着医学目的和医学精神,体现为在整个社会发挥的健康保健作用上。所以,在深层社会意义上,医患关系体现着医学界与社会的关系上。医务人员的服务形象不单纯是个人问题,他的举止行为,他的服务表现,都会成为人们认识医学的一个符号,成为人们认识医学目的和医学职业精神的一个符号。医务人员作为医学界的一个部分,他们的行为都会成为医学界的一种表现。医学界则应代表医学目的和医学职业精神充分运用自己的话语权,规范医务人员的行为,推进医务人员自觉践履医学精神,向社会传达医务人员的心声,传达医务人员努力为社会服务的意向,也向人们传达医学本身存在的问题,医学技术具有的局限性和风险,促进医学界与社会之间的沟通与对话,使人们更加客观地了解医学的服务能力,从而建立社会与医学界、社会人群和患者与医务人员之间相互尊重和相互信任的机制。因此,医患关系学不仅要从微观领域研究医务人员和患者的相互关系,还应从整体上研究医学界与社会的相互关系,从而使每个医务人员认识自己的社会职责和社会义务。

医患关系学研究医患双方的关系必然要涉及医患双方主体的研究,要研究医生角色和患者角色,研究这些角色的特有内涵,他们各自的社会特征、社会行为规范和在社会行为所发挥的作用。要研究这些角色的内在特色和外部形象,研究他们所处的社会地位和应有的表现,研究社会对医生或患者角色的社会期待,以及这些期待是否合理、完善、有无误解。如果期待过高会产生什么问题,期待过高是怎样引起的,期待过高会有什么危害,怎样才能矫正这些过高的期待等。要研究这些角色的品格,他们的认识、情感和意志特征,他们的道德和法律行为特征,他们的社会联系特征,他们的社会活动空间等。医患关系是双主体之间的关系,他们双方都具有各自的权利和义务,他们的权利应当给予充分保障,他们又必须坚决履行自身应尽的义务。事实上,社会角色就是由一整套权利和义务的规范和行为模式组成的。因此,研究医生与患者各自的权力和义务也是医患关系学必须研究的内容。只有把权利义务规范化、可行化和操作化,才能合理地进行医患关系的构建,及时对他们之间出现的矛盾和冲突予以化解。

医患关系在不同病人和不同医务人员之间表现是千差万别的,但又常表现为不同的类型。医患关系是随着时代不断变化的,患者主体的觉醒和维权意识的加强是不断变化中出现的一个显著趋势。人们为了构建合理的医患关系,对医患关系的模式进行了深入的研究,不同学者根据不同的标准把现存的医患关系模式进行了分类,并指出各种不同模式出现的根据和适用状况。这些研究是很有意义的,对于构建合理的医患关系具有现实的指导意义。关于医患关系模式的研究的共同点是,患者是有主体意志的人,患者在人格上和医生是完全平等的,医患交往既是基于健康需求而又是出于患者自愿的选择,因此,患者对疾病的诊治方案应有知情同意的权利、参与的权利、协商的权利。另一方面由于医师是专家,在专业问题上具有独到的研究,具有专门的经验和技术,具有对疾病诊断和施治的能力,因而,医师在疾病诊治中必然发挥主导和指导作用,如果他们没有这种能力,患者也就不会向他求医或咨询了。如何把这二者恰当的结合起来,是构建医患关系模式的核心,也是医患关系学所必须研究的内容。

医患关系是在复杂的社会环境中、在诸多社会因素影响下构建的,医患关系涉及多种社会利益。因此,医患关系学必须深入研究影响医患关系建立和发展的各种因素,研究这些因素对医患关系影响的特点、方式和机制,研究这些因素发挥正面或负面作用的条件和作用方式,研究如何消除这些因素的消极影响和提高其积极影响的条件和方法。医患关系学应当深入研究市场经济条件下构建和谐医患关系的条件和方法。医患关系的运转是不能与市场经济脱轨的,市场经济是社会宏观的经济环境,在市场经济条件下如何实现经济效益和社会效益的统一,如何发挥政府的主导作用和市场的调节作用;如何调整机制、促进良性竞争的前提下鼓励社会资源投资公益事业,多渠道办医,提高服务质量;如何合理配制卫生资源,推进医疗保障制度,促进医疗服务公平;如何在市场经济条件下保持医疗机构的公益性质等,都不是离开市场经济这个前提所能解决的。

医患关系的运转有赖于医患沟通,医患沟通是医患之间开展交往,建立良好关系的基本工具和手段。通过沟通人们才能交流思想,才能加强理解,更深入地认识对方。医患双方都需要详细了解有关疾病诊疗的信息,都需要把这些信息弄准确,都需要随着医疗活动的发展进一步深化信息的交流。医患之间产生矛盾和误解往往是由于沟通不够引起的,为了化解矛盾,消除疑虑也需要加强沟通才能解决。沟通的实质在于通,在于双方在认知上、情感上达到基本一致。因而,沟通不是一件容易的事,“沟而不通”以致加剧矛盾的事在现实生活中是经常发生的。“沟而不通”常是引起医疗纠纷的重要表现形式之一,“沟而不通”再和利益纠葛交织在一起,就会使问题更加复杂化。为此,医患关系学应当把医患沟通作为重点加以研究,医患双方是医疗过程中的统一体,是承担不同角色、具有不同需要和利益的统一体,他们的认识、愿望、期待和需求既受着各自因素的影响,又受着共同因素的制约。因此,医患关系学就要研究启动医患动机的共同规律,又要研究他们各自的社会特点、社会需求、个性特征等方面的活动规律,研究在他们之间开展有效沟通的原则和方法。

医患双方既存在着利益一致,又存在着矛盾和冲突。冲突是矛盾的激化和发展,医患纠纷则是医患冲突的外显化和表面化。医患冲突属于冲突的一种,是在医患关系中发生的特殊的人际冲突。医患冲突是医患双方在目标、观念、利益或行为期望出现分歧和矛盾的结果,是双方关系失调或关系紧张的一种表现。医患冲突具有突发性,直接性和复杂性等特点,已构成当前社会冲突中的一个严峻问题。医疗纠纷是医患冲突的进一步发展,医疗纠纷是思想感情、期望等潜在冲突的行为表现,有时需要通过行政调解或司法介入才能解决。医疗纠纷发生的原因有由医务人员引起的,如医疗事故是由医疗机构及其医务人员的主观过失造成的,属于违法行为。有些纠纷是由于医学发展水平限制造成的,如在现有医学科学技术条件下发生无法预料或不能防范的不良后果引起的医疗纠纷,就不属于医务人员的责任。有些纠纷则是由于患方过错引起的,如患者不按医嘱服药或私自服药,隐瞒病史或真实症状,不配合治疗等,不存在医务人员的过失,医务人员也不应对此负责。医患纠纷的解决首先应当分清责任,解决方式则可根据具体情况而定。

三、医患关系学的研究任务

医患关系学的研究任务是适应新的医学模式，在医患关系运转规律的基础上建立新的理论观念，形成新的运行机制，构建合理的医患关系模式，使医务人员形成自觉处理医患关系的能力，在探求医患关系的现实课题的基础上，构建和谐医患关系。

（一）确立新的理论观念

要从当前时代特点、从现代医患关系学的基本理论观点出发，根据现实存在的医患关系问题，在深入认识医学目的、医学职业精神和医学界在现代社会中作用的基础上，确立新的理论观念。要本着经济社会发展的需求，体现人类共同的健康利益的需求，本着最大限度地减轻各种疾病和外因损伤对人们造成的损伤，转变医学思维方式重建新型的医患关系。新型医患关系应坚持以人为本的原则，充分体现医患双方从人道主义精神出发，进行思想互动和行为互动。坚持从满足人民群众日益增长的健康需求的原则，着眼于人的全面发展，保障公民的健康权益，站在这样的高度去为患者服务，从而保证医患关系具有充分地现代健康内涵。坚持公平、公正原则，努力探求保证人民公平享有基本卫生保健的原则指导下，建立适合人民群众方便就医、安全用药、合理负担的医疗卫生服务服务度以及与之相适应的医患关系。

（二）努力促进形成医患关系的运行机制

国家推行的卫生改革，推动改革公立医疗机构的运行机制，改革以药补医机制，实施药品收入分开，遏制大处方，滥开药等不良行为，适当提高医务人员的医疗技术服务价格等机制，将给医患关系的运行注入新的活力。有利于促进患者以最小经济耗费获得最大健康利益机制的形成，有利于促进适宜技术推广和合理用药机制的形成，对于消除医患之间经济利益的冲突，促进医患双方利益取向更为一致机制的形成。对缓和当前看病贵、看病难的情况会有一定的推进作用。遵循政府主导、社会参与、转换机制、加强监管的原则，会从多方面改善医患之间相互作用机制。

（三）构建合理的医患关系模式

构建合理的医患关系模式关键在于构建医患间的信任机制，医患间失去了互尊和互信，彼此设防，在医方容易形成过度的自卫医学，在患方则认为医方是为了在自己身上榨取经济利益才进行医疗服务的。医患间失去互尊和互信还是构建互尊和互信既受内部因素的影响也受外部因素的影响。外部因素包括社会形态、经济体制、政策制度、文化氛围、现实道德状况以及法律法规等。也就是说社会信任机制的建立和有序运转会极大地影响着医患关系。从内部因素来说，是指医患双方直接互动的心理内容和行为内容。如果医生既能保证技术上的优质服务，又能处处体谅病人，尽量减少病人的经济支出，就会对病人产生更大的吸引力，会极大地推动合理的医患关系模式的建立。医生如果再能充分尊重病人，处处维护病人的权利，那么根据病人的实际情况建立最佳的医患关系模式就有了充分落实的条件。

(四) 推动医务人员形成处理医患关系的能力

在医患关系构建中,医生起着主导作用,培养医生主动引导患者构建合理医患关系的能力,对于解决医患关系中存在的问题,对于及时化解医患之间处于萌芽状态的冲突,解决双方的期望冲突、观念冲突、价值冲突及利益冲突等,都可以起到主导作用。医生构建起新的理论观念和方法观念,对于调适医患关系,将有很大作用。为了进行调适,医方应主动调整自己的行为模式,以达到使患者改变行为模式和进行调适的目的。医生通过对患者的人格尊重,包括礼貌待人、不侮辱人、不损害人、建立理解和信任等,会赢得病人的回应。医生信守自己的承诺,身体力行,更会使病人感动。医生在处理和患者存在的一些潜在冲突中,注意求同存异,注意不强加于人,注意采取"引而不发"的态度,会使病人感到医生的人格魅力。医生善于使用整合功能、激励功能和匡正功能,会比较好地调动病人的积极性。显然,医务人员具有这些能力,对于建构良好的医患关系会发挥充分的作用。

(五) 研究医患关系面临的各种课题

医患关系是当前社会关注的一个热点问题,医患关系紧张不但影响着患者的求医行为和遵医行为,也影响着医生的医疗行为,破坏着医患双方互信机制。由于医患关系紧张导致的某些患者的极端行为,对医疗秩序造成了重大干扰。现实提出了大量的问题有待于医患关系学予以研究和解决。如:建立促进生物心理社会医学模式的医患关系;卫生资源总量对医患关系的影响;卫生资源配置对医患关系的影响;医疗保障体系与医患关系;政府职责与医患关系;市场机制与医患关系;医药关系、医际关系与医患关系;医患关系在临床诊治中的地位和作用;医患关系在优化服务质量中的作用;医患关系与医患沟通;医务人员在推动医患关系发展中的作用;医疗机构、医务人员和医学生掌握医患关系学的作用和意义,等等。可见,医患关系学承担着推动构建和谐医患关系,推动医学职业精神,推动优化医疗服务的任务,是医务人员和医学生必须掌握的一门科学。

第三节 医患关系学的研究方法和意义

医患关系学属于社会学,它所研究的主题是医患关系,是社会的而非自然的。它涉及的是医患之间的相互交往,他们的思考和感受,他们相互间的态度和交往方式等。社会学的研究不是思辨性的而是实证性的,它所搜集的是可观察性的经验资料,但又必须选择适当的概念来代表他们所研究的对象。一般说,这些要领可分为实体概念、属性概念和关系概念,包括科学研究中新提出的概念。社会学研究要选择适当的变量并分析各个变量在变动中的相互关系。变量可分为观察变量和中介变量,观察变量是人们可以直接观察到的变量如教育程度、社会经济地位、年龄、家庭结构等,中介变量是不能直接观察的如动机、需要、情绪、态度、价值观念等。医患关系学研究的对象是人,是医患双方具有主体性的人及其相互关系,因为他们具有主体意识,可以通过主体意识控制、影响和改变人们的具体行为。人们的行为容易受到干扰,相关因素很多,研究者也容易受到政治、伦理等因素的特定制约,保持客观性存在较大困难,因而对医患双方态度和行为的解释和预测,无法达到自然科学的那种精确程度。当然,我们也不应否定这种研究的重要性,并应努力尽量客观地搜集资料,得出与实际相一致的结论。

一、医患关系学的研究方法

(一) 观察法

是在自然状态下对研究对象进行观察。科学的观察不同于随意性的观察,它是抱着一定的研究目的进行的有意识地观察,例如观察患者在排队很长时间的表现,他们对医疗机构和医生的意见。观察应该有系统地设计,有观察的项目,观察的标准和期望得到的数据等。观察结果应有系统的记录。在观察中应避免任何主观和偏见,要坚持观察的客观性。观察法的优点是可以实时实地观察到现象或行为的发生,可以得到不能直接或不便报道的资料,可以在特殊设计下(如通过录像)或特别情景下最自然地观察研究对象的活动。观察法也有缺点,它不能在任何情况下都能得到所需要的材料。观察中所得到一个典型个案常可代表所研究对象的一般趋势。观察法可分为无结构的观察和有结构观察。无结构观察又分为非参与的和参与的两种。无结构的观察是对研究问题的范围采取比较松懈而弹性的态度,进行的步骤和观察项目也不一定有严格的界定,观察记录的工具也较简单。参与与非参与是指研究者是否置身于他所研究的对象之中。无结构非参与的观察常被用作探索性的研究,或作为更有系统研究计划的初步工作。无结构的参与观察则置身于观察对象中,变为他们中间的一员,不被研究对象看做外人。有结构的观察是指严格界定所研究的问题,依照一定的步骤和项目进行观察,采用准确的工作进行记录。

(二) 实验法

实验研究是科学研究的重要方法之一。应用这一研究方法需要具备两个基本条件:一是对所研究的问题的性质及所需知识应有相当基础。例如在研究心理现象时,就必须具备心理学基础知识。二是具有科学方法所必需的知识,包括逻辑学知识、统计学知识等。实验法的优点是可以获得事物变化的因果关系,它的特征是在严格控制的条件下研究事物的变化。实验研究的一般顺序是:确定研究问题,提出研究假设,设计实验方案,挑选实验对象,选择研究工具,进行实验观察,整理分析资料,撰写研究报告。实验研究因果关系时,“因”是经实验者安排或控制的,即确立情景或条件;“果”是研究者需要观察测量的,即在条件影响下发生的行为或反应。例如在研究人格和态度时,就必须处理三类变量:

(1) 有计划的操纵的自变量,即实验者有意安排的实验变量。

(2) 预先设计的观察、测量、记录应变量。

(3) 设法控制自变量以外一切可能影响结果的变量,包括干扰变量和中介变量。

实验者在控制自变量之外可能影响结果的其他变量的方法:排除法、纳入法、配对法、随机法、共变量分析法。实验法中采用的测量工具和测量方法应当准确、有效。

实验法用以研究社会和行为问题时,由于人类行为复杂多变,个体间差异很大,中介变量难以直接观察和测量,使实验法的应用受到很大的限制。

（三）实地实验法

以人为方法操作研究因素而观察其变化情况的研究方法称为实验，包括研究环境或情景由研究者控制操作的称为实验室研究。研究环境或情景处于现实情况下而进行的实验研究，称为实地实验研究。换言之，研究者在现实情况下，尽可能控制各种情况，操作一项或多项自变量，以观察因变量的变化情况，就属于实地实验研究。实地实验研究较之实验室研究，更便于在研究社会行为问题中施行。在实地研究中所选择的变量通常较实验研究中的变量具有更强大的影响力。在研究情况越近似现实，而选择的变量越有价值，这种研究方法的实际应用的可能性也越大。实地实验研究适宜于检验理论的有效性，适宜于发现实际问题的解决方法。实地实验研究可以采取单因素设计，也可以采用多因素设计，还可采取全因素实验设计。实地实验工作的执行涉及所有参与研究的成员，应该对参与人员进行严格培训，使大家步调一致，提高工作效率，减少和避免偏差。对实验结果一般应采用统计分析方法，并应避免错误的发生。

（四）调查法

调查法是社会与行为科学最常用的研究方法，它可用于各种群体。一般是从群体中选取样本予以研究，以期发现社会各种变量彼此影响的状况、分配状况以及它们的相互关系。调查研究从所要研究的群体中，根据抽样原理选取样本，并以样本所得结果推论整体的状况。调查法适用面广，进行速度快，记录调查结果比较方便，调查员培训较容易，所得资料也便于分析，因而适合于大规模的研究。

调查法可以采取访谈法、问卷调查法，还可以利用互联网开展调查。

1. 访谈法 即直接向被调查人进行访谈，可以采用面谈如个人访谈、专家访谈、集体座谈等。因访谈将可以听到被访谈者的直接回答，还可直接观察他们的情绪反应；可以和被访谈者展开讨论，深化对问题的认识，可以获得更为深层的信息。当被访谈者对问题不够理解或可能产生误解时，可以向被访谈者解释清楚，以获得有用的信息。与被访谈者直接接触，如果沟通技术高超，还可以获得一些比较隐秘的信息。

电话访谈能及时收集急需的信息，成本较低，易被人接受，还可以获得人们在面谈时不便提出的问题。但不适宜于比较复杂的内容，也不便于深入讨论一些问题。在进行电话访谈时，访问员语言应当简洁、清晰，语速要慢，以便于对方领会和回答。

2. 问卷法 将问卷寄给所选定的样本个人，由他们填写后寄回。这种方法在费用与时间上都比较经济。缺点是回收率低，且无法对答案进行查证。邮寄问卷还有一些其他限制，如被调查人对于所调查的问题是否确实了解，在填写问卷时是独立思考还是受到他人的影响，回答者是否是被调查者本人等。

（五）文献法

文献法适用于研究历史问题、难以实验的问题和实用问题。这种研究所运用的资料主要有统计记录、大众媒体以及私人文件。在运用文字的社会中，政府、学校、医院、工厂、公司等社会机构，大多保有各种有关的统计记录，为研究者提供了极有价值的研究材料。大众媒体包括电视、广播、报刊等,他们向社会提供了大量的信息,反映出流行于社会中的文化素材,为人们提供了丰富的研究资料。私人文件包括日记、自传、信件、著作等,也可提供重要的研究资料。

利用既有资料从事研究的优点是:资料是现成的,不必耗费大笔经费去搜集;这些资料是长期积累的,可以看出一个问题的发展脉络;不必求取研究对象的合作。但这些资料可能不够翔实,统计报表也常会含有误差,当初资料搜集者所用的测量工具和测量单位未必合乎研究需要。因此,运用这一方法时,要知其所短而用其的长。要谨慎从事,避免做出不当的因果关系推论。如果运用得当,可以看出现象之间很多变量的关系,促进人们进一步了解问题的实质。

(六) 文化比较研究法

文化比较研究法是利用世界各种不同文化为样本,对其资料进行比较研究,这种方法在理论上和实际上都有重大意义。例如对不同国家医患关系进行比较研究,不但更容易发现医患关系的运行规律,而且可以收到借他山之石的借鉴作用。文化比较研究一般选取两个或两个以上的文化或行为特质作为研究的变量,以分析变量之间的相关性。变量的确定取决于研究目的。例如我们假设医患关系中某个基本特征 A 与某种制度 X 存在有关联。我们就可以假定凡是具有这种基本特征 A 的民族,必然存在着某种制度 X,而没有这种基本特征 A 的,就不存在某种制度 X。做文化比较研究时,最大的困难是如何找到合适的样本资料。文化比较研究首先要解决如何选取合乎统计学抽样标准的样本民族,应先列出一个民族清单,然后进行随机抽样,抽出所需样本。英国学者高顿(Galton)提出这样一个问题,用以证实某些社会制度互相关联的民族样本若有不少是有历史渊源的话,怎能从统计意义上说明其共同的功能关联呢?解决这一问题的主要方法,应是区域分层抽样。邻近或同一区域的民族,往往是同源的,采用这一方法,就可减少同源的偏见。在比较研究中,只有选取在某一标准内是相等单位才有意义。还要解决民族资料的质量问题。只有在解决这些问题的基础上才能有效的开展研究。

二、学习和研究医患关系学的意义

学习和研究医患关系学是为了优化医患关系,使医患关系的运作符合医学目的要求,符合保障病人的就医权利,符合实现对疾病最优化的治疗。医患关系是在医生主导下运行和发展的,学习和研究医患关系学正是为了发挥医生的主导作用,及时发现和解决医患关系中存在的问题,以保证医患关系合理和有效的运转。

(一) 掌握医患关系学的理论知识,主动审视医患关系的发展趋势

每个医生和医学生都应学习医患关系学的知识,掌握医患关系的运行规律,掌握医患关系学的理论、原则和方法,主动审视医患关系的现状及其发展趋势。为此要在了解医学目的、医学职业精神、医患双方的社会角色、医患双方的权利和义务以及医患关系的本质和特征等基本理论的基础上,审视和研究现实的医患关系,在充分把握患者具体情况的基础上,把握住医患交往的要点,使医患关系成为顺利实现和优化医疗服务的保障。那种对医

患关系不重视、不研究和不理性对待的观点是要不得的。医患关系学是一门实践性很强的应用科学,必须坚持理论联系实践的原则,才能真正学好它,用好它,充分发挥它在指导医疗服务活动中的作用。

(二) 熟悉医患关系的构建原则,维护患者的合法权益

医患关系是贯穿于医疗服务全过程的一种最基本、最重要的人际关系,是医患之间心理互动和行为互动的关系。医患双方都要求能够建立起互相尊重、相互信任的关系,都希望不出现不必要的矛盾和紧张,都希望不要发生不愉快的事故。为此,医患双方就需要遵守从文化传统、风俗习惯、思想态度、行为规范到礼仪交往的语言运用等一系列原则。医生不能因任何原因而对患者不一视同仁,患者也必须遵守医院所制定的各种有关的规章制度。医生应对法律赋予医患双方的权利和义务十分清楚,坚决维护患者的合法权益,不能以任何借口、任何方式侵犯这种权益。

(三) 医患沟通是构建和谐医患关系的重要前提

医患沟通是满足医患关系、医疗目的以及优化医疗服务过程的必要手段。医患关系是为了解决求医和施治而建立起来的。医生需要了解患者才能提出有效的治疗方案,患者需要了解医生才能知道施治的意图和自身如何配合医生的治疗。可以说,没有医患沟通就不可能实现医疗服务过程。医患之间只有通过沟通才能进行认知、感情和意志的交流,才能把对方需要的信息准确地传递给对方,才能消除可能产生的误解和矛盾,才能更加关注和理解对方。医患之间只有通过沟通才知道对方是怎样想的,对方的需要是什么,对方的期待是什么。沟通是主体间互相理解的重要手段,充分的沟通和理解是构建双方互相满意关系的基础,是构建和谐医患关系的基础。

沟通看似简单实际是一种很复杂的事情,人们相互沟通是为了协调彼此的认识,协调彼此的行为,是为了缩短彼此的距离,产生相互间的吸引力。为了实现有效的沟通,就必须遵守沟通的基本原则,掌握沟通的艺术,学会个性化的沟通方法。医患关系学非常重视沟通的原理、原则和方法的研究,并要求每个医生完美地运用于临床实践之中。

(四) 医生在医患关系构建中起着主导作用

在医患关系中由于医患双方在医疗服务中所处的地位不同,所承担的社会角色不同,所发挥的作用不同,他们在医患构建中所发挥的作用也是存在差别的。医生一般主导着医患关系的构建和发展,使医患关系逐渐沿着它的不同层面展开。患者迫切需要医生有效地施治,医生也力图在医疗服务过程中充分显示出自己的技术水平和对患者的职业性质的关爱,二者要求是一致的,而这种一致是以医生主动施治为前提的。一般地说,如果医生不能主导医疗服务的进行,他就无法取得患者的信任和对患者产生吸引力。医生为了实现主导医患关系的构建,就必须全面了解患者的情况,就必须与患者建立起鱼水关系。为此,医生应当了解患者的性格特征、思维方式、认知结构、知识水平、价值观念、生活经历、对疾病的看法以及由疾病引起的认知、情感、意志变化等,只有在个体化的原则下充分把握患者的个性,才能更有效地引导医患关系的构建,发挥这种构建在医疗

服务过程中的作用。

(五) 研究医患关系学是为了构建和谐的医患关系,深化医患双方利益的一致性

在现实的医患关系构建中,只要医生充分努力,充分尊重和关爱患者,这种关系就会基本上是和谐的,当然,在和谐中也会存在着不和谐的因素。可以说在医师努力构建的医患关系中,是整体和谐中存在着部分的不和谐。只有充分看到这种情况,才能走向更加和谐的状态。如果看不到和谐中存在不和谐的因素,就不会清醒,就不会主动加以调整,促进医患关系向更加和谐的方向发展。如果看到整体上是和谐的,只看到不和谐的因素,便会产生动摇,甚至丧失信心,无法沿着正确方向继续进行构建。如果每一具体的医患关系的构建都沿着和谐、更加和谐的方向发展,全社会的和谐医患关系就不难建立,而且同样会沿着和谐、更加和谐的方向发展。这就是研究和学习医患关系学的主要目的和意义。和谐医患关系的构建不但会改变医疗服务的面貌,而且会推动整个社会的和谐发展。

第四节 医患关系学与其他学科的关系

医患关系学是研究医学领域主体之间互动关系的,是一门交叉性的学科,它涉及多种学科的知识。医患关系的研究需要借助于多门学科的理论和方法,需要认识主体活动及主体间相互作用的机制和规律。

一、医　　学

医学是认识人的生命活动规律,防治疾病,促进健康的科学知识体系和实践活动。医学中的基础医学、临床医学、预防医学和康复医学等是从不同角度研究这些规律和促进实践活动的。医患关系学是医学的一部分,是从医学活动中人际关系这个角度研究医学行为的。由于它所关注的是医患双方主体在医学中以及与医疗活动领域中形成的各种关系,它不仅注意疾病性质、疾病危重程度、疾病诊断和治疗中可能出现的各种问题,而且关注这些问题对医患关系的影响。因而,它较之一般医学,更加注重心理因素和社会因素与医学知识之间的结合点,更加注重人的社会因素和心理因素对医患技术的渗透,更加注重人的因素及其相互作用。医患关系是离不开医学这个基础的,没有健康需求,医患双方就不会结合,更不可能发生这种对立统一的关系。但医患关系学的重点不是对疾病的具体的诊断和治疗,而是在诊治活动中形成的各种不同的人际关系。医生在诊治活动中必须善于处理这些关系,否则,诊治活动也无法正确运行。

二、法　　学

法律是采用强制手段调整人际关系的一种行为规范,是人们必须遵守不可违背的一种行为规范。没有法律就无法保证社会有序的运转,就无法整合人们的各种行为。法学是研究国家法律和法规形成、变化、发展规律的科学。法学分为理论法学与应用法学两类,其中应用法学与医患关系学的关系更为密切。医疗机构是依法设立的医疗服务机构,它依法向

患者提供他们所需要的各种服务,医疗过程中形成的各种文件都是具有法律性质的文件。法律规定了医疗机构、医务人员和患者的各种权利和义务。从严格的意义上说,病人权利只有受到法律保护时才能真正得到保障。应该说在现实中,对病人的权利的尊重还是很不够的,也要看到病人维权意识在觉醒,在发展,在现实中发生的医疗纠纷也只有依靠法律才能得到解决。可以说在现代医患关系中充满了法律内涵,不从法学方面进行剖析,就无法把握医患关系的本质和特征。民法基本原则和有关的卫生法规正在为构建和谐医患关系发生着重要作用。

三、心 理 学

心理学特别是社会心理学及医学心理学提供的理论和方法,为医患关系学提供了重要的理论和方法方面的支持。心理学的基本任务是研究心理现象的规律,主要是研究心理活动过程即认知、情感、意志等心理过程的机制,心理特征的形成过程及其机制,心理过程和心理特征的相互关系,以及所有这些方面的规律性。显然,要了解医患双方的心理互动关系,没有基本的心理知识是无法实现的。社会心理学研究社会行为背后的社会心理过程及其规律性,即研究社会心理现象是怎样产生的,它的变化过程是怎样的,又发挥着什么作用。社会心理隐藏在社会行为背后,它既可与社会行为一致,也可以与社会行为背离。社会心理是指在一定生活状况下形成的、互有影响的多数人共有的心理现象。患者和医生都是在特定工作活动中形成的共同体,他们双方都必然会形成共同的心理现象,这就为理解医患关系提供了宽厚的理论基础。医学心理学主要是研究人类在健康与疾病相互转化过程中特别是处于疾病过程中表现出的心理现象及其规律,这对理解病人的心理状态、病人的行为特征以及病人在求医行为中对医生的期待和要求等,显然是十分重要的,为理解医患关系提供了重要的理论和方法依据。心理学还为理解医患互动和医患沟通提供了重要理论和方法依据,可以说不掌握患者的心理特征及其活动规律,是无法构建合理的医患关系的。

四、行 为 医 学

行为医学是研究行为因素对健康和疾病的影响作用的科学。行为是心理活动的外部表现,又是人们心理活动与外界联系的中介环节。人的行为受心理活动的支配,心理活动又受行为结果的调整和纠正。人的心理活动如何外化为行为既受社会环境的约束,又受人际关系的性质和活动的内容约束。人们的心理活动与行为活动既有一致性,又存在着矛盾。心理活动与行为的矛盾不单表现为心理期望不一定能得到实现,而且由于受各种条件约束会以相反的方式表现出来。人的行为可以概括为言行,语言是思想内容的物化,是表达思想并和他人交流信息的工具。行为特别是操作行为是主要改变客观包括改变自身的活动。语言和行为在构建医患关系中发挥着巨大作用,语言是实现医患沟通的主要工具,也是进行心理咨询和心理治疗的不可缺少的手段。行为互动是医患交往的主要内容,无论是技术关系还是非技术关系主要都是通过行为交往实现的。行为科学和行为医学的理论会对构建合理医患关系提供巨大支持,人们如何选择自己的行为,根据何种规范进行行为活动,提倡什么行为,反对什么行为,对于医患关系的构建是至关重要的。

五、人际关系学

人际关系学的研究内容包括:人际关系现象,人际关系发展规律,人际关系运转的社会机制和个体机制,处理人际关系的行为原则和社会规范,处理人际关系的技术、艺术及方法等。人际关系现象是世界上最复杂的社会现象之一,人是千差万别的,决定着人际关系也是千差万别的,人际关系既包括着人们之间的精神关系,又包括着人们之间的物质关系,而这二者间又存在着错综复杂的关系。人际关系学不是停留在人际关系现象的描述上,它的重点是揭示支配人际关系的规律性。人际关系总是受着社会历史条件的制约,受经济制度和经济条件的制约,受社会风俗习惯的影响,受文化礼仪规则的限制,受民族、职业、宗教、道德乃至性别等因素的约束等。在人际交往中,要求知己知彼,“知己”要找到自己恰当的位置,了解自己的优点和缺点、优势和弱势,要做自己性格的主人,学会对自己负责;“知彼”则应了解人的复杂性,了解人的变化性,了解人的长处和短处,如此等等。在人际交往中要善于使用各种“语言”如形象语言、风度语言、表情语言、动作语言和狭义的口头语言、书面语言等。语言要实在,要真情,要合情合理,要言之有物,要含蓄,要善思善听。在行为上要得体、理性和适合自己的身份等。诸如此类的一些理论、方法和技术,对于医患关系学的构建是极为重要的。人际关系学是医患关系学的母体之一,是建立医患关系学的主要支撑学科之一。

六、医学伦理学

医学伦理学是伦理学的分支学科,是研究医学道德的科学。医学道德属于职业道德,是指医务人员在医疗服务活动中必须遵循的道德原则,是规范医务人员职业行为的行为标准。伦理关系是人们相互交往中必然具备的一种关系,中国古代就把道德关系称为人伦。人们交往必须具有人的原则、人的思考和人的价值观念,凡是存在人际关系的地方,就存在有伦理关系,有对行为的道德要求。医患关系是一种人际关系,是一种人际间的救助关系,自然会打上更深刻的道德烙印。这就是古今中外的医学家为什么一致强调和重视医患间伦理关系的根本原因。在医患关系中医者是为患者服务的,是帮助患者康复的。医生面对的是人而不是物件,在这种情况下医生必须把患者的利益放在首位,在医生施医过程即开展医疗服务的过程中必须具有利他主义精神,必须心无旁骛地把医疗工作做好,而不能让与医学目的不相干的私心杂念参与其中。也就是说,在实践医生这一社会角色时,他必须暂时撇开其他角色的要求。医患关系中的伦理要求是鲜明的、严格的,是必须履行的。因而医学伦理学为医患关系学提供了伦理框架,是渗透在医患关系方方面面的一种极为重要的要求。研究医患关系必然也必须涉及它的伦理性质,涉及维护和促进病人健康恢复和发展的基本利益,因此,可以说医学伦理学是构建医患关系学的基本学科之一。

七、医学社会学与社会医学

医学社会学是社会学的分支学科之一,它是把医学问题作为社会学的一个基本问题加以研究的。医学社会学的研究涉及医学的社会性质、社会作用和医学所必须承担的社会职能,它还研究医学所发挥的社会保障作用,医生和患者承担的社会角色,医学界发挥的社会作用以及它与整个社会的互动形式和互动规律等。社会医学是研究社会因素与疾病和健康的相互作用问题,研究社会因素如经济因素、政治因素、文化因素、行为因素和社会心理因素等是怎样作用于疾病和健康问题的,应当如何发挥这些因素的积极作用和消除它们的负面影响,应当怎样采用立体思维的形式去构建人们的生活方式,全面动用社会力量推进社会健康的发展,推进健康行为的发展,以更完善地实现社会目的和医学的社会职能。医学社会学和社会医学虽然是从不同视角、不同目的研究医学与社会关系的,但它们都共同强调了医学的社会性质,强调了医学与社会因素之间的相互作用关系。这就为医学提出了一种新的理念,一种有关健康和疾病的新的理念,从而拓宽了医患关系的内涵,使医患关系不仅仅局限于医患之间的个体关系,而使之置于广泛的社会关系网络之中。医学社会学和社会医学为医患关系的构建提供了充分的理论根据和方法依据,从而,将医患关系学的研究和发展完全置于生物、心理、社会医学模式的视野中。

八、医患沟通学

医患沟通学主要研究如何加强医患沟通,使医患之间信息畅通,使医患双方及时、准确和翔实地了解与自己相关的、所需要的各种信息,从而促进医患双方的相互理解、相互尊重和相互信任机制关系的建立,为构建和谐医患关系奠定坚实的基础。医患关系学是全面研究和剖析医患关系内涵的一门科学,沟通是医患双方交往中必然产生的一种现象。只要有医患关系存在,就会有医患沟通的存在,而医患沟通正是以各种现实的医患关系为依托的。医患沟通学的重点是研究医患双方如何实现有效沟通的,包括沟通的规律、沟通的形式、沟通的原则、沟通的方法、沟通的艺术、沟通的效率、沟通的作用等内容。它并不详细研究医患关系的全面构建,并不详尽研究医患关系的本质、特征、运转规律和运转机制等方面的问题。可以说,医患沟通是从医患关系中沟通这个方面深入研究医患关系的。医患关系包括医患沟通,但又不局限于医患沟通。深入研究医患沟通对于构建合理的医患关系具有十分重要的作用,对于深化医患关系学的内容也具有十分重要的作用,但不能把医患关系学局限为医患沟通学。

(王明旭)

复习思考题

1. 什么是医患关系学?
2. 学习和研究医患关系学的意义何在?
3. 医患关系学的研究任务包括哪些内容?

案例分析

[案例] 在中国医学界，吴孟超无人不知。自从获得2005年度国家最高科学技术奖之后，这位今年84岁的名医大德也引起了国人的普遍关注。迄今为止，治疗肝癌的最有效方法是手术切除，但难度极大。50年前，当吴孟超进军肝胆外科时，这一学科在中国尚是一片空白，在世界也是薄弱学科，手术成功率非常低。吴孟超是临床大夫，但他决不只是一位技术娴熟的开刀匠，而首先是一位富于探索精神的科学家，善于在临床中发现问题，然后通过研究予以解决。正是在临床实践与理论探索紧密结合的基础上，他创立了肝胆外科的关键理论和技术体系，使肝胆外科在我国由一个空白领域成长为国际领先的成熟学科。同时，他又是一位战略医学家，他组建和领导的第二军医大学东方肝胆外科医院已经成为世界上最大的肝癌研究和治疗基地。吴孟超有精湛的医术，但他始终把医德看得比医术更重要。最令人感动的是，虽然技冠医界，名播四方，吴孟超仍然葆有最质朴美好的人性，善良而充满爱心。现代医学非人性化倾向的表现之一是技术化，见病不见人。美国医学人文学家刘易斯·托马斯指出，触摸和谈话曾经是诊病的主要方式，现在完全被各种仪器取代了，唯有“最好的医生”才会继续做这两件事。吴孟超就是这样一位“最好的医生”。几十年来，冬天查房时，吴孟超总是先把手在口袋里捂热，然后再去接触病人的身体。每次为病人做完检查之后，他都顺手为他们拉好衣服、掖好被角，并弯腰把鞋子放到他们最容易穿的地方。

案例讨论题

1. 本案例对于医务人员形成良好医患关系的能力建设有何借鉴意义？
2. 你作为医学生从本案例中可以得到哪些借鉴和启迪？

第二章　医患关系的历史演变与发展趋势

医患关系是人类文化中一个特有的组成部分，随着文化传统和历史时代的不同而表现各异。总揽医患关系的历史演变，其表现形态大致有传统医患关系与现代医患关系之别。在传统医患关系中，医生以提供医学知识和技术的方式服务于病人，取得病人的信任和合作，并向病人收取医疗服务费用。医患之间关系较为默契并维持彼此互相信赖的格局，医疗专业受到社会大众的尊敬，医患关系相对比较单纯；而现代医疗体系中的医患关系有些不同于传统的医患关系，医生由“治疗者”改变为“医疗服务提供者”，病人由“求诊者”改变为“医疗服务消费者”，通常医疗费用由第三者支付，医生的报酬不再是病人直接对医生诊疗所支付的代价的交换，医患关系越来越呈现出消费关系的特征。由于更多的利益主体的介入，现代医患关系在日益复杂化，如何改善医患关系成为现代医疗中一个世界性的重要课题。对此课题进行研究可以从对历史上医患关系的真实状态的了解和把握入手，“以史为鉴，可以察今”。但从目前有限的学术研究文献资料看，各国、各时期对医患关系的专门性研究都极为稀少，偶有涉及也只是散见于医学史研究中；近年来国内出版的医学伦理学教材对医患关系历史演变的关注也明显不足，倒是国外社会学对医患关系的研究较为丰富，但同样缺少从历史的视角进行的研究与分析。尽管如此，对有限资料的收集仍可描摹出医患关系历史演变的大致脉络，并为现代医患关系发展方向提供有益的比照。

医患关系的诞生是基于医患关系中的两个基本主体的产生。在医生和患者之间，即使我们对历史知识一无所知，也可以断言患者出现在医生之前，因为“人类自群居以来，就开始了与疾病这一与‘文明’相伴的东西的斗争”。疾病的出现或存在使医生角色的成形变得必要，但真正医生的出现是在人类与疾病相伴了很长一个时期以后的事。古罗马历史学界普林尼在其《自然史》中曾提及，许多民族都可能“在没有医生，但却不一定没有医学的情形下生存过，罗马人就这样过了600年”。在没有医生的时间里，巫师或巫医承担了部分医生的工作，这主要和当时人们的疾病观念有很大关系：即认为疾病是外在于人体的异物，由于冒犯自然、祖先、违反戒律而受到惩罚，或因恶魔、鬼神作祟，而使其进入人体引致疾病产生。以巫术治病，是世界各民族在文化低级时代的普遍现象，不同处仅在于相信巫术可以治病的时期延续的长短而已。随着人们疾病观念的变化，医生和巫师的分离，医生逐步成为人类社会中一个与众不同并最早独立的职业之一。自此，真正的医患关系问题才得以凸现出来，其呈现方式在不同的文明或文化中也不尽相同。

第一节　我国医患关系的历史演变

我国医患关系的发展变化经历了古代、近代和现代三个阶段，古代医患关系状况奠定了中国整个医患关系发展的基线。医患关系的变迁和演变深受文化的影响，而不仅仅是医生、患者或经济与制度等单方面的事情。

一、古代医患关系状况

《淮南子·修务训》说："神农乃始教民，尝百草之滋味，当时一日而遇七十毒，由此医方兴焉"。中国医学之演进，先有药方后有医士；先有巫，继而巫医混合，再进而巫和医分离。《说苑》载："吾闻上古之为医者，曰苗父，苗父之为医也，以菅为席，以蒭为狗北面而祝，发十言耳，诸扶而来者、舆而来者，皆平复如故。"殷商之际，巫医盛行，巫医对于病人是不承担任何责任的，因为此时期的病人相信生病是由于魔鬼或祖先的幽灵等超自然力量所致，巫医仅仅是通过祈祷、祭祀等仪式以期达到祛除超自然力的目的，但能否起到作用主要不是巫医的能力问题，更与巫医的责任无关。所以也有学者认为，巫术是一种古代医生保护自己的机制。凭借着该保护机制以及其他诸因素的影响，巫医在中国医学的历史舞台始终没有退场。

中国古代直至清朝，始终存在着两类生存际遇颇不相同的医生群体，一类是官医，其受国家或政府供养，有一定的组织机构和医学分科。官医产生于西周时期，《周礼·天官》载："医师上士二人，下士二人，府二人，史二人，徒二十人，掌医之政令，聚毒药以供医事。……食医中士二人，疾医中士八人，疡医下士八人，兽医下士四人……掌养万民之疾病"。从这一医事制度的建制情况看，此时的医师所诊治的对象不可能是《周礼》所言的"万民"。西周的医师至战国时演变为太医令，秦汉以后随着中央集权制日渐加强，皇帝至尊地位的确立，出现了专门侍奉帝王的侍医。两汉时代是中国医政体系逐步确立、医学规模大体粗具、官医定型的重要时期。日后随着朝代的更替，以官医为主体的医学建制虽有变化，但其服务对象或有扩展却基本没有发生变化。以两汉为例，官医的职责是为天子及椒房后妃、九卿各曹的疾病疗护。除此经常性的工作外，据史籍所载，两汉天子也往往运用官医服事国家重臣、外帮族人以及一般士民等不同类型的社会成员。但这些行为都不是医生的主动行为、也非经常之举，而是统治阶级化解政治危机、笼络人心、消弭民怨的手段，而一般百姓是难得官医之惠的。官医虽衣食无忧，但其地位等同于仆人，医生与病人之间的关系是仆主关系，"君饮药医先尝之"，有人将这种医患关系称为"应招型医患关系"。

另一类医生群体是民间医生，春秋晚期以来，随着周王室的衰微，一些官府医生流落民间，私人习医承技机会因贵族工艺之家的流散而相对增加，自由行医的民间医生始见于文献记录，民间医生开始成为一种社会阶层。在中国古代社会，绝大多数民间医生属于游走艺人，自由行医，没有正规的医学教育和训练，多为师徒传承或自学而成，政府对民间医生疏于管理，更不颁发行医执照，医生凭借自己的技艺和良心开业谋生。古代民间医生，良莠混杂，以其技能、品性、行径等可将其大致分为四类：良医（大医、明医）、名医、庸医和巫医，不同类的医生与病人的关系也表现各异。良医是那些不仅具有精湛的医术，而且有高尚的医德，不以医技谋食，而是以济人救世为己任的医生。这类医生与他们的病人之间的关系是最好的，但良医在任何时代都是稀有资源，并不是所有的病人都能够得到良医提供的服务；名医可能有高超的医技，但未必有医德，或医技不高却能声名远播，名医存在的主要目的是对利益的追求，扁鹊提出的"六不治"的原则，就是古代医生保护自己的名誉和自身利益的措施，中国古代医学文献典籍中此类训诫比较多见。名医、庸医和巫医在存在目的上是一致的，所以在一般人群来说，较难辨别，病人必须具备高明的择医水平。

总而言之，无论是官医或民间医生，在古代社会的地位普遍不高，自身的利益甚至生命常受到威胁，更由于医疗技术的局限性，对所治疗疾病后果把握的困难，一般人群对医生的印象都是医者重利，司马迁指出“医方诸食技术之人，焦神极能，为重糈也。……此有知尽能索耳，终不余力而让财矣。”而且，在中国的传统文化和生活习惯中，虽然求生是本能，但在有病时接受医学的治疗却不是本能，而是教化的结果。司马迁在《史纪》中谈到“信巫不信医”；《汉书》中提及“有病不治，常得中医”，显示早期一些民众对医学的拒绝态度。加之中国古代的医生多为自由行医或业余行医，缺乏类似“行会”这样的利益共同体组织形式，一些医生群体中的精英所提出的医生职业的道德要求，没有职业规范上的约束力，更没有形成一个普遍认同和遵守的职业道德准则。有学者对中国古代的医患关系状况概括为：没有信仰的病人和不负责任的医生。

二、近代医患关系状况

16世纪以来，西方传教士陆续进入中国，传教士“医务传教”的形式将西方医学带进中国。西方医学的进入不仅促使中国社会重新界定身体、疾病、卫生观念和行为，也改变着中国古代医患关系原有平衡状态。首先“西医成为中医强劲的竞争对手”，西医学在治疗常见疾病方面的效力不仅为其赢得越来越多的病人认同，也得到了来自政治方面和中国社会上层人士支持，改变了中医在中国传统医疗体系中的中心位置，逐步由西医主导中国医疗卫生工作的体系下，近代中国病人的就医方式发生的极大的转换：就医对象由中医师换成了中西医师并存，以至以西医师为主的状况，就医场所由家庭变为医院。就医形式的变化影响了近代中国医患关系状况。

所谓现代病人，即能忍耐能接受医院作为医疗主要场地的病人。习惯于在家庭中指挥医生的中国病人及其家属在医院这种形式，与医生之间的“权利关系”发生了逆转，病人开始默受了医生的对疾病治疗的决定权、对病人进行控制的权利，病人也开始在一定程度上信任医生。

在中医学界，中医师一方面反思中医行业自身的弊端，另一方面也逐步开始认识到原有医患关系对医生权威和行医活动的影响，这两方面的反思使人们意识到必须改变中国传统的医患关系。同时为了对抗政治、社会以及西医团体等对中医施加的压力，在中医内部为结合同道以抗衡西医，各种中医学的团体先后被组织起来，如全国医药团体总联合会、国医公会等，这些组织尽管相对松散，但却是中医学界利益共同体的意识体现。

三、现代医患关系状况

中国现代医患关系可以分两个阶段来看：从1949年到20世纪80年代初期，是中国现代医患关系平稳发展的时期。1949年中华人民共和国中央政府成立后，中国共产党就表明它的卫生保健目标与国民党政府有明显的差异，根据社会主义的理论，新中国的卫生事业以全面卫生保健为核心，虽然每个人能够真正享受到的医疗服务的水平普遍不高且有差别，但与解放前相比已经体现了很大的进步，人们对医疗卫生保健服务的提供保持着较高的满意度。一方面缺少利益的诱导，一方面是强大的思想政治教育，确保了中国的医患关系在该阶段保持了相对和谐的状态。

从20世纪80年代中期以后,中国医患关系开始经历急剧的变化。首先,发生在医疗卫生服务提供机构的市场经济改革,将其推上追求经济利益之路,医务人员因其对医疗服务机构的依附关系而被迫或自愿地与医疗机构宗旨保持一致。其次,医疗机构和医务人员对利益的追求重新诱发患者对医疗行为的不信任感,在近代医患关系中逐步建立起来医生权威遭遇新的危机。最后,改革后的国家医疗卫生体制设计中,没有为社会中的绝大多数人群提供基本的医疗保障,而这些人群又多数处于并不富裕的阶层。一方面是不断增加着的医疗服务成本,另一方面是大量几乎没有任何医疗保障的社会群体,医患之间的直接利益冲突急剧恶化了现代中国医患关系。据中国消协的资料显示,1996年医疗投诉月均发生数为2164件,1997年为10 117件,1998年为11 175件,1999年为22 125件,在3年多的时间里,其增长幅度接近10倍,各类媒体关于医疗纠纷事件的报道屡见不鲜;发生在医患之间的恶性事件更呈上升趋势,据统计,1998~2001年,仅北京市71家二级以上医院就有1567起患者影响医院诊疗秩序的事件,502起医务人员被打事件,其中被打伤残者90人。

中国现代的医患关系成为一个全社会备受关注的社会问题,现在多数学者在分析中国医患关系恶化的原因时,强调市场经济对医生和医院行为的巨大影响力,突出政府在医疗卫生保障中的责任等。中华医院管理学会认为造成医患关系恶化的原因主要有六个方面:一是患者对医疗活动不了解且期望值高,缺乏医学知识;二是医疗费用自付比例增加;三是医务人员服务态度不好;四是医务人员确有过错,给患者造成损害;五是舆论和媒体偏重于患者;六是相关法律法规不健全。

作为临床医疗中最主要的活动之一的医患关系,随着现代社会人权观念的日益增强,医学科学技术的发展以及社会、经济、卫生政策等方面的重大改革,现代的医患关系已发生了微妙的变化,患者与医务工作者,因观念、思维定势以及诸多复杂的内外原因的影响,二者之间很难在短时间中形成新的、稳定的利益关系平衡点。

第二节　国外医患关系的历史演变与借鉴

由于各个国家在文化传统、社会制度和经济发展水平等方面的差异,其医患关系之发展历程也表现各异。欧洲国家是西医学的发源地及成长之地,是研究古代和近代西医学建制下医患关系的最好样本,美国是后起国家,但却是现代西方医学发展的中心,研究现代西医学背景下医患关系状况,其最具典型性;日本、俄罗斯与新加坡在历史传承上都有自己独立的、自成体系的医学建制,但在明治维新、彼得大帝改革之后,日本和俄罗斯就逐步接受了西方医学的思想和方法,新加坡接受西方医学的时间也比较早,但其在对传统文化的继承和医疗制度设计方面与日本和俄罗斯不同。研究不同情况下的医患关系的发展与现状对揭示影响医患关系和谐因素至关重要。

一、美国与欧洲发达国家

美国和欧洲发达国家在医学发展及医患关系历史演进上具有某种共同性,因其在文化传承的根源上有一致性,并且其医学建制都是以西医学为主导。对美国与欧洲发达国家医患关系历史演变的考察应当追溯到古希腊和古罗马时期。

(一)古代时期的医患关系

公元前5世纪,古希腊的一些哲学家和医生对鬼神致病的观念产生了怀疑。古希腊著名的医生希波克拉底说:“那些首先将这种疾病(癫痫)说成带有神性的人,像当今那些巫医、净化者、庸医、骗子们,自称对神的虔诚并且具有至高无上的知识,实际上他们只是用迷信来掩饰自己行医的无能,他们将某种疾病称为有神性的,只是为了避免暴露他们自己的无知罢了。”阿尔克马翁最早提出了个人的体质和疾病之间的关系,柏拉图认为人的行为与疾病有关联,他说:“复杂的音乐产生放纵;复杂的食品产生疾病”。柏拉图在思想上对医生的态度极不友好,他坚持:“善于预防和避免疾病的人,也就是善于造成疾病的人”,他之所以持有该观点,一方面是他认为奇货可居的医生之存在是城邦教育丑恶可耻到极点的证明,另一方面是因为当时活跃在古希腊的大部分医生“全都是舶来品”,而非本城邦的人才。他还坚定地认为:“医生所寻求的不是医术自己的利益,而是对人体的利益……一个真正的医生是支配人体的,而不是赚钱的。”但这种观点仅是哲学家和伦理学家对医学职业一厢情愿的想法。

在古希腊,人们对医生职业的认知很明确:最早生活在古希腊的医生们就是从埃及来希腊诸城邦谋求生存之道的外乡人,他们和铁匠、铜匠等其他手艺人一样,将职业作为谋生的手段,其社会地位并不高——特别是在希腊化时代,从事医生职业的都是些奴隶、被释放的奴隶或社会下层公民,医生以医术挣钱并不是不道德的行为或为世人指责的事情,这是避免医患关系冲突的基本点之一;对古代医生而言,他们所掌握的医疗技术非常有限,其在治疗疾病方面拥有的知识并不一定比患者多多少,但是由于当时的医学与巫术之间保持着不同程度的联系而存在着某种神秘性,这是古代医生职业使他们的患者对其保持信任的一个很重要的因素,“医学是唯一一种人们见到第一个自称医生的人就给予了信任的技艺。”这是维系医患关系和谐的基本点之二;古希腊的大部分医生在行医之前必须先到国民大会报告他们的学派和老师的姓名,然后由议会任命,这种状况部分决定了病人对医生进一步的信任以及医生为病人努力工作的态度。在行医过程中,医生必须考虑到他的行为举止,通过一些机会来显示他的价值,使人们能够借此做出好医生或坏医生的价值判断。由于古代医生面临着激烈的同行竞争,为了争取到更多的病人,医生在与病人的关系中有许多非医疗成分的考虑,他们在很多时候不得不按照病人的意愿行事,这是使得古代医患关系看似和谐的基本点之三。公元前2世纪,罗马人征服了古希腊,医学理论和技术连同其他财物一切被掠夺到了古罗马帝国,因此,古罗马医学是对古希腊医学的沿袭和发展。可以说,无论是在古希腊还是后来的古罗马的希腊化时期,医生和患者之间对于他们之间的关系保持着相对平和的心态,医生群体的主体并不具备今天所说的职业道德,而患者群体主体对医生也并不苛责。从希波克拉底的文集看,医生职业的社团组织初见萌芽,制定了一些行医活动的道德规范,但是史学家承认,希波克拉底式的医生不是通常开业的医生,希波克拉底誓词是一种职业理想,很长的历史时期内,“即便是在没有什么可以作为法则来依据的情况下,多数人(医生)也都不会想到,或者压根儿就不知道希波克拉底的训示和誓约。”尽管如此,西方医生职业社团或行会组织的存在对其专业化和专业道德规范的践履起着核心的作用。

(二) 近代时期的医患关系

近代是西方医学发展的关键时期,而医患关系在此时也发生了很大的变化,这主要得益于在医学界的精英层发生的"视病人为人的运动"以及医学的专业化。

1. 视病人为人的运动 按照罗伊·波特等在《剑桥医学史》中的观点,传统与近代医学的区别就在于医生是否是"科学人"和病人是否得到尊重。在西方,近代医学的发展是医生不断成为"科学人"的过程,同时也是病人逐步得到尊重的过渡期。医生成为"科学人"仰赖于实验医学的发展,正是在实验医学不断推进人们关于疾病和健康的知识的同时,越来越多的医学界精英们认识到传统医学在治疗疾病方面的错误和无能。尽管在医学领域中新的发现不断地增长和积累,但是还是有一些医学界的人士比以往任何时候都更清醒地认识到他们能够用于治疗疾病的手段是如此之少,于是治疗的怀疑论首先在 19 世纪 40 年代的欧洲大陆的医学中心出现,其后也延续到仅有两百年医学发展历史的美国;许多人主张"自然的治愈方式"而反对传统的经典治疗方式如放血、通便之类。治疗怀疑论是医学界内部顶层的一次集体性的反思,反思的结果显然并不是要取消医学,而是提高医学的地位和社会对医学专业的肯定,在此基础上医学界出现了"视病人为人的运动"。"视病人为人的运动"强调医生要把病人视为"一个人"而不仅仅是"一个病例",美国霍布金斯大学医学教授奥斯勒在教授医学生时说"好的医生是治疗疾病,而伟大的医生是治疗患病的病人。"在整个医学界期冀所有医生都能贯彻将"病人视为人"的哲学思想是不现实的,但是这场运动确是使医患关系在某种程度上趋于缓和,有些医生利用"视病人为人"的哲学思想作为"行销策略",即"做出一副关心病人的样子"而使为数不少的病人获得满意。

2. 医学的专业化 医学的专业化历程,其源头最早可以追溯到希波克拉底学派的医学团体组织形式,但是在漫长的历史发展中,医学行会组织虽然一直存在着,但医学的专业化程度则始终停滞在几乎同一个水平点上。这主要是由于医学行会在此时期尚不具备明确的专业特色,其更像一种宗教组织,对行会成员的约束常常是一些外在的规定,是为了维护雇主和国家的利益,而不是保护职业的名声及其成员工作。所以在很长时期里,医生的地位普遍不高,如果说医生有什么特权也非常有限。但是毕竟行会这种组织形式更利于其成员意识他们拥有共同的观念和利益,他们个人的利益与专业整体的利益联系在一起,"他们情不自禁地依附于这个整体,与其休戚与共,用行动去报答它"。这即是专业利益共同体的形成,而这种对超出个体范围的事物的依附,对个体所属的群体利益的依附,是所有道德活动的源泉。医生利益共同体的形成使得医生专业伦理和道德准则成为可能且发挥作用,专业规范的控制和道德标准的形成,既不能靠科学家的研究来确立,也不能靠政治家来确定;这必定是与之有关的群体的任务。对专业共同体利益的意识与专业伦理规范形成之间在此时形成了相对的良性互动,提升了专业在社会中的地位和权利,这是医学专业化的第一步。医学专业化的第二步是医学教育的发展和教育标准的控制,没有这一步医学的专业化是不可能的。医学教育和教育标准控制的结果是医学成为专业化的知识体系,同时也使得医生具有了声望以及更高的地位和收入。可以说在医生专业利益共同体与医学教育及教育标准控制形成后,医学的专业化进程发生了质变。

"视病人为人的运动"和医学专业化之后的医生群体,通过专业自治、对成员提出更高的专业要求等方式,使医学专业成为在世界各地都具有很高声望的职业。近代医生较高的声望来自于社会对医生特权的默认、病人群体对医生角色的高度信任和顺从以及医生很高的收入。在该时期的医患关系之间并非没有任何问题,但却给人们留下了“理想的医患关系”印象——“充满同情心的医生和对医生充满信任的病人”,到20世纪50~60年代,医生专业的权利和威望到达了一个黄金时代,同时这也是欧美国家医患关系的黄金年代。

(三) 欧美现代医患关系状况

马克思和恩格斯在《共产党宣言》中写到:“资产阶级抹去了一切向来受人尊崇和令人敬畏的职业的灵光。它把医生、律师、教士、诗人和学者变成了它出钱招雇的雇佣劳动者。”当马克思和恩格斯说这一番话的时候,大多数人对此应该还没有意识到,他们是在最近几十年中才逐渐认识问题的严重性,人们普遍感到在现代的医学和医疗保健服务中,经济上的考虑已经成为其行为的首要动机,医生不似以前那样对病人关心。在越来越多人的心目中,医学日渐远离了“仁术”而更像一项商业活动。特别是随着各个国家不同程度的费用的增加,人们享受医疗服务成本的提高以及对无效卫生保健方法的注意,使得公众对当今整个医学界抱有越来越强烈的怀疑态度。尽管如此,在欧美发达国家,虽然医患之间的关系不似从前那样融洽,但社会公众和病人对医学和医生个人仍然保持着适当的信赖,他们的不满主要是针对整个医学界。由于文化和医疗卫生体制上存在的医学差异,欧美现代医患关系发展状况也略有差异。

1. 美国 美国医学最开始是受早期殖民者的经济和健康状况的影响,虽然对于殖民地的移民来说,他们与欧洲天然的联系使其可以在很大程度上直接享用17世纪欧洲医学的发展水平,但新开辟的大陆的生存环境(自然的、社会的、政治的)使大部分希冀在殖民地发财的医生很快的后悔了,美国必须在本土成长。但不可否认,由于有欧洲的历史背景,美国医学在最短、最快的时间内达到了世界医学的顶峰,成为世界医学的中心。在美国医学的发展过程中同样经历了患者对医生的怀疑、不信任,医生地位不高,收入很少的过程,但是美国医学界以200多年的时间迅速完成了医学职业的专业化,20世纪60年代,美国医学界获得了较高的职业地位、收入、权利和威望,并在很长一段时间内成为左右美国医疗卫生改革和政策的主导性力量。在这个过程中,美国的医患关系也不断地经历着变化,美国医学史学家约翰·杜菲在《从体液论到医学科学》一书中写道:“增长的卫生费用已引起了对美国麻烦的、昂贵的和无效的卫生保健提供方法的注意,并增加了对医学界的怀疑。公众对医学界的态度总是处于矛盾之中,现在仍然如此。目前的特点是信赖医学科学和医生个人,但对整个医学界却抱有怀疑。”

在美国患者选择医生时,原则是方便或离家近。在他们的观念中,医生是受过长时间培训的专业人员,是专家,是能够照法律要求通过执照考试合法行医的医生。美国患者一般都有自己的家庭医生,有病或者需要定期检查,只要不是急诊,都是提前打电话和医生预约,但预约并不意味着医生一定能准时接待,但美国病人很耐心,也多能理解。但是在医生群体中,确是存在着习惯发号施令,草率的体检、误诊,无视患者的尊严的现象。美国是世界医学的中心,也是医学异化最典型的国家之一,医学科学的发展和日益商业化带来“医生人情味的丧失”,早在20世纪40年代乔治·萨顿就注意到:“科学的进步,已经使大多数的科学家越来越远地偏离了他们的天堂，而去研究更专门、更带有技术性的问题，研究的深度日益增加而其范围却日益缩小。从某种意义上来说，相当多的科学家已经不再是科学家，而成了技术专家和工程师，或者成了行政官员、操作工，以及精明能干、善于赚钱的人……技术专家如此深地沉浸在他的问题中，以至于世界上其他的事情在他眼里已不复存在，而且他的人情味也可能枯萎消亡。”20 世纪 90 年代以来，横在医生和病人之间的墙越筑越高，销蚀着医生的从业热情和安全感。现在的很多美国医生感觉到做医生很难，医生和病人的关系很难处理，压力很大。

2. 英国 二战后，英国实行的福利国家政策为公民提供从“摇篮到坟墓”的保障，对于每一个英国病人来说，他们不会面临因无力承担医疗费用而得不到救治或因病而致贫的境遇，但是英国的病人，付出的代价可能是漫长的等待或不能尽情享受到高科技的医疗手段。因为政府虽然承诺为全民提供医疗保健，但在一定时期内医疗卫生资源是有限的，而人们对医疗卫生资源的需求却是无限的，导致的结果就是病人对治疗的漫长的等待和一定时期内的对医疗资源的限制性享有。由于制度保障了患者看病可以完全不付费或付费很少，满足了公平性和广泛性，但却不能有效控制人们对医疗的需要，造成了医疗资源浪费与效率低下。英国的卫生体制中缺乏对医生的激励机制，英国医生提供的服务质量并不让病人满意，医生、护士及其他英国卫生服务网（NHS）的工作人员遭受攻击事件持续上升，有愈演愈烈之势。英国政府的统计数据显示，一年中遭受患者攻击的医护人员达 65000 人，而每 3 名护士中就有 1 人遭到患者或其家属的辱骂。为此英国在全国范围内实施“零忍受”政策，该政策允许所有英国卫生服务网（NHS）入网医院，都可以对暴力患者说“不”。就诊患者如果有施暴、动手动脚、做下流动作、恐吓、污言秽语等行为之一者，就将受到警告，如果他们对警告置之不理，就将受到“拒绝诊治”的惩罚，凡是威胁或攻击医护人员的患者将会受到“拒诊”一年以上的处罚，但是生命垂危及精神病患者不在此列。英国政府还计划在医院急诊病房等场所安装更多的闭路电视探头及紧急按钮，医护人员还将接受免费的自卫防身训练，透过上述现象即可窥见英国医患关系的状态。

3. 德国 德国是欧洲经济发展水平与医疗技术都比较发达的国家，人口 8000 多万，人均 GDP 2 万美元左右，平均 350 人一名医生，是最早（19 世纪）建立社会医疗保险的理念，其社会保险的核心思想是社会公平和团结互助。在德国，两种医疗保障制度并行：法定医疗保险和私人医疗保险。前者需缴纳的保险费金额取决于投保者的收入，但有限额（325～3375 欧元），投保者可自行选择保险公司，看病时不需要支付费用；后者投保者将保费投给私人医疗保险机构，看病时自己先支付医疗费，然后到保险机构报销。在德国有 7050 万公民参加了法定医疗保险，有 840 万公民参加了私人医疗保险，社会医疗保险覆盖率 99.5%。德国医疗保险的范围宽广，基本做到应保尽保、全程覆盖，对预防、早期诊断、治疗、康复都提供保险，还有疾病津贴、丧葬补贴、生育优惠待遇等。其医院大部分为非营利性的，营利性医院只占医院总数的 23%，且其医疗服务体制不实行医疗定点制度，人们可以选择到任何医院、任何药店看病买药。但德国严格实行医药分开，避免医生滥用处方权与药商串通牟利；同时门诊和住院严格分开，保证转诊渠道畅通，杜绝医院滞留病人获取利益的情况。较为完善的医疗保险和医疗管理制度设计，使医生和患者之间的直接利益冲突降到了最低点，80% 的病人对卫生行业的服务水平评价良好。若确有病人对医生或医院不满意，可以向德国医生联盟（协会）和保险公司投诉，保险公司接到投诉会与医院或医生交涉。

绝大多数病人对医疗服务水平满意，并不意味着没有医疗纠纷或冲突，据德国卫生组织公布的统计资料，德国每年的医疗事故总数达到10万起，其中2.5万起甚至会导致病人死亡，但由于解决医疗纠纷渠道比较畅通，所以较多的医疗纠纷并没有成为恶化医患关系的因素。在德国，医疗纠纷或事故发生后，病人或其家属一般首先与当事医生或者院方进行直接接触以确认事实，并协商可能的赔偿问题。如该措施没有达到效果，病人可向专门负责医疗事故庭外解决，由各州医生协会单独或几个州的医生协会联合设立的一个独立机构，医疗事故调解处求助，其职责是从调解民事纠纷的角度来处理医疗事故，以判断医疗事故中医生有无责任、责任大小以及赔偿数额。调解已成为德国化解医疗纠纷重要途径，它一方面可免去当事人打官司的漫长历程与昂贵费用；另一方面由于该机构的办公费用都是由医疗保险公司支出，病人或家属在求助时几乎不必支付费用；另外，由于患者与医生之间避免了“对簿公堂”，对整个社会的医患关系和谐也非常有利；此外，在政府中有专门代表病人利益的议员，他们并不解决具体的医患纠纷问题，但可以从宏观上协调医患关系。这些措施的实施对化解医患矛盾和纠纷是重要的。

二、日本、俄罗斯与新加坡

近几年，世界各国的医疗纠纷逐渐增多，尤其是发达国家。医患关系已是一个较复杂的社会问题。由于各国国情不同，所以在建立医患双方的信任关系，有效地缓解医患矛盾方面所采取的措施也不尽相同。

（一）日本

一般说，在日本医生很受国民的尊重，医生对患者的高度负责为医患关系的和谐奠定了基础。但是也出现过病人给医生送红包的现象，主要是由于医疗资源，特别是优质医疗资源的稀缺造成的。现代整个医学界的日趋经济化和利益化也对日本的医学界产生了极大的影响，对于日本整个医学界来说，目前面临的最重要问题是如何得到患者的信赖，患者及其家属对医疗界的最大意见是与医师交流困难。首先，在日本，传统的治疗方式是患者就诊时由医师做出治疗决定，治疗开始后医师会向护士下达各种指令，直至治疗过程结束。但由于人们观念的变化、需求的多元化以及全世界进入信息社会后，患者不希望再像从前一样接受被动的治疗，因而医师要有足够的心理及能力准备，满足患者的需要；其次，随着人们文化水平的提高，患者对医疗质量、就医环境也提出了很高的要求，日本的医疗结构开始着手建立使患者能感受到温暖和关怀的医院，培养医师时常对患者嘘寒问暖，使患者感到心情愉快；第三，从医院管理者角度，及时收集、妥善地处理患者及各方面的意见，使患者的意见最快的得到反馈，避免矛盾或纠纷的激化；最后，努力提供优质服务。日本1995年由厚生省、日本医师协会、日本医院协会、健康保健联合会共同发起成立了医疗评估机构，其主要任务是监督医院向患者提供优质服务。患者根据评估结果选择优质医疗的同时，增加了对医生的信赖。

日本在保证医患关系的相互信赖方面所做的工作是积极的，具有建设性的，因为只有相信医生才会对诊断结果深信不移，并在治疗过程中给予积极的配合，同时患者的信任会使医生增强自信，有利于病情的诊断和治疗。在日本医患之间的互相信赖关系在高收入者和私人医生之间比较普遍，因长期的合作关系而建立起友谊，医生能够设身处地为病人着想，而病人所选择的医生往往医术也相对高超，因而很少发生医患纠纷。即使绝大多数日本人没有私人医生，治病时要在众多医院中进行选择，但其完善的医疗法律制度确保了发生医疗事故后有章可循。按规定，发生医疗事故后，医院要向有关部门报告。有关部门要向病人家属作出解释，属于院方的错误，医院要真诚道歉，并在经济上给予赔偿。如果有医患双方对责任承担存在争议，可诉诸法律，有关部门根据调查结果进行处理，触犯刑法的还将被追究刑事责任。因为有章可循，日本很少发生患者及其家属与医生发生激烈冲突的现象。

（二）俄罗斯

俄国是在16世纪，彼得大帝改革时将西方医学移植而来的，在苏联时期实行的是全面免费医疗的卫生保健体制，苏联解体后俄罗斯继承了这一体制。虽然存在不少问题，但随着俄罗斯经济实力的提升，政府已明确目标，加大对医疗领域的资金投入，发展社区基层医疗，建立远程医疗服务系统，提高农村医疗服务质量，以确保免费医疗体系的正常运转。在俄罗斯，目前普遍存在着医院设备不足、医务人员少、工作负荷大、医务人员待遇低的情况，高水平的医护人员纷纷流向收费较高的私立医院，而低水平的医务人员则通过兼职的形式将治病当成“第二职业”。2006年，俄政府投入近30亿美元，以提高医务人员的待遇，更新医疗设备，向各地区卫生管理机构发放了首批医学书籍和参考资料，供医生、医学院学生、实验室工作人员学习，并着手国家医疗改革，提高各医院、诊所、管片医护站的内科、全科（家庭）医生和儿科医生以及护士的工资。但是，其他专业医护人员的工资则没有提高，结果引发了他们的强烈不满，消极怠工现象随之而来，甚至许多泌尿科等低收入专业的医生纷纷改行，争当内科医生。

由于存在着上述问题，在俄罗斯也出现了病人不愿去医院看病的心态，因为在公立医院看病要排长队。医生看病虽然是免费的，但如果想找稍好一些的医生，就得额外付费；必要的检查也是免费的，但要等待，如果想快点，只要付费就能往前排。所以，像感冒之类的小毛病，他们宁可自己在家蒸桑拿或直接买药吃。据俄罗斯媒体统计，只有52%的俄罗斯人生病时选择去公立医院，37%的俄罗斯人生病时自行治疗，2%求助于民间医生和传统医学，3%的被调查者则什么都不做，任由病情发展。拒绝去医院的心态损害了俄罗斯人的健康，被认为是俄人口死亡率高、导致人口危机的重要原因。另外俄罗斯医护人员的态度也加剧了医患之间的紧张关系，据报道目前俄罗斯有半数以上的患者死于医生的误诊和失职。而且医疗事故发生后，俄罗斯法律对医生惩罚过轻也是导致医患关系紧张的原因，根据俄罗斯法律，医生方面只需赔偿30万至50万卢布（1美元约合3.4卢布），且不必负法律责任。由于医患纠纷已严重影响了俄罗斯人的健康状态，因此俄媒体和政府对此事都十分关注。与一些国家通过调解解决医患纠纷不同，俄罗斯一般则倾向于通过法律手段来解决，俄罗斯多项法律都规定了对患者权益进行保护的条款，俄罗斯患者权益的法律保障在多部法律中都得到体现。在俄罗斯，尽管保护手段通过不同的法律形式得到体现，看似繁琐，但患者可以得到更加全面的保护。

（三）新加坡

新加坡文化特色和社会发展背景使得其医患关系极富特点。长期的儒家文化的熏陶与西方经济发展、科技水平和教育制度背景的交融，使得传统与现代的结合在新加坡人身上得到完美的体现。新加坡的卫生保健理念是以个人责任为基础，强调个人责任与发挥社会共济、风险分担的作用并举，政府负担部分费用并严格控制医疗费用增长，以保证政府和个人能够负担的基本医疗服务体制，同时政府对全体国民的医疗服务给予补贴，直接照顾了低收入人群。新加坡以储蓄为基础的医疗保险要求患者用自己的钱支付医疗消费，雇工和雇主平均分摊，提高了个人的责任感，增强了国民的自我保障意识和能力，有效抑制了医疗服务需求的不合理增长，对医患双方都有约束作用。政府负责、有效的管理不仅保证了国民都能得到良好的基本医疗服务，并使得新加坡的医疗保障制度富有公平与效率。在新加坡，医生和病人群体的怨言都相对较少，二者之间的关系相对平稳，较少冲突，但也并非绝对没有。新加坡医院对医疗事故及病人投诉非常重视，有严格的定性标准和处理程序，目前虽然还没有一套专门的关于解决医疗纠纷的成文法，但新加坡的医院专门设有纪律和投诉调查委员会，并有非医科专业人士参加。1997 年新加坡成立医患关系调解中心，政府就鼓励通过调解化解医疗纠纷。调解不看重判定谁是谁非，而是重在化解纠纷；不做对与错的裁决，只求解决问题；按争执双方的要求设定解决办法，处理纠纷办法灵活；只给予帮助和引导，激发双方主动互谅互让；调解不公开进行，有更大的协商和交流空间以有利于缓解对立情绪，如调解不成再诉诸法庭。

三、国外经验及借鉴

社会生活的日益经济化和利益化趋势以及对医疗服务的影响，使得对各个国家而言——无论其经济发展水平如何、医疗卫生保健的制度完善程度怎样——现代医患关系发展中都存在着或大或小、或多或少的问题，各个国家医患关系的发展及其状况以及在化解医患矛盾和冲突方面所采取的措施，对其他国家医患关系的调试都可以看做是一种经验。对目前中国的医患关系改善，国外医患关系发展中有以下经验值得借鉴。

首先，建立和完善医疗卫生体制和保障制度。1880 年俾斯麦把强制性的国民健康保险制度带给了西方世界，并引发了各个国家的纷纷效仿。到目前为止，许多国家，特别是欧美等一些西方发达国家都先后建立了某种形式的国民健康保健制度体系。鉴于各国特有的文化传统、价值观念、经济发展水平和社会环境各不相同，其国民健康保健制度的内容和形式也千差万别，就其涉及保健制度的基本方面（包括筹资方式、支付方式、医疗服务的提供方式和享有权等）大致有四种模式：加拿大模式、德国模式、新加坡模式和美国模式。这些医疗保障制度的形式不同，但其最终的效果都在一定程度上保障了人们的基本或大部分的医疗需求，缓解或降低了患者群体因得不到及时的救治而对医生群体、国家制度或政府责任的抱怨或不满。各个国家的医疗卫生体制和医疗保障制度各具特色，各有利弊，国外经验说明医疗保障制度没有统一模式，医疗卫生体制不能完全照搬。无论哪个国家的医疗卫生体制改革，都应探求医疗卫生保健体制的共性和规律性的内容，对任何一个国家而言，其所面临的国民健康问题是完全不同的，对医患关系的改善而言，适宜的医疗卫生制度建设是形式性的问题。

其次，健全调试医疗卫生活动的法律规范。目前，在欧美国家、日本、俄罗斯以及新加坡等国家，法律是解决医患关系的主要力量和手段，其关于医生权利和职责、患者权利和义务的法规甚多。通过法律调节和保障医生群体与患者群体之间关系，使之处于平衡的状态是当前社会发展的一个趋势。法律调节医患关系的优势在于其对责任和权利的明晰，无论是医生群体还是患者群体的每个个体都对“自己可以做什么、不可以做什么”有清楚无误的认知，法律明确规定了人们的应当或不应当，因而减少了医生抉择的困境，同时有利于在对医生或患者不当行为进行判断时有据可依。

再次，设置医患不满释放的渠道。在医患关系相对比较好的国家，都有便于患者或医生发表或发泄自己对对方、医疗卫生制度等不满的意见、情绪的渠道。这些渠道在一定程度上可以降低或缓解医患之间发生纠纷或冲突的可能性或减少其激烈程度。即使是出现了医患纠纷和事故，医生或患者也都会倾向于通过正常渠道，而不会依赖非正常的渠道、非理想的方式解决纠纷，从而加剧医患关系的恶化趋势。

最后，促进医学职业的专业化与自治。医学职业的专业化与职业自治是约束医生行为、提升医学职业的主要形式和手段，医学职业就是通过该方式形成了医学职业精神和一系列的医生职业道德规范。尽管现代社会生活中的某些因素，比如医疗领域的利益化、政府管理和控制的增强等，都在使得医学呈现出去职业化的趋势，医学职业精神在逐步消失，但是，对医学职业的发展而言，职业精神是不可或缺的，而医学职业精神的形成和存续与医学职业的专业化与自治分不开。

上述方面在医患关系改善方面值得中国借鉴，但不能忽视这些经验中的任何一方面都不是独立于其国情和文化传统的，所以中国在借鉴时必须要结合我国的国情和文化传统，不可照搬照抄，机械地借鉴国外经验。

第三节　医患关系的发展趋势

医患关系既是一种人际关系，也是一种历史关系，随着人类社会生活和医学科学本身的发展以及医疗卫生体制等诸多因素的影响，医患关系从古至今都呈现出了很大的差异。从世界范围来看，医患关系是不会停留在目前的状况而势必还将持续发展的。医患关系的发展正表现出如下的发展趋势。

一、间接化趋势

医患关系的间接化趋势是指在医务人员群体和患者群体之间，出现并存在着一个介质，它一方面将医患之间联系在一起，同时又成为医患之间的“第三者”，将医患之间直接的联系间离开来。造成医患关系出现间接化趋势的因素不一，其中最主要的是医学技术的应用和现代医学制度的限制。

医学高技术应用于临床治疗，提高了医学对疾病的诊治能力，使医学朝着认识疾病内在机制的方向迈进，但是人们在享受医疗技术进步所带来的好处时，也走向了对医疗技术运用的另一个极端：一些医学工作者对先进技术，出现拜物教倾向，认为医疗服务不过是药物、手术的混合物，医务人员习惯于运用物理、化学等诊断仪器、治疗设备，并使这些仪器设备等成为医患关系中的物质媒介，传统的医生—患者之间的关系转变成为医生—医疗仪器/设备等—患者之间的关系，美国医生刘易斯·托马斯说："触摸是医生最为古老而且也是最为有效的一种动作……在众多至今仍不断出现的新医疗技术中，听诊器是加大医生和病人之间距离的第一个设备"。医学高新技术不断涌现使医生对患者的关心、爱护和亲密感减少了，医生忽视了对患者生命的关爱，淡化了对病人的理解和尊重，医患关系的间接化成为不可阻挡的发展趋势。医患关系的间接化使得医务人员降低了对患者病状主诉的重视，减少了医患间思想交流的机会，淡化了双方感情。同时，由于政府和医药企业、保险公司等对医疗卫生保健工作的介入，其对医疗行为活动的控制和影响，也限制着医务人员或病人在医疗行为活动中的行为趋向，使医患关系趋向间接化。

二、经济化趋势

当代由于经济社会进步，人民生活质量不断提升，人们对经济的顶礼膜拜，其影响力蔓延到一向以人道主义为宗旨的医疗服务活动中。从世界范围来看，无论是发达国家还是发展中国家都否认医疗服务是彻底的、完全意义或性质上的商品，但是不能否认的是现代社会中经济因素对医疗领域的影响非常强大。医疗服务与国家的经济发展水平之间的关系变得越来越密切，一方面，向哪些人提供医疗服务、提供什么样的医疗服务，在很大程度上不是依据于人们的需要，而是根据社会的经济发展水平或个人的经济能力。

市场机制为医学发展带来了巨大的推动力，特别在医药科技研发方面表现最明显，但是市场干预医疗活动也带来了非常大的负面影响，导致医患关系不断趋向经济化。特别是在我国目前医疗卫生体制处于改革和不完善的情况下，少数医务人员把市场经济的"等价交换"原则移植到医患关系中来，使本来纯洁的救死扶伤神圣职责成了与病人交换的筹码。尽管将医疗服务完全变成商品是非常困难的，但随着社会市场化的不断强化，那么医患关系的经济化就成为一种必然的趋势。

三、利益化趋势

虽然并不是所有的国家特别是在欧洲的一些福利国家，都围绕自由化市场的经济利益来组织医疗卫生服务，但随着人类整个社会生活不断地被市场化或被经济利益所驱动，医疗服务领域的利益化趋势越来越明显，医生群体宣称利益驱动机制能够带来卫生服务的高效率、研究和开发的积极性，以及对病人较强的责任心，而医疗技术、医药企业则成为医疗行为活动日益商业化的润滑剂、加速商业化的催化剂。现代的人们不自觉地越来越把医疗行为活动等同于商业行为，将医患关系视为消费关系，并尝试用消费关系的法则来对待和处理医患关系，医患关系的利益化趋势已经成为无法避免的社会现实。但是自医学职业产生以来，医生和利益之间的关系就是医患关系中一个复杂而矛盾的共同体，虽然医疗活动就混杂着买卖的行为，但是医患关系决不能等同纯粹的利益关系，把医患关系完全视为利益关系所存在的种种弊病和其所致的危害，已经屡见不鲜。当前在商业化程度非常高的西方医学发达国家，其医疗服务有些是采取完全商业化的运作形式的，但它仍然通过其他方式来弥补由于医疗行业对利益的关注而给医患之间的关系造成的损害。

四、多元化趋势

现代社会是一个日趋多元化的时代,人们价值观念的多元化反映在医患关系上,也呈现出多元化的趋势,而在传统的医患关系中医患之间的关系是相对比较单一化的。首先是医患双方需求多元化,医务人员要求病人主动配合,共同参与诊治;病人对医疗保健要求则有层次上的差别,有的仅需要最基本的医疗服务,有的则要求高级别、知名专家甚至特需服务。其次,当前影响医患关系的因素也变得多元化,如医方的管理、医德、语言行为、技术、法规、服务观念等因素,患方的健康观念、就医素质、医疗需求情况、心理等因素,政府的管理程度、医疗卫生法律法制建设、医疗保健保障制度建设、国家的经济发展水平,这些因素是相互联系、相互作用的。最后,要处理好医患关系,解决好医患直接的纠纷和冲突,也必须借助多元化的手段和措施,像传统医患关系中完全依赖医生的技术水平和医德自律是不可能的。从目前的情况看处理医患关系问题,必须正确认识各种影响因素,从政府、医院、患者三方入手,多管齐下,综合治理。

五、法制化趋势

传统的医患关系中,二者之间的关系在很大程度上是靠道德规范维系的,医患双方的权利义务是约定俗成的,医生和患者的行为基本上完全依赖于双方的道德自律,并在此基础上形成医患之间的以负责——信任为纽带的人际关系。但是随着维系医患关系的基本纽带的不断解体,在当代医疗活动中,期待仅仅通过道德自律来实现医患双方的权利和义务已经不可能。当今医患双方的权利和义务更多地是以法律规定的形式出现,无论是公众还是医疗机构的各类人员法律意识都在不断增强,且越来越趋向通过法律的手段来解决医患关系中的问题。医患关系的法制化成为当代医患关系演化的必然趋势。

六、平等化趋势

传统医患关系中,医生虽然凭借着对医疗技术的掌握而具有某种权威性,但是由于其社会地位不高还不具备真正的权威性,所以病人对其权力的服从是相对的。随着医患关系中医患之间地位的变迁,医生所具有的权威愈来愈强大,特别是医院的出现,就医场所的变化和医学技术的发展使得医疗机构或医务人员取得了更大的权威地位,病人对医务人员的意见或决策必须听从。由于医生的权利过于强大,并部分地侵害到患者群体的利益,所以患者要求权利的运动应运而生。病人权利运动之后,病人地位不断上升,病人的要求也明显地呈现多元化、多层次趋势,虽然在医患之间仍然存在着信息不对称的事实,但在医疗活动的决策过程中,医生越来越愿意听从病人的意见,期待病人自主做出决定,这种做法一方面满足了病人要求多元化的事实,另一方面对医务人员来说也容易操作,承担的责任也少。在现代医疗活动中,医患之间已衍变为共同参与医疗决策和选择的情形,在诊疗过程中,患者不再是被动的接受体,而是在知情同意的前提下主动参与治疗;在对待疾病的问题上,对病人自主权的尊重标志着医患双方地位越来越平等,医患关系变得越来越平等化。

（尹秀云）

复习思考题

1. 如何评价古代医患关系与现代医患关系？
2. 如何改善中国现代的医患关系？
3. 现代医患关系的未来发展趋向如何？

案 例 分 析

[案例]　如果说农民的小病小痛可以在村里解决，那么，患上需要住院的大病，农民就要离开乡土，到一个相对陌生的医疗机构接受治疗。这时，患者及其家属所面对的疾病风险及经济风险都有着很大的不确定性。下面所讲的是苏北农民丁大爷就是在医患关系的不同条件下，如何利用社会资源去解决他所遇到的信任问题。

苏北农民丁大爷一直是村里的活络人，今年72岁了。他属于那种有主见、有智慧的老人，身体还不错，但有骨质增生的老毛病。丁大爷说：我这个老毛病，30多岁就觉察了。表侄他父亲是个好中医，他知道后让我过去看看。一开始，他以为是神经上的毛病，用针灸和拔火罐。10多天下来，还真管用。接着，我又喝枸杞根熬的药，终于好了。

20世纪80年代，丁大爷的母亲得了癌症，经人介绍到Y城妇幼医院。医院没有床位，医生说要等几天。丁大爷回家带了20斤糯米、10斤鸡蛋、一条七八斤的大鲤鱼送给了主治医生。第二天就有床位了。看病时要照激光，床高，老太太70多岁了，又在生病，没有劲爬上去，护士就不高兴。老太太受罪又受气，说："我们回去吧，不看了。"丁大爷又弄些糯米和鸡蛋塞给做激光的。第二天，态度明显好多了。

在中国还没告别"短缺经济"的时代，那些糯米、鸡蛋和鲤鱼对于农民和医生来说都算"大礼"了。当然有"短缺"才会有谋取"特权"的需要。然而，昔日农民在送礼物的同时，也表达了求助者的恭敬，带有乡土社会的人情味。

10年前，丁大爷生病，去了D医院，某位副院长检查后说是胃癌，还有其他的病，让3天内准备4000元，准备开刀。丁大爷找到了医院徐院长的女婿。徐院长的女婿、大女儿和丁大爷的妹妹过去在一个厂里，关系很好。徐院长为丁大爷做了全面检查后说："你放心，这肯定不是癌症。"

住院像坐牢似的，进去了就不让出来。丁大爷乘机先溜了出来，然后让家里人再办手续，医院也没有办法了。那事以后，丁大爷就再也没有去过D医院。D医院是三句话不到就"去查一下子"，几十到上百，一次没有上百元是不行的。

20世纪90年代以来，D医院和许多医院一样，开始有了"诱导需求"现象。医患关系一个基本特点是患者处于弱势的求助者地位，医生和医院方面处于强势的施助者地位，他们掌握着专门的医疗技术知识，也就在医疗行为中掌握了话语权、主动性。在缺乏有效监督的情况下，这种专业权力会导致行业腐败，而有效的监督措施是“以医制医”。在这种情况下，丁大爷指望不了正规渠道，于是依靠非正式的“弱关系”实现了“以医制医”。

案例讨论题

1. 试分析三次就医的时代背景。
2. 试分析三次就医医患关系的变化及其原因。
3. 丁大爷的感情变化经历了从感激到无奈、从无奈到伤心的过程，其原因何在？

第三章　医患关系的基本模式

医患关系(physician-patient relationship)是指在医疗卫生活动中,以医务人员为一方和以患者及其家属为一方所建立的各种联系。尽管联系的形式多种多样,但却存在着一些普遍适用的基本模式。本章介绍医患关系的基本模式和建构新型的医患关系模式。

第一节　医患关系基本模式的含义与分类

一、医患关系模式的含义

商务印书馆1980年出版的《现代汉语词典》将模式解释为某种事物的标准形式或使人可以照着做的标准样式。这样,医患关系模式就可以解释为医患之间关系或联系的标准形式或使医方和患方可以照着做的标准样式。这种样式不是人为规定的,而是在长期的医疗卫生活动中逐渐形成的,并被理论家概括出来。鉴于此,我们把医患关系的基本模式定义为:在医疗卫生活动中形成的描述和概括医患关系的标准样式。

二、医患关系模式分类

医患关系由于是医方和患方以疾病为媒介而进行交往时发生的联系,所以医患关系是在医患交往中构成的,医患关系的不同是由医患交往的不同类型所决定的。医患交往是复杂多样的,根据不同的划分标准,医患之间的交往或互动有着不同的类型,如根据医患之间情感状态不同,可以将交往类型分为友好型、敌意型和情感无涉型;根据医患之间的行为方式不同,可以将交往类型分为合作型、顺从型和冲突型;根据医患之间作用状况不同,可以将交往类型分为积极型和消极型;根据医患主体地位不同,可以将交往类型分为强制型、服从型和平等协商型;根据医患之间交往和传递信息方式不同,可以分为言语型和非言语型;根据医患交往内容不同,可以将医患交往划分为技术型交往和非技术型交往。这最后一种交往正是医患交往关键之所在,因为医患关系的发生,归因于疾病的存在,而疾病的诊断、预防和治疗离不开医学科学技术,没有专门的医学科技知识,就不可能达到防治疾病之目的。患者求医看中的正是医方的科学技术,因为患者有病,有治病的需求,而医方有医疗技术,可以满足患者治病的需要,这样,医患之间才可能有交往,互动关系才得以形成。所以,以技术性交往为主要特点的医患技术关系是医患关系的首要模式。与此相反,就是从技术关系之外去探究医患之间其他关系的医患关系非技术的模式。

(一)医患技术关系模式

医患技术关系模式主要是指医患之间针对诊断、治疗、护理以及预防保健的具体方法而进行沟通与交往时所结成的关系。这种交往关系是医患关系的最主要、最直接的表现形式,过度关注这一交往关系,是生物医学模式的特征之一。国内外广泛引用的对于医患关系模式的通常论述,大都是对医患之间技术性交往关系的一种表述或概括。它们描述的是在实际医疗措施的决定和执行过程中,医生和患者的相互关系,他们各自所处的地位和采取的态度是主动的,还是被动的,以及主动性的大小等等。

美国医学社会学家帕森斯把医患关系比喻成亲子关系,他将医患关系与亲子关系进行比较分析,认为二者有相似之处。首先,两种关系都涉及一个人(孩子或患者)受另一个被社会承认有合法社会控制权利的人(父母或医生)的社会控制;其次,在这两种关系中,虽然父母或医生都必须表现出某种程度的感情中立状态,但事实上,两种关系又都充满了浓重的感情色彩;最后,两种关系都把注意力集中到相似的目标上,即通过父母或医生的努力在一段时间内使孩子或患者变成为能力健全的社会成员。

帕森斯关于医患关系的分析,强调了疾病的社会性质和人际交往的突出作用,而淡化了患者生理症状在医患关系中的重要地位。他认为疾病使人偏离了正常的社会行为,必须由医生对其进行社会控制,在治疗过程中凸显了医生的主控作用,表现出医患关系的不对称性,这种分析为我们了解医患之间的技术关系提供了有意义的启示。但是,正像某些批评者所指出的,这一模式并不具有广泛的适用性。第一,这种医患关系模式并不适用于所有性质的疾病。如在慢性病的情况下,患者并不总是依赖于医生,他们有较大的自主性,甚至他们自己就掌握了治疗的方法;如果求医者是为了预防疾病,那么医生对其就更不负有社会控制的责任,他们对医生也不会有更多的依赖,因为这些人并非真正意义上的患者。第二,传统的一医一患的关系已经被打破,特别是随着社会环境的变化、医生数量的增多以及可供选择的医疗保健服务的多样化,逐渐弱化了医患之间的不对称性,医患平等协商关系日渐增强。第三,随着医学科学的发展,医学专业的划分越来越精细化,医生的专业知识越来越精深,一个患者必须与多个医务人员打交道,再加上患者家属的参与,从而使患者对医生的依赖感大为减弱,出现医患关系疏离的现象。第四,随着健康概念的扩展,社会心理因素逐渐受到重视,并被纳入健康定义,从而促使非专业医生的从业者日渐增多,例如社会工作者、思想教育工作者、心理辅导教师等等,这必然使医生的技术控制作用弱化。

基于上述意见,人们从不同的角度分别提出了多种改进建议。其中影响较大的是萨斯-荷伦德的医患关系模式。美国医生萨斯和荷伦德认为,被帕森斯所忽视的生理症状恰恰是医患关系中最重要的影响因素之一,医患关系的技术性质直接与患者就医时的生理症状有着密切关系,在症状严重的情况下可以用帕森斯的不对称模式,但是在症状不严重时,则需要用另外的模式。为此,他们根据患者症状的严重程度提出了包括三种类型的萨斯-荷伦德医患关系模式,即:主动-被动型;指导-合作型、共同参与型。除此之外,美国的维奇还提出了维奇医患关系模式也属于医患技术关系模式。

(二)医患非技术关系模式

医患之间的非技术关系模式是指在医疗卫生活动过程中医生和患者由于社会的、心理的、情感的、经济的、文化的等诸方面的影响,所形成的道德关系、利益关系、法律关系、文化关系和社会关系等的非技术关系。医患之间的非技术关系是医患关系中重要的方面。传统生物医学模式之所以见病不见人,其根本疏漏就在于,医生只关心患者的病,而忽略了人。新的医学模式即生物-心理-社会医学模式的主要特点就在于以患者为中心,首先把患者当成一个人,然后才看病,亦即重视医患之间的非技术关系。医患之间的非技术关系主要包括:

1. 伦理关系　医疗卫生活动中,医患之间首先是一种伦理关系,即"施助者"和"救助者"的关系。为此,就要求医务人员具有高尚的道德修养,尊重和爱护患者,在医疗活动中表现出崇高的道德情操。同时还要求患者也应该遵守就医道德,履行患者义务,尊重医生权利,自觉维护医疗的正常秩序。医患道德关系是双向的、平等的。然而由于在实际的医患关系中医生处于主导地位,患者处于弱势地位,社会往往对医生的道德素质提出比较高的要求,这也是情理之中的,但患者的道德素质也是不容忽视的。

2. 利益关系　在医疗卫生活动中,为了满足医患双方各自的需要而产生了物质利益和精神利益的关系。医务人员为患者提供医护服务,是医疗活动的生产者,在劳动中获得薪金、奖金等经济利益和在治愈患者的劳动中得到精神愉悦。同样,患者作为医疗服务的消费者,在支付医疗费用后,消除了病痛,身心得以康复并重返工作岗位。但医患之间的利益关系不同于一般的商品交换关系,因为医疗服务是带有社会公益性质的福利性事业并以社会效益为主,这就要求广大医务工作者,在社会主义市场经济条件下,正确面对客观存在的经济利益关系,明确伦理道德关系是医患关系的崇高追求。

3. 法律关系　在医疗卫生活动中,医患之间存在着受法律调节的权力与义务关系。医患双方均受一系列规章制度、法律、法规的保护和监督,即当患者走进医院,挂了号或办理了住院手续,就建立起一种契约关系。在这种关系中,医生必须尊重患者应有的权利,履行自己应尽的义务,而患者在接受医疗服务过程中,除了享有自身应有的权利外,同时要遵守医院的各项规定,积极配合医院治疗。医患双方都必须依法规范自己的行为,受法律约束,一旦出现医疗纠纷或医疗事故,应依有关法律法规、行政规定去解决。此外,对于国家法律规定的某些特定患者、人群,医务人员可以依法强制实施医疗活动,如可以对烈性传染病患者及接触人群进行强制隔离、治疗而不征求意见。例如,在2003年"非典"爆发期间,医务人员依法对患者及其接触者实行隔离、治疗等。

4. 文化关系　医疗行为总是在各种各样的文化条件下发生并进行的,医患双方的文化背景不尽相同,尤其是患者,由于每个人都是潜在的患者,所以患者的文化背景更是千奇百态,因此,医患关系又总是表现为一定的文化关系。医患双方由于文化、信仰、宗教、风俗、生活习惯等方面的差异,彼此之间存在一个相互尊重、相互体谅、相互认可的过程,这种非技术性医患关系也是影响和制约当今医患关系的一个重要方面。

我国多年来对医患关系模式的讨论,主要都是集中在医患关系的非技术方面,即不是关于预防、诊疗和治疗过程中的医生与患者的互相关系,而是关于求医过程中医生与患者的社会、心理方面的关系,也就是通常所说的服务态度、医德医风等医患之间的非技术关系。

综上所述,常见的医患关系模式,无非是医患技术关系模式和医患非技术关系模式两大类,但这两大类的划分不是绝对的。事实上在具体的医患关系中,这两大类是密切联系的统一体。例如著名的布朗斯坦(Braunstein)医患关系模式,将医患关系分为"传统模式"和"人道模式"两种,认为传统模式应该并正在转为"人道模式",尤其是在他的人道模式中综合了医患关系的非技术与技术两个方面的内容。

第二节 萨斯-荷伦德医患关系模式

1956年美国学者萨斯(Seaz)、荷伦德(Hollender)在《内科学成就》上发表了《医患关系的基本模式》一文,文中指出患者症状的严重程度是影响医生与患者各自主动性大小的重要因素。据此,萨斯、荷伦德将医患关系归纳为三种类型:主动-被动型、指导-合作型、相互参与型。这种医患关系类型划分模式是被医学伦理学与医学社会学界广泛引用的医患关系模式,同时也是一种典型的医患技术关系模式。

一、主动-被动型

主动-被动型是一种历史比较悠久的医患关系模式。在这一模式中,医生是主动的,患者是被动的,医生的权威性不会受到患者怀疑,患者也不会提出任何质疑,在这种医患关系模式中,医患双方的地位是不对等的。这种模式的显著特点是患者到医院就诊,请求医生给予诊疗,往往将自己处于被动地位,表现为"求医问药",而医生掌握诊疗技术,接受患者的请求,给患者以诊治,往往以主导者自居。在这种模式中,患者不能发挥积极主动作用,不能发表自己的看法,也不能对医生的责任进行有效的监督,由于医生的完全主动和患者的完全被动,容易引发不应有的事故和差错。故西方学者又把这一模式称之为"父权主义模型"。这种模式,在尊重人权,强调"以患者为中心"的今天,已受到越来越多的批评。但是,对于休克昏迷患者、危急外伤性患者、精神病患者以及难以表述自己主观意见的患者等来说则是适用的,因为这些患者已经失去了表达意见和表示主动性的任何可能性,不存在医生与患者沟通的问题,在这种特殊情况下,医生行使完全和独立的权利,按照自己的意志实施救治是合理而必要的。

二、指导-合作型

指导-合作型是一种对现代医患关系有重要影响的基础模式。在这种模式中,患者被看做有意识、有思想的人,在医患双方关系中患者有一定的主动性,医者注意调动患者的主动性,但医生仍然具有权威性。此时,医患关系比较融洽,但这种融洽是有条件的,是以患者主动配合、执行医生的意志为前提的。主动配合的具体表现是:主动述说病情,反映诊治中的情况,配合检查和治疗,也可以提出疑问,寻求解释。但对医生诊治措施,既不能存疑,更不能反对。总体来说,医者仍居于主导地位,患者则处于比较忠实地接受和执行医生劝告的地位。这一模式从患者主动性上来看,无疑比主动-被动型医患关系前进了一步,它有利于提高诊疗效果,有利于及时纠正医疗差错,在协调医患关系中能够起到一定的积极作用,但仍不够完善和理想,患者的主动性有待进一步积极调动。

三、共同参与型

共同参与型是一种新型的现代医患关系模式。此类型与以上两种类型的区别在于:患者在医疗过程中不是处于被动地位,而是主动与医生合作,主动参与医生的诊治活动,提供各种信息和建议,帮助医生做出正确诊断,有时患者还和医生一起商讨治疗措施,共同做出诊治的决定。在这种类型的医患关系模式中,医生在诊疗过程中能认真听取患者的意见,采纳其中合理的部分,医患间有近似相等的权力和地位,诊治中发挥着医患双方的积极性。在该种模式中,医者只是为患者提供不同的治疗方案,告知每一种方案的利弊,但最终的选择权掌握在患者手里,医生只能帮助患者执行和实施患者所选择的方案。它有助于消除医患隔阂,减少冲突,建立真诚和相互信任的医患关系。大多数慢性病的治疗和一般心理治疗等都比较适用于这种模型。

从"主动-被动型"到"共同参与型"的转变过程中,医患双方的地位和作用发生了很大的变化。医生对患者的主导或"控制"地位逐渐减弱,而患者在自己的疾病诊治中的作用则逐渐增大,患者的"人"的身份逐渐凸现。然而,应当指出的是,在此种变化中医务人员的作用和责任并没有随之减少;恰恰相反,为了调动患者的积极性和主动性,医生不仅要充分发挥其技术特长,还要引导患者共同参与这一活动,以促使其早日康复。由此可见,在一种模式向另一种模式的转化过程中,医生的工作不是少了,而是变化了内容。例如,对一个因昏迷而入院治疗的患者,应按照"主动-被动"的模式加以处理;随着他病情的好转和意识的恢复,就可逐渐转入"指导-合作"模式;最后,当患者进入复原或康复期时,适宜的模式就变成了"共同参与型"。

萨斯-荷伦德医患关系模式(表 3-1)是在帕森斯的基础上提出的,并毫无保留地接受了前者的观点,只不过针对不同的疾病和患者进行了详细的区分,把单一的父母-孩子关系划分成了:父母-婴儿关系(主动-被动型)、父母-儿童(少年)关系(指导-合作型)、成人-成人关系(共同参与型)。因此,严格地说他并没有超越前者,仅仅作了部分调整。这三种不同类型的医患关系模式,在它们各自特定的范围内是正确的、有效的,如对于一个昏迷休克患者、危急外伤性患者、精神病患者来说,医生在紧急情况下除了决定种种抢救措施之外,是不可能让患者参与意见的,当然征求患者家属意见除外。但对大多数患者来讲,按指导-合作型和共同参与型的医患关系组织诊疗更能达到诊疗效果。然而,该模式也不是完美无缺的,它的根本缺陷在于它是依据患者的技术反映能力及疾病状况构建的,仅仅考虑了医患之间的技术差异,而忽视了医患之间的情感互动、忽视了文化差异以及患者消费观念的改变和权力意识的增长所引起的医患关系的变动性及多样性问题。

表 3-1 萨斯-荷伦德医患关系模式列表

类型	医生地位	患者地位	适用范围	类似关系
主动-被动型	主动地位	被动地位	难以表述自己主观意见的患者	父母-婴儿关系
指导-合作型	指导地位	合作地位	大多数有意识患者	父母-儿童
共同参与型	帮助患者	主动参与	慢性病和心理治疗	成人-成人关系

第三节 布朗斯坦医患关系模式

美国社会学家布朗斯坦(Braunstein)教授在其编著的《行为科学在医学中的应用》一书

的第二十四章论医患关系中,根据医生是否注意到患者的主体意识,提出了医患关系的“传统模式”和“人道模式”。

一、传统模式

传统医患关系模式是指医生拥有绝对权威,为患者做出决定,患者则听命服从,执行医生的决定。这种模式类似于萨斯-荷伦德医患关系模式中的“主动-被动型”。布朗斯坦认为,在未来的医疗和医患关系越来越民主化的趋势下,传统模式正在消退,并逐渐向“人道模式”转化。传统模式是长期以来医疗领域普遍存在的医患关系模式,由于医患之间存在着责任-信任的关系纽带,并且在医疗技术的掌握方面,医患双方的信息和能力具有严重的不对称性,所以传统模式有着长期存在的理由。

二、人道模式

医患关系的人道模式则体现了医生对患者意志和权利的尊重,将患者看成是一个完整的人,重视患者的心理、社会方面的因素,对患者不仅要给予技术方面的帮助,而且要给予非技术方面的关照。人道模式具体指:第一,患者比他的疾病重要得多,看一个患者不能只看到他的疾病;第二,患者是一个完整的人,比他的躯体要大得多,要关注患者的心理和社会方面的因素;第三,每一个人都有能力来确定自己并对自己负责,要尊重和发挥患者积极参与治疗的主动权;第四,每个人的身心健康状态于他的过去、现在和将来有着错综复杂的关系;第五,疾病、灾害、创伤、疼痛、老化、濒死等种种情况,是对于人们有重要意义的事件,对不同人所具有的价值和影响也会存在很大差异;第六,对患者的帮助不仅仅依靠技术措施,而且依靠医生的同情心、关怀和负责的态度。在人道的医患关系中,患者主动地参与医疗过程,在做出医疗处置决定中有发言权,并承担责任。医生在很大程度上是教育者、引导者和顾问。

人道的医患关系模式比传统的医患关系模式更有效,有更高的尊医率和疗效,特别是当治疗涉及患者生活方式和个人嗜好的改变时,这种模式的优越性则更加明显。可见,布朗斯坦的人道模式,也是以主张医者应尊重患者的各种权利,感受患者的心理、需要和痛苦为主旨,充分调动了患者的主动参与性,这实际上是类似于萨斯-荷伦德医患关系模式中“共同参与型”的一种比较理想的医患关系模式。

第四节　维奇医患关系模式

美国学者罗伯特·维奇(Robert Veateh)依据医生在医患关系中所充当的不同角色,提出三种医患关系模式:纯技术模式、教士模式、契约模式。

一、纯技术模式

纯技术模式又称工程模式。在这种模式中,医生充当的是纯科学家的角色,只负责技术工作。医生将所有与疾病、健康有关的事实提供给患者,让患者接受这些事实,然后医生根据这些事实，解决相应的问题。这种医患关系模式是将患者当作生物体变量的生物医学阶段的患者，属于纯技术型医患关系模式。

二、教士模式

教士模式又称权威模式。在这种模式中，医生充当的是家长式的角色，具有很大的权威性，医生不仅具有为患者做出医学决定的权利，而且还具有做出道德决定的权利，患者完全丧失自主权，处于完全被动的地位，这种模式不利于发挥患者的主观能动性。

以上两种模式相当于萨斯-荷伦德医患关系模式中的主动-被动型，医务人员只从自己的权威出发，关注技术的应用问题，而不考虑患者的信念和感受，缺乏患者作为“人”的参与。

三、契约模式

契约模式，医患双方是一种非法律性的关于医患双方责任与利益的约定关系。医患双方虽然并不感到彼此之间的完全平等，但却感到相互之间有一些共同的利益，并分享道德权利与道德责任，双方表现出一定的默契，共同对做出的各种决定和行为负责。契约模式也相当于萨斯-荷伦德医患关系模式中的共同参与型，是一种令人满意的医患关系模式，较前两种模式是一大进步。

另外，还有一种医患关系模式，我们称之为萨奇曼医患关系模式。这种模式是一种患病行为的社会心理学模式，或称为疾病和医疗照顾行为模式。萨奇曼为了研究患者做出的与“寻求、发现和进行医疗照顾”有关的决定而构建的医患关系类型，他把连续发生的事件分成五个阶段：一是体验症状阶段；二是接受患病角色阶段；三是接触医疗照顾阶段；四是依靠医生的患病角色阶段；五是痊愈或康复阶段。他认为，每一阶段都是寻求帮助或疾病行为过程中做出一个新的重要决定的时候，在每个阶段患者都进行不同的决策并采取不同的行动。在评价患病体验时，患者不仅要理解自己的症状，还要权衡资源可及性，以及治疗成功的可能性等。因此，个人的感觉、个人的医学倾向是决定个人对健康和疾病状态做出反应的关键性因素。

萨奇曼医患关系模式中医患的互动作用是明显的。在整个疾病诊疗过程中，患者都在主动、自觉地寻求、发现医疗照顾，即患者拥有主动参与医疗的心理行为倾向。因此，医务人员理解和尊重患者，帮助和引导患者，充分与患者交往就显得尤为重要。

第五节　构建新型医患关系模式

一、改变医患关系的理论构念

在传统的生物医学模式(biomedical model)起源于15世纪。欧洲文艺复兴推动了自然科学技术的进步，掀起了工业革命的热潮，实验科学也随之兴起。在此背景下，哈维发现了血液循环，并把实验方法引入生理学和医学研究，从而把科学实验的近现代医学和此前的原始的、巫术的、经验的等古代神灵医学模式区别开来。伯尔纳在实验医学中有众多发现，他写下了《实验医学导论》这一医学方法学名著。从哈维到伯尔纳,近现代医学便牢固地在生物科学的基础上发展起来。随后,生物科学在生理学、生物化学、微生物学、病理学、免疫学、药理学、分子生物学、细胞生物学、遗传学等领域相继取得了惊人成就,使临床医学和预防医学发生了质的飞跃,解决了许多重大难题,如疼痛、感染、失血等。因此,人们一再强调生物科学("基础医学"的大部分学科都属于生物科学)对于医学的决定意义,并且利用了"生物医学"(biomedicine)这个术语。由此,生物医学模式便成为了进展迅速的现代医学的标志和核心。在这种生物医学模式下,医务人员往往根据患者的病情用物理的或化学的方法检测出人体某个部位生物大分子中存在的缺陷,从而采取适当的方法进行治疗,克服缺陷使之正常化。这种模式典型的特点是只见病不见人。

1974 年布鲁姆(Blum)提出了包括环境、遗传、行为与生活方式及医疗卫生服务这四种刺激因素在内的环境健康医学模式。之后,拉隆达(Lalonde)和德威尔(Dever)对环境健康医学模式予以完善,提出了卫生服务和政策相结合的综合健康医学模式。1977 年美国罗切斯特大学医学院精神病专家恩格尔(G.Engle)在综合健康医学模式的基础上,顺应时代要求提出了生物-心理-社会医学模式,又称为恩格尔医学模式。Engle 在新的医学模式中克服了旧的生物医学模式的局限性,以系统论的原则构筑了疾病、患者和环境(自然环境和社会环境)的一个系统框架。将社会、心理包括在致病和治病的要素之中。他认为:健康反映的是系统内、系统间高水平的协调;相反,疾病则反映了系统内和系统间的不协调或协调度低。

而现代的生物-心理-社会医学模式则认为人的健康与否不仅与生物体本身有着密切的关系,更与人的心理、社会等诸多非技术因素相关,人不仅仅是一个生物体,更是生物属性和社会属性的统一体。所以,以往在传统生物医学模式下所形成的并被普遍认可的医患关系模式,必将随着新的生物-心理-社会医学模式的确立,赋予新的内容,许多关于医患关系的传统理念将被重新建构。

(一) 改变传统的"求医"思维定势,确立主动服务的理念

在传统的医患关系模式中,无论是萨斯-荷伦德模式的主动-被动型、罗伯特·维奇的教士模式,还是布朗斯坦的传统模式,都是建立在患者"求医"的思维模式基础上,认为在医患关系中,医生为主导,患者是在寻求医生帮助。为此,医生期望患者听自己的,积极配合治疗,无条件地执行医嘱。随着科学技术的发展、社会的进步,特别是人们文化水平的提高和素质的飞升,患者的要求和主动性不断增强,在这种情况下,医生如果仍然固守传统的"求医"思维是有碍于医患关系和谐的,必须变医务人员的以自我为中心、以治疗为中心、以疾病为中心、以个体为中心的观念为以患者为中心、以人为本的主动服务型理念。医患双方都必须认识这一点,才能建立起新型的医患关系模式。

(二) 既要树立为患者利益负责的意识,更要树立尊重患者权利的理念

在以往的医患关系模式中,医生更多注重自己全心全意为患者生命和利益负责的使命感和责任感,只重视患者的生命权,却往往忽视了对患者其他合法权益的尊重。随着我国法律制度的日益健全和公民法律意识的不断提高,尊重患者合法权利的问题越来越成为医务人员必须正确面对的问题,例如《医疗事故处理条例》中明确的患者的生命权、身体权、健

康权、平等的治疗权、疾病认知权、知情同意权、保护隐私权、诉讼权等等。只有确立尊重患者权利的理念,才能真正构建和谐的医患关系。

(三) 消除技术主义的片面认识,树立德艺双馨的医德观念

自古以来,医生以为患者祛病为己任,高超的诊疗技艺成为医生们崇高的追求。为此,医务人员在医疗活动过程中,存在着为了医疗科研、为了寻求患者生物机体的完整,可能忽略了患者的心理感受,无视了患者的非技术方面需求,引发了医患关系中许多不和谐现象。所以,医务人员在追求医疗技艺、探索医学科学知识的过程中,还要顾及患者的身心需要,避免因非技术因素带来的不必要麻烦。

(四) 依法行医,增强法制观念

《医疗事故处理条例》出台后,不同程度地加强了对医患双方的约束。为此,医患双方都要自觉地树立和增强法制观念,规范自己的行为。要主动了解自己的权利和义务,任何一方都不能侵犯对方的权利,都应努力履行自己的义务,尤其是医务人员更要依法行医,强化医疗安全意识,提高医疗质量,树立良好的医疗风气。在强调增强法制观念的同时,还要防止和克服为了规避法律制裁,而产生的因过度防范而出现的防御性医疗。

二、改变医患关系的推荐措施

改变医患关系的理论构念明晰以后,我们着力探讨的是改变医患关系的措施。在当今社会医患关系成为人们关注焦点之时,如何改变医患关系的建议和措施就铺天盖地、接踵而至。在中国2006年开展的“以病人为中心,以提高医疗服务质量为主题”的医院管理年活动中建议的措施,值得推荐。卫生部要求各级医院提高服务意识,改善服务态度,增进医患沟通,转变服务作风,注重诚信服务,构建和谐的医患关系。提出了改变医患关系的5项重要措施。第一,维护患者权利,保证病人的知情权和选择权。第二,改善服务态度,规范服务用语,杜绝生、冷、硬、顶、推现象。第三,建立医患沟通制度,规范医患沟通内容、形式,增强沟通意识,提高沟通能力。第四,完善病人投诉处理制度,公布投诉电话、信箱,及时受理、处置病人投诉。第五,采取多种方式,收集病人意见,及时改进工作。

三、新型医患关系的内容

现代医学模式已从“以医疗为中心”转变为“以患者为中心”,这是一种新型的生物-心理-社会医学模式。这种医学模式下的医患关系有别于传统的医患关系模式。新型医患关系的主要内容可以用八个字来概括,这就是“平等信任、高度和谐”,从这个意义上说,新型的医患关系就是和谐的医患关系。其内涵和基本要求是,在地位平等、相互尊重、相互信任的基础上,医患双方建立起高度和谐、长期稳定和友好合作的关系。在医疗服务过程中,医方对患方高度负责、以诚相待、兑现承诺;患方则对医方高度信任、以信处事、遵章循理。医生充分发挥主观能动性,尽力为患者提供高效优质的医疗服务;患者则积极主动地参与医疗过程,与医务人员密切配合,友好相处,从而达到医患双方对医疗服

务双满意的目的。

按照西格里斯的定义:"每个医学行动始终涉及两类当事人:医生和病人,或者更广泛的说,是医学团体和社会,医学无非是这两群人之间多方面的关系。"医患关系的主体是复杂的(图 3-1),根据医患关系的主体构成不同,具体地可以将新型医患关系归结为以下内容:

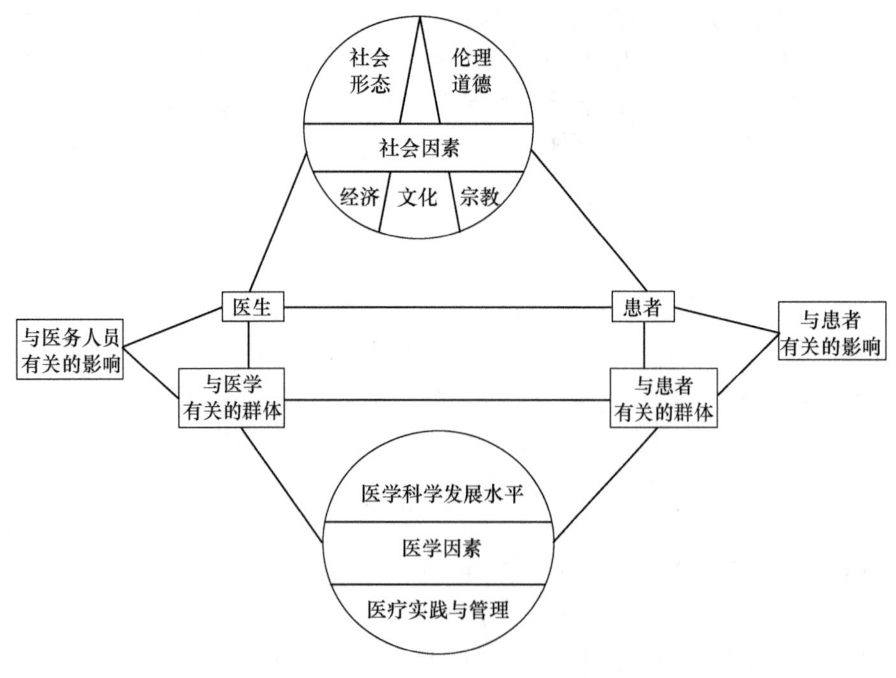

图 3-1 新型医患关系结构图

(一)患者与医生关系

在患者和医生的关系中,主要包括各自的地位、权利、义务等。从医生角度看,包括维护自身的人格尊严,注意人身安全,提高业务技术水平,培养良好的职业道德,以患者为中心等。从患者角度看,患者有被关爱被尊重的权利、有知情权、对医疗技术拥有选择权、有合理的隐私权等。

(二)患者与医方群体关系

在这层关系中,包括医方群体怎样使每一个患者个体获得满意的服务问题,即在医疗活动中所实施个案诊断、治疗和护理活动,是否使每一位患者都得到适合自己的具体关照,同时还应包括医疗纠纷的解决、医疗事故的处理、医疗机构内部管理、医疗卫生政策、法制观念和医者的思想道德素养等。

(三)医生与患者家属、亲友关系

这里主要指医生对患者家属的尊重和依靠,对患者家属讲实情、晓道理,使其配合医生医治患者,使患者早日康复。如果患者家属亲友站到医生的对立面,不理解不相信医生的工作,就会产生医疗纠纷。为此,不仅要关注医生与患者的关系,更要关注医生与患者家属、亲友的关系,这是新型医患关系的重要内容。

四、构建新型医患关系的原则

以"平等信任、高度和谐"为核心内容的新型医患关系的构建,不是一蹴而就的,在其构建中必须遵循一系列基本原则。这些原则应该能比较集中地反映现阶段医学的发展要求、社会的发展状况、人们的道德、法律、文化、心理等的基本水平。

(一) 人道主义原则

人道主义原则的基本包括二层含义:一是"善待一切人,把人当人看";二是"使人成为人",用马克思的话说就是"从人出发通过人并且为了人",其核心思想就是我们所倡导的人与人之间相处应遵循的基本原则——"以人为本"的原则。医生是人,患者也是人,人与人相处首先要讲究"人道",为此人道主义原则就成为构建新型医患关系的首要原则。这一原则体现在医疗诊治活动中,就具体表现为要以患者为中心,同情、关心、积极救助患者,珍视患者的生命与健康。不能把患者当做生物机器、实验品,更不能把患者当做赚钱的工具,虽然在市场经济条件下医生应该有必要的经济利益回报,但医生有其特殊的职责,正如希波克拉底所说的,医生应具有哲学家简朴的生活习惯、崇高的追求、淡泊名利、具有同情心、关心人等品质和生活态度。

(二) 相互尊重原则

相互尊重原则是指医患双方在交往时应该真诚地尊重对方的人格,既包括医务人员尊重患者及其家属的独立而平等的人格与尊严,摒弃技术主义模式下医生漠视患者的人格和尊严,为我独尊的弊端,也包括患者及其家属尊重医务人员的人格和尊严。在18世纪的英国,一些著名医生每年在医学院新生入学的典礼上都要发表演说,告诫学生:从医是一条艰苦的路,并不能让人发财致富,但受人尊重。激励学生获得受人尊重的能力,获得优良的品格,从而使他们成为合格的医生。相互尊重的医患关系不仅仅是西方医患关系的崇高追求,也是今天构建新型医患关系必须恪守的重要原则。广义的相互尊重原则,不仅指尊重医患双方的人格,还指尊重医患双方的主动权和自主权等。

(三) 自主原则

新型医患关系的一个重要原则就是要尊重患者的自主性。自主原则是对患者自主(自主知情、自主同意、自主选择等)权利的尊重和维护。患者自主医疗权是患者权利中的最基本的一项权利。它是指具有自主行为能力并处于医疗关系中的患者,在与医生交流时,应在充分知情的基础上,就有关自己疾病和健康问题做出的合乎理性和自身价值观的决定,并据此采取负责的行动。传统的医患关系中医患双方的地位不对等,医生处于主导地位,单方面为患者做主,忽视了患者的自主权,这是导致医患出现纠纷的一个因素。

（四）公正原则

个人公正问题实质上是权利与义务的关系问题。一个人行使的权利等于所履行的义务是个人公正的基本原则。他认为,一个人所行使的权利应该等于或小于而不应该多于他所履行的义务才是道德的。一个人所行使的权利如果多于它所履行的义务,则是不道德的;如果等于所履行的义务,无疑是公正的;如果小于所履行的义务,则是高于公正的份外善行即美德。

医患双方的权利与义务应是对等的,即具有逻辑相关性。这同样是医患关系中个人公正的基本原则。首先,医患双方各自权利与义务是对等的。医生在医疗活动中行使权利时必须履行一定的义务,患者也同样如此。如果单纯强调权利而忽视其义务,或者单纯强调义务而忽视其权利,都是不公正的,更是不道德的。其次,医生权利与患者的义务基本上是对等的。"同一种权益,对于应得者便叫做权利,对于应付者则叫做义务"。在医疗过程中,患者履行义务也就赋予了医生以权利。患者积极履行义务,不仅有利于及时诊治,维护自己的健康利益,也有利于医生行使权利,提高医疗质量。患者只有真正履行义务,重视建立良好的医患关系,才有助于医疗工作顺利进行。最后,医生义务与患者权利也是基本对等的,患者的基本权利就是医生的义务。人一旦身患疾病,就有解除疾病痛苦、维护健康的基本权利。医生面对任何患者都应提供医疗服务,尊重患者的人格和尊严,提供必要的信息,取得患者的知情同意和承认患者有监督自己医疗权利实现的权利等。患者所享有的权利实际上反映了医生在医疗过程中所负有的义务。总之,医患双方只有在医疗活动中体现医患双方的公正原则,才能更好地协调医患关系。

（五）相互信任原则

相互信任是新型医患关系的重要基础。信任是相信而敢于托付。信任关系是双方中的任何一方能够忠实地履行并实现自己对对方的承诺,从而赢得对方对自己的言行的信任。医患之间的信任关系表现为:一方面患者对医方的信任,把自己的健康和生命交付给医务人员和医院,相信医方能负起这一重任;另一方面医生也信任患者,相信患者对病情的诉说是真实的,是尊医的,是能配合医疗的。

五、构建新型医患关系的策略

医患关系是以病患为媒介而建立起来的,在构建新型医患关系时,首先要思考如何促进医学科学的发展,提高医者的医疗技术,从根本上祛除病患。古人云:"为医之道,非精不能明其理;非博不能至其约,医本活人,医术不精,反为夭折"。为此医者应努力做到"无一病不穷究其因,无一方不洞悉其理,无一药不精通其性。"精湛的医术是构建新型医患关系的重要保障。因为现实中大部分医患矛盾或纠纷是由于医疗质量问题引起的。在此基础上,对构建新型医患关系我们还需做以下策略思考。

（一）强化政府职责,完善和谐医患关系的制度设计

1. 要明确公共医疗卫生的性质 性质决定功能,合理设计是政府在医疗卫生事业中的

责任,进行制度安排。世界各国对医疗卫生的管理模式虽然多种多样,但总体来看无非是以下两种:一种是政府主导型,如加、英、法、德等国;一种是市场主导型,以美国为代表。尽管美国的医疗卫生领域拥有最好的技术和服务、最先进的管理,但政府监管成本和市场竞争成本及交易成本都非常高。据统计,美国年医疗费用占其 GDP 的 14%~15%,超过上万亿美元,几乎相当于我国全年的 GDP,尽管如此,美国仍有数以千万计的贫民还没有享受到医疗保险,医疗服务的公平性缺如。从我国的实际出发,只能“坚持以政府为主导,强化政府责任,坚持公共医疗卫生的公益性质”。卫生部部长在 2007 年“两会”期间接受媒体采访时明确表示,医疗卫生事业不能实行市场化改革,我们强调的是在提供医疗卫生服务方面,要坚持政府主导与适当采用市场机制相结合。唯有如此,才能够从根本上避免医患关系所面临的利益冲突和矛盾,使医患关系朝着和谐融洽的方向发展。

2. 建立覆盖城乡居民的基本卫生保健制度　2007 年 3 月 21 日国务院总理温家宝主持召开国务院常务会议,讨论并原则通过了《卫生事业发展“十一五”规划纲要》。会议指出,“十一五”时期,要在全国初步建立覆盖城乡居民的基本卫生保健制度框架,包括比较规范的公共卫生服务体系,新型农村合作医疗制度和县、乡、村三级医疗卫生服务体系,比较完善的城市社区卫生服务体系,比较规范的国家基本药物制度和公立医院管理制度,促进人人享有公共卫生和基本医疗服务,进一步提高人民群众健康水平。会议指出,实现这一目标,必须深化医药卫生体制改革,推进制度创新;坚持以政府为主导,强化政府责任,坚持公共医疗卫生的公益性质;坚持以公共卫生、农村卫生和社区卫生为重点,优化卫生资源配置;坚持中西医、中西药并重,实现中西医药协调发展;坚持加大政府卫生投入,加强资金管理和监督,完善公共卫生体系建设,全面提高服务能力;坚持鼓励、引导社会力量积极参与,多渠道发展医疗卫生事业,扩大医疗卫生服务供给。

3. 建立有效的医疗风险防范化解机制,减少医护人员的后顾之忧　在加强政府对医疗卫生事业的投入和监管力度,建立覆盖城乡居民的基本卫生保健制度的同时,要建立有效的医疗风险防范化解机制,使医务工作者专注于为患者的生命健康服务,而不是考虑患者有没有钱,好不好惹,值不值得冒风险,自己的创收指标能不能完成,自己及家人的人身安全能否有保障,经济赔偿能否支付得起等问题。政府有关部门应推动保险公司尽快设立医疗责任保险、医疗意外险等,把医务人员从医疗纠纷困扰中解脱出来。

(二) 加强卫生立法和执法,实现合理医患关系的法律安排

依法治国是和谐社会的必要手段,同样健康有序的医疗活动也需要法律保障。尽快完善各种医疗法规,使医患之间有明确的责任和义务,是构建和谐医患关系的重要保障。首先,应由全国人大单独制定一部专门处理医疗损害赔偿纠纷的法律,以摆脱目前法律适用上的混乱状态,消除如举证责任倒置等个别法律规定的负面影响。同时,对目前的医疗鉴定制度进行改进,改变目前医疗鉴定的专家虽然都是在各地医学会所掌握的“专家库”中随机抽取的,但都来自当地各家医院,医疗鉴定变成了不同医院医生之间的“互相鉴定”的状况,实行异地鉴定。其次,在卫生行风建设中应摆脱仅限于道德层面处理的状况,加强立法,诉诸法律责任。对目前医疗纠纷暴力化的倾向,司法机关应该明确认识到医疗环境和医疗秩序是公共秩序,应该受到法制保障等。

(三) 加强文化建设,营造和谐医患关系的社会氛围

和谐文化是以和谐为思想内涵、以文化为表现方式的一种文化,它融思想观念、理想信仰、社会风尚、行为规范、价值取向为一体,包含着对和谐社会的总体认识和评价。通过和谐文化的建设,不仅可以加快经济建设促进社会进步,还可以使和谐所包容的求同存异、团结友爱、和睦相处等精神深深地渗入广大社会成员的思想意识中,引导人们用正确的立场、观点和方法去认识问题和解决问题,塑造人们用宽容的态度来对待人和事,避免思想认识上的片面性和极端化,形成维护公平正义、关爱他人、团结互助的社会风尚。这种和谐的人际关系和融洽的社会氛围,不仅对解决当前我国社会转型期出现的各种利益冲突和社会矛盾有重要的作用,而且对和谐医患关系的构建起到重要作用。

(四) 加强医院管理,完善和谐医患关系的规章制度

医院的科学管理和各项工作的正常运转必须依赖各项规章制度的有效执行。当前医疗部门在“三医”改革中,首先,要把减少或避免各种医疗纠纷作为医院管理的重要内容,列入医院的综合目标责任制,分析和研究新时期医患纠纷的特点及其产生原因,制定和完善各项规章制度,采取具体措施充分调动医务人员的积极性,做到在无人监督的情况下,自觉遵守各项规章制度,努力避免医患纠纷的发生。其次,要善于发现各种纠纷隐患。一旦发生医患纠纷,医院有关部门尽快采取措施,设法化解医患纠纷并努力减轻患者的痛苦和损害程度,做好患者及家属的接待工作,认真调查和提出处理意见。再次,要坚持正确的处理原则,根据医患纠纷的性质,以事实为根据,以法律为准绳,维护医患双方的合法权益。

(五) 提升主体自觉,形成和谐医患关系的伦理尊崇

和谐医患关系除了要做上述策略思考外,笔者认为最主要最直接的还应提升主体的伦理尊崇。

1. 重申医学目的,培育医患共情 理论上讲,医患双方在医疗活动中目的是相同的,即保障人的生命和健康。医生以治病救人为天职,患者视医生为健康和生命的保护神。而在今天,由于市场经济的泛化,许多医生和医疗机构遗忘了医学的目的,颠倒了医疗工作的宗旨,把治病救人作为谋取利益的手段,基于这样一种认知,情感上就出现疏离,与患者没有了共同感情,没有共同感情为基础的人与人之间的关系是冷漠的,冷漠的医患关系是矛盾产生的温床。为此,和谐的医患关系需要培养和孕育医患之间的共情。“共情”即医患之间的“共通感”,也就是拥有作为人应该具有的相通的情感,大家知道情感是指人类对客观世界的感受和评价,表现为喜、怒、哀、乐等心理体验的活动。如果医者能以患者的喜为喜,以患者的怒为怒,以患者的哀为哀,以患者的乐为乐,那么,和谐的医患关系就可以较好地建立起来。

2. 重铸信任,提高医患信任度 目前医患之间信任度下降,突出表现为对引起医患纠纷原因的认识差异及处理上的不合作。医方认为医患纠纷的主要原因是患者对医学不了解,对医院要求过高或者患者无理取闹、索要钱财;而患者和社会公众则认为主要是医务人

员医疗技术不过硬、责任心不强以及牟利心切所致。由于彼此之间不信任，主观上逆反，不仅责任难于划界，且处理上也各持己见，难以达成共识。为此，增加医患之间的信任，是规避和处理医患纠纷的伦理基础。

3. 爱岗敬业，重视医生个体美德的修养　个体美德是一种心甘情愿的自由意志行为，惟如此，才能凸显个体操守品德的崇高与神圣。医学不仅是一门纯科学，更是一种人性的表达，良好的医德修养是成为一名合格医务人员的前提。在医疗活动中，医务人员应自觉加强个体美德和医学道德修养，坚持“救死扶伤，全心全意为人民服务”的根本宗旨。牢记医疗“有时是治愈，常常是帮助，更多是抚慰”。作为一名医生，必须把更多的注意力集中到患者的体验和意愿上，而不仅仅局限于疾病本身。实践证明，医生的修养和素质越高，医患矛盾就越少。

4. 尊重生命，履行医患双方的权利和义务　权利和义务关系既是法律研究的核心，更是社会伦理的核心。切实而不是形式地履行医患双方的权利和义务，不仅是医务人员尊重患者的生命价值，尊重患者的人格尊严，尊重患者的自主权利，平等地对待每一个患者的需要，而且是增强患者对医务人员的信任感、安全感，取得患者及家属的信任和理解，避免医患纠纷的需要，更是维护社会公正的重要伦理原则。

5. 团结协作，形成良好的医际关系　随着现代医学的发展，医疗工作分工越来越细，职责越分越明。然而任何一项医疗工作都不可能由某一个人或某个科室单独完成，而是需要一个互相紧密联系的整体来共同实施和完成。因此，一旦其中的某个环节出现问题，整个医疗工作就会受到影响，甚而产生不良后果，造成医患纠纷。所以每一医务人员都要树立整体观念，发扬集体主义精神，加强团结协作，任何时候都要以大局为重，以患者健康利益为重，避免因科室和医务人员工作不协调而酿成医患纠纷。如果已经造成医患纠纷，应积极解决，切不可在纠纷面前相互推诿，更不可因此而幸灾乐祸，在患者面前拨弄是非，加深医患纠纷。

6. 倡导公平，确立处理和调节医患纠纷的公正原则　公正、公平是社会治理的重要原则，西塞罗认为公正是“使每个人获得其应得的东西的人类精神取向”。在认知、传播、处理和调节医患纠纷时，任何机构和部门都要倡导公平，坚持公正性和可接受性。既要保护医务人员的积极性，维护他们的合法权益，更要重视患者的利益和维护他们的权利。以公正的原则和平等的心态去处理和调节医患纠纷，才不至于恶化矛盾，有利于问题的解决。

（王东红）

复习思考题

1. 随着医学模式的转变，主动-被动的医患关系被何种医患关系所替代？为什么？
2. 医患技术关系模式的典型代表是何种模式？试述其理由。
3. 布朗斯坦医患关系模式的基本观点是什么？简略评价其“人道模式”。
4. 试析传统医患关系模式和新型医患关系模式的主要区别。
5. 思考当代构建新型医患关系的策略。

案例分析

［**案例1**］ 乃莉生下了她的头胎孩子。产后，残留的胎盘组织引发了子宫大出血。医生判断，如果不输血，产妇将因失血过多而死。乃莉和她的丈夫却都拒绝输血。因为他们信仰的宗教认为信徒不能输血。产妇在继续出血，生存的机会在一点点地丧失。医生必须马上做出决定，拖延就可能丧失一条人命。医生却在犹豫，医生想的是，乃莉和她的丈夫不是不知道后果，他们是明白自己要付出生命的代价后做出拒绝输血的决定的，这个决定出于他们的宗教信仰，作为一名医生，治病救人，但是不能违背病人出于信仰而做出的决定。可是，如果再不输血，就要看着病人在自己面前死去。终于，医生在难以决断的情况下，冲向法院，要求法官发出输血的命令。人命关天，法官深夜做出了紧急裁决，允许该医生可以在未经病人同意的情况下，施行输血。乃莉得救了，但乃莉却向上诉法院提出控诉，控告医院侵犯了她的宗教自由的权利，要求推翻前法院的深夜紧急裁决，禁止医生在未经病人同意的情况下，违背病人的宗教信仰给病人输血。院方提出，医生是得到法官命令才输血的，现在病人已经康复出院，不再存在侵权伤害。上诉法院同意院方的陈述，不予受理。乃莉于是向最高法院上诉。最高法院做出裁决，裁定医院违反了个人之身体有权自主决定的法律传统，侵犯了乃莉宗教信仰的宪法权利。大法官们指出，不管医院拯救人命的情况是多么紧急，不管医生救死扶伤的职业道德规范是多么崇高，这些都不能压倒乃莉保持自己身体和精神完整性的权利，只要她充分了解事情的后果，并且有能力做出决定，那就有权根据自己的信仰做出决定。

案例讨论题

1. 本案例中，在医生做出医疗决定时，医患关系倾向于何种医患关系模式？

2. 文中“医生却在犹豫，医生想的是，乃莉和她的丈夫不是不知道后果，他们是明白自己要付出生命的代价后做出拒绝输血的决定的，这个决定出于他们的宗教信仰，作为一名医生，治病救人，但是不能违背病人出于信仰而做出的决定。”这段话反映了医生在履行岗位责任时存在的悖论是什么？

3.“最高法院做出裁决，裁定医院违反了个人之身体有权自主决定的法律传统，侵犯了乃莉宗教信仰的宪法权利。”这一裁定，依从的是医患关系中哪一条原则？

［**案例2**］ 2005年12月15日下午，辽源市中心医院，一楼和二楼已没有多少前来就诊的患者，250多名住院患者基本上都在三、四楼的病房里。ICU病房在北楼的二层，下午3时，科主任陈新宇来到患者孔繁玲的病房，通知她一会儿要做手术。半个小时后，手术开始，进行手术的两名大夫来自外科，陈新宇和科里的一名护士当助手。手术进行得很顺利，这时屋子里的灯突然全灭了。“怎么没电了？”几个人正在想办法，灯又亮了，然而，十多分钟后，电又停了。眼看就要缝皮了，手术无法停下来，陈新宇让科里的主治医生王春峰出去买蜡。王春峰一路快跑到楼下的小店，将那里仅有的四根蜡都买了回来，当他回到楼内时，已闻到了一股烟味，但他没有停止脚步。四根蜡烛点燃后，手术继续进行，几分钟工夫，走廊里“着火了，着火了！”的喊声和杂乱的脚步声连成

一片。随后，手术室的大门被推开，王春峰焦急地喊道："配电室着火了，快想办法撤吧。"几名医生知道，这时手术是不能停下的。陈新宇告诉王春峰，让他把病人安排好。对面楼的火光已照亮手术室，外边的喊叫声更加激烈，而手术仍在有条不紊地进行，直到手术在半个小时后完成，医护人员才保护着患者一同撤离火场。事后，来自辽宁省西丰县接受手术的患者孔繁玲说，她对当时的每一个细节都记得清清楚楚，"如果没有这些医生，我早就葬身火海了。"

案例讨论题

1. 陈新宇等医生在大火中继续着未完成的手术，体现了医务工作者什么样的精神？这一精神对医患关系有何作用？

2. 试想一下，如果发现着火后陈新宇等医生为了个人的安危停止了未完成的手术，结果会如何？医患关系又将如何？

3. 从此案例中，你能否提炼出构建新型医患关系应该具备的理论构念和基本原则？

第四章　医生的权利和义务

医疗活动是人类社会实践的重要内容之一，医务工作者不仅承担着维护和提高人群的健康水平和生命质量的任务，而且在一定程度上还承担着维护社会有序和稳定发展的职责。因此，医务工作者“扮演”着因特殊的职业内涵而被赋予的“特殊”的社会角色。医生作为医务工作者的群体之一，他们因为社会角色的“特殊性”而拥有着相对特殊的职业权利，同时他们也因拥有的相对特殊的权利，而应该承担和必须承担社会和人群赋予他们的义务。

医生拥有的权利和承担的义务是统一不可分割的。在诊疗活动中，如果医生拥有的权利大于其所承担的义务，或者其所承担的义务多于其拥有的权利，都表明医生的权利和义务是不对等的。本章阐释的内容即是在医学实践活动中医生权利和义务的内涵以及权利和义务的辩证关系。社会公众对医生在医学实践中权利和义务的正确认识和理解，以及医生对自身在医学实践中、特别是在医患关系中自己享有的权利和承担的义务的准确理解、把握和实践，都将促进医学实践的顺利开展和医患关系的良性发展。

第一节　医生角色

人类同疾病做斗争的实践活动产生了医学，人类为了自身的生存和发展促进着医学的发展，承担医学实践活动主体的人群即为医务工作者。可以说自从出现了人类的医学实践，作为医学实践活动的主体就被赋予了特殊的社会角色，享有着特殊的权利，承担并履行着特殊的义务。

一、医生角色的概念

角色是社会用于表现人们社会地位的行为模式。社会上没有抽象的个人，社会中的个人是有价值标准、有行动目的、与他人发生联系和互动的个体，是承担着各种社会角色的具体的个人。承担着各种社会角色的具体的个人有量上的差别，而且更有着质的不同。医生角色有着与一般社会学意义上角色相同的内在涵义，也有着其医学活动方面特殊的涵义。

（一）角色概念的涵义

角色是演员在剧中扮演的人物，社会学家则把演员角色这个概念运用到分析社会关系和社会行动上来，使戏剧角色变成社会角色。

社会学意义的角色是指一个人占有的职位，以及围绕这个职位发生的一系列权利义务、行为规范和行为模式。角色和职位、身份有着密切的联系。职位是角色的基础，角色是职位的表现，处于某一职位，就有其相应的角色。“身份”是人们在识别某种社会角色时使用的称呼。身份规定了角色，角色体现了身份。角色的名称往往是以职位命名的，作为社会职位的学生、教授、医生本身就是角色。角色也是一个表示关系的术语。人们在现实生活中,面对不同的社会关系,以不同的社会身份出现,表现为不同的角色。每一个角色都有它的义务和权利,每个人都要同时表现多种角色,因此就要承担多种义务、享受多种权利。

角色可以分为以下几种类型:

(1) 先赋角色:如儿子、哥哥、弟弟、外孙等角色,是出生时就获得的。血缘关系方面的角色,大多属于先赋角色。

(2) 自致角色:如大学生、博士、工程师、教授等,是个人在社会生活中,以某种力量或某种方式争取到的。

(3) 指定角色:如厂长、局长、科长、工会主席等,是由社会机关、社会组织、政府部门所指定或任命的。

(4) 世袭角色:如骑士、公爵、伯爵、侯爵以及公主、王子等,是某种社会地位的世袭。

(5) 伴随角色:如同学、病友、战友等,是伴随人们的某些共同活动自然而然出现的。

此外还有特定场合的角色,如顾客、乘客、当事人、目击者等。

社会上每一个人都是处在特定的职业位置上,个人是角色的主体,同时承担多个角色。社会角色,是指以表示一定的社会地位和身份所决定的,反映个体在群体生活和社会关系中所处的位置以及符合社会期望的,按照社会行为规范的行为模式。任何一种社会行为,都反映出行为者的社会地位和身份,反映了个体心理、行为和群体心理、行为之间的相互关系。简而言之,社会角色是指一个人的社会身份。如医生、学生、教师、护士、工程师、病人等。

(二) 医生角色的概念

医生角色是指在医疗保健组织系统中掌握卫生知识和医疗技能,进行疾病防治的专业工作人员。掌握医学知识和医疗技能是医生角色工作的必要条件,防治疾病、维护人们的身心健康是社会赋予医生角色的职责和任务。

在现实的医疗活动中,医生角色往往被赋予了更多的角色内涵。医生除了要"扮演"其基本的角色内涵(诊疗疾病)之外,还要"扮演"和医疗活动本身密切相关的其他角色。医生承担的其他角色:

1. 咨询者的角色 在医疗活动中,医生要与包括普通人群(潜在患者)和现实患者进行医学信息方面的沟通和交流。不论是潜在患者还是现实患者,他们基于对自身生命和健康的关注,基于自身相关知识的匮乏,也基于对医生的信任,总是期望在与医生的沟通和交流的过程中,获得医生的有助于自身疾病康复、健康维护和促进生命的知识、信息和帮助。在这样的过程中,医生扮演的就是"咨询者"的角色,他为患者提供的知识和帮助,有助于普通人群和患者对疾病的认知、对健康行为的选择以及对生命质量的提升。

2. 教育者的角色 在诊疗活动中,患者总会存在一些不佳的心理、思想和行为,这些都对疾病诊治和康复产生不良的影响。为了患者的利益,必须消除这些不良因素对疾病的诊治和康复的消极作用。在此种状况下,医生扮演的就是"教育者"的角色。医生因自身拥有知识而获得的权威性,往往使他们的教育具有较好的效果。当然,医生关于健康医学知识的教育以及宣传,除了患者之外,更多的是面向全体人群,为人群提供防控疾病的知识,教育人群减少引发疾病的因素，引导人群崇尚并树立科学、健康、文明的行为方式和生活方式。

3. 朋友的角色 患者和普通人群对健康的需求与医生职业工作的内容的对应性，使得他们彼此容易成为“朋友”。特别是当遭受疾病困扰之时，患者在接受医生诊治疾病的过程中，更需要医生对他们进行心理的抚慰、情感的温暖和思想的沟通。于是，此时的医生扮演的又是患者“朋友”的角色，为患者分忧解难。

二、医生工作的职业特点

医生工作对象与社会中其他无生命的工作对象不同，医生要面对的是一个个鲜活的生命，是一个个有思想、有情感、有欲求的生命。因此，医生的工作有着自身特殊的职业特点。

（一）知识性

绝大部分医学专业知识具有非普及性的特点。相对于医生所掌握的专业医学知识，患者和公众是“无知”的。当然要成为一个合格的医生，必须经过艰苦的专业知识和技能的学习和训练，必须经过严格的上岗资格的考核。医生也因其专业的知识和技能，使他们拥有了“特殊”的权利以及必须承担的义务。

（二）技术性

技术是知识、经验与操作能力的综合。医生职业是一个对技术性和操作性要求很高的职业。很多疾病的诊治，需要医生借助器械对患者的身体进行直接的干预，以促进患者身体的康复。在医学专业知识和临床实践经验的支撑下，为使患者重新获得健康，延续生命，医生必须具备一定的临床操作技术。而医生技术水平的高低以及职业态度的好坏，直接决定着患者的健康水平和生命质量。医生高超技术的获得，也必须经过艰苦的学习和训练。操作的对象是生命有机体而非其他物质，是非医学职业人员很难涉及的。

（三）风险性

医学是具有不确定性的科学。疾病的发生、发展是一个复杂的和不确定的过程；因个体差异和其他因素的影响，同种疾病在不同患者身上的表现是不同的。无论是诊断、择方、用药还是手术，面对的都是因疾病影响而时刻变化着的生命有机体，面对不确定性的诊疗行为，风险时刻存在。医生一旦出现差错，就必然对患者造成伤害，而且这种伤害往往是“不可逆”的；伤害不但会危及患者的健康，甚至会危及患者的生命。这种风险既来自于因差错给患者造成的伤害，也来自于差错之后自身所应承担的全部责任。

（四）奉献性

医生的工作不但对知识和技术有很高的要求，而且随时面临着风险，因此医生职业对医生的职业道德素养也有较高的要求。面对渴望健康和生命的不同知识水平、文化背景、经济条件、政治倾向和道德素养的患者（包括其他人群），合格的医生必须尽心尽力地为患者服务，必须在自身爱心、耐心、细心、责任心的驱使下，去奉献知识、技术、情感甚至是给予经济的支持。其中充满着自豪、欣慰、幸福,也夹杂着痛苦、辛劳、委屈,没有高尚的奉献精神,是很难坚守自己的职业信仰和操守的。

第二节　医生的权利

医生因其所承担的社会角色而获得相应的权利。医生权利的行使是法律法规所赋予的但又必须是在医疗法律法规允许的范围内,必须是与履行"防病治病,救死扶伤,实行社会主义人道主义,全心全意为人民的身心健康服务"的义务紧密相连的。作为普通社会公民的医生担负着拥有相对特殊的职业内涵的社会角色,所以,医生的权利范畴既包括着与职业本身必然联系的权利,也包括与诊疗工作密切相关的其他权利;既有法定的权利内涵,也蕴涵着道德层面的权利内涵。

一、医生的权利

(一) 权利概述

权利是一个法律范畴。一般意义上,权利是指国家对人们依照法律规定可以自主决定作出的某种行为的许可和保障,人们通过实施这样的行为直接或间接地获取一定的利益。它是国家法律所赋予并予以保护的、主体借以追求和维护利益的、正当的行为选择自由,它意味着人的积极性、创造性的发挥和对物质的、精神的利益的享有。马克思主义认为权利是历史的产物,正当的个人权利应该与社会根本利益相一致,这就决定了权利的首要特点与基本要求是社会正当性。

(二) 医生权利行使的特点

医生因其职业的特殊性,行使的权利也具有职业的特点,具体表现为:

1. 权利行使的自主性　医生的诊治权如果是出于维护患者生命和健康的目的,追求并实践的是整个社会所赋予的医学责任,是可以不受他人的指使和控制,是完全自主的。医生的诊治权完全是出于其自身所拥有的专业知识、经验和技能而获得的权利,自主地行使权利是以专业知识、经验和技能为基础和前提的。

2. 权利行使的权威性　权威性是由医生职业的严肃性和医术的知识性、技术性和科学性决定的。在不具备医学知识的患者和公众面前,医生的职业知识和技能使他们获得了相对"神圣的地位"和"不可侵犯性",这就是其权威性的表现。

3. 权利行使的特殊性　为了诊治的需要,医生有权得到关于患者的现病史、既往病史、遗传史、生活方式以及与疾病的诊断有关的个人隐私等信息,这在其他的职业领域(司法领域除外)是几乎不可能存在的。在诊疗过程中,随着医生权利的行使,患者也就放弃了对自我隐私保护的权利,并且患者这一权利的放弃几乎是必须的,目的是有利于自身健康和生命的维护。

4. 行使权利的法律性　医生基于诊治疾病中正当权利的行使是法律所赋予的,是受法律保护的,如医生有宣告病人死亡的权利;并且医生权利的行使必须是在相关法律法规允许的范围之内的,是以维护患者的权益为前提的,否则就是对患者权益的侵害。

(三) 医生的法定权利

医生的法定权利是指相对于为患者尽义务的同时所具有的权利,是指因其职业而获得的、由相关法律法规赋予的权利。具体包括以下方面:

1. 诊治患者疾病的权利 诊治患者疾病是医生最基本的权利之一。当然要获得此权利,医生必须具备一些基本的素质和条件:必须是经过正规的学习和训练;必须通过国家相关机构的考核,合格之后才能获得从医资格,才拥有诊治疾病的权利。诊治疾病的权利包括对疾病的检查权、独立处置权(处方权)、紧急处置权等方面。在诊疗的过程中,对疾病的诊断、采用的诊疗措施、选择治疗方法等都属于医生的权利范围,由医生自主决定。医生可以参考其他人员的意见和建议,但是其他人的意见和建议不能代替医生作出的决定。医生的诊治权利是不受外界任何因素干扰的,即使是来自于社会或者是政治等方面因素的干预,医生也有权根据患者疾病的情况自主地进行判断和处理,排除一切非医学的因素影响。

2. 拒绝治疗患者的权利 诊治患者,恢复患者的健康,维护患者的生命本来是医生的权利,是医生的职责所在,是医生应尽的义务。但是如果出现以下情形,医生可以拒绝对患者的治疗:

(1) 患者不配合治疗时:患者可能是出于一些因素的影响,会出现拒绝医生治疗的情况,虽然经过医生努力,如果也无法改变状况,那么医生可以放弃以至拒绝对患者的治疗。

(2) 医生人身权利遭受威胁或不法侵害时:在医疗过程中,一些情况的出现会使医生的人身权利遭受威胁或者是不法侵害。例如,面对人力不可抗拒的突发事件(地震)发生之时;当出现医患矛盾激化、患者及其家属不理智的状况,患者及其家属的行为能够危及医生的人身权利时,医生合法的正当的权益得不到有效的保护时,医生可以拒绝对患者的治疗。

(3) 医生的人格尊严遭受侮辱时:当面临一些特殊情况(如战争),医生如果丧失了起码的人格尊严甚至是自由之时;或是面对素质低下的患者及其家属侮辱人格的语言以及行为之时,医生是完全可以拒绝对当下患者的治疗的。

(4) 患者及其家属违反院纪院规,又不听劝阻时:在诊疗过程中,如果患者及其家属的行为违反了医院的管理制度和管理规范而无法短时间改变,严重影响和干扰医院正常工作的展开,影响了医生正当的诊疗权利的行使,影响了其他患者的权益,医生有权拒绝对当下患者的诊治,直到其纠正违规行为并消除不良影响之后。

(5) 患者恶意拖欠费用或拒绝支付费用时:在国家逐渐减少对医院的财政支持,医院走向市场之后,为了医院和医务人员的生存和发展,经济效益就必然成为医院以及医务人员关注的焦点。虽然医疗卫生事业在本质上具有公益性质,但是如果患者恶意拖欠或者是拒绝交纳合理的医疗费用,就是对医院和医务人员财产权的侵害,严重时就会影响到医院的生存和发展,影响到医务人员自身的物质利益。

(6) 当医生成为该名患者的被告时:疾病发生发展的不确定性使得医生的诊疗行为存在着巨大的风险。在医疗法律纠纷中,作为被告的医生必须要面对一系列司法程序。对于当事人双方,一方面是该名患者不再信任医生的治疗,另一方面是医生无暇顾及工作或是被迫暂时终止了医生权利的行使,这实际上是在被动状态下“拒绝”对患者的治疗。

3. 宣告患者死亡的权利　在一定的时间和范围之内,医学发展水平以及医生本身的能力都是有限的,所以患者因疾病而走向死亡是一个趋向于自然的过程。医生有权利认定并宣布患者的死亡,但是必须依据医疗卫生行业通行的判定死亡的标准。因为目前对人死亡的判定有不同的标准,虽然有在理论层面上更为科学和理性的标准,但是在其没有被法律确定为医学实践标准之前,医生不能因自身的价值判断而贸然行事。

4. 对患者进行隔离的权利　有些患者(如传染病、精神病患者)的疾病以及行为能够危及社会人群的财产、健康和生命权,危害到社会的正常秩序和社会的稳定,针对此类患者医生有权依据相关法规条例对患者实施带有强制性的隔离,只要是出于维护社会人群生命财产健康的权益以及社会的稳定的目的。

(四) 医生的道德权利

一般来说,法律权利本身也可以理解为道德权利。在医疗行为中,渗透着更多的道德因素。对患者利益的维护,良好医患关系的建立,都需要医生这一道德行为的主体履行更高的道德义务。医生也因此获得了与医疗行为本身密切相关的、正当的道德权利,它更多地体现在医生对自身权益的建设和维护,医生行使道德权利的目的一定是为了更好地服务于患者。

医生在医疗活动中享有下列道德范畴的权利:

(1) 在注册的执业范围内,进行医学检查、疾病调查、医学处置、出具相应的医学证明文件,选择合理的医疗、预防、保健方案。

(2) 按照国务院卫生行政部门规定的标准,获得与本人执业活动相当的医疗设备基本条件。

(3) 从事医学科学试验研究、学术交流,参加专业学术团体的权利。

(4) 参加专业培训,接受继续医学教育;继续学习深造与接受培训的权利。

(5) 在执业活动中,人格尊严、人身安全不受侵犯。

(6) 获取工资报酬和津贴,享受国家规定的福利待遇。

(7) 对所在机构的医疗、预防、保健工作和卫生行政部门的工作提出建议,依法参与所在机构的民主管理。

二、医生的特殊干涉权

医生的权利不但包括法定权利、道德权利,还包括因其职业的特殊性而产生的其他权利,最主要的是特殊干涉权。

(一) 医生的特殊干涉权

1. 医生特殊干涉权的含义　医生特殊干涉权是医疗活动中相对于医生一般权利而言的一种特殊的权利。即医生在特殊情况下,限制患者的自主权利,以确保患者自身、他人和社会的权益,医生的这个权利称为“医生的特殊干涉权”。但是,医生的特殊干涉权不是任意行使的,只有当患者的自主性与生命价值原则、有利原则、公正原则以及社会公益发生矛盾时,医生使用这种权利才是正确的。

医生一般的诊断治疗的权利服从于患者权利的基本要求,而医生的特殊干涉权正好相反,它是在一些特定情况下,用来限制患者自主权利以达到完成医生应对患者尽义务的目的的。医生的特殊干涉权具有两个特点:第一,医生的行为是慈善的,一切都是为了患者的利益;第二,有关决定由医生代替患者做出,而不是由患者自己做出。

2. 医生特殊干涉权的适用范围 因为是特殊的干涉权,所以它的适用是有限制的,是根据具体情况而操作的,是以"维护患者利益"为原则行使的。在诊疗活动中,医生面临下列情况,就可以考虑行使特殊干涉权:

(1) 患者拒绝治疗:有些情况下患者可以拒绝治疗,但是这种拒绝应该是理智思考与选择做出的决定,是应该得到有经验的医生认可的决定和行为。倘若拒绝治疗会给患者带来严重后果或不可挽回的损失,医生可以否认患者的决定,有权进行干涉。我们较常见到的是自杀未遂的患者,他们会拒绝一切抢救措施;还有的是因为心理恐惧而拒绝一些诊疗措施等等。对此,医务人员应耐心说服,晓之以理,必要时可在取得其家属和单位同意后,不考虑患者的意见进行预定的治疗,但要避免不作任何解释就采取强迫治疗措施。

(2) 人体实验性治疗:患者出于某些目的,接受人体实验性治疗,虽然已经做到知情同意,但医生面对一些高度危险,有可能致患者于死亡或伤害的情况,应该适时干预,必要时停止或中断实验,以保护患者利益。

(3) 患者不宜了解实情:患者有权利及时了解自己疾病的性质、程度、治疗情况及其预后,医务人员应该如实提供情况并负责解释和说明。但是,有些患者了解诊治情况及预后,有可能影响到治疗过程或效果时,为了避免造成不良影响,医生可以在一段时间内对患者本人隐瞒真相,这样特殊干涉权的行使是正当的,符合道德行为的。

(4) 必要的行为控制:对一些传染病患者,发作期的精神病患者或是自杀未遂仍有自杀意念的患者,由于他们对社会和人群有可能造成严重威胁,或者因这些患者缺乏自知力和自制力会带来自伤和伤人事故,为了保护患者,保护社会利益,防止发生意外,医务人员有权采取合理的、有效的、暂时的和适度的强制措施来控制患者的行为。

(5) 患者的非正当要求:如果患者是出于某种非正当的目的需要医生的帮助,如要求提供不符合事实的病情介绍或是证明,提出一些与真实病情诊治不符合的要求,医生有权拒绝患者的非正当要求。

(二) 医生行使特殊干涉权的伦理原则

医生行使特殊干涉权是否是正当的、合理的,是否是真正出于维护患者利益的,必须以一定的伦理原则为理论和实践依据的。医生使用特殊干涉权是否合乎道德,关键在于使用特殊干涉权来否定患者自主权利是否是必要的和正确的。只有当患者行为与自身健康和生命的权益以及与社会人群权益发生根本性的冲突时,医生使用特殊权利对患者进行干预才是正当的、符合道德的。

在一般情况下,某些医疗行为应该考虑符合多种原则的要求,而当几个道德原则之间发生根本冲突时,应首先考虑主要原则。在生命价值原则、有利与无伤害原则、知情同意原则和社会公益原则这些涉及病人个人健康利益的原则中,生命价值原则是第一位的,有利与无伤原则次之；而在知情同意原则和社会公益原则之间，社会公益原则是首先要确保的，因为他代表了更广大社会人群的健康利益，这是相对主要的原则。

1. 生命价值原则　医生的基本和最高职责就是维护和提升患者的生命及其价值。无论在任何情况下，患者的生命（具有一定质量的生命）都是最高的价值，医生都必须尽全力去维护。如果是患者自身的行为或是其他因素会侵害患者的生命，医生就应该采取措施，消除或是阻止其对患者生命的侵害，以生命价值为基本原则去实践自己作为医生的权利和义务。

在特定情况下，医生需要限制患者的自主权利，实现自己的意志，以达到完成医生应对病人尽义务和对病人根本利益负责的目的。

2. 有利与不伤害原则　在诊疗过程中不使患者的身心受到伤害的有利与不伤害原则不是绝对的。一般说凡是医疗上是必需的，或是属于医疗适应证范围，所实施的诊疗手段是符合有利与不伤害原则的；相反，如果诊疗手段对患者是无益的、不必要的或者禁忌的，那么有意或无意的实施，一定会使患者受到伤害，也就违背了有利与不伤害原则。

患者伤害行为的指向存在两种情况：一是对自我的伤害，如不配合治疗、拒绝治疗等；一是特殊患者对社会人群的伤害，如传染病患者、发作期的精神病患者等。针对这样的状况，医生行使特殊干涉权，是出于对患者以及社会人群生命健康权益的维护，是符合有利与不伤害原则的。

3. 知情同意原则　知情同意是维护患者利益的自主原则的体现，当患者出现怀疑诊疗方案和措施、不信任医生本人、不配合治疗或是拒绝治疗等情况时，医生可以加强与患者及其家属的交流和沟通，增强患者的信心，尽可能取得患者的信任，必要时就需要医生行使特殊干涉权来维护患者的生命健康权和根本利益。由此，从某种意义上说，医生的特殊干涉是知情同意的有益补充。当然使用特殊干涉权是有条件的。

4. 社会公益原则　社会公益原则是一种强调以社会公众的健康利益为基本标准，使社会公益与个人利益有机统一的道德原则。它要求无论在任何情况下，当个人利益与群体或社会公众利益相矛盾，个人利益必须让位于社会公众利益。在医疗活动中，如果出现患者的行为（如传染病患者）危害到社会公众利益的状况，医生必须行使特殊干涉权，以维护社会公众的健康利益。

第三节　医生的义务

义务作为一种道德关系和道德要求，是指普遍存在于行为主体活动中的职责，它是行为主体内心的自我规范和约束，是出自灵魂深处的“应当”。

医生的义务一直是医学伦理学研究的中心范畴。医生因职业角色拥有权利的同时，也就必然要承担社会及人群赋予的义务。医生的义务指的是医生对患者、社会所负有的道德职责。这种义务是应该做的也是必须做的，是不以有无报偿为条件的。

医生的义务分为两个层次：一方面医生的义务来源于社会对医学的需要，决定于人类的健康需要。由此，医生的义务是社会分工的结果，是社会角色所致，也是医疗卫生的法规制度对医生的要求。它要求医生无论何时何地，都应当把患者的健康需要摆在自己一切工作的首位;抢救患者对每个医生来说都是至高无上的命令;无条件的忠实于患者的利益,对患者健康负责,不能伤害患者,不是医生对患者发的慈悲之心,也不是医生对患者的恩赐,而是医生不可推卸的义务。在这一层面上,医生的义务是社会职责所赋,是“法定”意义上的义务,我们可以称之为医生的“法定义务”。另一方面医生的义务又是一种自觉履行的义务,是医生行为自由的表现;它不是为了获得某种个人的私利或报偿,而且总是以牺牲医生的个人利益去换取患者和社会的利益为目的的;它是医生把自己的职责内化为义不容辞的行为动力或心理要求时,外化出自觉履行道德义务的行为过程,是出于医生的责任感和使命感的自愿履行的义务,可以称之为医生的“道德义务”。

医生在对患者尽义务的同时,还必须对社会尽义务,如宣传、普及医学科学知识,发展医学科学等。一般来说,医生对患者和对社会履行义务是统一的,但是,由于利益的基点不同和指向不同,患者的利益和社会利益也会发生矛盾和冲突。当产生矛盾时,医生必须首先考虑的是社会利益,医生要以社会利益为重,尽可能使患者个人的利益服从于社会利益,努力使两者统一起来。

一、医生的法定义务

医生的法定义务是指医生角色所必须承担的职责,是对医生义务的最低要求。医生在履行义务的过程中,既要按照国家的法律法规维护患者的权益,又要依据医疗机构的规章制度认真履行医学活动本身所赋予的职责义务。因此,医生的法定义务包括两个方面:

(一) 尊重与维护患者人身权和财产权的义务

对患者人身权和财产权的尊重与维护贯穿于整个医疗过程中,它主要包括:

(1) 当需要对患者进行检查时,应征得患者或其亲友的同意,这是对患者身体权的尊重,但患者神志不清又无亲友守候时例外。

(2) 对患者的病情应当保密。患者的身体状况属个人的隐私权,无端泄露患者的病情是对患者隐私权的侵犯。

(3) 尊重患者的人格,这是对患者作为生命的价值和尊严的尊重和维护。

(4) 在制定治疗措施时应当考虑经济因素,以更好地维护患者的经济利益。在达到同样疗效的情况下,应尽量采用费用较少的措施,当需要使用较昂贵的手段时,应向患者说明与之相比较廉价的治疗措施对患者的不利影响,或者采取此手段的必要性。如有可能,提供数种治疗方案以供患者选择。

(5) 应主动提供准确的治疗费用清单,避免发生费用差错,维护患者的财产权。有些医院存在有意无意地多算治疗费,使患者蒙受财产上的损失。

(6) 公开医疗项目的费用。患者在接受医疗服务的过程中常会得到不同项目的医疗服务,有时患者在接受服务时并未意识到某些项目的昂贵费用,而是在结账时才发现需要为此付出极高的费用,这对患者是不公平的,医方应明示各项服务的费用,使患者心中有数。同时,在收费时应当列出费用明细项目以供患者与其所得服务对照。

(7) 保护义务,患者在医院接受治疗的过程中,医生代表的医方应对患者及其家属的人身、财产安全提供保护。

(8) 保管义务,不管是对于医疗纠纷的解决还是患者的继续治疗,病历的重要性都毋庸置疑。

(9) 不作为义务,出于法律规定或职业道德约束,医生还必须履行不收“红包”、不夸大病情等不作为的义务。

(二) 遵守法律、法规、医院的规章制度以及医疗常规的义务

1. 进行问诊、做出初步诊断的义务 为达到治疗的目的,获得患者的病因以及所得疾病,询问患者的病史、病状、及与此病相关的情况。在问诊之后,医生应做出初步的诊断结论。此项义务主要包括①根据患者的症状,做出初步诊断结论;如果症状复杂,还需要经过医疗仪器的检测方可做出诊断。②如果个人能力不够,就应会诊,在本院医生会诊后做出诊断。③如果本院的力量不够,就应尽本院所能,做防止病情恶化的处理,同时如实告知患者情况,及时转诊。④做出诊断结论之后,医生应将病人的症状与诊断结论如实记载于病历中,待将来需要时查询。我国《医疗机构管理条例》第53条规定:“医疗机构的门诊病历保存期不得少于15年;住院病历的保存期不得少于30年。”

2. 解释、说明的义务 一般情况下,医生在问诊和诊断之后,就应制定治疗方案,在实施治疗方案之前,医方应履行解释说明义务。《中华人民共和国执业医师法》第26条规定:“医师应如实向患者或者其家属介绍病情,但应注意避免对患者产生不利后果。”所谓解释说明义务是指医生对患者就疾病状况、治疗方法及治疗所伴生的危险等事项必须加以解释说明的义务。解释说明义务的主要内容有:①对患者疾病所做的诊断;②预定实施手术的内容;③手术所伴随的危险;④患者现有的症状及原因;⑤实施预定手术的效果及改善程度;⑥不实施手术将发生何种后果;⑦实施手术的医生对不确定危险因素的把握程度;⑧在发现不确定危险因素时的对策准备等。只有在医方履行说明义务,患者同意后,医方才可采取治疗措施。说明义务的例外:在说明义务与医疗目的相违背或在时间紧迫的情形下,医生可不履行说明义务。这主要是指以下几种情形:①当做出说明义务将对患者产生不良影响时。②紧急状态下。如患者需要及时抢救,没有充裕时间进行充分说明,医生可不履行该义务。③法律加以特别规定时。

3. 解除痛苦的义务 由于疾病的影响,患者不但遭受躯体的痛苦还要承受心理的痛苦。医生在控制、减轻或是解除患者躯体痛苦的同时,还应该从心理方面去体贴、抚慰患者痛苦的心理,同情、理解、关心患者,做好患者的心理疏导工作。对患者痛苦的全面了解以及尽可能解除患者的痛苦应该是医生的基本职责。

4. 实施治疗措施的义务 此项义务的实施是需要一定的条件的,当医方履行了说明的义务之后,如果患者不同意采取医疗措施,那么医方就不需履行此项义务;否则,医方还需要履行实施治疗的义务。该项义务主要有:①制定治疗方案。医方应当根据患者的情况、诊断结论等制定治疗方案。②实施治疗方案。在实施该方案之前,医方应再次向患者及其家属说明该治疗方案可能产生的后果(主要是不良后果)及治愈的可能性,在征得患者或其家属(当患者已丧失意志时)同意之后方可进行。

5. 转医的义务 当医方对患者进行诊断之后,发现自己无能力治疗患者的疾病,应该提供帮助将患者转到有条件加以治疗的医院的义务。此项义务主要表现在:①医方为患者

转医必须征得其或家属的同意,如果医方充分说明本院的水平无法救治,而患者因经济状况或其他原因不愿转医而仍然愿在本院就医,本院必须尽力为患者治疗,不得以本院医疗能力有限拒绝医治或强行转医。②如果某一疾病医方并无治疗的能力而不予说明,继续对患者施治,即构成对患者生命健康权的侵犯,同时,也是对约定义务的违反。

转医的义务主要发生在如下情形:①患者的疾病属于医方专门领域之外时;②医生对患者的诊疗能力不充分或不具备时;③对患者存在更适当的诊疗方法且该方法用于患者将比不转医发生非常明显的改善效果时。

6. 保密的义务 医生不仅有为患者保守秘密的义务,对患者的隐私守口如瓶,而且还有对患者保密的义务,如有些患者的病情让本人知道会造成恶性刺激,加重病情恶化,则应该予以保密。

7. 有遵守医疗卫生管理法律(含宪法、法律、法规、部门规章与地方规章)的义务 如《中华人民共和国药品管理法》、《中华人民共和国母婴保健法》、《中华人民共和国传染病防治法》以及《中华人民共和国执业医师法》等。

8. 有履行医生职责,不违反禁止性医疗操作规范的义务 1994 年 10 月 12 日卫生部发布的《医疗感染管理规范》(试行)中明确规定:"肝炎、肠道门诊应做到诊室、人员、时间、器械固定;挂号、候诊、取药、病历、采血及化验、注射与门诊分开。""餐具、便器应固定使用,定期消毒。""注射、针灸应采用一人一针一管,一用一灭菌"等。

对患者诊断、治疗都应遵循有关的技术操作规范,否则就是违反法定义务的行为,就会侵害患者生命健康的权益。

9. 对急危重患者有不得拒绝治疗抢救的义务 急危重患者可能会出现因为时间紧迫没有带足费用的情况,医生应根据相关的法规对患者进行积极地救治。《执业医师法》第 24 条规定:"对急危患者,医师应当采取紧急措施进行诊治,不得拒绝急救处治。"当然走向市场的医院为了自身的经济利益而制定的规章制度是有其合理性的,但是无论如何不能以诸如押金等问题而延误甚至是拒绝对急危重患者的救治,因为这样就是对患者生命健康权的侵犯。

10. 不得违规使用麻醉药品、剧毒药品,精神药品及放射性药品的义务 麻醉药品、剧毒药品,精神药品及放射性药品属于国家卫生机构特殊管制的药品,对它们的使用情况都有着严格的规定。医生必须认真执行相关规定,否则就是对患者、对公众、对社会的不负责任,是对法规的践踏,是对医生职责的亵渎。

11. 遇有自然灾害、疫情流行等重大突发性事件时,有服从政府调遣的义务 在自然灾害、疫病流行等重大突发性事件发生时,如果没有医务人员及时有效的开展工作,不但对事件中的患者而且对社会稳定都会造成不良影响。服从政府的统一调遣,充分发挥医务人员的作用,认真履行医生的职责,是社会和公众对医生等医疗卫生工作者的期望和要求。

12. 有不得出具虚假医疗证明的义务 有些患者出于非正当的目的,请求或是以欺骗的方式或是利益诱惑的方式要求医生出具虚假的医疗证明。为了维护医疗卫生事业的科学性、权威性、公正性,维护医生自身的尊严性,医生必须拒绝患者的要求,否则会因此承担更多的法律或是道德上的责任。

13. 报告疫情的义务　发现传染病疫情时,有依法向有关部门及时报告的义务,传染病疫情一旦发生,如不能得到有效控制,后果往往是非常严重的。医生的职业敏感程度、认知水平和判断能力都高于普通人,如果能够及时准确地报告疫情,对公众和社会都是极具价值的。

14. 发现涉嫌刑事伤害或非正常死亡,有向有关部门及时报告的义务　维护社会治安,维护公众利益是每一个公民的义务。医生在自己的职业活动范围之内,发现与社会治安相关的问题,应及时向有关部门上报情况,既是作为公民的义务也是医生的职责。《执业医师法》第 29 条第 2 款规定:"发现涉嫌刑事伤害或非正常死亡的人员,应及时向公安部门报告。"

15. 因病情需要必须对患者行重大伤害或重大危险性的治疗措施或者进行试验性治疗时,有征得患者本人或是其家属同意的义务　无论何种治疗方案和措施,都有可能对患者造成伤害。客观地说明情况,征得患者或其家属的同意,是对他们权利的尊重与维护,是知情同意原则的具体体现。特别是有可能对患者造成重大伤害或重大危险的治疗措施,或者进行试验性治疗时,即使是基于维护患者健康利益的目的,也必须征得患者或是其家属的同意和配合,这样既有利于治疗的顺利进行,又可以减少医疗纠纷的出现。

16. 有不用虚假宣传或广告招揽欺骗患者的义务　患者由于知识的欠缺,一般因无法辨别宣传或广告内容的真假而容易做出错误的选择。医生的职业角色更容易取得患者的信任,所以医生不能利用自身的职业优势,背离客观事实,利用虚假的广告和宣传招揽和欺骗患者。当然,如果医学活动掺杂过多的商业因素,就是对医学科学精神的背离,就是对公众健康利益的侵害。

二、医生的道德义务

(一) 医生道德义务的含义

医生的道德义务是指医生依靠其崇高的内心信念,是基于爱心、耐心、细心和责任心而产生的,是无条件地忠实于患者的健康利益、对患者的生命负责而产生的良好行为,它是对医生的最高要求,是医学崇高精神的体现。

(二) 医生道德义务的具体内容

(1) 在履行医师职责时,对患者可能产生的一切不良后果有充分注意的义务。

(2) 以救死扶伤为天职,无论何时何地只要遇上有需要用医学知识为其提供救助的病患时,医务人员均应向其伸出援助之手。

(3) 对患者应不分种族、肤色、性别、老幼、是否有生理缺陷、阶级出身、政治地位与经济地位如何,有平等地为其提供医疗服务的义务。

(4) 只要患者一息尚存,有不放弃救治的义务(患者及其家属主动放弃的除外)。

(5) 在告知患者的病情及风险时,有应该注意避免对其产生不良后果的义务。

(6) 有精益求精,不断更新知识,提高专业技术水平的义务。

(7) 有宣传卫生保健知识,对患者进行健康教育的义务。

第四节 医生权利与义务的辩证关系

对医生职业权利和职业义务的研究,不能仅仅停留在对其内涵独立的理解和认识上,而更应该根据医疗卫生的实践,把医生的权利和义务相互联系,在二者关系层面上进行深入的研究。医生职业权利的行使以及职业义务的履行,实质上是社会赋予医生角色同一职责内涵的两个方面。医生职责的两个方面既相互依存又相互制约,既相互对立又相互转化,是既相互统一又相互对立。

一、医生权利与义务的对立

医生权利与义务的对立表现为权利的利己性和义务的利他性的对立,医生权利是作为权利主体的医生必须而且应该从作为相对的义务主体患者那里得到的利益,医生得到权利就是对自身权力的确证以及对自身利益的追求和捍卫,是一种利己的行为。医生义务是作为义务主体的医生必须应该付给作为权利主体患者的利益,医生履行义务就是医生对自我的克制并使自我服从于患者的利益,它是以或多或少地牺牲个人利益为前提的,是一种利他行为。总之,医生的权利与义务就是医生通过自身的行为而对利益的索取与贡献。因此,医生的权利是对自身利益的捍卫和追求,而义务又是医生为他人和社会的一种奉献。

医生的义务是医生行使其权利的前提,即医生行使其权利是为了尽一个医务工作者对患者和社会应尽的义务。医生不主动履行义务,就不能够行使作为医生的权利;医生履行了义务,就不可能不行使医生的权利。

二、医生权利与义务的统一

医生拥有的权利和承担的义务不仅是对立的,也是相互统一的。这种统一包含三层含义:

1. 医生权利和义务的平等性 医生所享有的权利与他所负有的义务不是自己自由选择的结果,而是社会分工的结果,是社会角色所致。其所享有的权利与所负的义务应是相等的,只有相等才是公正的。无论是权利多于义务,还是义务多于权利,都是不公正的。但是,在行使权利与履行义务时,个人能够自由选择,可以放弃所享有的一些权利而使所行使的权利小于所享有的权利,也可以不履行所负有的一些义务而使所履行的义务小于所负有的义务。如果医生所行使的权利多于他所履行的义务,是不应该的,而等于所履行的义务,则是公正的;如果医生宁愿承担大于所获权利的义务,那么,其行为表现出的则是一种牺牲性的美德。医生权利与义务的统一在于医生所享有的权利应该等于他所负有的义务,而他所行使的权利则不应该超过他所履行的义务。

在医患关系的层面上,医生与患者应享有的各自的权利和各自应履行的义务。也就是说,医生并不是仅有救死扶伤的义务,而无权利可言;医生在履行义务的同时,还享有独立的、自主的权利,其权利与义务是对等的。

医生权利和义务的平等性具体表现为以下几个方面:

(1) 医生享有权利和应尽义务的平等。

(2) 在所有的医疗卫生法律法规面前公众医生一律平等。

(3) 一般状况下,不允许任何医生有超越医疗卫生法律法规之上的特权,医生都必须在医疗卫生法律法规的范围内活动。

(4) 医生的民族平等以及男女医生平等。

2. 医生权利和义务的一致性　即医生的权利和义务是互相依存,互为前提,不可分离的辩证统一关系。医生权利应服从于对患者履行的义务。医生的权利是维护、保证患者医疗权利的实现,是维护患者健康的权利。医生行使权利必须以为患者尽义务为前提,其权利实施的范围不能超出维护和保证患者权利的实现,使患者健康利益受到损害。因此,医生在行使权利的同时就是在履行义务。具体表现为:

(1) 医生享有权利和应尽义务是一致的。任何医生享有医疗卫生法律法规规定的权利,同时必须履行医疗卫生法律法规规定的义务。

(2) 权利和义务互相依存。医生既没有无义务的权利,也没有无权利的义务。

(3) 医生的某些权利和义务是彼此结合的。即医生享受权利的同时也是在履行义务,履行义务的也即在享受权利。

(4) 医生的权利和义务是互相促进,相辅相成的。医生权利的正当行使会促进其义务的顺利履行,同样医生义务的积极履行也会更好地展现其权利的存在。

3. 医生权利与义务的统一还在于医生行使权利与他人履行义务的统一性　患者以一定方式行使自己的权利,也就意味着医生以一定方式对患者履行义务,反之亦然。正如道德哲学家彼彻姆所说的那样:"权利的语言可以转译成义务的语言。意即,权利与义务在逻辑上是相关的,一个人的权利迫使别人承担避免干预或提供某种利益的义务,而一切义务同样赋予了别人的权利。"在医疗活动中,医生的权利和义务是必然统一的。

医生权利与义务统一性和对立性的关系反映了医生职业内涵的实质。如果只强调医生的权利,而不讲义务,而忽视患者的权利和医生的道德要求,患者的权利也难以得到保证。明确医生的义务,也是为了尊重患者的生命健康权,维护患者的利益。如果只讲医生的义务,单纯追求医德义务,而不讲权利,医生的积极性就会受到压制。尊重医生的权利,重视医生正当的物质利益,也是对医生辛勤工作的尊重与肯定。只有使医生的权利得到真正的保证,才能充分发挥医生的聪明才智,全心全意地为患者服务。

医生角色不仅仅是医生出于责任而服务于患者的一种权利,而且是医生应该承担和履行一种义务。明确医生权利与义务的辩证统一关系的内涵,有利于医生权利的正确合理的行使以及医生义务的积极履行,有利于对患者及其家属利益的维护,有利于医患双方的理解和沟通,有利于和谐的医患关系的建立。

(阳天明)

复习思考题

1. 试分析医生角色与医生的权利和义务的关系。
2. 试分析医生的法定义务和道德义务的关系。
3. 试分析医生的权利和义务的关系。

案例分析

[**案例1**] 因为妻子今天临时加班，平时不负责接送孩子的李大夫，下班后要去学校接上一年级的孩子。由于患者较多，李大夫已经错过了学校的放学时间。正在他急匆匆地赶往学校时遇到了一起交通事故。一辆出租车为躲避一名老者而撞向路边，司机头部出血昏迷在车内，老者因遭受惊吓手捂胸口表情痛苦地瘫倒在地上。

案例讨论题

1. 你认为面临选择的李大夫该如何去做？

2. 如果继续赶往学校接孩子。这样选择是否正确？是否需要为此承担责任？

3. 如果停下来，帮助老者和司机。这样选择是否有必要？自己的孩子如果出现问题，谁应为此承担责任？

[**案例2**] 一对年轻夫妇抱着刚满周岁的喉梗阻患儿来某医院求治，患儿呼吸困难，赵医生决定马上做气管切开手术，但患儿父母坚决不同意，赵医生对患儿的病情和手术的必要性进行简要的解释，并劝患儿父母同意给患儿做手术。

案例讨论题

1. 若患儿父母仍不同意手术欲抱着小孩离去，在此种情况下医生在道德上有无权利和义务阻止？

2. 若医生眼看着患儿父母抱着小孩离去，你对医生怎样评价？

3. 在场的另一位医生杨大夫看到患儿情况危急，便不顾患儿父母的反对，在孩子父母不给手术签字的情况下，毅然把患儿抱到手术室进行抢救，患儿得救了，孩子父母感激涕零。对杨大夫的行为应如何评价？

第五章　病人的权利和义务

第一节　病人角色

一、病人角色的概念

（一）病人角色概念的经典界定

1. 帕森斯的病人角色概念　塔尔科特·帕森斯（T. Parsons）在他的《社会系统》（1951）一书中，阐述了复杂的社会功能模型，其中引出了他的病人角色概念，他认为病人角色概念可以描述为四个基本方面：

（1）病人可以免除正常的社会义务：病人可从其常态时的社会角色中解脱出来，一个人患病是他/她免除正常的角色活动和社会责任的理由。不过，免除活动与所患疾病的种类和疾病的严重程度相关。疾病越严重，被免除的活动和责任越多。不论是部分地还是有条件地合法地免除责任，他持续的时间取决于病人的其他方面完成的情况如何。免除责任需要医生认可，因为医生在判断什么是病态方面具有权威性。医生的认可是一种保护性的社会功能，防止有人装病，即防止"诈病者"利用病人角色来逃避其社会责任。

（2）病人对自己的疾病状态不负有责任：一个人得病通常被认为不是病人自己所能控制的。要改变疾病状态得到康复，除了个人强烈的康复愿望或动机外，必须施加行之有效的治疗措施，即不应责怪病人为什么患病，社会所能够要求病人的，是病人尽可能快地从疾病状态中恢复。

（3）病人应努力使自己痊愈：病人角色的前两个方面是第三个方面的前提，第三个方面就是病人应该认识到患病是不符合社会对个人的期望的。社会希望它的成员健康，能承担社会角色、社会责任。免除正常责任对于重新获得健康的期望暂时的和有条件的，作为病人应该力图重新恢复健康。换句话说，病人有康复的义务。

（4）病人应该寻求技术上适当的帮助和与医生合作：康复的义务包括病人进一步寻求技术上适当帮助的义务，这种帮助往往由医生提供。在尝试康复的过程中，病人应当与医生合作。

总之，帕森斯的病人角色概念，既强调了病人有从常态社会角色中解脱出来的权利，又认为有寻求医疗，早日康复，从而恢复其社会职责的义务。他第一次用社会学的眼光审视常见的病人和病人角色是有意义的。显然，帕森斯的提法过于简单化，人们可以从不同方面对其提出批评和补充。例如，一个人患轻病、慢性病等不一定能够也不一定应该解除其常态的社会责任；一个有意违反操作规程、有意违反交通规则而导致创伤的病人不能不对其自身导致伤残的行为负责；实际上，养成良好的社会习惯和生活方式、维护和保持健康是每一个人的义务；一个人想治疗其疾病，但在客观上未必能办到，因为社会经济条件、医疗发展水平本身等都有可能使某些病人康复的义务无法履行。

2. 登顿关于病人角色的讨论 美国社会学家登顿(J.A.Denton)也曾归纳出能对病人角色的期望产生影响并使之发生变化的八种原因,他的讨论对从社会视角观察病人角色是很有帮助的。

(1) 因人而异,因病而异:同样的咳嗽出现在母亲身上,母亲可能觉得无所谓,但若出现在她的婴儿身上,母亲可能会很重视,对于一种可以治愈的病和不治之症的期望是不一样的,甚至对同一种疾病在其不同严重程度、不同发展阶段的期望也是不一样的。

(2) 因治疗某一疾病的可能性而异:一个人患了重感冒,一般可能被要求去医院诊治。但是,若在流行性感冒大流行时,医院人满为患,那么同样的感冒情况则只可能在家里休息。

(3) 因对某种社会人口状态的看法不同而异:比如,社会上经常存在着一种看法:老人总有病的,常常不论老年是否真的有病,总把他们当成病人看待。

(4) 因期望者与被期望者的关系不同而不同:比如,对于同样一个病人,他的配偶常强调有病的配偶养活其他社会角色的义务,他的雇主常强调尽量减少对工作能力的丧失,他的医生则常强调要听从医务人员的劝告。

(5) 有关人员对某种病的信念不同导致其态度不同:比如,妊娠、酗酒等,有人看成为病患,有人则不看成病患。

(6) 患病个体社会价值不同,人们的看法也有别:比如,下列情况下可能出现社会价值的下降:老人、穷人、酗酒者、自杀未遂者。

(7) 根据病程的长短和与有关人员的利弊关系如何,有关人员的期望也不同。

(8) 有关人员离患者所在地的远近不同,期望也不同:比如,陪住在医院中的人员的期望和远处的人员对患者的期望不同。

(二) 病人角色的不同认识

1. 对"病人角色"的片面认识 仅从医学和生物学的角度,或仅从社会学的角度去认识病人角色,都是片面的。

(1) 仅从医学和生物学的角度,去认识病人角色是片面的:"生病的人就是病人",这种理解只看到了"病"的生物学、医学属性,而忽视了人的社会属性。有些患有疾病的人可能没有求医行为,照常工作、生活和学习,不认为自己是个病人,社会上也没有将他们列入"病人"行列。

有些人没有躯体疾病,只是觉得不舒服,有"病感",到医院寻求医生的帮助。还有些人既无疾病,又无病感,只是为了要求医生的诊断书或处方到医院看病,也被列为"病人"。此外,到医院进行常规检查的怀孕妇女、结婚或者其他原因需要体检的健康人,也往往被纳入"病人"之列。

(2) 仅从社会学的角度,去认识病人角色也是片面的:随着医学模式的转变和医学社会学的发展,人们对病人角色的社会层面的意义越来越关注,有学者把病人角色定义为"有求医行为或正处在医疗护理中的人"。这个定义的特点是:病人角色必须以医生承认为前提;病人并不一定都要患病,只要医生认定需要医疗服务,就可以称为医学上的"病人";即使患病,但没有受到医疗服务,也算不得病人。显然,这种界定强调了求医行为这一社会现象,然而却离开了患病这一客观事实,最终,也很难对病人角色的概念自圆其说。它既不能区分出那些有求医行为的“病人”中哪些是“诈病者”,也很可能会漏掉一批因种种原因没有求医的患病者。

2. 病人角色的内涵和外延　对病人角色的认识应该既要从医学、生物学的角度,又要从社会学的角度进行考察;既要对社会上各类病人求医状况进行横向分析,又要对病人角色的自我认知、医学认知、社会认知的发展过程进行纵向考量。

(1)“病人角色”的内涵应该包括:①生理或心理异常,并出现医学意义上的阳性体征者,患病这一客观事实规定着病人角色的本质;②以医学标准为前提,病人得到社会和其他社会成员的承认,病人因此享有特定的权利和履行相应的义务;③病人应该有相应的行为模式,进入或未进入新的社会关系之中。可见,确立病人角色应从医学和社会学两个方面加以考虑,是否患病是前提和基础。同时,作为一种特定的社会角色必具有其相应的行为模式,还必须得到社会成员,尤其是医务工作者的认定。

(2)从病人求医状况进行分析:病人有预防求医行为、门诊求医行为、住院求医行为和康复求医行为四类,与此相对应,就有预防病人、门诊病人、住院病人和康复病人等外延的规定。

(3)从对病人角色的自我认知、医学认知、社会认知的发展过程进行考量:病人的认知经过非病人、潜在病人、知晓病人、行为病人(也可称为角色病人或求医病人)的过程,所以,在这个意义上,病人应包括潜在病人(tale patient)、知晓病人(aware patient)、行为病人(active patient)和假病人(foule patient),如“诈病者”等。

二、病人角色的确认

患有疾病是确认病人角色的前提和客观基础,至于是否求医或得到医疗服务,则会受到种种社会因素的影响和制约。病人角色的确认需要以求医行为作为标准,需要有一个客观标准作为支撑,还必然伴有人们的认知过程,受主观因素的影响。因此,确认过程受到医生和病人对疾病的判断的影响,受到病人是否采取就医行为的决定,是一个病人的自我确认和社会确认的过程。

(一)医生和病人对病患的判断

医生对病的判断和一般人对病的判断,有时一致,有时不一致,共有四种情况,如表 5-1 所示。

表格中 A、D 两种情况是医生和一般人的认识是一致的。B 种情况是实际上有病、病人认为没有病而没有去就诊;C 是实际上没有病、病人认为有病而去就医。B 种情况延误了就医机会;C 种情况增加了对自身、对医疗机构和对社会的精神和经济负担。

对于一个社会,A、D 两种情况的人越多越好,而 B 种情况的人多,说明该社会的卫生保健知识不够普及,人们缺乏发现健康问题的能力;C 种情况的人多,除了说明缺乏卫生保健知识之外,还可能导致医疗保健系统的效能降低,使医疗保健系统被一些实际上并不需要的人所占用。

表 5-1 医生和病人对病患的判断

		对病的临床判断	
对病患的自我判断		无病	有病
	不认为有病	A	B
	认为有病	C	D

(二) 病人对病患的自我判断与是否就医的情况

病人对病患的判断和是否就医,共有四种情况,如表 5-2 所示。

表中 A 种情况一般是理所当然的,没病不必就医,但存在着有相当一部分人,由于缺乏医药知识,有了病并不知道,因而没有就医,损害了健康。C 种情况是无病也就医,或者是以预防为目的,定期的体格检查,为了及早地发现健康上可能存在的问题,或者某些特殊要求,如出国、就业等,或者由于不正当的社会动机,通过“诈病”而逃避某些社会义务;D 种情况中就是见到的多数就医者,他们感觉有病,并采取求医的正确方式以恢复健康。B 种情况是自己感觉病了,但是并不去就医,其中包括两种情况:一种是有病不想去就医,一种是有病虽想去就医但不能实现就医的愿望。

表 5-2 病人对病患的自我判断与是否就医的情况

		对病患的自我判断	
对医疗的寻求		不认为自己有病	认为自己有病
	不就医	A	B
	就医	C	D

(三) 病人角色的自我确认

病人角色自我确认是病人对自身患有疾病的自我发现、感觉或认定的社会心理过程。常见的表现形式有三种:①病人发现或感觉到自己患有疾病,并且承认患病,愿意放弃原有社会角色的权利和责任、义务,进入病人角色接受医疗照顾,对于住院病人而言,尤其如此;②尽管病人发现或感觉到自己患有疾病,但不承认患病(如“隐病者”)或承认患病但不愿放弃当前社会角色的权利和责任、义务;③由于怀疑或担心自己患有疾病,或由于某种原因诈病,主动要求解除当前社会角色的责任,享受病人角色的待遇。

(四) 病人角色的社会确认

病人角色社会确认是指社会认定某个人已经患有疾病,应当得到医疗服务或相应的社会照顾。它主要以医疗服务部门根据医学理论、方法或技术手段做出的诊断为依据,具有较大的权威性；另有一种情形常见于就医不方便的地区，通过社会成员根据的医学常识或患病体验来确认。前种情况意义更为重要，对病人角色的确认起着决定性的作用。当然，医疗部门也可以根据医学理论、方法或技术手段做出的诊断为依据，确认某人没有患病或者已经痊愈，即已经从“病人角色”中脱离出来，可以重新履行原来的社会角色的权利和责任、义务。

可见，自我确认与社会确认都是以事实判断为依据，反映了社会对人的生命价值的看法和对健康与疾病的认识。总之，患病是确认的前提；求医行为提供了确认的可能性，而医疗部门的确认起了决定性的作用。如果自我确认与社会确认结论一致，患者可以享受这一特殊角色的一定权利，受到社会照顾和医疗护理。如果两者结论不一致，当社会确认而自我不确认，就有可能出现被动求医或强制性求医而解除或部分解除原有社会角色的权利和责任、义务；反之，自我确认而社会不确认，就可能被当作“诈病者”或存疑者而难以得到社会照顾和医疗支持。

三、病人角色的认同和扮演

（一）病人角色认同和扮演的四个阶段

病人角色的认同和扮演过程就是患者对病人这一角色的认识和接受过程，一般经历如下四个阶段。

1. 感受与怀疑阶段 病人已经感到身体不适或发现有某些异常，但不愿承认或无法确认是否患病。

2. 求医与不安阶段 面对患病这一事实，病人开始自己用药或求医，希望早日恢复健康，但又不知疾病预后而惶恐不安，心烦意乱。

3. 治疗与认同阶段 患者完全投入到病人角色之中，一方面开始接受正规治疗，另一方面安于接受来自社会、家人等各个方面的照护。

4. 康复与解脱阶段 经过医务人员积极的诊断、治疗和护理，病人病愈康复，恢复原有社会角色。

（二）影响病人角色认同和扮演的因素

影响病人角色认同和扮演的因素有很多，主要可以概括为四个方面。

1. 个人情况 包括病人的年龄、性别、经历、文化背景和程度、职业、经济状况、个人识别症状的能力、可以得到的信息和医学知识水平等。

2. 疾病情况 包括所患疾病的性质、症状和持续的时间长短、能感受到的症状的严重程度、由此症状所致的社会能力和体力的丧失程度、病程发展、疗效等。

3. 医疗机构情况 包括医务人员的技术水平、医德状况、服务态度、服务价格、医疗环境等。

4. 卫生保健制度状况 包括医疗机构设置的可及性程度（是否方便就医）、医疗保障制度状况（是否承担得起医疗费用）、医疗机构的管理状况（对医疗服务本身以及其价格等的管理）、政府承担卫生服务的程度（如政府承担计划免疫，病人就容易接受服务）等。

了解影响角色认同和扮演的因素,有助于缩短病人角色的认同过程,有助于个人以积极的心理状态和行为接受诊断、配合治疗,有助于医疗服务部门开展医疗卫生保健服务,控制和减少疾病对社会的影响。

四、病人角色的失调和调适

由于个体和环境等差异,一个人由健康状态向病人角色转变,或相反由病人角色向常态角色转变时,都可能发生障碍,出现角色适应不良,即出现病人角色的失调。需要具体分析导致这些角色适应不良的原因,采取相应的措施进行调适。

(一) 角色行为缺如

角色行为缺如,是指已经患病的个体尚未进入患者角色的情况。被证实有病的个体,拒绝承认自己患病或尚未意识或不愿意意识到自己患病,其结果是个体不能按照患者的角色行事,不享受患者的权利,也不履行患者角色。与此同时,个体也可以采取一些消极的方式抵制医师的建议和要求。不愿为达到治疗目的而暂时约束自己,不愿为治疗或检查的目的而暂时放弃自己固有的生活习惯。这种情况不利于诊疗,个体可因为上述情况导致病情加重。

出现角色缺如的原因是多方面的,主要有:

(1) 医疗常识缺乏,个体不能认识到自己的疾病,特别是在自我感觉尚属良好的情况下。例如一些肾病早期患者,虽然肌酐等指标已经提示肾脏功能的损害,但有的个体并不在意,直至出现肾衰竭。

(2) 在特定的社会背景下,承认自己患病就意味着自己的社会价值被贬低,意味着入学、就业、婚姻等会受到影响。例如患精神疾病、癫痫、性病及其他传染性疾病、性功能障碍等。

为此需要大力开展社会健康教育,发展医疗保健事业,注重对病人群体的关怀,使患病个体顺利进入患者角色。

(二) 角色行为冲突

角色行为冲突,是指病人角色与其他角色发生冲突。这是由于在角色认同过程中,病人对某种需要的迫切要求或强烈程度超过了求医治病的动机,不愿放弃原有的角色行为。

社会每个个体都是个“角色集”,一个人在不同的社会环境条件下担负着不同的社会角色,次要角色要从属于主要角色,比如,在单位可能是教师或医生,在家中可能是父母或子女。一个人在长期的社会生活中已经形成与所扮演角色相适应的思维方式、行为模式及情感和追求等。当患病时,需要从原有的角色转化为病人角色,就可能使病人产生某种失落感而焦虑不安。例如,一家化妆品公司的董事长因病住院,为了不影响工作,将病房改建为“办公室”。

角色冲突的产生与个体的个性特征、社会文化观念的影响、个体的经历等多种因素有关。在实际工作中应对角色冲突进行具体分析,正确处理。

(三) 角色行为减退

角色行为减退,是指个体在进入患者角色后,其疾病尚未得到控制仍处于疾病状态时,由于他种更强烈的情感需要,表现出来的对疾病或伤痛忽略的现象。

在战场上"轻伤不下火线",在疾病过程中,由于经济,或由于突发事件或由于对治疗绝望等原因所出现的不再遵从医嘱,对治疗和护理不再合作等。比如,家属突发更严重的疾病或出现意外,这时病人会放弃休息或治疗去照顾家属。

在这种现象出现以后,由于个体完全没有,或没有完全将自己作为患者对待,因此,对医院的管理和医护人员的建议或劝告相当反感,甚至会出现对立情绪。这时就需要医务人员通过耐心、细致的工作避免病人角色行为减退,配合诊疗和护理,促使病人早日康复。

(四) 角色行为强化

角色行为强化,主要表现为安于病人角色,或自觉病情严重程度超过实际情况,或小病大养。常见于疾病治疗的后期。家庭关系不和、人际关系紧张等因素均可能造成病人角色强化。

其原因主要有病后体力和能力下降,自信心减弱,依赖性加强,对承担原来的社会角色存在恐惧和不安;或因患病而因祸得福,期待继续享有病人角色所获得的利益;或以此来回避家庭和社会关系的矛盾。

这就需要医务人员增强病人恢复健康、回归正常社会角色的信心,同时,社会关系的和谐有利于避免病人角色强化行为。

(五) 角色行为异常

角色行为异常,是指患者的行为超出了患者角色所界定的范围。比如,患者以治疗疾病为目的住院,却在住院期间专门挑医院和医护人员的毛病,处处与医护人员为难,或挑拨其他患者和医护人员的关系,制造矛盾,惟恐天下不乱,甚至对为自己进行医疗护理的医务人员产生攻击性行为;当医护人员因为某些失误而引起别的患者不满的时候,往往幸灾乐祸,或在门诊以及住院过程中出现违纪违法行为等;或者病态固执,甚至拒绝有效的治疗方案,发生角色应激,严重者可因抑郁、悲观、厌世而导致自杀等。

出现角色异常的原因很多,与患者的处境、受教育程度、年龄、性别、个性特征等因素有关。需要具体分析,分别采取相应措施。

第二节　病人的权利

一、病人权利的涵义

病人的权利,就是病人由某种力量所保障的索取的利益,是病人应该且必须得到的利益。

由于保障病人利益的力量有道德和法,所以,病人的权利包括道德权利和法定权利;由于现代医学的发展可能为病人提供无止境的医疗服务,而每个人不可能都获得这种无止境的医疗服务。所以,病人的权利包括基本权利和非基本权利。目前,人们普遍认为获得初级卫生保健是病人的基本权利,非初级卫生保健是病人的非基本权利。随着社会的发展,病人的基本权利的范围在不断扩大。

二、病人权利运动

病人权利保护,可以追溯到18世纪90年代的法国大革命时期,当时第三等级中的资产阶级大讲人权,提出了“给穷人以健康权”的口号,当时的“穷人委员会”为争取病人的权利做了大量工作。在病人权利运动的影响下,病人权利问题成为法国大革命后期的新问题,这使病人的权利在一定程度上得到了保障。

进入20世纪60年代,影响最大的病人权利运动发生在美国,其思想基础是人权运动、女权运动和随后广泛持续开展的消费者权益保护运动,其中特别是人权运动的影响更为突出,曾经形成了病人权利运动高潮。1973年,美国医院协会制定了《病人权利法案》,提出了病人的十二项权利,包括:

(1) 病人有权得到考虑周到的、尊重人的医疗护理;

(2) 病人或其代理人有权从他的医生处按病人懂得的语言,获悉有关他的诊断、治疗和预后的全部最新信息。如果从医疗的角度认为不宜告知病人,可告知代表病人的适当人士;

(3) 病人有权在任何治疗开始前,获得关于知情同意所必需的信息,尤其是特殊的手术、治疗的重大危险,以及不能工作的可能期限;

(4) 病人有权在法律允许的范围内拒绝治疗,并有权获悉他的行动引起的医疗后果;

(5) 病人有权不受任何人的干扰考虑有关他自己的医疗计划;

(6) 病人有权要求保守关于本人医疗护理方面的每一秘密。病案讨论、会诊、体检和治疗都是机密,对有关其医疗护理的一切信息和记录都要作为秘密处理;

(7) 病人有权期望医院在力所能及的范围内,必须对病人要求提供的服务做出合理反应;

(8) 病人有权在有关他本人医疗护理的范围内获得医院与其他卫生单位、医学教育单位相互关系的信息。病人有权对各种治疗医生的专业关系,逐人获得全部信息;

(9) 病人有权参加协商,有权拒绝医院所提出的进行和从事影响自己治疗和护理的人体试验研究计划;

(10) 病人有权期望医疗护理能够合理地继续进行;

(11) 病人有权查对结账清单,并听取解释,不论是由谁付款;

(12) 病人有权知道医院哪些规章制度适用于他作为病人的行动。

同年,美国将“医疗事故委员会报告书”以通俗的语言写成“患者权利章程”,强调必须分发给每个患者,产生和建立了“病人权利保护人”的制度,成立了“病人代理人协会”。1980年,召开了第一届全美病人权利会议。患者权利保护人作为患者利益的代表在医院中起作用,现有编入医院系统的专职人员,1979年,已建立患者权利代理人协会,1980年,召开了第一届全美患者权利会议。

与此同时,病人权利运动也在欧洲、澳州等地展开。1975 年 12 月,欧洲议会理事会将一个有关保证病人权利的建议提交给它的 16 个会员国。进入 20 世纪 90 年代以后,病人的权利涉及了更多的国家和地区,不仅在欧美,亚洲国家也积极参与进来。1991 年关于病人权利的国际会议在日本举行,在律师和医师的推动下,日本形成了关注病人权利的潮流,并正在进一步向前发展。

在国际病人权利运动的影响下,我国的“病人的权利”问题也逐渐引起重视,病人是医疗服务的消费者,医疗消费成为每年“3·15 国际消费者权益日”的消费投诉热点,成为消费者维权的重要内容。《民法通则》(1986 年)、《民事诉讼法》(1991 年)、《医疗机构管理条例》(1994 年)、《执业医师法》(1998 年)、《医疗事故处理条例》(2002 年)等法律、法规成为消费者维权的法律依据。一些学者出版著作、发表学术论文,一个时期,尊重病人的权利成为许多医院和医务人员的自觉行动。1997 年,中华医学会医学伦理学分会制定了《病人的权利与义务》,规定了病人权利的内容:

(1) 有维持生命,享受公正医疗的权利;

(2) 在诊疗中有获得自己病情、预后及选择和同意治疗计划的权利;

(3) 有监督自己医疗权利实现,在支付医疗费用时有要求提供明细账单的权利;

(4) 当发生医疗事故有要求赔偿及诉讼的权利;

(5) 有要求保护个人隐私的权利;

(6) 有因病免除一定的社会责任及义务的权利。

三、病人权利的内容

(一) 生命健康权

生命健康权是公民的基本权利。我国《宪法》第四十五条中规定:中华人民共和国公民在年老、疾病或者丧失劳动能力的情况下,有从国家和社会获得物质帮助的权利。国家发展为公民享受这些权利所需要的社会保险、社会救济和医疗卫生事业。《民法通则》第九十八条中规定:公民享有生命健康权。《消费者权益保护法》第七条规定:消费者在购买、使用商品和接受服务时享有人身、财产安全不受损害的权利。消费者有权要求经营者提供的商品和服务,符合保障人身、财产安全的要求。《药品管理法》第一条规定:为加强药品监督管理,保证药品质量,保障人体用药安全,维护人民身体健康和用药的合法权益。《执业医师法》也把“保护人民健康”作为其立法目的之一。

病人的生命健康权包括生命权、健康权、安全权和医疗权等,其中生命权、健康权和安全权是紧密相连的。生命权是一项独立的人身权,是指人的生命安全不受侵犯的权利,其中蕴涵安全权,它的基本内容延续维护人的生命活动的延续,防止人为地将其终止。健康权是指病人享有使自己在身体上,心理上和社会上保持完满状态的权利。医疗权是公民在生命受到伤害、健康受到威胁时,有通过医学技术方面获得帮助的权利。公民有权获得生命权、健康权、安全权和医疗权。国家、社会、医药卫生服务单位和医务人员有义务维护和实现病人的生命健康权。

(二) 人格尊严权

病人的人格尊严受到尊重的权利是我国宪法规定的公民受尊重权在医疗卫生领域中的体现。《民法通则》第一百零一条规定:公民的人格尊严受法律保护。《消费者权益保护法》第十四条规定:消费者在接受服务时,享有其人格尊严、民族风俗习惯得到尊重的权利。前者是指消费者在购买、使用商品和接受服务时享有人格尊严不受他人侵犯的权利;后者则是指少数民族消费者在购买、使用商品或接受服务时,所享有的其民族风俗习惯不受歧视、不受侵犯的权利。

病人的人格尊严权,是指病人在接受医疗服务时,其人格尊严受到尊重的权利。人格是个人的尊严、价值和道德品质的总和,是一个人在一定的社会中的地位和作用的统一。尊严是对个人或社会集团的社会价值和道德价值的认识和自我肯定,承认人的生命价值的存在是最基本的尊严。病人的人格尊严权当然应受到尊重。具体表现在:

(1) 病人的人格应该受到尊重。病人在诊疗过程中享有尊严,其人格应受到尊重,不应因为患病而受到任何歧视。病人只是身体上有疾病的人,除了健康,他(她)与一般人没有任何差别,因而应享有一般人享有的一切权利。不能受到嘲讽、侮辱、漫骂。

(2) 病人的身体应该受到尊重。在诊疗的过程中,病人的身体、尤其是缺陷不得作为笑料,更不能广为传播。

(3) 病人的民俗风俗习惯应该受到尊重。在诊疗过程中,要充分考虑少数民族患者的风俗习惯、禁忌。

(4) 病人不应受到慢待。医务人员不能高高在上,对病人不屑一顾、爱理不理、敷衍了事。

(三) 公平医疗权

《消费者权益保护法》第十条规定:"消费者享有公平交易的权利。"消费者在接受服务时,有权得到质量保障、价格合理、计量正确等公平交易条件。

病人的公平医疗权,是指病人享有公平合理地接受诊断、治疗和护理的权利。公平医疗权包括多层意义:

(1) 任何病人在接受医疗服务时,所享有的医疗权利是平等的。任何患者都享有基本的、合理的诊疗及护理权利,国家和社会应该通过积极努力,使人人享有初级卫生保健;任何人患病都应该受到基本的医疗对待,不应因为民族、性别、年龄、职业、地位、财产状况等因素而有所差别。

(2) 任何病人接受的诊疗、护理服务应该是合理的,患者付费应得到与价格相对应的服务质量。

(3) 病人享受医疗服务的价格,应该是符合国家、省、市、自治区统一标准的、合理的价格。

(4) 医疗单位在为病人提供医疗服务中,必须执行国家法定计量单位,所有医用计量器具必须准确。

（四）知情同意权

《消费者权益保护法》第八条规定：消费者享有知悉接受服务的真实情况的权利；消费者有权根据商品或者服务的不同情况，要求经营者提供服务的内容、规格、费用等情况。第九条规定：消费者享有自主选择商品或者服务的权利。消费者有权自主选择提供商品或服务的经营者，自主选择商品品种或服务方式，自主决定购买或者不购买任何一种商品，接受或者不接受一项服务。消费者在自主选择商品或服务时，有权进行比较、鉴别和挑选等。第十条规定：消费者在接受服务时，有权拒绝经营者的强行交易行为。《执业医师法》第二十六条规定：医师应当如实向患者或者其家属介绍病情，但应注意避免对患者产生不利后果。医师进行实验性临床医疗，应当经医院批准并征得患者本人或者其家属同意。《医疗机构管理条例》第三十三条规定：医疗机构施行手术、特殊检查或者特殊治疗时，必须征得患者同意，并应当取得其家属或者关系人同意并签字；无法取得患者意见时，应当取得家属或者关系人同意并签字；无法取得患者意见又无家属或者关系人在场，或者遇到其他特殊情况时，经治医师应当提出医疗处置方案，在取得医疗机构负责人或者被授权负责人员的批准后实施。《医疗事故处理条例》第十一条规定：在医疗活动中，医疗机构及其医务人员应当将患者的病情、医疗措施、医疗风险等如实告知患者，及时解答其咨询；但是，应当避免对患者产生不利后果。

病人的知情同意权，是指病人在接受诊疗服务时，有权了解自己的病情、医疗机构和医务人员有关情况等信息，对医疗机构和医务人员有权进行选择，对医师提出的最终诊断、治疗方案有权决定取舍。病人的知情同意权包括知情权、选择权和同意权。

1. 病人的知情权　病人的知情权是指病人有权获知医院及医务人员的有关信息以及自己身体、疾病和诊疗的有关信息。首先，按照有关规定，医院的基本情况、收费标准等信息以及医务人员的姓名、职称、专长等信息应该向社会公布，病人有权获知。其次，病人对自身所患疾病的性质、严重程度、治疗情况及预后，有知悉的权利。传统的保护性医疗制度，要求对一些患恶性疾病、诊断清楚的患者，千方百计不让病人患者知晓。但随着社会的发展以及病人权利意识的增强，现在人们越来越发现这种制度的局限性，例如：剥夺了病人的认知权；增加病人的猜忌和不安，影响病人对医护人员的信任；增加了患者家属的心理压力等。所以，今天的病人的知情权强调：医师在不影响治疗效果的前提下，适当考虑患者承受能力，应让患者知悉病情。尊重病人的知情权，并不是简单的事情，需要充分考虑：

（1）区别病种和病情而灵活对待：如果病人所患疾病是普通疾病，应该如实告知；如果是恶性疾病，而且已经处于晚期，需要选择合适的场合、采取合适的方式、寻找合适的时机告知病人。

（2）掌握好告知的程度：对于心胸坦荡、心理承受能力较强的病人，可以将病情和严重程度如实告知，并要求密切配合治疗计划，争取最好效果；对于心理承受能力较差的病人，就更需注意告知的场合、方式和时机。

（3）在告知病人的过程中，要注意发挥病人家属的作用。

（4）不要把疾病预后说得过于绝对。

2. 病人的选择权　病人的选择权是指病人有比较、鉴别和选定医疗机构、医务人员、就诊方式、检查项目、诊疗方案、药品等权利。适应计划经济体制建立起来的医疗卫生体制忽视了病人的选择权。适应市场经济体制,我国的卫生事业改革和发展,越来越强调尊重病人等医药消费者的选择权,例如,在基本医疗保险制度中,最大限度扩大定点医院和药店,医疗实践中应当实行“病人选医生”等。医师不能强迫患者接受各种检查、治疗,也不能强迫患者使用其不愿意使用的药品。

3. 病人的同意权 病人的同意权是指病人对医务人员提出的“最佳诊疗方案”有最终的决定权。医疗活动的高度专业性,决定病人的选择权实现不同于一般的消费,对于一般消费,消费者有比较、鉴别和选择的能力,而医疗消费的选择需要得到医生的指导和帮助,即病人的选择权实现需要医师为病人的自主选择提供充分条件,在此基础上,通过“同意”来实现选择权。

(1) 医生应为病人的选择提供如下条件:①详细解释病情;②告诉病人治疗或不治疗可能出现的情况;③告诉病人各种可能的诊疗方案;④告诉医务人员自己认为的“最佳诊疗方案”。

医务人员的“最佳诊疗方案”是在考虑各个方面的因素,其中包括病人本人等很多因素的基础上形成的,但这个“最佳诊疗方案”需要得到病人的最终“同意”。如果病人同意,医务人员还需要告诉病人所实施的诊疗方案中的注意事项和如何配合诊疗。

(2) 如何对待病人的拒绝:如果医务人员提出的“最佳”方案遭到病人的拒绝怎么办?

1) 确定病人是否具有自主选择能力:考虑以下两个操作因素:首先,年龄,即考察病人的智力状况能否胜任这种选择。自主决策对病人来讲是极其严肃的重大决定,我们建议十八周岁以上才具有自主选择能力,十八周岁以下则不具有自主选择能力;其次,精神状况是否胜任这种选择,是否有昏迷、痴呆等病理精神障碍等。

2) 遵循下列原则:首先,病人本人和家属的意愿都应考虑,这里的家属应是与之关系最为密切的。如配偶、父母、子女等。其次,在病人具有选择能力时,病人本人和家属意见无法统一时,侧重病人本人的意见。再次,在病人不具有或丧失选择能力时,把决策权转移给其家属。最后,当医务人员的“最佳”方案遭到自主选择能力正常的病人和家属的拒绝时,则应设法搞清楚拒绝的真实理由,然后,有针对地做解释工作,如果这种努力失败,则应尊重这一选择,同时作好详细和完整的病案记录。

(五) 隐私保护权

隐私权作为人权的概念最早出现在美国,据今已有100多年的历史,1974年,美国制定了专门的《隐私法》。隐私权保护在当今中国也受到人们的广泛重视。我国《民法通则》第一百零一条规定,公民享有名誉权。凡以书面、口头等形式宣扬他人隐私者,被认定是侵害公民名誉权的行为,要受到法律制裁。《执业医师法》第二十二条第三款规定:医师应关心、爱护、尊重患者,保护患者的隐私。《医疗机构病历管理规定》在第六条规定:因科研、教学需要查阅病历的,需经患者就诊的医疗机构有关部门同意后查阅。阅后应当立即归还。不得泄露患者隐私。

病人的隐私是指病人不妨碍他人与社会利益的个人的不愿他人知悉的信息。病人的这些信息领域不能随意侵入,尽管每个人对这些信息的敏感程度可能不同,但人们对于很多信息是否是病人隐私的认识是一致的。如病人的某些病史、疾病、生理缺陷、个人生活、夫妻生活、私人嗜好、子女血缘、财产收入甚至宗教信仰等。医疗职业上的方便条件，使医务人员容易获悉病人许多隐私，病人为了医师对自己疾病的诊治甚至会主动告诉病人自己的隐私，泄露病人的隐私会使病人及其家属感到羞怯、不安，并担心受到歧视。

医务人员尊重病人的隐私权，要求医师只有诊疗确有必要，方可进入病人的隐私信息领域；要求医师不能无故将由于诊疗需要而获知的这些信息泄露给其他人。在临床教学医院，带教医师有时需要病人参与教学，涉及上述隐私问题，需要由带教医师事先告知患者，并获得患者的知情同意后方可示教，这样，可以使病人心理上有所准备，予以配合，同时，还应采取一定措施最大限度保护病人的隐私。

（六）医疗资料获取权

这里的“医疗资料”是指病人诊治疾病的病历等资料。《医疗机构病历管理规定》第四条规定：在医疗机构建有门（急）诊病历档案的，其门（急）诊病历由医疗机构负责保管；没有在医疗机构建立门（急）诊病历档案的，其门（急）诊病历由患者负责保管。住院病历由医疗机构负责保管。但根据《医疗事故处理条例》和《医疗机构病历管理规定》的规定，病人及其代理人可以复印病人的病历。《医疗事故处理条例》第十条规定：患者有权复印或者复制其门诊病历、住院志、体温单、医嘱单、化验单（检验报告）、医学影像检查资料、特殊检查同意书、手术同意书、手术及麻醉记录单、病理资料、护理记录以及国务院卫生行政部门规定的其他病历资料。

在长期的医疗实践中，病历归医院所有，可能基于如下考虑：病人出院后，病历作为重要的医疗资料被存入医院的病案室，如病人再次到医院就诊，可以借阅病历，医师继续记录病人的情况，这样可以保持诊疗的连续性；可以作为医院及医师对病例进行回顾性科学研究的依据，有利于医务人员进行医学科学研究等。卫生部、公安部 1986 年 10 月发布的《关于维护医院秩序的联合通告》中明确规定：任何个人未经院方许可不得私自翻阅、索要、涂改、毁伤病历及其他医疗文件。1988 年 5 月，卫生部关于“《医疗事故处理办法》若干问题的说明”也明确指出：事故鉴定委员会和受诉的法院、检察院需要查阅原件时，持介绍信经医院院长签字，就地调阅。病人所在单位、病人、家属、事故当事人及其家属不予调阅。

病历归医院所有的制度，主要是在计划经济体制下，为了适应“公费医疗和劳保医疗是病人的福利”以及“病人就医定点”等状况形成的。今天，适应市场经济体制，随着医疗卫生改革和发展，患者有着越来越自由的权利去选择就医医院和医务人员，为了保持诊疗的连续性，病人有权利获得诊疗资料；尤其是适应病人维权的需要，病历是病人维权的重要依据，因为存在着医疗机构和医务人员侵害病人合法权益的可能，所以，法律在规定病历由医院所有的同时，规定患者本人或其代理人、死亡患者近亲属或其代理人有权利复印病历资料，由负责医疗服务质量监控的部门或者专（兼）职人员通知负责保管门（急）诊病历档案的部门（人员）或者病区，将需要复印或者复制的病历资料在规定时间内送至指定地点，并在申请人在场的情况下复印或者复制。复印或者复制的病历资料经申请人核对无误后，医疗机构应当加盖证明印记。

（七）损害求偿权

《民法通则》第一百一十九条规定：侵害公民身体造成伤害的，应当赔偿医疗费、因误工减少的收入、残疾者生活补助费等费用；造成死亡的，并应当支付丧葬费、死者生前扶养的人必要的生活费等费用。《消费者权益保护法》第十一条规定：消费者因购买、使用商品或者接受服务受到人身、财产损害的，享有依法获得赔偿的权利。《医疗事故处理条例》在第五章中规定了医疗事故的赔偿。

在传统市场经济体制下建立的卫生保健制度，由于公费医疗和劳保医疗是病人的福利，国家和集体出资保障公民的医疗保健，所以，一旦发生医疗事故，由医疗机构对病人给予一定的经济补偿。1987 年颁布的《医疗事故处理办法》第十八条规定：确定为医疗事故的，可根据事故等级、情节和病员的情况给予一次性经济补偿。补偿费标准由省、自治区、直辖市人民政府规定。

随着医疗卫生改革和发展，医疗卫生单位成为市场经济体制下特殊的社会主体，医患关系的属性发生了很大的改变，医患关系出现“商品化、市场化、民主化、法制化”的新趋势，医患关系变成了一种特殊的民事法律关系，必然受我国民事法律制度的调整。《医疗事故处理条例》规定了在考虑“医疗事故等级”、“医疗过失行为在医疗事故损害后果中的责任程度”、“医疗事故损害后果与患者原有疾病状况之间的关系”等因素后，确定具体医疗赔偿数额；赔偿包括“医疗费”、“误工费”、“住院伙食补助费”、“陪护费”、“残疾生活补助费”、“残疾用具费”、“丧葬费”、“交通费”、“住宿费”、“精神损害抚慰金”等项目，并按一定标准计算。患方可以通过与医疗机构协商，不愿意协商或者协商不成的，可以通过向卫生行政部门提出调解申请，也可以直接向人民法院提起民事诉讼，向承担医疗事故责任的医疗机构提出赔偿要求。

（八）医疗监督权

《消费者权益保护法》第十一条规定：消费者享有对商品和服务以及保护消费者工作进行监督的权利。这就从法律上明确了消费者不仅有商品和服务的使用权，而且也有参与对商品和服务提供单位的监督权。

作为医药消费者，病人可以依法行使要求医疗机构等医药提供者提供符合自己需要的质量、功能及其他要求的商品和服务。患者可以对医疗机构的医疗、护理、管理、收费、医德医风等各个方面进行监督。患者就诊哪家医院，就进入了医疗服务监督者的行列，就有权对该家医院进行评论。各医疗机构应该欢迎患者对自己的工作提出批评意见，尤其是通过患者对医护人员的监督，协助医疗机构提高医疗服务水平。对患者的批评监督要认真对待，尽快改进自己的工作，满足患者的合理要求。近年来，许多医疗机构公开药品、检查、治疗项目价格，形成“一日一清单”制度、从社会聘请“医疗服务监督员”等都是医院尊重病人医疗监督权的有益尝试。

四、病人权利的立法保护

通过制定有关法律、法规加强对病人权利的保护，是保护病人权益的法制基础，也是保护病人权利的有效途径。我国《宪法》和《民法通则》对公民享有的生命健康权进行了原则性规定。

《消费者权益保护法》是我国保护消费者权益的法律手段中最具有权威的法律形式。目前,医疗服务作为一种特殊的消费,同样适用于《消费者权益保护法》的规范。《产品质量法》也对病人权益的保护起到非常重要的作用,为了加强对医疗机构的管理,促进医疗卫生事业的发展,保障公民健康,1994 年 2 月 26 日国务院令发布了《医疗机构管理条例》。该条例对医疗机构的“规划”、“布局和设置审批”、“登记”、“执业”、“监督管理”等事项加以规定,这些规定,尤其是“执业”规定,从医疗机构的执业要求角度,涉及病人的合法权益及其保护。

为了加强医师队伍的建设,提高医师的职业道德和业务素质,保护人民健康, 1999 年 5 月 1 日实施了《执业医师法》。该法对执业医师、执业助理医师的“考试和注册”、“执业规则”、“考核和培训”等事项加以规定,这些规定,尤其是“执业规则”规定从执业医师的义务、规则的角度,涉及病人的合法权益及其保护。

2001 年修订的《药品管理法》对“药品生产企业管理”、“药品经营企业管理”、“医疗机构的药剂管理”、“药品管理药品包装的管理”、“药品价格和广告的管理”、“药品监督”等方面加以规定,以加强药品监督管理,保证药品质量,保障人体用药安全,维护人民身体健康和用药的合法权益。

2002 年 9 月 1 日起施行的《医疗事故处理条例》,对“医疗事故的预防与处置”、“医疗事故的技术鉴定”、“医疗事故的行政处理与监督”、“医疗事故的赔偿”加以规定,以正确处理医疗事故,保护患者和医疗机构及其医务人员的合法权益,维护医疗秩序,保障医疗安全,促进医学科学的发展。

对上述法律的执法和司法,是保护病人权益的重要保障。上述法律、法规一方面规定了加以保护的病人合法权益,另一方面,也规定了工商行政管理部门、医疗卫生行政部门、食品药品监督管理部门等应加强对病人合法权益保护的行政执法,对侵犯病人合法权益的行为,上述行政机构应给予行政处罚,情节严重触犯刑律构成犯罪的,司法部门依法给予刑罚处罚。

第三节 病人的义务

一、病人义务的概念

(一) 病人义务的涵义

病人的义务,就是由某种力量所规范的病人贡献的某些利益,是病人应该且必须付出的利益。病人在医疗过程中享有一定权利的同时,也需要承担相应的义务。主要是指病人对自身健康、医务人员的诊疗及对社会负责基础之上的一种责任。确定病人义务的规范有道德和法,所以,病人的义务同样有道德义务和法定义务。

(二) 病人义务的规定

我国的《宪法》、《刑法》和《治安处罚法》等对公民维护社会秩序做了法律规定,成为公民就诊维护医院等医疗机构正常秩序的法律基础。

为了维护医院的正常工作秩序，保障医疗预防工作的正常进行，卫生部和公安部于1986年联合发布《关于维护医院秩序的联合通告》，通告指出，医院是救死扶伤、治病救人的重要场所。禁止任何人利用任何手段扰乱医院的医疗秩序，侵犯医务人员的人身安全，损坏国家财产；患者要严格按照医嘱进行检查、治疗，不得在自己的要求未满足时寻衅滋事；患者就诊、治疗要按章交费，不准以任何借口拒付医疗费用；任何个人未经院方许可不得私自翻阅、索要、涂改、毁损病历及其他医疗文件；不准以任何借口长期占据病床拒不出院；不准干涉、阻挡对尸体的常规处置；严重传染病死者尸体必须及时火化；禁止将尸体停放在太平间以外的任何场所；禁止在医院内为死者举行各种形式的迷信祭祀活动；超过医院规定存放时限的尸体，医院有权代为处理，费用家属（或单位）承担；严禁以“医疗事故”为借口在医疗单位无理取闹。对寻衅滋事、打砸医院、殴打和侮辱医务人员的人，情节轻微的由公安机关按照治安管理处罚条例的有关规定予以治安处罚；情节严重、触犯刑律的，依法追究刑事责任等。

在发展与改革医疗卫生事业的过程中，国家在实现病人权利的同时，也通过有关医疗卫生的发展和改革方针、政策等规定，公民也应该为自己的健康承担一定的责任，主要体现在要求公民应该养成健康的生活习惯，建立科学的生活方式，应该积极参加基本医疗保障制度，并积极缴纳有关基本医疗保险费用和合作医疗有关费用等。

1997年，中华医学会医学伦理学分会制定了《病人的权利与义务》，规定了病人义务的内容：

（1）有提供与疾病有关真实情况的义务。

（2）有遵从医嘱，配合诊断和治疗的义务。

（3）有爱护个人身体，积极恢复健康的义务。

（4）有遵守医院规章制度，维护医院秩序，尊重爱护支持医务人员的义务。

（5）有交纳医疗费用的义务。

二、病人义务的内容

（一）预防疾病、保持和恢复健康

一个人一旦患病，其承担社会责任的能力减弱，对个人和社会都是一种损失，还会给家庭和社会造成负担。努力减轻社会的负担、减少损失，是每一个社会成员不可推卸的责任。从表面来看，一个人生病是超越个人控制能力的事情，因而患者对于自己的疾病似乎没有道德责任，但是人在生病前和生病后的行为却是自主行为，是需要个人承担道德责任的。作为病人，除了患病后及时就医、积极治疗外，更重要的是要防患于未然，建立合理的生活方式，养成良好的生活习惯，主动自觉地学习有关疾病的预防知识，相信科学，积极锻炼身体，增强机体抵抗力，减少疾病的发生。

（二）积极配合治疗

病人患病就医后，要配合医生护士的诊断、治疗和护理活动，信任医生护士，真实述说自己的病史、症状和病情,主动向医生护士介绍在治疗过程中的病情变化和感受。医院是社会公共场所,病人应该自觉遵守医院为维护正常医疗秩序而制定的一系列规章制度与规定;积极服从医务人员的诊疗护理,遵守医嘱。病愈后及时出院,协助医院的随访工作。

(三) 理解和尊重医务人员的劳动

在强调病人需要得到医务人员尊重的同时,医务人员同样也应该得到尊重。特别是医务人员的劳动是高度复杂的脑力劳动,直接给患者带来健康利益,更应受到患者的尊重。病人要尊重医务人员的工作,尊重医务人员的人格和权利,努力共同建立和谐的医患关系;同时谴责那些不尊重医务人员、强索药物、强行要求某些特殊检查和治疗,甚至辱骂、殴打医务人员的行为。

(四) 及时交纳诊疗护理费用

目前的医疗补偿机制还需要病人交纳有关诊疗费用,这就要求病人按照有关规定及时足额交纳有关诊疗护理费用。任何逃避、拖欠医疗费用的行为都是不道德的。对于确实无力支付费用的病人应按照规定办理有关手续。

随着医疗保障制度的改革和建立,我国将建立政府、用人单位和个人共同承担公民医疗保健费用的机制,建立医疗保险基金和合作医疗基金,这就要求每个公民及时交纳基本医疗保险和合作医疗有关费用,患病时及时按照规定的承担比例交纳相应的诊疗费用。同时,公民还可以根据自己的实际情况购买商业性医疗保险,提高自己的交纳医疗费用的能力。

(五) 支持医学科学研究和医学教育

医学科学的发展、医疗技术的提高离不开医学科学研究,现代诊疗技术为病人的康复带来的好处是前人为医学发展积累知识所做贡献基础上的。在医学发展过程中,医学理论必须经过临床检验,临床考察和检验需要有病人或健康人参与试验,事实上,任何一种治疗方法的第一次使用都具有人体试验的性质。这就需要病人在知情同意的基础上,积极配合医学科学研究。

医学人才的培养也需要病人的参与,缺乏临床经验的医务人员不会是合格的医务人员。医学生就是在临床教学医院,通过病人的参与,直观获得临床医学知识,掌握临床医学技能。因此,在医学发展史上,必然会有一部分患者参与医学教育和教学,这在伦理上是可以接受的。

患者支持医学科学研究和医学教育的义务,可以通过一种利益继承关系得到伦理学上的证明:任何患者享受的医学成果都是先前的患者参与医学科学研究和医学教育取得的,因此也应该为未来的患者参与医学科研和医学教育。

三、病人权利和义务的关系及其处理

(一) 病人权利与义务之间的关系

1. 病人的权利是基于其为一个社会的成员　病人的权利是基于其为一个社会的成员

而被承认、规定和赋予的，是基于他是一个社会成员而不是基于他是一个病人。现代的文明社会都赋予每一个成员很多权利，健康及相关权利是每一个社会应该通过创造条件满足其社会成员的，其伦理学基础是每一个人是该社会的一个股东、一个成员、一个分子，为我们的社会构成做出了最基本的贡献，病人的权利是基于其为一个社会成员的基本贡献而理应获得的。

2. 病人的义务是基于其是一个病人 病人的义务是基于其是一个病人而被承认、规定和赋予的，基于他是一个病人而不是一个普通的社会成员。病人参与到医务人员防病治病的实践中，为了战胜疾病，恢复健康，回归社会正常角色，理应履行有关义务。所以，病人的义务与他是一个病人应享有的权利并不必然相关，并不是因为他享有病人的权利而负有义务。

3. 病人的权利与其他社会主体的义务相关 如上所述，由于病人的权利是基于他是一个社会的成员，而通过其他社会主体的义务实现的，所以，病人的权利尽管不与他自己的义务相关，却与其他社会主体的义务相关。

4. 病人的权利更多是民众的基本权利 由于健康权是人的基本权利、是人权，尽管现代医疗卫生服务体系不可能满足人的所有医疗卫生权利，但上述病人的权利更多地属于人的基本权利，是现代文明社会成员理应拥有的。世界卫生组织（WHO）指出，维护公民的健康是每一个政府的责任，现代政府对实现病人的权利承担不可推卸的义务，政府应该通过建立医疗保障制度，发展医疗卫生事业，推行现代文明医疗等措施实现病人的权利。

（二）病人权利与义务之间冲突的处理原则

由于病人的权利是基于其为一个社会的成员，一个普通社会成员拥有更基本的权利，病人的权利更多是民众的基本权利；病人的义务是基于其为一个病人的特殊身份，所以，我们应该把尊重病人的权利放在首位，当病人的权利与病人的义务出现矛盾时，应该首先尊重病人的权利，或通过尊重病人的权利，合理处理病人的义务问题。

比如，在临床示教中，当尊重病人的“隐私权”和病人“支持医学教育”的义务出现冲突的时候，我们应该首先尊重病人的隐私权要求，或者通过知情同意后，才能开展示教；在临床急救过程中，病人的“生命健康权”与病人“及时足额交纳诊疗护理费用”义务发生冲突的时候，我们应该首先尊重病人的生命健康权，而可以通过完善基本医疗保健制度、商业医疗保险制度或社会救助基金解决医疗服务补偿问题。

（曹永福）

复习思考题

1. 阐述病人角色的内涵与外延。
2. 病人角色如何确认？
3. 病人角色如何认同和扮演？影响因素有哪些？
4. 病人角色失调的情况有哪些？失调后应如何调适？
5. 病人有哪些权利和义务？

案例分析

［**案例**］ 刘某准备到某医学院附属医院做人工流产手术，但她没想到，在进行“妇检”时自己竟被当成了教学标本。为此，羞辱难当的刘某以医院及当事医师侵犯了自己的隐私权为由告上了法庭。据刘某介绍，9月15日下午，她到医院妇产科门诊，告诉医师要做“人工流产”。一名戴眼镜的女医师让其进门诊检查室，刘脱下衣服后躺在检查床上，告诉医师自己准备好了。约一分钟后，医师推门而入，接着对外面的人说：“你们都进来”。随后进来了10多个穿白大褂的男女青年。

“我当时只穿了件短袖T恤，一下子面对这么多人，难堪得要命。稍微镇静些后，我要求让这些人出去。而医师说没什么，他们都是见习生，并让我躺好，不然没法检查。接着医师一边指着我的身体，一边向见习生介绍各部位的名称特征，其间还有见习生的笑声。我脑中一片空白，只能把脸扭向一边忍受着一切。”刘某告诉记者。

第二天，气愤难平的她找到当事医师，问进来那么多人为什么不先给她打招呼。医师回答：没必要。而另一位医师干脆对她说，在医院就没有隐私权。

官司一起，该医院在门诊大厅的显著位置挂出《告患者书》，写明了该医院是医学院的临床教学基地，来此就诊的患者应该配合，医务人员将恪守医学伦理道德，对患者疾病和个人隐私严格保密。结果，一纸《告患者书》引来一片拒绝声，患者纷纷对这种教学方式说“不”。经历这次波折后，医院发出了一份《致全国医院呼吁书》，呼吁书中写道：“作为临床教学医院，医师带教是医学教育不可分割的部分，也是临床教学的唯一途径，更是教学大纲的明文规定。如果教学医院必须先征得患者同意方可示教，医学院的见习生、实习生都会被患者拒之门外，医学教育事业如何发展？”

案例讨论题

1. 该案例中涉及的病人权利和病人的义务有哪些？

2. 如何处理其中病人的隐私权和配合医学教育义务之间的冲突？

第六章　病人的角色行为

求医行为是医患关系学研究的重要内容之一。由于疾病给病人带来了躯体上的痛苦和心理上的挫折,并进而影响着病人社会角色的实现,妨碍着病人的自由活动,因此,疾病就成为病人关注的中心。求医行为是病人普遍具有的行为,并使病人表现出特定的病人行为特征。医患关系的建立始于病人的求医行为,其发展与病人表现、病人行为紧密联系。由于受经济、文化、社会意识形态以及医疗条件等影响,病人求医行为往往表现出复杂的甚至是矛盾的情况。人们通常认为,一个人患了病会立刻去求医,然而事实并非如此,尤其是许多慢性病病人,从患病开始到找医生诊治,这其间可能隔了很长时间,有时他们求医已为时太晚,以致失去了治疗时机。另一方面,人们又常常认为,求医的人身体上总是存在某些疾病,实际上也并非如此。有些人求医是因为他们有某些心理障碍,身体上并无器官损害或病变;有些人则是为了取得病人角色而从中获得某些利益。可见求医行为受到许多因素的影响。要弄清这些因素,必须首先搞清疾病、病患、患病的内涵界定。这些概念的产生都不同程度的受到过生物、心理、社会等多方面的因素影响。

遵医行为是病人角色行为的重要方面之一,遵医行为与医患关系有着密切关系,常常决定着疾病的疗效和转归。因此,研究疾病行为、遵医行为,研究求医行为产生误区的原因及其纠正方法,提高遵医行为并防止遵医行为出现偏差和误导,是医务工作者的重要职责。也是提高医疗质量和构建和谐医患关系的内在要求。

医生的任务就是要对患者的疾病做出诊断,并且帮助患者尽可能地恢复到正常功能的水平,以满足患者的期望。在医疗行为中,医生应该综合考虑患者个体生理、心理和社会三个维度的整体状态,而不能把疾病局限于某些特定器官和系统。在医疗过程中,努力避免沟通中的误解,重视和患者交流过程中表现出的文化等方面的差异,提高医德修养,以建立良好的医患互动关系。

第一节　疾病行为

健康和疾病是医学中最基本的一对概念,人们时刻都在关心自身是否处于健康状态。医学研究和医学服务也都是围绕着健康和疾病的问题而进行的。正确地理解健康、疾病和疾病行为等概念及其内涵,以及人们在疾病的各个阶段心理状况和行为的变化,对认识人们的求医行为有很大的帮助,也是建立和谐医患关系的必要条件。

一、疾病的概念

人们对疾病的认识是一个逐步发展的过程,对疾病的不同认识在一定程度上决定了人们对疾病的不同处理方式。在远古时期,由于缺乏对疾病的认识,人类完全不了解人体的功能,只能与动物一样,靠自身本能来保持健康。因此人们都认为疾病的发生和是否能治愈都是神灵操纵的结果,人类的生命与健康都是神灵所赐,而疾病和灾难则是上天给予的惩罚,是由罪恶灵魂引起的。因此,人们对疾病的处理方式都是与驱除病人体内的罪恶灵魂的仪式结合在一起的。人类学家发现,在4000多年前的一些地区人们就采用一种手术方式,即在人的头盖骨上钻一个孔,以驱除被认为是藏在头颅中的罪恶灵魂。在我国的藏族地区,至今人们对疾病还存在这样的认识和类似的行为。据刘志扬在西藏的田野调查显示,历史文献记载西藏社会从活佛、贵族到普通百姓,患病之时普遍借助于宗教和巫术等超自然力量,治病时经常使用念经和驱邪等方法,即使到了20世纪60年代,西藏诊治疾病的大多仍是以僧人为主的藏医和民间巫医。现在西藏还可见借助于神灵治病的案例。在近代美国黑人和印第安人地区也存在一些民间疗法,宣称可以通过灵魂疗法来治愈患者的疾病和外伤。

古希腊时期西方出现了一些医学学说,我国的中医学说也开始逐步发展起来,开始对疾病有了一定的科学认识,提出了一些病理学说和病因学说。随着生理学、病理学和微生物学等科学的发展,人们在生物学上对疾病有了正确的认识。认为疾病是指机体在一定条件下,由于致病因素的作用,致使一定部位或层次的结构、功能发生异常变化,而出现一种复杂的具有一定明显的症状和体征的病理过程。这种疾病观,只从机体本身的病理变化来考虑,是一种狭隘的疾病观,是生物医学模式下的疾病观。

随着科学的发展,我们开始从生物-心理-社会医学模式角度去探索对疾病的认识。认为疾病是机体与环境之间动态相互作用的表现。疾病状态既是身体的,又是精神的。因为人是身体和心理的组合体,严格地说,缺少了任何一个方面,人已不再是人了。一个人的身体状况会影响到他的心理状态以及情绪和行为的表现;同样,一个人的心理状态也随时影响着他的身体状况。任何疾病,无论其严重程度,都会破坏一个人身体和心理的平衡状态,产生明显的、通常也是可预期的身体和情绪的改变。因此,必须从身心不可分离的角度理解疾病的概念。由于人是社会的一员,必定在某种程度上适合某个社会组织,因此只有考虑到他的社会环境才能充分理解疾病概念。

传统的生物医学模式下医生对待患者仅仅是诊断及治疗,重视患者的生理病变,而忽视了患者的心理、社会环境因素,导致许多心身疾病久治不愈。现代的疾病观要求医生在了解患者疾病和病史时,对每位患者应从生物、心理和社会三个方面出发,进行全面的分析及诊断,从而制订有效的综合治疗方案,促进患者的全面康复。

二、疾病行为的概念

一个人自觉不舒服或者出现功能性障碍或器质性病变时,就会产生病感体验,这种体验往往又以一定的行为显示出来,如对身体征兆做出反应,确定和解释躯体症状,寻求疾病的原因,接受治疗措施等,此类行为称为疾病行为。疾病行为就是一个人认为身体状态不好或处于疾病状态时,对接受治疗所采取的行为。从社会学看,一个社会角色就是按照规定行事的模型,每一种角色都按照一定行为规范体系行事,所以,疾病行为就是生病的人按规定行事的模型。在我们对疾病行为进行阐述时,必须先弄清下面三个概念。

1. 疾病(disease)　疾病是一个医学术语,它所指的是人体生物学组织和其他生物特性的异常。它可以从体格检查、化验或其他一些特殊检查加以确定,例如体温升高,白细胞增加。

2. 病患(illness) 这是指一个人的自我感觉和自我判断,认为自己正在生病,是一种主观上的体验。

3. 患病(sickness) 这是指社会上知道并且判断某个人处于不健康的状态。我们可简单概括为:疾病是生物学失常的判断;病患是心理、社会上失调的自我判断;患病是一个人处于疾病或患病状态时的社会判断。进行行为干预时,其中一个重要的方面是对疾病行为的识别和干预,谈论疾病行为,就必须区别和理解上述三个概念,也是进一步理解疾病行为和健康行为的一个基础。疾病行为不仅受到医疗发展水平和社会卫生保健条件的限制,还受到社会生产发展水平和卫生保健政策的限制。社会思想、文化背景、道德观念都对疾病行为产生制约与影响。疾病行为的社会性是显而易见的。每一阶段的医患关系总是要打上时代的烙印,也在很大程度上受着病人的文化背景、心理状况和道德观念的影响。

当人们遇到一些机体的不适感,通常就会开始怀疑自己是否患病,也就开始出现一些疾病行为。患急性病或者疾病比较严重时,人们的疾病行为是最明显的,会出现明显的体征,感到痛苦难忍,个体一般都会清楚地认识到自己有病,甚至必须卧床休息,影响了正常的社会活动能力,通常都会寻求医生的帮助。但是当躯体疾病是慢性病或者症状不太严重时,躯体上的变化是不明显的,疾病行为就不一定很明显地表现出来。另外,人们对健康和疾病的态度彼此差异很大,有人很重视,有人却满不在乎,有人以轻病躺下为可耻,也有人讥笑带病工作者为假积极;对疾病和疼痛的忍受能力也是不一样的。因此,即使是同样的症状,不同的人群的疾病行为却存在显著的变异,有些人会去找医生治疗,也有另一些人会认为这些症状不去理会,或者采取扛过去的态度对待。

心理学家认为,人们在确认自己何时得病怎么得病的过程是社会的,也是心理的。人们在受到疾病的侵袭时,首先引起注意的一般是躯体上的各种症状。而人们是否能注意到自己这点是一个依赖于注意焦点的心理过程。那些习惯于将注意力放在自己身上的人,以及一些独自居住人的,或者是平时过着比较平静生活的人,更容易注意到自己的症状。与之相反,那些比较习惯于关心外部世界的人,那些有比较良好的人际关系,有丰富的社交生活的人,以及与别人住在一起的人就不太容易注意到自己的症状。

情绪也会影响人们对症状的感受,情绪低落的人通常会报告更多的头痛和其他躯体的疼痛,以及更加严重的不适感。对生活中各方面都感到满意的,对工作和家庭生活都比较满意的人,通常会较少报告不适的症状。

人们对疾病的认识在很大程度上决定了人们的疾病行为,通常来说急性病有较短的患病周期,并且在症状缓解后不会有什么不良后果。但是对于许多高血压患者来说,认为自己得的是急性病,在血压得到控制后,就不必再服药了。但事实上,这对于很多病人来说是一个危险的错误决定。因此,对于医生来说,了解病人对所患疾病的认知是很重要的,有助于帮助他们做出正确的判断。

另外,需要我们注意的一种疾病行为,我们称为疑病行为或者疑病症(hypochondria),是一种疾病行为的特殊模式,表现为个体对身体健康的过分忧虑。产生的原因和症状各种各样,有些是对自己某种社会适应不良的一种归因,如一个初中生把自己的学习成绩较差归因于自己有“神经衰弱”或“大脑发育不良”。疑病症的症状可以限于某个器官,也可遍及全身,可以长期固定不变,也可以到处游走。一般这种病人不接受医生的解释,甚至企图驳倒医生。至于疑病产生的原因,有生理学的,也有心理学和社会学的解释,如在心理学上,认为疑病症是一种自我保护,它使病人免于羞耻或内疚,在社会学上,认为疑病症是社会对病人给予优待的产物。

因此,医生的责任,在于能够正确理解病人的疾病行为,对于自认为"无病"或者已经"病愈"的病人,应该给予相应的检查和治疗建议,而对于那些有疑病行为的人或者是小病大做,应该对其做出恰当的解释,尽量说服其改变观念。

目前,对疾病行为的研究基本上包括以下几个方面:疾病的分布情况;不同的人群,如学龄前儿童、青少年、老人、低收入者,他们对健康,对医疗服务的需求;社会人群对医疗设施的利用情况;对疾病社会阶层的分析;疾病行为产生的社会心理因素;疾病行为的阶段、机制研究,例如沙氏疾病行为五阶段;对疾病行为的分层研究,例如不同经济水平的人对同一症状求医情况的分析。

三、疾病动力学

当个体在生病的时候,人们对疾病会有什么样的行为反应,所患疾病对病人造成哪些冲击?这就是疾病动力学(illness dynamics)研究的内容,疾病动力学认为:生病是生物、心理与社会三方面交互影响下的现象。一种疾病的产生不是单纯由某一生物因素导致的,它牵涉到复杂的社会心理因素。"社会压力"是一个重要因素,紧张和压力产生的情绪反应和冲突,可能成为不可逆转的慢性疾病;社会因素可以加重或加速生物致病因子的作用,或者是导致疾病的发作;不良的生活方式或一些传统的风俗等社会现象,会导致疾病;心理因素是疾病行为的助力,这一因素是疾病发生的"充分条件"但不一定是"必要条件";社会环境因素、风俗、传统、价值观、各阶层的互动是疾病行为发生与转归的直接或间接的因素。因此,我们应该从生物、心理和社会文化三个层面去研究和探讨疾病对病人带来的冲击和病人产生的各种行为反应。

(一)生理层面的影响

影响病人反应的生理因素包括:疾病的性质和疾病的严重程度、病人的身体素质、遗传特性、受累的组织、器官与系统类型以及病人对药物和治疗的反应等。

良性疾病对病人带来的冲击往往较小;但恶性肿瘤、突发性的心脑血管疾病以及意外伤害和中毒对人们身体带来的影响是巨大的,常常会导致死亡;急性病可以很快恢复,影响的时间也较短,而且一般不会留有什么不良的后果,但慢性疾病对病人的影响则较为长远又无法预测;先天性疾病比起后天所得的疾病,影响要更为深远,可能贯穿人的一生。病人的不同体质特征,如高龄、过敏体质、有遗传性疾病以及免疫系统缺陷等,常常会使病人在生病时遭受更大的冲击。而那些会引起病人机体功能障碍或者永久性的器质性病变的疾病,如高血压引起的中风,对病人的影响,会比一些预后比较良好的疾病所造成的影响要大得多,对人的生命质量影响更大。不同的受累组织和器官在恢复过程中也是不一样的,有些功能恢复比较良好,有些却难以完全恢复。有些个体对药物或治疗有良好的反应,而同样的药物和治疗方法对有些个体可能会造成不舒服、产生副作用、过敏反应和治疗效果不佳等情况。

（二）心理层面的影响

疾病对人造成的心理层面的影响和冲击，主要可以表现在以下方面：

1. 人格特质 奥尔波特认为人格特质是个体对环境刺激做出反应时的一种内在倾向，是人格的基础。它是由遗传和环境两方面因素决定的，对个体的行为有动机作用。生病作为一种外来的刺激，对不同人格特质的个体的影响有很大的区别，如情绪不稳定的人对刺激的反应往往会比较强烈。

2. 自我调适机制的成熟程度 自我防御机制是指自我所运用的心理策略，以此保护自己避开日常生活中体验到的种种冲突。它能帮助个体回避矛盾，自我安慰，自我开脱，起到维持一种可以令人接受和满意的自我形象，保护自尊，维系心理平衡的作用。自我防御是正常的、合理的、必要的。一个人自我调适机制的成熟程度会影响到他评估疾病所带来冲击的能力。

3. 病人所处的生长和发育阶段 一个人在生病时所处的生长和发育阶段也会影响到疾病所带来的冲击。特别是对于一些功能上的障碍，对年轻人的打击要远远大于老年人。

4. 过去患病史和经验 病人过去身体或精神疾病的病史、经验会影响他面对疾病的行为反应。任何征兆的出现，都可能勾起过去不舒服的记忆，因而增加病人焦虑、愤怒或忧郁的情绪反应。病人过去在面对疾病时的行为反应，可以作为医务人员预测他此次行为反应的参考。

5. 病人的主观感受和看法 无论病人所患的疾病的性质为何，病人主观的感受和看法常常会决定一个人的行为。由于对疾病认知上的差异，对疾病带来的疼痛感觉上的差异，对疾病后果预测的差异等等，这些认知和感受都会影响到我们所观察到的病人行为。

6. 医患关系 为了看病，病人与医护人员打交道是个复杂的社会过程，其中包括人际交流、社会知觉、社会判断和社会影响。医患关系的好坏往往会影响到医护人员与病人间的互动，进而影响到病人的行为反应。

（三）社会、文化层面的影响因素

影响病人行为反应的社会文化因素包括家庭关系和家人、亲戚、朋友的病史、价值观及文化习俗。

在满足人的社会需要方面，社会支持是非常重要的。近年来许多研究表明社会支持在帮助人们应对压力和疾病，增进健康方面起着非常重要的作用。一项通过对 7000 人在社会支持方面长达 9 年的随访结果显示，在针对疾病的斗争中，社会支持起到了重要的作用，在这样一段时间内，与具有较多社会联系和社团关系的人相比，那些在这方面拥有较少资源的人死亡率更高。

特别是对于那些癌症和高血压等慢性病的患者，由于需要不断地治疗或者由于疾病导致的其他严重后果，如工作受到威胁，家庭关系受到影响，从而就会让病人产生恐惧、焦虑和抑郁。

家庭对于一个人来说是关系最密切的团体，当家里的某一个人，因生病而无法像往常一样扮演他原来的角色时，其他家人的角色就必须跟着调整以维持家的正常功能。如一个患者的妻子可能不得不承担起以前丈夫承担的责任。小孩子可能也会负担起一些不是他们这个年龄所应该承担的事。所以家庭关系愈健全，角色的调整愈容易。若家庭关系不健全，角色无法重新调整，病人的适应也就愈加困难。

病人所处的文化背景常无形中影响病人的行为。不同的文化背景下，人们对症状的解释和忍受能力，对引起疾病原因的认知是不一样的，如英国绅士对疼痛的安静忍受不同于意大利人对疼痛的抱怨和呻吟。

四、疾病对病人的意义

如果不了解病人的就医背景，那就很难理解疾病对病人的意义，也就更难理解病人的疾病行为。疾病对病人的意义首先决定于病人对疾病的理解，这与病人的生活背景、个性特征、健康信念、疾病因果观、占主导地位的需要和生活目的有关。一个经济状况很差的人得了绝症，这意味着他要在积极治疗和消极等死之间做出选择，而经济因素决定他只能选择后者，故往往表现为不愿意再接受任何治疗。一个经济状况好，享受公费医疗的中年知识分子得了绝症，这意味着他宏伟的人生计划将被打断，他希望在这有限的时间里最大限度地体现自己的人生价值，因而在积极配合治疗的同时，对工作表现出极大的欲望。当然，人总是依赖生活的意义而活着的，如果已经丧失了生活的全部意义，个人就会对健康采取漠不关心的态度，整个机体也处于一种消极状态。一位中年男性脑肿瘤病人术后 6 个月左右突然死于脑水肿，医生认真检查了自己的医嘱，认为术后的治疗是合理的。但病人却经常酗酒，服用大量安眠药，医生认为这个病人“不想活了”。但他没有去追究这个病人为何“不想活了”。真正的原因：脑肿瘤不仅使病人丢了非常喜欢的工作，造成家庭经济困难，而且因性功能障碍导致夫妻关系破裂，妻子带着女儿离他而去。不久前，他唯一可以作为感情依靠的亲人——他的母亲又死于车祸，病人几乎丧失了生活的全部内容。实际上，如果我们完整地了解病人，就不难理解疾病对病人所包含的意义以及随后出现的疾病行为。

疾病对病人的影响是多方面的，包括：造成经济拮据；正常的活动被限制；搅乱了生活规律；威胁机体的完整性；威胁个人的生命；导致一种关系的破裂，如恋爱关系、婚姻关系、工作关系等；导致生活意义的丢失；打断了正在执行的重要计划。

五、疾病行为的阶段研究

对疾病行为的分析，常把这一行为进行分阶段研究。疾病的行为阶段会显示出社会、文化、心理等因素都会影响到病人对自身的诊断。疾病行为和其他人类行为一样，都存在一定的行为规律，在每次疾病开始到康复的过程中都会经历不同的阶段，每个阶段都有一定的特点。

当一个人受到疾病侵袭的时候，就会出现一些疾病的体征，有部分可能会自然消退，没有发展到被个体注意的地步。但有些不适会变得很严重或者持续不退，这时，人们就会开始怀疑自己是否“有病”。根据以往的经验，这时患者们会经常询问家庭成员或要好的朋友，自己是否看起来是“有病的”。在这一过程中，人们的认识和感知将受到个体生理、心理和社会文化的影响。一旦认为自己病了，就要决定下一步要做什么，可能决定在家休息，自我治疗等。通常当这些家庭措施不起作用时,多数人就会开始寻求医生的帮助。所以患者的疾病行为过程大致经历如下几个阶段:某部分机体或情感状态不适——认识到疾病的某个症状——认识到这个症状不能自我缓解——收集有关疾病问题的建议——对症状的家庭自我治疗——认识到自我治疗不足抵御疾病——考虑医疗照顾过程中的障碍——当治疗需要超过障碍时,就会进入求医阶段。

医学社会学家萨奇曼在1965年比较完整地研究了病人与医生接触后发生的一系列行为,把患者从体验到疾病症状到痊愈康复的求医过程分成五个分阶段,并描述了每个阶段人们采取的决策和最常见的行为。

(一) 症状体验阶段

在这一阶段,患者需要判断身体是不是存在某些异常。病人的决策可能是否认疾病的存在,认为没有必要去看医生。但有部分人会采取一些自我治疗的方法。

(二) 病人角色认同阶段

在患者接受了症状体验,并认识到这种体验是患病的表现,这时病人需要做出的决策是"是否承认自己是个病人"。但是还是可能采取仅通过自我治疗来达到缓解疾病和治愈疾病的目的。

(三) 获取医疗服务阶段

能否尽快地获取医疗服务,与患者对民间疗法或自我治疗的依赖程度有很大关系。也与个人的知识水平、医疗资源的可及性、对病患的感受程度等因素有关。

(四) 病人角色依赖阶段

在此阶段之前,患者仅有求医的动机,而未成为真正的"病人"。而只有到了这个阶段,患者才会按照医生的安排进行治疗,有些病人也会开始享受病人才具有的权利,如休工休学。

(五) 痊愈或康复阶段

患者通过积极的医学治疗,从而脱离病人角色,恢复正常的社会角色。但对于一些慢性病患者而言,可能不会出现第五阶段。

这只是一种理想模式,并非每一病例都必然经历这五个阶段,有的只包含整个过程的某一部分,也可能在任何一个阶段会由于拒绝而中止下来。

第二节 求医行为

求医行为是一系列主观和客观因素交叉影响的结果,包括两个相互独立而又相互联系的过程:一是患者决定是否去寻求医生帮助,当一个人身体感到不适的时候,首先要判断所患疾病的严重程度,然后根据自己对医疗服务效果、价格、方便程度的认识以及经济承受能力,决定是否就医以及花多少钱就医;二是患者一旦进入了医疗保健系统,就由医生决定诊断治疗的种类以及进一步服务的内容。因而,求医行为研究应该对上述过程的影响因素进行全面的认识。

一、求医行为的概念

求医行为(medical help seeking behavior)是指当一个人察觉到自己身体不适时,为了达到确认疾病存在和寻求减轻疾病痛苦而采取的寻求医生帮助的行为。是医疗消费行为是其中最常见的一种。

求医行为通常发端于感到患有某种疾病或感到出现了某种症状。但有病或有某种症状的感受,并不一定导致求医行为,而是既可能什么行动也不采取,也可能去求神拜佛,也就是寻求非医疗的帮助。另一方面,人们又认为,求医的人身体上总是存在某些疾病,但实际上也不一定如此。有些人求医是因为他们有某些心理障碍,身体上并无器官损害或病变;有些人则是为了取得病人角色而从中取得某些利益。症状的质和量影响着求医行为。以下 4 个方面影响着人们对症状的感受及是否采取求医行为:①该症状在人群中出现的频度,即常见性和罕见性;②该症状对一般人来说是否熟悉,是否重视;③该症状或该疾病的预后如何,是否易于判断;④该症状或该疾病给人的威胁有多大,或由此带来的损失有多大。求医行为和病种、患病者的社会经济情况、患病者的心理体验和生活经历等因素有关。

国内外许多学者对求医行为进行过深入的研究。60 年代初,麦肯尼克(Mechanic)与沃尔卡特(Volkart)合作,建立了求医行为的通用理论。他认为人的求医行为取决于 10 个因素:①疾病症状的可见性和认知程度;②所认识到的症状的严重程度;③疾病影响家庭、工作和其他社会活动的程度;④症状出现频率与其持续程度;⑤对疾病的忍受程度;⑥能得到的信息、知识和文化假设;⑦导致拒绝的基本需要;⑧其他与患病反应相竞争的需要;⑨一旦症状得到认知后,是否有其他对疾病的解释;⑩治疗资源的可得性、物质可及性、求医行为所带来的心理压力和经济支出。除了提出这 10 个决定因素外,他还指出它们在两个不同的水平上起作用:他人定义和自我定义。他人定义是指患者之外的其他人定义某个人的症状为疾病,以这些症状引起这个人的注意;自我定义是指由患者本人自己进行诊断。10 个因素和两个定义水平可能相互作用来影响一个人是否就医。这个理论解释了就医前的决策过程,但没有解释首次就诊后的后续过程。

美国芝加哥大学教授 Anderson 博士在 1968 年创立医疗保健服务利用行为模式,在研究分析影响居民医疗保健服务利用与医疗费用的相关因素方面产生了较大的影响,目前已经广泛运用于影响居民医疗保健服务利用与医疗费用等特殊人群的卫生服务研究。该模式认为一个人在决定是否利用医疗保健服务时主要受到预置、能力、和需要三个方面的因素。该模式还强调了医疗保健服务与医疗保健效果之间的相互影响过程。

二、求医行为的分类

病人的求医行为,大体上可分为主动求医和被动求医两种类型。主动求医大都是出于个人的自觉要求和主动行为,被动求医则是出于强制性的非个人意愿的行为。

被动求医行为类型的病人角色,有属于被强制送进精神病院的精神病病人,也有属于患某种传染性疾病需要隔离治疗的病人,还有属于婴儿、儿童的病人以及一些处于昏迷状态的垂危重症病人。如何准确诊断该类病人的疾病状况,以便更好地对症治疗,除了详细诊查病人躯体体征、症状等各方面情况之外,还应求助于第三者即病人亲属或其护理人提供情况,加以综合分析,做出确切诊断。有时情况非常复杂,不能过于简单从事。尤其是精神病病人,真假常难以判断。有的被强送进精神病院的病人,本人并非属于精神不正常或精神病病人,而是因为有某种社会政治问题,或者属于婚姻恋爱、家庭财产纠纷之类,被某种社会力量强迫住院的。为使社会保健不受危害,对于确实是精神病病人进行收容治疗和传染性病病人进行隔离治疗,则是非常必要的。

主动求医行为类型的病人角色,按正常情况来说,求医就诊者都是有了病症或病感才来的,都是以治疗疾病、维护健康为出发点而来求医的。但是,在求医者人群中,也还有其他复杂的因素的动因。有些人求医是为了取得工休证明、工伤待遇,或者变换劳动工种,免除自己不愿意承担的某种社会职责,或者躲避某种社会政治冲击,因而伪造症状、夸大病情、无病说成有病、轻病说成重病,以取得病人的身份,达到个人某种愿望和目的。也有些人利用享受公费医疗待遇,企图以求医获得补药或贵重药品。临床经验丰富的医师,只要认真负责和细心诊断就会察觉出这些行为动机,这是一种医学行为和非医学行为在临床工作中的矛盾表现。

三、求医行为的影响因素

对待疾病人们为什么会采取不同的求医行为,如有些患者会延迟就医或者有病不求医,而有些患者却会反复求医,许多学者开展过并仍在继续开展广泛的研究。虽然目前我们仍然不能准确地掌握人们决定获得医疗服务的全部原因,但总的来说主要有以下方面。

(一)健康的需要

格罗斯曼(Grossman)用人力资本理论解释了对卫生保健和健康的需求,依据人力资本理论,个人必须在教育、培训和健康方面对自己投资以提高他们的收入。在健康需求方面,他指出健康可以被看做是一种消费品,他可以使人们的身体感觉舒适,健康还可以被看做是一种投资品,它增加了人们可以工作的天数,从而获得收入。因此,健康状况不佳者往往需要利用医疗服务来增进健康,以减少损失。所以,健康状况是求医行为发生的决定因素。自觉健康与疾病状况如身体功能障碍天数、自述病征与自评健康状况等,以及对疾病的临床评估(如医护人员在临床对个人生理、心理及社会健康状况的评估),等就成了影响求医行为的决定因素。

(二)倾向因素

1. 人口学特征 如年龄、性别、婚姻状况、家庭人口数等。年龄与健康的关系是不言而喻的,通常老年人求医行为发生的可能性是年轻人的3~4倍,随着年龄的增大,人们的健康状况逐步下降,为了维护健康状况,需要更多的医疗服务需求。人们对自己的健康状况的期望可能随着变老而降低。民族和性别对健康需求也有一定的影响,黑人虽然健康状况较差,但却倾向于利用较少的医疗保健。在性别方面,妇女对疾病的敏感性较强,女性的寿命一般比男性长，潜在的医疗服务需求也更多。独身、离婚、丧偶者比在婚者的卫生保健的需求要多，包括一些躯体健康和心理健康需求。

2. 社会结构　如受教育程度、职业类别、社会经济地位、宗教信仰等。教育通常与更好的健康状况是联系在一起的，教育程度较高的人更注重预防保健和早期诊疗，这种相关关系随着生命的延续不断加强，受教育程度较低的人出现疾病和伤残的可能性随年龄的增加越来越大，期望寿命越来越低。职业类别对健康也有很大的影响，那些暴露在物理、化学、生物等危险因素的人更容易患职业病。在世界上的多数国家，许多研究者得出一致的结论：社会经济地位是影响一个人健康状况和期望寿命的最具有决定性的因素，社会经济地位通常包括了受教育程度、收入水平、职业声望等，是区分不同社会阶层的一个主要指标，是衡量健康水平和卫生服务利用水平最重要的综合因素。

3. 健康信念和情感信念　健康信念是指个人对健康及健康服务的态度、价值观和理念。具有良好健康信念的人对自己的健康看得比较重要，会以实际行动追求和保持自己的健康状况，利用更多的卫生服务。此外，疾病一个重要特点就是外部性，一个人患了疾病后，就会对周围的人的健康产生威胁，尤其是对亲人和同事，因此，人们在求医行为上很容易受到情感的支配。

（三）能力因素

1. 居民个人与家庭资源　如家庭收入、存款、医疗保健制度或是否有固定就医资源等。收入是影响求医行为的直接因素，患者收入越高，可支付能力就越强，需求也就越多；反之，低收入者对医疗服务的需求就会减少。医疗保健制度是影响求医行为的重要因素，享受医疗保险的病人比自费者更倾向于利用医疗服务。

2. 社会资源　如医疗保健服务资源的可及性、医疗保健服务的价格、就医时间与候诊时间等。医疗服务的可及性和获得的难易程度，交通是否便利，等候时间和就诊时间等会产生时间的机会成本，也是影响求医行为的重要因素。

最后，医疗服务供给的类型、数量、规模环境、质量、价格、地理位置等都会直接影响病人的求医行为。由于诱导需求的存在，医生的动机和行为在相当大的程度上会影响到患者的求医行为。

（四）延迟就医或有病不求医的原因

求医行为事实上是一种带有社会意义的决定。一旦采取求医行为，便等于向社会承认自己是一个病人。有些人之所以有病不求医，就是因为他们不愿意社会把他们看成为病人。健康是可以引以为骄傲的，一旦成为病人，也就失去了惯常引以为骄傲的了。在某些国家，疾病可能使人丧失职业、丧失社会地位和成功的机会，这就更使一些人不敢求医，不愿成为病人了。

据布纳姆（Blum）的估计，急性病病人有 75% 求医，慢性病病人则只有 20% 的人求医。许多病人从疾病开始到找医生之间已经经历了几周、几个月，甚至几年，有时他们求医已为时太晚，以致失去了治疗的时机。病人延迟就医或有病不求医的原因主要有以下几种。

(1) 由于缺乏医学知识或由于症状不太严重,没有引起病人及其家属的重视,没有认识到应当就医。

(2) 由于经费、时间、交通等方面的原因不能就医。

(3) 恐惧、害羞或怕影响其他个人利益而延误治疗。

(4) 否认,这是推迟求医的最主要的防卫机制。这种否认不是有意识的,它使病人维持自己仍是健康的错觉。有的病人认为自己症状很轻,没必要找医生去看病。当症状严重、疼痛明显、不能完全否认时,则代之以部分否认,将症状解释为轻度或由不太重要的疾病所引起的,认为拖拖就会好的。这种情况在平素身体比较强壮的人更易出现。

(5) 病人以往就诊时,医生医疗水平低,诊断不清或误诊,医生待人粗暴、冷淡、不尊重等,使病人惧怕找医生或失去信心,不愿去医院就诊。

(6) 工作太忙,走不开,请不了假。

(7) 不适当地过度宣传"带病坚持工作",强化了"有病不求医"的行为。

(8) 自恃抵抗力强而不求医。

(五) 反复求医的原因

有一些人反复求医,尽管医生告诉他各个器官都没有病,但还是反复求医,坚信自己确实有病,希望进入病人角色,其原因有如下几种。

1. 个人焦虑、敏感 对自身健康特别关心,病感常常比实际情况严重,有点不舒服感,就感到可能会有什么大病,马上就去找医生。

2. 患疑病症 病人怀疑自己得了重病,阴性检查结果及医生的一般性解释满足不了病人的心理需要,所以还要求继续反复做各项检查。

3. 心理疾患躯体化表现 在心理应激作用下,表现为躯体障碍,因检查未发现器质性病变的证据,未能找到有效而适当的治疗方法,所以病人反复就诊。

4. 病人对医生不够信任 所以反复择医求治。

5. 长期使用某种药物对药物形成依赖 有的病人可能模拟疼痛、失眠等症状,以便使医生为他开止痛、催眠或其他成瘾的药物。

6. 继发性获益所致 有的人因"患病"而获利,如经济赔偿、长期休息、利用休假去搞其他经济活动,或可借此回避其他矛盾等,反复找医生,开诊断证明书等。

第三节 遵医行为

人们的遵医行为是由其健康观念及所处的主客观条件决定的,良好的遵医行为是保证治疗措施得以实施、治疗效果得以保障的前提。国外近年进行的大量研究表明,不遵医的发生率是很高的,有时达到很危险的程度,因此在临床工作中注意观察和研究病人的遵医行为是一项重要工作。

一、遵医行为的概念

遵医行为是指人们为了健康的目的,患者对医生治疗方案的配合性和依从性,即患者执行医嘱的程度。

在生物医学模式指导下，遵医行为主要是病人按医嘱进行检查和治疗。评价遵医行为的标准也是看病人是否按医嘱进行了各项检查，用药、药量及疗程是否遵医等。在生物-心理-社会医学模式指导下，医嘱内容相应增加，遵医行为随之扩展到自然环境、社会环境、心理平衡等方面，除了疾病治疗的医嘱外，还应包括遵从医生对行为生活方式、心理调适、疾病预防和疾病康复等方面的建议和要求。

二、不遵医嘱的原因

在现实生活中，不遵医嘱，自作主张乱用药的现象十分普遍。一项调查统计表明：一组链球菌感染的病人，处方要求用 10 天的抗生素，然而完全遵从医嘱服药的只有 18%。此外，还发现有 30% 的病人不按处方计量服药，多服或少服十分随便。这种不遵医嘱的行为，不仅对治病不利，而且还会影响生命安全。临床中不遵医嘱的现象和原因是复杂多样的，个人因素、疾病因素、治疗因素以及医患关系都会影响到病人的遵医行为。归纳起来，有如下几个方面。

1. 病人对医生的满意程度　病人对医生的满意程度主要包括两个方面：一是对医生技术水平的信任度，二是对医生服务态度的满意度。一旦病人对医生的技术水平不太信任，从而怀疑其诊断和治疗的正确性，就容易出现不遵医嘱的行为，尤其是一些久病的老病号。另外，如果病人觉得某医生的服务态度不良，产生讨厌该医生的情绪，也会影响到遵医率。

2. 病人对于医嘱内容的理解和记忆程度　医生用专用术语多，对病人的解释过于简单，病人难以理解，对某项治疗和检查的重要性强调不够，这些都会使病人对医生的建议不予重视和执行。或者给药种类太多，处方字迹潦草，服药方法复杂，药物作用解释不到位，病人怕理解错而自行放弃。还存在一些病人由于恐惧医生，不敢细问而没有听懂医嘱的内容，或者忘记医嘱。

3. 病人对医嘱有恐惧感和惧怕副作用　如病人误认为做胃镜、肠镜等检查痛苦难忍，因惧怕而不肯接受检查；有的病人害怕因治疗需要暴露身体或恐惧讲述某些敏感问题而不愿服从治疗；或者病人对诊疗的不良反应感到难以承受，如化学治疗引起的严重胃肠道反应，病人感到无法承受而不能坚持完整的疗程。

4. 无法改变原来生活习惯　如果要求病人在服药期间改变某些生活习惯，如戒烟、戒酒等，要求病人改变的项目越多，遵医率就会越低。

5. 怕麻烦　对于高血压之类的慢性病人，可能需要终生服药，因此，有些患者可能一时难以形成良好的习惯，或者出差在外时怕麻烦而放弃服药。

6. 认为疗法不可靠　病人的主观愿望与医生的治疗措施存在差异，病人会认为该医生的治疗方法不可靠。比如我们经常会遇到这样的病人，今天找这个医生看，明天找那个医生开处方，今天看西医，明天看中医。这样就会影响到病人的遵医行为。

7. 病人经济拮据　无能力支付诊疗费用而放弃治疗，这是被动的不遵医行为，如肝坏死、肾衰竭等。患者无力承担巨额医疗费用而不能遵照医嘱。

三、提高遵医行为的方法

针对不同的原因，可以采用不同的方法，努力提高病人的遵医行为，最常见的方法主要有以下几种。

1. 改善服务态度，提高服务质量 要提高病人的信任度和满意度，医护人员的责任心至关重要，医护人员一定要有高度的责任感，用认真负责的态度，视病人为亲人，多倾听病人的诉说，并在治疗用药时处处考虑病人的利益，这是提高遵医行为的关键。

2. 促进病人对医嘱的理解和记忆 医护人员要把疾病的诊治方案用通俗的语言，耐心细致地告诉病人，使病人对所患疾病有所认识，明确治疗方案，调动病人主观因素，使其主动配合。要详细告知病人所用药物和检查，对疾病的重要性，让其积极配合；对于手写医嘱，要做到字迹工整、易于辨认；对于一些特殊病人，如耳聋患者或者认知障碍的老年人，要向其陪同人或家属交代清楚，并让其家人督促其服药。

3. 建立良好的护患关系 在诊疗护理的全程中尊重病人，爱护病人，为病人提供优质服务，使病人感到亲切、安全、可依赖。尽量按照“指导合作型”和“相互参与型”的医患关系模式，让患者和医护人员一起讨论治疗方案，调动医患两方面主动性，使医生的治疗措施得到病人的赞同，病人就会信任依从医生的治疗方案，对各项医嘱的执行也会采取主动合作的态度。

4. 做好健康教育 健康教育是提高病人遵医的有效方法，特别是一些需要长期服药的慢性病或精神疾病患者。在短期内看不到治疗的效果，而疾病的长期折磨，部分病人意志减退。我们要通过健康教育帮助病人正确认识疾病，要给病人介绍有关疾病知识和用药原则，避免盲目加药或采用其他治疗手段而产生的不良后果，强调在医生进行科学诊疗和指导，使病人正确理解。

5. 对有恐惧感的病人，要采取各种解释手段缓解病人紧张不安的恐惧心理 在治疗与检查过程中，病人感觉不适或痛苦时，给予安慰与鼓励，帮助病人度过困难时刻。

6. 重视病人心理行为的研究 通过研究病人不遵医的各种心理原因，掌握其行为规律，有针对性的采取相应的措施加以克服。如对危重病人要做好心理调适，调整其消极绝望的心理，介绍同类病人治疗的实例，给予希望和鼓励，使其转为积极态度接受诊疗。

7. 对经济困难而不能遵照医嘱者，可积极向有关单位组织反映，必要时可求助媒体向社会呼吁，以取得帮助和支持。

（姬彦锋）

复习思考题

1. 如何区别和理解疾病、病患、患病这三个概念？
2. 什么是求医行为？其影响因素主要有哪些？
3. 什么是遵医行为？提高遵医行为的方法主要有哪些？

案例分析

［**案例**］ 不久前，我收治了一位来自农村的重度贫血患者。门诊当日，我为患者进行了全面检查。检查结果显示：白细胞、红细胞、血红蛋白、血小板均低于正常，血小板低到 $9\times10^9/L$。

一收入院，医生据化验结果报告，即安排其入住重症监护室，给予一级护理。此时需紧急输血小板，但患者因经济拮据，难以负担。值得庆幸的是，经过5天的治疗，患者血小板已增至 $16\times10^9/L$。行骨髓穿刺术，报告为：巨幼细胞性贫血。我一边向患者及家属讲明病情，一边提出治疗方案：①先以巨幼细胞性贫血进行对症治疗，或者叫诊断性治疗。②治疗几天后，若无效果，再考虑再生障碍性贫血或其他血液病，送病人去上级医院（因我院条件有限）以明确诊断。经过近10天的治疗，治疗效果不明显。住院医生着急了，建议转院以明确诊断。而患者觉得精神状况明显好转，要求出院以减轻经济负担。

因为巨幼细胞性贫血的诊断尚未完全肯定，我和病人及家属商量，要出院可以，倘若回去病情加重，我有误诊漏诊之嫌。要去省医院就得花钱，你们自己决定。经过与病人一家的商讨后，我不顾下夜班的疲劳，陪病人家属拿着报告辗转70公里，直奔陕西省人民医院血液科找我的老师。老师做出和我院一致的诊断，并解释说："巨幼细胞性贫血显效慢，甚至治疗指标还会下降。出院回去要带药继续口服叶酸和复合维生素B，一周后复查。"我恍然大悟。自己虽然诊断正确，但由于缺乏经验不敢肯定。回到医院，我向病人交代清楚后，病人高兴地连声说："谢谢！"

案例讨论题

1. 患者求医行为的影响因素主要有哪些？
2. 患者心中的好医生的标准是什么？如何做一个好医生？
3. 如何提高患者的遵医行为？

第七章　医患关系的主要问题及产生原因

第一节　目前医患关系概况

一、目前医患关系的特点

西方医学传入中国前，在我国占据主导地位的只有中医学。在漫长的历史长河中，我国的传统医学广泛存在于民间。中医作为经验医学，可以凭借医生个人“望”、“闻”、“问”、“切”等手段对患者进行诊断，通过内服草药或者外敷药物、剖开脓肿等简单方法进行治疗。在这样的背景下，医患关系的主要形式局限在病人与医生个人之间。由于病人若不是病入膏肓一般不会请医生诊治，因此我国历史上的医患关系有医生相对主动而患者相对被动的一面，有患者求医生的色彩，医生则有普度众生的思想。正因为如此，才有了“宁为良医，不为良相”的名言。这一背景下的医患关系，基本上是和谐的。

西方医学传入我国的历史，最早可以追溯到汉唐时代，但那时的西方医学对中国的影响甚微。明末清初，来华的传教士把基督教带到中国来的同时，也带来了西方近代科学和医药学。西方医学开始对中医学发生影响是在19世纪初，表现在牛痘接种法以及西医外科和眼科治疗技术的传入。随近代西医学的成就相继引入中国，从而为西医在中国的发展奠定了基础。

由于西医的诊断和治疗对技术的依赖性，使得西医演变成庞大的组织体系，现代医学不仅有庞大的依靠现代技术的诊断体系，还有依赖于现代制药业的医疗体系，这就使得医患关系日益社会化、复杂化。现代社会医患关系中的“医”的一方不仅包括医生，还包括诊断设备的操作者，更包括能够使医院这一庞大系统运转起来的支持系统。从更广泛的视角来看，由于“医”的一方日益社会化，而从社会的角度来说，作为政府的与“医”有关系的部分，和庞大医疗体系的基础——制药业、医疗设备制造业等，也可以被纳入“医”的一方，从而使医患关系“泛化”，也使得现代社会的医患关系更加复杂化，出现了许多新的特点。

（一）医患关系出现了“分解”的趋势

医学科学的不断深入发展，使得医院分科和医务人员分工越来越精细。对医者来讲，日益专科化，某一科室的医务人员，只对属于该科室的疾病或病人身体的某一系统的病变有深刻的认识，他们一般不负有掌握患者整体情况的责任。由于医院的出现，病人集中在医院治疗，表面上医患双方生活在同一空间，似乎更为密切，但实际上一个医生同时要负责几个甚至十几个病人的诊断治疗。从患者来讲，他们所患疾病的诊断、治疗和康复，不仅仅依赖于某一个医生，而且需要医生、护士、医辅人员等一批医务工作者的共同努力才能完成，使过去那种一个医生与一个患者的稳定关系被分解，形成一位医生要接触许多患者，而一位患者的治疗需要多个医务人员诊疗的局面，从而造成医患双方的感情交往相对疏远和冷漠,医患关系出现了分解的趋势。

(二) 医患关系的“物化”的趋势

由于大量物理、化学的诊疗手段的应用,改变了以往经验医学时期的诊疗方法,提高了医疗质量,使过去很多难以明确诊断的疾病得到了有效的诊断和治疗。医生在诊疗过程中逐渐对这些技术设备产生了很大的依赖性,他们往往只是简单地了解一下病人的情况,就让病人进行各种检查,然后再根据所获得的资料和数据作综合分析,提出诊断、治疗的方案。因此,医患关系被大量的医疗设备及其第三者所分离,医患双方思想交流的机会减少了。新技术的出现使医生对患者的关心和亲密关系减少了,医生忽视了对患者生命的关爱,淡化了对病人的理解和尊重,使医患关系演化成了医生-机器-患者的关系。

(三) 病人与疾病分离的趋势

以生物医学模式为基础的医学,为了探讨疾病发生的生物和理化原因,要求把生物性的病因从病人身上分离出来,找到某种疾病的致病因子,仅仅研究致病和治病的生物学原因。这样,医务人员从试管、显微镜下和现代各种检测的影像里,看到的只是血液、尿液,只见到细胞、分子的形态,把生物性的病因从病人身上分离出来,舍弃了致病的心理、社会因素,于是医学的对象主要是疾病,而不是病人,出现了病人与疾病的分离。

(四) 自然人与社会人的分割趋势

生物医学模式建立起来后,往往只注重从生物学的观点去分析、研究人,只强调人的生物属性,而忽视了社会因素、心理因素对人体健康的影响,淡化了精神治疗和心理治疗所具有的药物治疗不能替代的重要作用,医患关系出现了自然人与社会人分离的趋势。

(五) 医患关系日趋复杂

医患关系的核心是医生与患者之间的关系,有狭义和广义之分。狭义的医患关系是指医生和患者之间的互动模式,包括医生、患者双方的行为方式和相互影响模式。就目前而言,单纯的医生与患者之间的关系已经不复存在,医患关系背后受着非常复杂的社会性因素的影响。广义的医患关系是指以医生为中心的群体,包括医生、护士、医技人员、医疗行政管理人员等,与病人以及和患者有关联的亲属、监护人和病人单位组织等之间的关系,也就是说,是以医生为中心的人群和以患者为中心的人群之间,在医疗实践过程中所建立起来的非常复杂的社会关系。我国目前的医患关系,其实质是广泛的“医”与“患”之间的社会关系。发生在社会上的负面医患关系事件,绝大多数都是广义的医患关系之间的纠纷与矛盾。正因为目前我国医患关系表现为广义的医患关系,医患之间的纠纷往往容易造成比较广泛的社会影响。

在广义的医患关系的基础上还形成了扩大的医患关系,这种关系指的是:以政府、媒体、公众等因素作为背景所产生的医与患之间的关系。在这种广泛的医患关系中,政府的医疗保障体系与政策,是形成我国目前医患关系现状的重要背景;媒体在医患关系的演变中起到重要作用,而且影响巨大。在网络异常发达的今天,不成熟公众的评价与呼声,往往也会通过网络产生明显的放大效应，进而形成人们对医患关系的印象。

目前我国正处于转型期，在社会大变革的背景下，政府主导的医疗体制和医疗公共政策尚处在探索过程中，还有许多不完善之处。此外，转型过程的社会还不够成熟，媒体和舆论常有偏激和不负责任的情况出现。这些因素作为背景性因素，都会对医患关系产生巨大的影响，或者成为左右公众对医患关系理解的重要因素。

二、市场经济与医疗服务的公益性

我国医疗服务业是政府实行一定福利政策的社会公益事业，是以满足公众健康需求、维护公众健康为目的，这一定位使之具有明显的公益性特征。所谓公益性就是医疗服务不以营利为目的，要做到公平和可及，使最广大人民群众都能获得基本医疗服务。2006 年 10 月 23 日，胡锦涛总书记在中共中央政治局第 35 次集体学习讲话时指出："医疗卫生事业是造福人民的事业，关系广大人民群众的切身利益，关系千家万户的幸福安康，也关系经济社会协调发展，关系国家和民族的未来……要坚持公共医疗卫生的公益性质。"《中共中央、国务院关于卫生改革与发展的决定》提出：我国的卫生事业是政府实行的一定福利政策的社会公益事业，卫生事业的发展必须与国民经济和社会发展相协调，人民健康保障水平必须与经济发展水平相适应。

卫生事业的公益性，意味着我国的卫生事业是非营利的，不应以谋求利益获得利润为目的，而应该是造福他人、社会乃至整个人类的事业。公立医院一直是作为国家公共卫生医疗机构的主体而存在，肩负着社会基本医疗保障和公共卫生服务的重担，其运行机制始终要体现公益性质，公立医院不能变成追求经济利益的场所。设立医疗卫生机构的根本目的不是为了营利，而是为了救死扶伤，防病治病。如果把卫生事业定位为营利事业，把赚钱作为首要目标，那就从根本上否定了卫生事业所具有的社会公益性质。

改革开放 20 多年来，我国逐步建立起社会主义市场经济体制，各方面都取得了巨大成就，但是在卫生领域改革的初期，由于改革的设计者把经济领域中的"效率优先，兼顾公平"的原则运用到卫生事业改革中，忽视了卫生服务"人人享有健康权"的特性，忽视了卫生事业的公益性，更没有看到实现卫生服务的公平性是对国家财富分配不公平的一种调节，而这种调节不仅体现在公共卫生服务上，还应该体现在为个人健康服务所提供的医疗工作上。从 20 世纪 80 年代开始，我国医院、医疗体系广泛参与了经济体制的市场化改革，出现了医药产销的市场化倾向。90 年代后期，国有企业改革进入产权化阶段，医疗体制的基础又一次被大动手术：以分担疾病风险和补偿损失为特征的基本医疗保险制度诞生；"抓大放小"、"有所为有所不为"、"向改革要资金"、"国退民进"等国有企业产权改革思想被移植到了医疗体制改革之中。2000 年以后，城镇医疗机构实行分类改革并推行基本医疗保险；农村以合作医疗制度为基础的改革同时铺开。包括公立医疗机构乃至公共卫生机构在内的所有医疗服务机构，也逐渐成为实行独立经济核算、具有独立经营意识的利益主体。在医疗卫生服务机构的微观组织和管理方面，转向企业化的管理模式。各种医疗服务机构逐渐开始全面竞争，医疗服务的价格形成机制也主要依靠市场来决定。不少地方还套用国有企业改革的做法，通过股份制改造、整体出售、授权经营等多种方式将公立医疗卫生机构民营化。

医疗机构过度追求经济利益，直接或间接地伤害了公众享有医疗保健的权益，淡化了医疗机构对公众应当具有的社会责任。卫生部在《卫生事业的改革与发展》报告中指出，目前公立医院运行机制出现了市场化倾向，公益性质淡化，存在主要靠向群众收费维持运行和发展的状况。医院过度追求经济利益、忽视社会责任的倾向，不仅加重了群众就诊的难度，也严重影响了医务人员和卫生行业的社会形象。

探索适合中国国情的、符合人民群众医疗保健需求的基本医疗卫生保健制度，充分体现我国卫生事业的公益性质，这是今后卫生事业改革与发展的重大课题。随着卫生事业的繁荣和振兴，各种所有制形式的医疗机构将日益增多，各种医疗机构的运营管理机制也将进行必要的改革与调整，但是无论如何改革，只要是承担为人民群众提供防病治病职责的医疗机构，就必须坚持卫生事业公益性这一基本性质，绝不应该按照社会营利事业的模式管理和运营卫生机构。

作为公益性事业，医疗卫生机构应该享有国家制定的免除赋税等相应的优惠政策，政府也应该承担起支持和促进卫生事业健康发展的重要责任，不断加大对卫生事业投入，这也是从根本上解决"看病难，看病贵"的决定性因素。社会公益性质是医疗卫生事业的根本宗旨，只有这样才能承担起为人民健康服务，为构建和谐社会服务，为社会主义现代化服务的崇高的历史使命。

三、目前医患关系存在的主要问题

和谐的医患关系，有赖于政府承担起"决策责任"，遏制医院商业化倾向，医生的人性化服务，和谐社会的构建以及人的素质的全面提升。目前医患之间存在的问题，可以从政府与医院、社会、医务人员以及患方四个方面进行分析。

（一）政府与医院方面存在的问题

1. 医疗政策与医疗体制方面的问题　首先，我国医疗保健机构的市场化导致医患关系矛盾尖锐。将医疗保健机构推向市场，势必使医院遵循市场竞争的法则，自负盈亏，自谋发展。医院要生存和发展就离不开资金，要获得资金只能自己营利，而医院营利的很大一部分来自于患者所交的医疗费。市场机制在客观上已经将医院和患者的利益放在了两个相互对立的层面上，而且贯穿于整个医疗救治过程中，一旦患者在看病的过程中出现不满，这种利益上的对立会加剧纠纷的发生。而高药价、乱收费、开大方、乱检查，毫无疑问，是医疗机构市场化的必然结果。

其次，医疗资源分布不合理导致看病难，进而增加了患者的不满情绪。

市场竞争机制已使大医院越来越大，患者人满为患，一些小的医院在竞争中处于劣势，逐渐萎缩。大量患者集中在大中城市的大医院中，他们从挂号开始就得排长队，有时为了挂上自己中意的名医更是难上加难。由于患者人数太多，即使挂上号还须长时间候诊。等到终于轮到自己，可能短短几分钟就看完了。有的患者因为病情复杂，可能要在不同专家之间转诊好几次，这些因素无疑都会使患者的不满情绪增加。当这种不满情绪宣泄到医院里，会使医院的气氛变得更加紧张。

2. 医院急功近利，商业化倾向严重　一些医院的领导认为医疗工作要适应市场经济，就得一切以经济效益为目标,以赚钱为目的,只顾眼前利益,缺乏长远打算,不执行国家的有关规定和医德规范,过分强调经济效益,把创收的具体指标分配到各个科室,诱发和迫使医院的各科室设法赚钱,出现"三乱"现象(乱检查、乱用药、乱收费)。

(二) 社会方面存在的问题

1. 媒体对非主流医疗事件的误导 部分媒体为了迎合普通百姓对"看病贵"和"看病难"的不满,将一些非主流医疗事件大肆渲染,如对极个别医生渎职行为和医疗事故,甚至根本与医生无关的"游医"、"假医"事件进行报道,一方面破坏了医生的形象,同时也对没有与医生接触的人起到了误导作用,加剧了医患关系的恶化。

当然,现在医疗工作者的职业素质、敬业精神、服务态度和技术水平仍需要不断地加强和改善。

2. 收入差距扩大,出现低收入群体 伴随着经济体制改革和产业结构的调整,我国出现了大量下岗失业人员,他们与高收入人群的差距明显扩大。这些人的生活水平比较低,医疗负担承受能力差,但对于个体健康的要求并不低,甚至于由于他们的生活负担压力大,更需要有健康的身体,因而对医务人员的医疗结果抱有很高的期望,有时甚至是不切实际的空想。一旦现实与想象之间的距离过大,他们就不能接受现实,并转而将责任归结于医务人员和医院,甚至提出苛刻要求。

3. 社会诚信度下降,相互猜疑 社会的诚信度下降,人们之间的信任度降低,相互之间的猜疑便加剧了。这一现象反映在医疗过程中,就是医患之间的信任度降低,病人担心医生不好好治病,不负责任,敷衍了事;医生担心病人对自己的医疗行为无端指责,无理取闹。结果是医患之间不能很好地配合,影响了治疗的效果,反过来又加剧了医患关系的恶化。

(三) 医务人员存在的问题

医务人员对待病人的服务态度、服务质量以及医德和医疗水平等方面存在的问题,是目前医患关系中讨论最多和最需要重视的问题。在医患关系这对矛盾中,"医"是矛盾的主要方面,"患"则是矛盾的次要方面,医务人员的心理状态、医学观和诊疗水平等因素,都会对医患关系产生重大影响。

1. 不良的心理因素 实践证明,医患双方良好的心理状态是建立和谐医患关系的基础。在医患交往过程中,有些医务工作者对患者态度生硬,语言使用不当,常常给患者造成巨大的心理压力,甚至损害其健康。医务工作者存在的不良心理主要有以下表现。

(1) 权威心理:有些医务工作者把自己看做是医学知识的垄断者,认为患者是不具有医学知识或缺乏某一方面医学知识的人,在诊疗活动中希望通过诊疗活动表现出自己的水平。他们往往要求病人绝对信赖和服从自己,不允许病人怀疑自己的诊断和治疗,不允许病人提出非议。具有这种心理状态的医务工作者,必然会使医患关系日趋紧张。

(2) 单纯谋生心理:有一部分医务人员把医学职业看做单纯地谋生手段,对病人缺乏应有的关心、同情。有的医务人员把医疗工作抛在一边,为厂家充当药品或医疗器械推销员,为了追求最大利润,唯利是图,专门为患者开昂贵的药,甚至弄虚作假,夸大病情,让患者做一些不必要的检查,欺骗患者及其家属;还有些人以某种暗示方法索取患者的钱财,严重损害患者的利益。

2. 生物医学模式的影响 在医疗实践过程中,用什么观点和方法去研究、处理健康与疾病问题,决定着医务工作者的基本医学观。医生的医疗行为受到医学观的支配,医学观也会对医患关系的现状产生影响。

受传统生物医学模式支配的医生,在与患者的接触中,势必仅仅把病人看做是生物学上的人,把疾病只看做是生物因素所致。他们只注重从生物医学的角度去诊治疾病,而忽视病人是有感情的社会人,因而也就忽视了社会、心理因素对病人健康的影响,看不到或不重视情感、思想和语言等因素的致病作用。容易造成医患之间的误解,甚至产生矛盾。

在病人的心目中,理想的医生应该是医德高尚、医术精湛的人,医生应该对医疗技术精益求精。如果由于医生的疏忽或医疗技术水平低而在医疗过程中发生差错,延误病人的诊疗时间,使病情加重,甚至危及病人的生命,必然会使医患关系恶化。

(四) 患方存在的问题

在和谐的医患关系的构建过程中,患方也起着重要作用。有些患者对医务工作者存有不信任心理,或者在诊疗过程中,提出不合理要求,甚至无理取闹,干扰正常的医疗秩序,这些都会导致医患关系紧张,或使医患之间的矛盾激化。

1. 患者对医生不信任 病人对医生的不信任主要有如下表现:怀疑医生的诊断和治疗措施,因而对治疗缺乏信心;不遵从医嘱,从而影响治疗效果;不向医生说实话,隐瞒病情或发病原因,致使医生得不到真实信息,影响治疗效果;或者无理由地拒绝某位医生而挑选另一位医生治疗。

2. 患者的要求过高 随着社会的进步,人们对卫生需求也在不断提高,在医疗过程中,患者常常因为条件限制或个人意愿得不到实现,产生不满心理。如床位紧张,患者不能及时住院;患者要求服用某种特效药物,医院无法提供;医务人员坚持按病情需要开药,而患者却点名开药;有的患者小病大养,病愈不出院;还有的患者要求医生出具假证明、假处方等。当这些不合理的要求得不到满足时,有些患者就无理取闹。

3. 不尊重医生,干扰正常的医疗秩序 极少数病人缺乏社会公德和文化素养,不讲文明礼貌,不尊重医生,错误地认为医务人员的工作就是服侍人,我交钱看病,你就应该听我使唤,稍不如意,就指责、刁难、谩骂甚至殴打医务人员。有的患者不遵守医院的规章制度,扰乱正常的医疗秩序,如:不服从医务人员的安排,就诊时不挂号、不排队或强令医务人员为其做某项检查,或点名要药,甚至损坏医院的公共设备而不赔偿,严重干扰医疗秩序。

第二节 目前医患关系主要问题产生的原因分析

医患关系不是孤立存在的。表面上看,医患关系紧张与冲突发生在医患之间,但医患之间关系的背后有着广泛的社会背景,它受到文化、经济等诸多因素的影响与制约,这些因素是影响医患关系和谐的重要原因。理性地分析这些原因对缓解医患关系紧张具有积极的意义。

一、医患关系紧张与冲突诸因素分析

当前，随着医学的进步、社会经济的转轨，医患关系日趋紧张，医患纠纷数量不断上升，其原因是多方面的，既有政府的原因，也有医疗的原因；既有医疗机构的原因，也有患者方面的原因；等等。这些因素相互交织，致使医患关系日趋紧张。

(一) 政府因素

政府对卫生投入的减少、医疗保障制度不健全以及药品价格监管不到位，是影响医患关系紧张不可小视的因素。“我国卫生事业是政府实行一定福利政策的社会公益事业”，这是政府给卫生事业定的性，也是政府对应该承担责任的承诺。可事实上，改革二十多年来，政府的改革思路就是以减少政府负担为出发点。政府在医院一边推行改革，要医院去追逐经济效益；一边减少投入，让医院为了维持其运行和发展到老百姓身上挣钱，于是，可以肯定地说，政府投入减少是医患关系紧张的不可忽视的因素。

众所周知，20 世纪 80 年代，政府投入占医院收入的比重平均在 30% 以上，2000 年，这一比重下降到 7. 7%，2003 年抗击“非典”也仅占 8. 4%。由于政府投入过低，医院运行主要靠“以药养医”和医疗服务，政府准许医院药品加价 15%。根据 2003 年国家第三次卫生服务总调查，在医院的总收入增加额中，财政补助占 9. 4%，医疗收入占 49. 8%，药品收入占 38. 7%。这些数据表明，医院二十多年来的建设与发展，很大程度上靠掏老百姓的腰包实现的。可老百姓处于什么经济状况呢？据卫生部统计，1980 年至 2005 年，居民到医院就诊的平均门诊费用和平均住院费用增长了 77 倍和 116 倍，而同期居民可支配收入仅仅增长了 16 倍。这两个数字是如此的不匹配，群众的负担可想而知。于是怨声四起，医院受到前所未有的指责，医患关系日益紧张。

另外，我国在由计划经济向市场经济的转轨过程中，国家的医疗保障体系也发生了重大变化。这种变化最根本的特点就是医疗保障范围的缩小和居民自费比例的快速增长。据第三次国家卫生服务总调查的数据显示，城市医疗保障（含城镇职工基本医疗保险、公费医疗和劳保医疗）覆盖的城镇人口，从 1993 年的 70. 9%，下降到 1998 年的 49. 8% 和 2003 年的 43%；农村社会保障（即农村合作医疗）的覆盖率从 1993 年的 5. 8% 下降到 1998 年的 4. 7% 和 2003 年的 3. 1%。也就是说，全国有近五成的城市人口和近八成的农村人口，即全国四分之三的人口在遭受疾病风险时得不到社会的扶助。与此同时，个人医疗费用和医药费却在快速攀升，从 20 世纪 80 年代的 21. 2% 上升到 2003 年的 55. 5%。世界卫生组织认为，如果病人出的费用占到整个医疗费用的 50% 的话，那么，这个社会就有可能是不稳定的。

还有，医疗卫生体制改革相对于其他领域的改革来说是滞后的。目前药品生产、流通企业已进入市场，而作为药品销售终端的医院，仍然处于医疗市场垄断状态。计划经济与市场经济双轨制并存，两种调控手段都不能发挥应有的作用，反而两种体制的弊端却都在作祟。在市场经济条件下，公立医院既承担着公共卫生的部分职能，同时又是市场竞争的主体，政府投入不足和“以药养医”的政策导致医院不断利用特殊垄断地位追逐经济效益。

（二）院方因素

1985 年，卫生改革开始启动，在“给政策不给钱”的思路下，政府对医院的投入逐年减少，当然，政府确实给了医院政策，这就是医院药品可以加价 15%，以及通过医疗服务的收入弥补医院投入不足，但同时也开启了不断助长医院对经济效益倾心追求的闸门。卫生部指出：“目前政府投入很少，每年的拨款仅占医院总收入的 7%~8%，其余 90% 以上都是靠医院自己组织医疗服务得来”（见《中国青年报》2006 年 2 月 19 日《六大原因导致看病贵》）。当政府投入只占医院总收入不到十分之一的时候，医院不可能不进行经济效益的追逐。

可以说，公立医院在政府“给政策不给钱”的改革思路下，其运行机制出现市场化倾向，公益性质淡化。医院追求经济利益的倾向不仅加重了群众就诊的难度，影响了医务人员和卫生行业的社会形象，也加剧了医患之间的紧张关系。

（三）医方因素

在医院这种扭曲的对经济效益的追逐中，医生也承担起了一个与自身人道使命相反的职责：为医院的经济收入出力。在医院收入指标的压力下，医生成了推销药品的掮客。虽然政府想通过药品价格管制来抑制医疗费用上涨的趋势，但 15% 的药品加价要靠医生的处方去实现，而药品价格愈高，医院收入也就愈高。从某种意义上说，医生的人道使命在金钱的腐蚀下发生了动摇，一些医生成为医药代表的贿赂对象，滥检查、大处方、开贵药、收红包等现象屡禁不止，而且，医方的这种强势地位极易导致损害患者利益行为的发生。

（四）药方因素

2003 年国家卫生部统计，居民平均每人看一次病要花 79 元，住一次院要花 2891 元，在这两项费用中，药费分别占到 60% 和 47%，凸现了药费在“看病贵”中的作用。

我国制药企业已经由 20 世纪 50 年代的 500 多家发展到现在的 6000 多家，重复建设严重，80% 是仿制药。而且，药品注册中问题很大，一个药品有三个名称——化学名、通用名和商品名，前两个名由国家药典及药品管理部门确定，商品名由生产企业来确定。2000 年以后，政府连续 17 次推出强制降低药品价格的措施，涉及 1600 个品种，但由于药品的商品名可多至几个甚至几十个，药品生产企业钻空子，不断变换商品名，使药品的价格不降反升，加重了老百姓的负担，成为医患关系紧张不可忽视的因素。

（五）患方因素

影响医患关系的患方因素主要有以下几个方面：

第一，高昂的费用与冷漠的服务的不平衡。药品价格居高不下且不断攀升，使患者及其家属在经济重压下心情沉重，医院僵化的行政管理体制和商业化的利益追逐，又导致了一个让人难以接受的结果：患者在医生的诱导下，不断地付出高昂的费用，得到的却是计划体制下那种生硬、冷漠的服务。

第二，收入与支出的不平衡。据全国第三次卫生服务调查的数据显示，由于医药费用的增长大大超过居民收入的增长，致使1993年至2003年十年中，虽然中国人口还在增长，但医疗机构的门诊量却在下降。2003年全国医院和卫生院门诊总量为20.96亿人次，比1993年减少了1.09亿人次，但同期城乡居民的两周患病率却从140.1/1000提高到143.0/1000，这表明，并非健康改善减少了城乡居民的医疗卫生需求，据第三次卫生服务调查，我国有48.9%的人应就诊而不去就诊，有29.6%的人应住院而不住院。

第三，卫生资源不足与社会公平的不平衡。我国有13亿人口，占世界总人口的22%，而卫生资源只占世界的2%，卫生资源不足是不争的事实。在这有限的卫生资源中，有80%投在了城市，而占全国71%的农村人口只有20%的卫生资源。城市的卫生资源又有80%投在了大医院，基层社区只占20%。卫生资源配置的不足和不合理引发了社会的不公平问题。2000年，世界卫生组织对191个会员国的卫生绩效评估中，在卫生负担公平性方面，中国位列188位，倒数第4位，与巴西、缅甸和塞拉利昂等国一起排在最后。卫生资源的不合理配置导致农村缺医少药的现状得不到根本改善，不少重病患者要长途跋涉到大城市的大医院就医，更加重了就医的困难和经济负担；而卫生资源的总体不足，尤其是优质医疗资源严重不足，导致医院在医患关系中始终处于强势地位。

以上这些不平衡导致了这样一种局面的出现：当患者特别是贫病交加的患者背负着沉重的经济负担到医院看病，他也是背着社会矛盾来到医院的，他对医院治疗措施不能不有着很高的期望与要求，一旦治疗效果不满意，他的愤怒就会像火山一样爆发。他们的愤怒来自两个方面：一方面是原来医疗保障体系消失或削弱带来的愤怒；一方面是医院在生存压力下医疗费用大幅度提升和不合理费用增加带来的愤怒，而这些愤怒就成为医患关系紧张不断加剧的重要原因。

以上五种因素是相互联系又相互渗透的，成为造成医患关系紧张的重要因素。除此之外，媒体的炒作、医疗法律法规不完善等等因素在影响医患关系日益紧张的过程中也是不可忽视的因素。

二、实现医患关系和谐的对策及途径

（一）政府承担"决策责任"，防止"权力缺位"

医疗卫生事业是一项带有强烈社会公益福利特征的事业，负有保障患者身心健康的神圣使命。这是一份重大的社会责任，它要求政府在制度设计和卫生政策的制定上不能"权力缺位"，要真正承担起应负的"决策责任"。

改革开放以来，我国的医改走的是"摸着石头过河"的道路，这就使得一些卫生决策的出台缺乏宏观清晰理性的思路。回顾医改的二十年，政府颁发了很多文件，而且动辄就是七、八个部委联合下发。但是，当患者的健康权利被分散到多个政府部门，其效果也就可想而知了。现在，城市人口的医保由国家社会劳动保障部负责；农村人口的新型合作医疗由国家卫生部负责；城乡贫困人口的医疗救助由国家民政部分管；传统医药由国家中医药管理局管理；医院的医疗服务价格由国家发改委审批；这种多头负责的结果是权力分散，造成政府实际上的"权力缺位"。

党的十六届四中全会提出要加强执政能力，其实，执政能力就是管理国家和社会公共事务的能力，面对医患关系紧张背后的社会原因，政府有责任提高执政水平，承担起“决策责任”，为缓解医患关系提出有效的决策。可事实上，政府并没有承担起应有的决策责任，面对日益紧张的医患关系，政府并没有认真地分析医患关系背后深层次的原因，而是以指责医院、医生“见利忘义”和搞运动的方式来解决医患矛盾。早在1990年，国家卫生部就成立了纠正行业不正之风办公室，以搞运动的方式每年都要提出治理措施，可纠来纠去越纠越乱，从20世纪90年代医生拿“红包”治理起发展到2006年的波及整个医疗系统的反商业贿赂。可以说，声势越造越大，措施越来越强硬，可医患关系也越来越紧张，并一步步把医务人员推到了十三亿人的对立面上去。于是，医疗改革前还是“天使”的医生，在一场轰轰烈烈的改革后，逐渐被指责为“白狼”。当然，医患关系紧张的原因是多方面的，除了政府的因素外，医方也不是没有责任。关键是就医方的责任来说，对涉及道德品行的问题，应该采取“润物细无声”的方式去滋溉品行，而不是走过场、造声势。

（二）医院奉行“救死扶伤”的使命，遏制商业化倾向

二十年的医改，有统计资料表明，到2003年，全国公立医院占医院总数的96%，社会办医院仅占4%，公立医院的垄断局面没有改变。这使得国家卫生总费用虽然在增加，但是，面对这么多的公立医院，国家的卫生投入明显不足，而政策上的让医院通过药品加价、医疗服务弥补投入的不足，又助长了公立医院的商业化倾向。要遏制公立医院的商业化倾向，就应该将一部分公立医院改制，由社会力量举办；应该在公立医院的功能定位、运行机制和财政经费保障机制方面，保证公立医院的公益性质。同时，要改变目前按所有制分类，即公立医院为非营利，民办医院为营利，而公立医院一边享受免税和政府补贴，一边追逐营利；民营医院政府既不给补贴，又要缴税，也必然绞尽脑汁去营利。

可以说，医院只有实行真正意义上的分类管理，对公立医院增加投入，加强对医院科学有效的监管，才能使医院承担起“救死扶伤”的使命，遏制商业化倾向。

（三）医生用“人性化”的细节服务建立起医患相互信任的桥梁

健康所系，性命相托。患者从踏入医院的时候起，就把自己的生命交给了医生，同时还交出了他的信任。《三国演义》中，华佗为关羽刮骨疗毒，就展示了医患之间相互信任的关系。在经济转轨和医学技术快速发展的今天，“物”的因素横亘在医患之间，使医患变得相互戒备、相互提防。

在医患之间的矛盾中医者处于矛盾的主要方面，起着主导作用，从医生的角度来说，医患关系的缓解应该从医疗服务的细节入手。关注医疗服务的细节，是缓解医患关系必不可少的措施。这是因为，医患关系是一种发生在互不相识却利益攸关的陌生人之间的特殊人际关系，这是一种敏感而又特殊的关系，在这样一种关系中，像胡锦涛总书记所说，“医患之间必须相互信任、相互支持、相互尊重，密切配合”。由于医学知识拥有的不对称性，在医患关系中，医生是处于矛盾的主要方面，所以，诚信的医患关系必须由医生首先从自身做起，在医疗服务的每一个细节上都能真正体现以病人为中心。卫生部王陇德副部长曾指出，“很多医院缺的就是在细节上体现以病人为中心”。的确，经过二十几年医院的建设发展，我们很多医院特别是大医院，其诊断水平和治疗设施并不比发达国家落后，但为什么患者

还不满意？细节服务的缺失不能不说是一个不可忽视的原因。而这种缺失我们在医院随处可见，比如，门诊的卫生间里有挂输液瓶的挂钩吗？有可以放小孩的座椅吗？注射室里注意保护患者的隐私吗？医生在患者面前的言行得当吗？门诊流程、急诊流程、缴费流程是否能够为患者提供快捷服务？医院的建筑设施、环境色彩、灯光照明是否考虑患者的心理感受？等等。这些医疗服务的细节是医患关系缓解的润滑剂，对患者而言，他们走进医院，医院舒适的环境、便捷的就诊流程和医生关爱的眼神、温暖的触摸、知情同意的治疗措施、保护患者隐私的治疗行为，都会融解医患之间的冰河，因为这些令人难忘、备感温暖的细节，会抚慰患者的心灵，为本不相识的医患之间建立相互信任的桥梁。

当然，这些细节服务理念的建立不是一朝一夕的事情，它需要对医学生、医务人员和卫生管理人员不断进行人文精神的培育。只有这些“以人为本”的服务理念真正建立并付诸行动，才能在医患之间注入涓涓暖流，为构建和谐医院迈出积极有益的步伐。

（王晓燕　张大萍）

复习思考题

1. 目前医患关系的特点是什么？
2. 目前医患关系存在的主要问题是什么？
3. 医患关系紧张与冲突的主要因素有哪些？
4. 试分析实现医患关系和谐的对策及途径有哪些？

案 例 分 析

[案例]　浙江省某人民医院近日召开“首届医患恳谈会”，100 多位患者代表、医务人员和政府官员一起，就如何构建和谐医患关系，平等地进行了沟通。

患方建议：医院服务从细微做起。

患者代表们的发言涉及内容比较广泛，但中心意思是希望医院的服务从细微处做起，医生对患者多做点解释，就可消除许多不必要的误解。一位退休干部说，他的一位朋友胃穿孔开刀觉得医疗不理想，怀疑是否因为没给医生“送红包”，后来通过关系了解到真情后，才消除了忧虑。一位肾脏病患者说，医生说话对患者的作用非常大，如果医生讲话急躁，病人就会产生恐慌或害怕，反之就会心里很踏实。他初来住院时，一位“责任护士”来到床前，把有关医疗常识和护理服务介绍得清清楚楚，尤其是一句“有什么事都可找我”，顿时让他感觉非常温暖。

医方希望：请患者多加体谅。

此院近年医疗纠纷也是连年增加，仅去年，50 人以上集体围攻医院的纠纷就达 10 余次。医疗环境恶化已经成为医务人员最忧虑的事。医护人员反映，救死扶伤是我们的责任，对于医疗服务的辛劳，我们不奢望鲜花与掌声，只期望患者能体谅和理解。不少医生提出有关部门应建立权威的处理医疗纠纷的“中介机构”，切实维护医患双方的合法权益。

市长发言:要提倡换位思考。

某副市长认为,医患关系紧张的原因很多,但据了解,90%以上的医疗纠纷是因为医患沟通不到位引起。她说,现在的医务人员缺少的不是设备和技术,而是与患者沟通的能力。医生应主动与患者沟通,倾听患者意见。同时要学会换位思考,多替病人想想,尤其贫困患者到医院看病,要承担很大的经济压力,总希望少花钱看好病,这种迫切心情医生应该理解。医患双方要做朋友,否则损失的是有限的医疗资源。

医院院长表态:眼睛向内抓整改。

公立医院定性为公益事业单位,医院必须承担社会责任,理应全心全意为患者服务。此次恳谈会明确了一个理念,即医患是朋友,须相互依存,所以要相互信任,共构和谐。他表示医院将正式实施“医患恳谈制度”,采取各种形式,充分运用这一平台来加强医患沟通。他强调,解决医患矛盾的主要方面在医方,所以,医院首先要眼睛向内,正视自身存在的不足,逐步解决患者最关心的医疗服务问题,缓解医患紧张关系。

案例讨论题

1. 目前医患关系的概况和特点是什么?
2. 如何进行换位思考?
3. 作为院方和医务工作者如何有效解决医患矛盾?

第八章　医患关系的社会影响因素

第一节　影响医患关系的法律与政策因素

依照法学原理,法律关系是指法律规范在调整人们之间的社会关系过程中所形成的法律上的权利义务关系。人们之间的社会关系多种多样,医患关系是随着医学的不断前行而在医疗机构与患者(消费者)之间形成的一种关系。

从法律属性角度看,医患关系仅指医方与患方之间法律上的权利和义务关系。从卫生法的层面看,我们将医患之间的法律关系归纳为受卫生法调整所形成的具有保护人体健康方面权利义务内容的特殊的社会关系。其中,"医方"包括提供医疗服务的医疗机构和医务人员,患方包括患者、患者家属及患者家属以外的监护人。由此可见,医患关系是一个涉及多方当事人,由诊断、治疗、护理三方面结合而成的非常复杂的社会关系。

一、医患双方的权利保障与义务履行

医方主要指医生。医生承担着救死扶伤,防病治病的重任。历代医者都将治病救人看成精诚大业。然而,医生的职业生涯亦伴随着诸多艰险,如履薄冰,如临深渊。因此,在立法上规定医生的权利与义务,既是医生职业特点所决定的,又是出于保护患者身体健康和社会利益的目的。

(一) 医师的权利

根据《中华人民共和国执业医师法》第 21 条的规定:医师在执业活动中享有下列权利:

(1) 在注册的执业范围内,进行医学诊查、疾病调查、医学处置、出具相应的医学证明文件,选择合理的医疗、预防、保健方案;

(2) 按照国务院卫生行政部门规定的标准,获得与本人执业活动相当的医疗设备基本条件;

(3) 从事医学研究、学术交流,参加专业学术团体;

(4) 参加专业培训,接受继续医学教育;

(5) 在执业活动中,人格尊严、人身安全不受侵犯;

(6) 获取工资报酬和津贴,享受国家规定的福利待遇;

(7) 对所在机构的医疗、预防、保健工作和卫生行政部门的工作提出意见和建议,依法参与所在机构的民主管理。

医生的权利可以进一步概括为:处方权、诊断权、处置权等以及由此所派生出来的医师的其他的财产权利和人身权利,诸如获得相应的报酬权、生命权、健康权、荣誉权和名誉权等。

医师所拥有的权利大多来源于其特殊的职业,是建立在专业知识和经验之上的。只有

经过专门的学习和训练并经过专业部门的认可才能从事该项职业，并拥有上述权利。

（二）医师的义务

权利与义务是相伴而生的，医师在享有权利的同时必须履行法定的义务。《执业医师法》第22条规定：医师在执业活动中应当履行下列义务：

（1）遵守法律、法规，遵守技术操作范围；

（2）树立敬业精神，遵守职业道德，履行医师职责，尽职尽责为患者服务；

（3）关心、爱护、尊重患者，保护患者的隐私；

（4）努力钻研业务，更新知识，提高专业技术水平；

（5）宣传卫生保健知识，对患者进行健康教育。

当然，医师的义务并不限于此，还有一些很重要的义务分散在《执业医师法》、《医疗机构管理条例》及其他相关的法规和规定当中。我们将其进行概况、总结为以下几个方面：

第一，依法行医的医疗义务。医师有救死扶伤、防病治病的义务，医师必须倾其所能，尽自己最大的努力为患者治病。这是医师的职业特点所决定的。如，“亲自诊查”、“不得拒绝急救处置”、“不能放弃治疗”等。同时，我们也必须强调医师的医疗义务必须以“依法”为前提，即医务人员必须遵守各项规章制度及诊疗规范。

第二，注意义务。所谓“战战兢兢，如临深渊，如履薄冰”正是对医师此项义务的生动描述。医师应当履行注意义务，做到小心谨慎，不因自己的过错而使病人受到不应有的损害。如，《医疗事故处理条例》第11条规定：“在医疗活动中，医疗机构及其医务人员应当将患者的病情、医疗措施、医疗风险等如实告知患者，及时解答其咨询；但是，应当避免对患者产生不利后果”；《医疗机构管理条例实施细则》第62条规定：“医疗机构应当尊重患者对自己的病情、诊断、治疗的知情权利。在实施手术、特殊检查、特殊治疗时，应当向患者作必要的解释。因实施保护性医疗措施不宜向患者说明情况的，应当将有关情况通知患者家属。”

第三，社会义务。医务人员还要承担诸如抗震救灾，疫情上报，宣传、普及医学知识等广泛的社会义务。

第四，人道主义义务。医师的责任是救死扶伤，这样的职责没有地域和时间的限制，只要患者需要，身为一名医师就要竭尽所能伸出援助之手。

（三）患者的权利

患者通常是指正在患病或处于病痛之中的人。正因为处在病痛之中，患者从生理到心理上总是相对来说很脆弱，特别需要来自医师的治疗、关怀和照顾。近年来，患者的权利已被提升到一个更高的水平，医院的观念也在逐步从“治疗第一”向“病人第一”转变。权利源于法律，患者的权利是基于法律的规定。患者的权利有生命健康权、医疗自主权、复印（复制）病历资料权、知情同意权、拒绝治疗权、监督医疗服务权等。

（四）患者的义务

治疗不仅仅是医生的职责所在，它涉及医患双向的关系，我们在尊重患者权利的同时，也要求患者履行相应的义务。患者的义务可以归纳为以下几个方面：

(1) 信任医生,配合诊治的义务；

(2) 接受医学检查的义务；

(3) 尊重义务人员,遵守国家法律、法规及医疗机构的管理制度和诊疗规章秩序的义务；

(4) 如实陈述病史,真实提供疾病信息的义务；

(5) 认真履行签字的义务；

(6) 及时支付诊疗所需费用的义务；

(7) 支持医学教育和科学研究的义务。

在由医方和患方所共同组成的特殊的人际关系当中,医患双方的权利与义务相辅相成,不可或缺,任何一方权利的实现都有待于对方义务的履行,双方各自利益都在对方的利益上得到体现和满足。医患双方没有根本利益冲突,在医疗活动中,双方都希望结成良好、和谐的关系。然而由于因素的影响,使医患关系常常出现不和谐的情况。规范医患关系的法律盲点和调整医患关系的经济因素成为研究医患关系,解决医患矛盾的关键环节。这正是本章讨论和研究的内容。

二、影响医患关系的法律因素

医疗体制改革以来,医疗纠纷愈来愈多。2005 年 6~7 月,中华医院管理学会对全国 270 家各级医院进行了调查:其中三级甲等医院每年发生的医疗纠纷中要求赔偿的有 100 例左右,二级医院每年发生医疗纠纷要求赔偿的有 20 例左右;三级甲等医院一年一般赔偿 100 万左右。据调查,全国有 73. 33 % 的医院出现过病人及其家属用暴力殴打、威胁、辱骂医务人员的情况;76. 67 % 的医院发生过患者及其家属在诊疗结束后拒绝出院,且不交纳住院费用的情况;61. 48 % 的医院发生过病人去世后,病人家属在医院内摆设花圈、烧纸、设置灵堂的不和谐事件。这一切表明我们的医患关系已经不再和谐,已经发展到了一个相当紧张的程度。其中,法律方面的因素所引发的医患关系紧张相对突出。

(一) 独立、完善医事立法的缺失

目前,我国尚没有一部完整的医事立法用来调整医患关系,部分医疗行为没有法律规范,致使医患双方发生纠纷后缺少判断正误的依据和标准,医患矛盾比较突出。

用案例说话也许会比较生动。

[**案例 1**] 一起交通事故,警察呼叫急救车,急救车医护人员迅速赶到现场检查伤者,初步诊断为“腰椎骨折”。根据伤者病情急救车在 35 分钟内将其送到市内有名的骨科专科医院(三级),伤者最终死亡。伤者家属将急救车告上法庭,认为急救车不应将伤者送到专科医院,而应送到附近的二级医院。送到专科医院(三级)耽误时间,要求急救车赔偿。急救车医护人员认为,当时伤者神志清楚,没有失血性休克表现,仅表现腰椎骨折,附近二级医院骨科技术力量不很强,在现场征得警察和伤者的同意,将伤者送到骨科专科医院没有错误,对伤者有益

[**案例 2**] 一位患者到医院做隆鼻手术,手术成功,患者不满意,认为没有达到自

己希望的美丽,将医院告上法庭,法官认为因为手术未达患者满意程度故判决医院退还手术费。

[**案例 3**]　天津某患者骨折后进行手术,为躲避1700余元治疗费用,在未拆线的情况下,偷偷收拾行李,带着手术钢板逃离医院。

[**案例 4**]　一位在京打工的温小姐在某医院做胸透时,被一名男医生要求脱光上衣。之后,深感被辱的温小姐以隐私权受侵犯为由,和医院对簿公堂。法庭认为,国家有关部门并未就摄X线片检查时,是否应该除去受检部位全部衣物做出硬性规定,实践中一般由医生根据病人病情具体掌握。据此,法院驳回温小姐的诉讼请求,同时向医院提出司法建议。

一个个鲜活的案例说明在医患关系的调整与规范中,我们缺少必要、完善的立法规范。

如案例1的情形,在急救过程中,急救车应在接到呼救后多长时间出车;应当遵循什么样的原则,转送什么级别的医院等问题都会发生。我们做一个假设,如果案例1中,急救车就近送到二级医院,但二级医院还需将伤者转送三级医院,家属是否仍要追究我们为什么不将伤者直接送到骨科专科医院的过错呢?由于没有相应的立法规定,没有可供遵循的标准、原则,往往使医患双方难以达成共识,引发纠纷和矛盾。

每个人对于"美"的定义和理解大相径庭,人们都用自己特有的审美观来评判周围的人或事,如果将个人审美的标准用于衡量美容手术成功与否,也许就没有成功的手术了。在医学美容和整形手术领域,至今没有一个成熟的操作规范和标准,致使像案例2的医患矛盾时时发生。

类似案例3拖欠医疗费的案件屡见不鲜。据有关部门统计,在我国的各级各类医疗机构中都有不同程度的拖欠医疗费的情况,有的还相当严重,有些医院每年达到上百万的医疗欠费,给医疗机构的正常诊疗活动造成了不良影响。每遇到这样的情况,医院都处于两难的境地,徘徊在治与不治之间。据统计,现在的公立医院,政府每年的财政拨款只够医院一个月的开支,其余的要靠医院去挣。而医院还要额外担负突发事件中对"无名氏"抢救后的欠费、住院病人出走欠费等每年几十万以上的死账。对于这些交不起或不交医疗费的患者应当采用何种治疗方案,医患关系该如何处理,都没有明确的规定。

临床科研、教学等缺乏操作规范和法律保障,正如案例4的尴尬。临床科研和教学是医学发展中必不可少的途径,没有科研就没有新的技术开创,没有教学,医学事业将后继无人,会影响到医学科学技术的发展,也就会影响到人民大众的健康。医疗服务活动中,一些检查和治疗往往会涉及患者隐私权等权利,如案例5,如果没有法律的规范和保障,类似的纠纷就会此起彼伏。

当然,仅仅订立一部医事法还远远不能解决实践问题,我们还需建立许多配套的措施加以支持和补充。如:医疗保险、行政法规和已经出台的医疗事故处理条例、规章及相关法规、医师法等等,如此全方位的互相补充,才能逐步完善逐步提高。

(二) 医患双方法律意识和维权意识相对淡薄

随着我国普法工作的大力推广,人们法律意识和维权意识也相对提高。然而,无论是医方还是患者,时刻警惕自己用法律来维护自身权益的意识还相对比较薄弱。

就医疗机构而言，医院的管理层缺乏职业化管理，医院的规章制度缺乏专业化和规范化的制定与运作，以至于出现无章可循，有章不循，甚至违规操作，比较典型的是安徽宿州“眼球事件”，医院的管理和违规操作已混乱至极，严重影响了患者的生命健康权。

就医务人员而言，由于法律意识滞后，在发生医患纠纷之前，往往不懂得如何防范，在发生医患纠纷之后，也不懂该如何处理和缓和医患矛盾，常常束手无策，陷于被动。例如，根据新的司法解释，发生医疗事故争议诉讼时采用举证责任倒置的规定，即因医疗行为引起的侵权诉讼，由医疗机构就医疗行为与损害结果之间不存在因果关系及不存在医疗过错承担举证责任。医院有责任拿出证据来证明自己未发生医疗过错，或损害后果与医疗行为没有因果关系，如果医院拿不出证据证明，将承担败诉的风险。在诉讼中，至关重要的是证据的保存。但目前很多临床医师的法律意识滞后，不注意临床证据的采集和保管。结果在发生医患纠纷后，往往处于被动地位。

就患者而言，首先，患者对医疗过程缺乏专业性了解与认知，而且在病态下对事物的承受能力相对不足。随着健康意识和维权意识不断增强，很容易将医疗过程中出现的不满意转化为对医院及医务人员的质疑而引发医疗争议。其次，患方对医疗工作的特殊性缺乏应有的认同，对医疗工作缺乏必要的理解与宽容。再次，患者处于相对弱势的地位，总是怕麻烦或者根本就不知道如何运用法律武器来维护自己的权利。因此，患者通常喜欢采取“私了”的方式来解决问题，结果往往使事态恶化甚至演变成暴力事件。如《人民法院报》2005 年 1 月 20 日报道安徽一男子因怀疑父亲的死与误诊有关而用铁锤砸死医生；《健康报》报道，2005 年 2 月 28 日，北京积水潭医院手外科两位医生被患者家属刺伤。

（三）医患双方平等的法律地位在医疗活动中缺乏根本保障

宪法规定：法律面前人人平等。因此，在医疗活动中，医患双方的法律地位不能因为掌握医学信息不对称而变得不平等。任何一方都不得干涉或者侵害另一方的利益。实际中的情况却不容乐观。在现实生活中，或是个别医务人员习惯于居高临下将自己的意志强加给患者，指令患者绝对服从，更有甚者，不仅对病人“生冷硬顶”，甚至对病人呼来喝去；或是不少医务人员对病人不能一视同仁，对经济状况好、社会地位高的患者笑脸相迎，而对普通的病人则爱理不理；或是个别患者蛮不讲理，不尊重医务人员，甚至对医务人员的人身安全构成威胁。这些都是医患双方地位不平等的具体表现。正是由于我们缺乏立法上对双方平等法律地位的保障，此类现象才屡禁不止，影响了医患之间的和谐共处。

（四）规范医患关系的立法缺乏可操作性

目前我国尚没有一部完整的医事法律，调整和规范医事领域中的医患行为。现有用来调整医患关系的立法涉及《医疗事故处理条例》、《职业医师法》、《医疗机构管理条例》等一系列相关的法律规范及司法解释。然而这些法律、法规在很多方面的规定却缺乏可操作性。

《医疗事故处理条例》第 49 条规定：“医疗事故赔偿，应当考虑下列因素，确定具体赔偿数额:①医疗事故等级;②医疗过失行为在医疗事故损害后果中的责任程度;③医疗事故损害后果与患者原有疾病状况之间的关系。”

基于这样的条文规定,我们在计算赔偿金时应当考虑上述的三个因素,这是由医疗侵权赔偿的特殊性所决定的。由于患者在就医前所罹患的疾病或损伤,而且这种疾病或损伤还在继续发展甚至恶化,医疗行为是为了阻止这样的发展或恶化,因而,医疗行为也成为最终后果的多因素之一。所以我们需要考虑医疗事故损害后果与患者原有疾病状况之间的关系大小等因素,而这些只有依赖专业人员科学、准确的分析和评价才能确定影响比例。然而由于没有相应的立法标准出台,导致在实践中该条文缺乏可操作性,造成计算赔偿金的随意,金额差异大,法官无法采用,当事人难以服从判决的局面。

(五) 缺乏完善的医疗保障体系

我国现行的医疗保障体系及其相关的法律、法规没有及时跟上时代的发展步伐,也是产生医患矛盾,医患关系恶化的重要原因。我国现行的医疗保障体系还很不健全,适应和谐社会需要的医疗体系还有待进一步完善。

在国外,大多数发达国家拥有健全的全民医疗保险体制。德国 1883 年制定了《劳工疾病保险法》,成为世界上第一个以立法来实施社会医疗保险制度的国家。德国的法律明确规定,医疗保险要维持、恢复或改善投保人的健康状况,应以宣传、咨询和提供医疗待遇的方式帮助投保人,并引导他们健康地生活;英国实行几乎免费的国家卫生服务制度;日本被公认为是世界上医疗保障制度效果最佳的国家,在 1922 年就通过了《卫生保险法》等一系列法律、法规。因此,在医疗有保障的情况,很少会产生由个人支付高额医疗费的现象,很少发生医患间的冲突,更不会发生患者打医生、杀死医生的恶性事件。

(六) 执法监督的疏漏和不足

非法行医的现象在我国依然普遍存在,其表现形式也由单一化转为多样化,且更具备隐蔽性,加之卫生行政部门的执法监督力度不够,存在诸多的疏漏和不足,使社会上非法行医现象屡禁不止。从“街头游医”到“黑诊所”,从医生“私自出诊”到医院出租、承包科室,更有甚者,没有任何行医资格的胡万林却能在卫生部门的眼皮底下堂而皇之成为包治百病的“当代华佗”。胡万林于 1997 年 7 月至 1998 年 10 月间,先后在山西省太原市“万林医院”和陕西省长安县“终南山医院”以及河南省商丘市“卫达医院”进行非法行医活动,并造成多人死亡。经过河南省中级、高级两级人民法院审理,认为胡万林在诊治病人中造成多人死亡,后果特别严重,社会影响极坏,构成非法行医罪,依法应从严惩处判定。

一个个触目惊心的案例,一条条“非法行医”误人、害人的报道加速了医患之间的纠纷与矛盾。卫生执法监督的疏漏,甚至缺位应该为非法行医,医患关系恶化负一定的责任。

三、依法行医与依法治医

“依法治国”是新时期我国重要的治国方略。坚持“依法行医”与“依法治医”是“依法治国”在医疗卫生领域的具体体现。在大力建设法制化国家的新形势下,医疗活动必须引入法律机制，才能有效地防范医疗风险，构建医患之间的和谐关系。

“依法行医”为广大的医务工作者提出要求，即医院及其医务人员要严格依照卫生法律、法规、医疗护理常规和规章制度实施医疗行为。依法治医是医德建设健康发展的前提和保障，它是依靠法律的权威性和强制性来管理医疗行为和活动，避免了随意性，保证了社会秩序和人民的生命健康权。只有真正做到“依法行医”、“依法治医”，才能从根本上实现“以病人为中心”的服务理念和宗旨。

要真正落实依法行医、依法治医，首先要严厉打击非法行医的行为。这里的“非法”应做广义理解，它包括狭义的“无证”行医，但并不限于此。“非法行医”正以更快的速度、更隐蔽的形式和更多样化的内容占据我们的医疗服务市场，扰乱正常的医疗秩序。打击非法行医也是医院管理年活动的重要内容，是规范医疗行为、确保医疗质量与安全的有效措施。非法行医的危害有目共睹，只有严惩非法行医，才能为依法行医和治医扫除障碍，铺平道路；其次，确立“依法治医”的理念，增强医务人员依法行医、依法管理的意识和水平。无论医院的性质如何，都要遵守依法行医这一根本原则。最后，要加强医务人员法律、法规的学习。医务人员懂医不懂法，对相关的法律知识不了解，就难以做到依法行医。在进行医疗事故技术鉴定时，我们发现：绝大多数案件都有一个共性特点，即医疗机构和医务人员不同程度地存在法制观念淡薄和违法行医、违章操作等问题。

四、患者的维权行为

医疗活动不同于其他的社会活动，它的高风险和不可预测性导致了在医疗活动中会随时出现意外，加之医患双方医学信息不对称性所决定的患者的弱势地位和对医生的高度期望，使医患关系变得更加敏感。

近年来随着人们法律知识、维权意识的增强，越来越多的患者改变原有到医院看病必须听从医务人员“指挥”的观念，更加注重自己权利的行使和保护。然而患者的维权不能随心所欲。怎样才能做到依法维权，切实保护患者自身的合法利益成为我们不得不关注的重点。

（一）就医意外的救济方式

患者在医院就医过程中，时常会出现或是严重或是轻微的意外。这时需要患者理性的选择和慎重的处理。

1. 充分行使自己的知情权遇到疑问时，应立即要求医方给予明确的解释　比如当患者被要求接受某种检查、治疗或手术时，不应被动的接受，首先向医生询问、了解检查、治疗或手术的目的、副作用甚至危险，尤其是在医生让签署某些知情同意书时，更应该认真了解做与不做的利弊，做出理智的选择。

2. 及时索要并妥善保管好病历资料　病历是患者就医的医疗记录，包括门诊病历和住院病案两部分。门诊病历是门诊医生对病人病史、药物过敏史、检查结果、诊断、处理及用药等的记录，一般都由患者自己保存。住院病历是详细记载治疗过程的病历，由医院保存。如果发生纠纷，病历资料是最有利的证据之一，因此患者一定要保管好病历。对于由医疗机构保管的病历资料，患者可以根据《医疗事故处理条例》中的规定，复印或复制病历资料。

医疗机构应该应患者的要求,为其复印或者复制病历资料。

3. 及时向医院的相关部门投诉或反映问题 医院一般都设有专门接待门诊病人投诉的门诊部办公室或医患关系办公室,患者可以随时向工作人员投诉或反映意见;如果对医院的答复仍感到不满意时,还可以向医院的上级卫生行政管理部门反映实际问题;患者也可以通过法律途径来解决纠纷。以上所述都可以理性地避免医患之间的纠纷和矛盾。

(二) 合法有效地保存证物

有这样一个案例:医院为一发热小儿输液过程中,小儿哭叫输液手臂疼痛剧烈,护士观察后认为没有什么异常,继续输液,小儿随即在输液过程中突然死亡,家属迅速收起输液瓶和输液管等,要求自己保存。类似的情况在医疗过程中经常会发生。患者出现异常情况是药物所致、输液所致还是输血所致,要通过对相关的物证进行鉴定才能明辨是非。而送检验、鉴定的前提就是保证这些医疗用品的真实性。案例中家属私自保存的情况就很容易导致医疗用品丧失真实性。根据《医疗事故处理条例》第 17 条的规定:"疑似输液、输血、注射、药物等引起不良后果的,医患双方应当共同对现场实物进行封存和启封,封存的现场实物由医疗机构保管;需要检验的,应当由双方共同指定的、依法具有检验资格的检验机构进行检验;双方无法共同指定时,由卫生行政部门指定。疑似输血引起不良后果,需要对血液进行封存保留的,医疗机构应当通知提供该血液的采供血机构派员到场。"因此,如果采取过激的行为,私自拿走有争议的医疗用品,表面上患者是保护自己的权益而恰恰损害了自己的权利,最终导致失去有利的证据和索赔的依据。

(三) 理性、谨慎选择维权途径

在发生医患之间的矛盾和纠纷时,患者通常有三个解决纠纷的途径。

1. 协商解决 协商解决即通常所说的"私了",法律术语叫"和解",是指医患双方通过谈判与妥协就有关争议的解决达成一致意见,其最终表现为"协议书"或"和解协议书"。现实生活中,大部分的医疗纠纷是通过这种方式得到解决的。如果患者打算要采取协商解决的办法解决医疗纠纷,首先要清醒地认识到,协商是医患双方的第一次较量,也是进入诉讼阶段之前的关键环节。其次要慎而又慎。因为在该途径下,患者权益受到全面维护的可能性非常小,且在纠纷的解决过程中,患者的弱势地位无法得到平衡。对于患者来讲,要切记因为怕麻烦而采取盲目"私了",草率行事的方式解决医疗纠纷。

2. 申请卫生行政管理机关处理 《医疗事故处理条例》赋予当事人向卫生行政部门提出书面申请的权利。"发生医疗事故争议的,应当提出书面申请。申请书应当载明申请人的基本情况、有关事实、具体请求及理由等。"书面申请"应在自当事人知道或者应当知道其身体健康受到损害之日起 1 年内提出。"

3. 提起诉讼 发生医疗事故的赔偿等民事责任争议,医患双方可以协商解决,不愿协商或者协商不成,当事人可以向卫生行政部门提出调解申请,也可以直接向人民法院提起民事诉讼。目前,到人民法院提起医疗赔偿纠纷诉讼,不以医疗事故鉴定为前提。患方的举证责任集中于损害后果(伤残等级、死亡等)和医疗关系(病历、医疗费单据等)。在该救济方式下,患者与院方处于同等地位,并且可以通过律师等专家的介入,在公开、公正、公平的司法程序保障下,使患者的合法权益得到全面和公正的维护。

五、医患关系的法律盲点和难题

(一) 医疗事故鉴定的法律盲点

医疗事故的技术鉴定是指专门的鉴定机构受司法机关委托、卫生行政部门移交或当事人共同委托,独立对特定医疗纠纷中的诊疗护理行为是否属于医疗事故及事故等级等问题进行鉴别并做出鉴定结论的活动。然而在实践中,由于法律规定不尽完善,在鉴定过程中存在很多问题。

1. 鉴定程序设计不尽合理 根据《医疗事故处理条例》第 24 条的规定:参加医疗事故鉴定的相关专家,由医患双方在医学会主持下从专家库中随机抽取。然而在实践中,会出现一方不去抽取专家的情况,由于《条例》并没有规定此种情况的解决途径与办法,因此会导致无法完成鉴定程序而最终会使诉讼处于僵持的状态。

2. 鉴定委员会缺少必要的监督机制 根据最高人民法院的司法解释规定:病员及其家属如果对医疗事故鉴定结论有异议,可以向上一级医疗事故鉴定委员会申请重新鉴定,如因对鉴定结论有异议向人民法院起诉的,人民法院不予受理。也就是说医疗事故鉴定的当事人即使对医疗事故的鉴定结论有异议也无法起诉鉴定委员会,而只能提起重新鉴定。鉴定缺乏必要的监督和救济途径。

3. 鉴定书中"但书"的难题 "但书"是指法律条文中"但是"或"但"以下的一段文字,是对上文的例外或附加某种条件的规定。例如《条例》第 11 条规定:在医疗活动中,医疗机构及其医务人员应当将患者的病情、医疗措施、医疗风险等如实告知患者,及时解答其咨询;但是,应当避免对患者产生不利后果。此条文"但是"后面的文字就是但书或称"但书规定"。鉴定书里的"但书",是在书写鉴定结论时,肯定了某医疗行为"不属医疗事故"后,再用"但"或者"但是"转折,继续阐述该医疗行为还存有缺陷、不足、一定差错或不规范的地方。在鉴定书上加入但书的规定是为了平衡患方的心理,缓和医患之间的矛盾。然而在起到积极作用的同时"但书"也带来的麻烦。"但书"的规定常常成为法官审理医疗损害赔偿案的判赔依据,一旦认定患方所称的损害事实与"但书"内容有因果关系,几乎不考虑医疗行为的性质是否构成医疗事故而判定医疗机构承担法律责任。

(二) 医生告知义务的履行难点

有这样一个案例:某女,26 岁,诊断为左眼复发性结膜囊肿,医生决定手术治疗。术前,医生告知患者及家属手术可能存在如下风险:①术中肿瘤界限不清,分离困难;②术中出血,术后感染;③术后睑球粘连;④误伤眼内其他组织影响视力。术后,患者左眼上睑下垂,不能睁眼。诊断为:提上睑肌损伤致左眼上睑下垂。经某区医疗事故技术鉴定委员会鉴定,不构成医疗事故。一直到省级鉴定均结论为不构成医疗事故。患者诉于法院。法院就医院施行手术过程中有无过错及与损害后果有无因果关系委托省级鉴定委员会补充鉴定。意见为:原告术后左眼上睑下垂属于手术并发症,被告在手术过程中并无不当,被告手术前谈话记录不够完善，但与治疗过程和结果无直接关联。

法院经审理认为：判断医院有无过错，可以分成两个相对独立的阶段：术前告知阶段和手术阶段。手术的实施过程是一个专业性活动，有无违背手术原则和操作规程，在很大程度上要依赖专家的鉴定。本案中，经专家鉴定，手术过程没有不当行为，或者说无法证实存在不当行为。在手术前告知阶段，手术谈话记录交代了四种风险，前三种风险指向明确，未提及提上睑肌损伤的可能性。第四项是指眼内结构的损伤，而提上睑肌不属于眼内结构，因此也不在第四项告知的范围内。由于没有书面记录，医院辩称在实际中告知了家属此类风险，但是却没有证据佐证。因此，医院不能证明自己履行了该手术可能会影响提上睑肌这一风险，在履行告知义务中有瑕疵。医院赔偿患者62 000元。

1. 医生告知义务的内容不明确　《执业医师法》第26条规定：医师应当如实向患者或其家属介绍病情，但应注意避免对患者产生不利后果。它只是简单规定医师的告知内容为患者的“病情”，而《医疗事故处理条例》第11条规定：“在医疗活动中，医疗机构及其医务人员应当将患者的病情、医疗措施、医疗风险等如实告知患者，及时解答其咨询。”这里虽然将告知内容扩大到“医疗措施、医疗风险等”，但是仍然不够明确和准确，类似上例中一些告知的瑕疵情况依然频频发生。

2. 缺乏一套行之有效的医疗机构告知制度　目前，患者知情权的实现多是口头告知，而同意的表示只在手术时才做相应的签字确认，这必将成为导致医疗纠纷的潜在因素，在发生纠纷时，医患双方常因死无对证而互不认账。因此，建立一套行之有效的医疗机构告知制度是非常必要和迫切的。

第二节　影响医患关系的经济因素

经济学是一门研究人类一般生活事务的学问，经济学原理可以运用到生活中的许多方面，用来解决人们之间各种各样的关系和问题。患者就医可以看做是一种经济行为和消费过程，因此在医患关系中，经济因素也成为关注的重点之一。

一、医患双方信息不对称

医患关系紧张，医疗纠纷频发，医患之间缺乏沟通等导致双方信息不对称也是一个重要原因。非对称信息理论是20世纪70年代发展起来的，是经济学中的原理之一。根据非对称信息理论，市场上买卖双方各自掌握的信息是有差异的，通常供方拥有比较完全的信息，而需方则处于相对的信息劣势。因此，拥有信息的当事人往往会隐藏对自身不利的信息，而着重披露对自己有利的信息，从而导致“逆向选择”和“道德风险”问题的出现。

所谓“逆向选择”是现实的经济生活中，存在着一些和常规不一致的现象。按照一般的经济学原理，如果降低商品的价格，该商品的需求量就会增加；如果提高商品的价格，该商品的供给量就会增加。但是，由于信息的不完全性和机会主义行为，有时候降低商品的价格，消费者也不会做出增加购买的选择，提高价格，生产者也不会增加供给的现象。如果将此理论运用到医患关系中可以看到，医生和患者作为掌握信息的当事人（在经济学上我们称之为理性经济人），他们对于医疗信息的掌握是不对称的。医生掌握更多关于医疗方面的信息，而患者则处于无法全面、详尽获悉医疗信息的劣势地位，由于信息的不对称很容易导致个别医生可能通过扭曲或隐藏信息等方式，以牺牲患者的利益来牟取他们的信息优势利益。所谓“道德风险”即从事经济活动的人在最大限度地增进自身效用的同时做出不利于他人的行动。医患关系中的道德风险以信息不对称为前提，由于患方在获取信息上的劣势和难以观察或因成本太高而无力观察到医生的努力程度和服务效率。于是个别医生就有可能偷懒，或为自己获取超额报酬。

由于信息不对称的影响我们看到了医患关系不和谐的一面。患者指责医生和医疗机构是“吃回扣、拿红包”的“白狼”；医生抱怨患者隐瞒病情，不配合治疗甚至暴力伤害。

要在一定程度上减少由于信息不对称而给医患关系带来的影响，我们首先需要建立医疗信息强制披露制度。目前，因患者缺乏对医疗服务数量与质量进行事先判断，导致病人自主选择权受到很大限制，加之供方的信息提供不足，且除了供方以外的渠道，公众搜寻信息的途径缺乏，使医疗信息这一公共产品失去了公用性。持续的信息公开将有利于减少医疗市场上的信息不完全，抑制市场欺诈行为，提高医患之间的信任度，改善二者之间的关系。

二、节约患者费用与节约卫生资源

利益关系是经济关系的最直接表现，也是引发一切冲突的根源。在医患关系这对特殊的关系中，经济责任的分担势必影响患者对医疗费用的关注及和谐医患关系的构建。近 20 年来，世界各国卫生费用均呈现不同程度的过快增长趋势，其速度明显快于国民生产总值 GNP（也有用国内生产总值 GDP）的增长，已引起世界各国的普遍关注。美国 1960 年到 1989 年 30 年间医疗费用增长 21 倍，同期 GNP 的增长仅 9 倍；英国的卫生总费用从 1949 年的 4.4 亿英镑，上升到 1986 年的 200 亿英镑，从占 GNP 的 3.9%，上升到 6.2%；我国卫生总费用从 1980 年的 132 亿元上升为 1991 年的 743.43 亿元，同期医疗费用从 90.7 亿元上升到 561 亿元。巨大的就医费用已经越来越超出普通民众的心理和财力承受范围，患者不去究根问底分析原因，而是将难以负重的矛头直接指向医院和医生，这在一定程度上成为激化医患矛盾的导火索。

据国家卫生服务调查统计，由于经济原因，我国约有 48.9% 的居民有病不就医，29.6% 的患者应住院而不住院。在农村，尤其是贫困地区这样的情况更加普遍；与之相反，550 万元医药费买来最昂贵的死亡、深圳 120 万元住院费案件等等类似天价医药费案频频见于报端。在医院违规收费的同时，我们也应看到卫生资源分布的不均衡和卫生资源的严重浪费。在卫生资源的配置中，值得一提的是大型医疗设备的过度配置问题。医院院长最热衷的就是买设备、搞基建。大医院的精良设备纷纷上马，在一定程度上对疾病的治疗不无裨益，能够减轻患者的痛苦、节省救治时间以及减少误诊的机会，然而大型设备的过度备置使广大患者成为主要的买主，一个小小的感冒可能花上上百甚至上千的检查费用，费用的压力使得患者不得不放弃这样“奢侈”的享受。现已配置的大型医用设备在总体上处于“吃不饱”的状态。以 CT 为例，从全国水平上来看 CT 的利用率不足 40%。盲目的购买大型医疗设备，利用过度医疗和自卫医疗深度挖掘“设备的利用率”，最终就会加重患者的医疗费用负担。

因此,只有优化卫生资源的配置,将患者的就医费用降低到一个合理承受的范围内,才能更好的缓和医患之间的矛盾,医患关系必定重归和谐之道。

三、过度医疗与自卫性医疗行为

分析影响医患关系的因素还需要考量实践中所出现的更为隐蔽的过度医疗问题带来的深层次影响。在医疗实践中,我们发现本来可以做简单 X 光检查,医生却做了 CT;而做 CT 即可确诊却做了核磁共振。很多患者都有类似的遭遇:一位出生八天的女婴,阴道口出现少量血性液体,这本来是由于母体带来的雌激素导致的正常现象,却被收治住院治疗;一位一岁的小婴儿,因为发热三天,却接受了有关发热的全套检查;一位退休老人,在做白内障手术时,医生推荐他使用进口人工晶体,两只眼睛花费了近万元,而如果换一对国产人工晶体,只需 1000 多元;一位可以明确诊断的病毒性感冒,却接受了大量抗生素的静脉注射。类似这样的事件我们称为过度医疗。过度医疗是指病人需要和不需要的检查都要做,需要和不需要的治疗都要做。而医院为了自身的经济利益的考虑也对过度医疗不加制止,"天价医药费"就是过度医疗极端化的表现。医院过度的市场化是过度医疗现象的存在和发展的沃土。过度医疗最直接的危害就是降低医疗机构和医生在患者心中的信任度,造成医患关系的紧张。

与过度医疗相联系的另一种行为是自卫性医疗行为。自卫性医疗行为是指医务人员为了规避医疗风险,以求自保而实施的偏离规范化医疗服务准则的医疗行为。如惧怕漏诊进行拉网式化验或检查;回避有风险的手术或片面夸大手术风险;没有必要的会诊或转诊;推诿重症病人等。防御性医疗行为不是完全出于对患者的需要而进行的,其根本出发点是为了避免或减少医患冲突。随着医患关系的日趋紧张,医务人员越来越谨小慎微。为避免医疗风险带来的医疗纠纷以及各种损失,一些医疗机构开始避免或拒绝提供部分高风险的医疗服务项目,越来越多的医务工作者也因害怕自身权益得不到保障而采取自卫性医疗行为。

过度医疗与自卫性医疗都不是出于满足患者的需要而进行的,不仅造成了卫生资源的严重浪费,更给患者及其家属造成巨大的负担和压力,使原本紧张的医患关系雪上加霜。它既损害了患者的利益,也最终影响来自社会对医方的评价和认可。

第三节　影响医患关系的文化伦理因素

在影响医患关系的社会因素中,如果把法律和经济的因素归结为影响医患关系的外因,那么,文化伦理因素更多地体现为外在客观因素作用于主体积淀而成的一种主观因素,具有内在决定性。本节主要从医者的人文素质与人文关怀、医患关系的礼仪构建、医者的利他主义等方面对影响医患关系的文化伦理因素进行阐释。

一、医者的人文素质与人文关怀

医学的核心理念即人文精神决定了医者对患者的关怀不仅仅是躯体健康的关怀,还有心理健康的关怀和医学人文关怀,医学人文关怀是其最高层面。医者要实现全心全意服务患者的人文关怀，首先要具备一定的人文素质，再逐渐地培养医学人文精神。

人文素质，主要包括两个方面：一是人文科学素质；二是人文伦理素质。人文科学素质是人文素质的理论基础，主要有人文社会科学（以文学、历史、哲学为主）和艺术、教育等。人文伦理素质，主要指人的人格、气质、修养，其内涵可概括为如何做人。医者的人文素质是指医者通过哲学、历史、文学、艺术等人文知识的学习与熏陶，表现出自觉服务于人与社会，尊重生命及其价值，关爱生命，表现出医学知识与人文精神的和谐统一。

医者在具备一定的人文素质后，就应把这种素质付诸于医疗实践中，尊重与关怀人、人的尊严与价值。“患者”在英文里为 patient，它是由 patience（忍耐）一词变化而来，意指忍受着疾病痛苦的人。处于疾病中的人常常被忧郁、焦虑、恐惧、担心、紧张、怀疑、绝望等压抑的情绪缠绕着，他们经历着病痛的折磨，身心都非常脆弱，渴望医者的温馨呵护，需要医者的人文关怀。医者一句关切的话语往往会使患者感到莫大的安慰，增添身体康复的信心。

人文关怀体现于医疗服务的方方面面，关键在于观念的转变——由患者求医到医者为患者全心全意的服务。

在医学的世界里，医者因掌握医学知识的能力强于患者而被视为医患之间的强者，相反，患者被视为弱者。所以，患者在医疗领域易于依赖医者或不得不依赖医者，自觉地位低微；而医者也容易以家长的身份对待前来就医的患者，自觉地位高，凌驾于患者之上。此外，人皆有生老病死，从经济学角度看，提供医疗的医者人数远远小于接受医疗的患者人数，当供小于求时，物以稀为贵。长此以往，人们顺理成章地把患者到医院看病认为是求医，“求”即降低了患者在医疗中的地位，把自己摆在被动的地位，这种现象也使医者的地位被抬高，患者把自己的主动权拱手让给了医者。传统的医贵患卑的思想观念导致医学家长主义的盛行，医者已经习惯于患者对自己言听计从；另一方面，一进入医疗领域，患者就仿佛进入了一个陌生的王国，言行举止中无不体现出病人的身份特征，医嘱如同圣旨，这些都助长了患者求助医者的思想。

然而，随着文明的发展，社会的进步，自主观念与权利意识的增强，使得传统的医患地位高低观念越来越受到冲击，患者开始反思自己在医疗中是否毫无发言权。另一方面，在市场经济的竞争背景下，医者越来越感觉到患者需求的多样化，不再是一味地等待“顾客”，而是开始创新讨好“顾客”；文化教育的提升，医者逐渐认识到医疗实践的本质是一种医疗服务，服务不再是由医学技术一手遮天，而是要融入医学人文关怀与人文精神，主动关爱患者、维护患者的利益和尊严，这样才能形成医患关系的良性互动。

因此，医者必须重视自身的人文素养，将文学、艺术、伦理学、心理学、社会学、医学史学等方面的知识，通过内化过程渗透到自己的思想与行为中，丰富医疗实践，注重塑造有情感、有爱心的医者，而不是冷漠、无情的医匠。医者人文素养的提升和技术水平的提高同等重要。人文素养体现在诊疗服务的每一个细节当中，只有这样才有助于增进患者对医者的信任与理解，理顺医者的工作，促进医患关系的和谐。

二、医患关系的礼仪

礼仪是指人们在社会交往中由于受到历史传统、风俗习惯、宗教信仰、时代潮流等因素的影响而形成的，并且为人们所遵守，以建立和谐关系为目的的各种符合礼的精神及要求的行为准则或规范的总和。在人际交往中讲究礼仪，对于社会上的任何职业、任何身份的人，都是十分有益的。在医疗服务中，医患关系礼仪将成为协调医患关系的润滑剂、缓解医患矛盾的缓冲器。

礼仪是一门综合性的学科，依据其使用对象、适用范围的不同，礼仪包括一般礼仪、个人礼仪、家庭礼仪、社交礼仪、公务礼仪、服务礼仪、涉外礼仪等等。医患关系礼仪不仅包含一般礼仪、医者与患者的个人礼仪，还包含医务工作礼仪和医疗服务礼仪，前两项是人际交往的普遍礼仪内容，后两项则是医患关系的特殊礼仪内容，各分支礼仪之间还具有一定的相互交融性。

医患关系礼仪医方的主要表达方式和表现形式是医者对患者的言谈举止，包括服饰仪容、语言礼仪和公务礼仪。医者的言谈举止不仅体现了医者个人的文明素质与道德涵养，还代表了医院的整体形象。医者在与患者的诊疗交往中，应懂得“什么样的话该讲，什么样的话不该讲”，恰如其分地使用医患关系礼仪，言谈举止多从对方的处境和心态考虑，切实为患者的利益服务，才能有利于医患关系的良性发展。

医患关系礼仪的核心内涵是医者对患者的尊重与关怀，这也体现了医患关系的平等原则。

首先，要求医者正确对待医患关系，明确医者与患者在医患关系中的定位。一是要明确医者是为患者提供医疗服务的人，诊治疾病、解除疾苦是医者的职业责任与要求，而不是对患者的恩赐；二是要明确患者是享受医疗服务的人，他们作为人的社会属性以及他们作为患者的脆弱性决定了他们需要获得应有的关心与爱护，而不是上门求医。医者只有先明晰自己的定位和患者的定位才能正确处理医患关系，才能发自内心地尊重患者，对患者讲究医患关系礼仪。

其次，医者在医疗服务中要讲究礼仪。尊重并且平等地对待每一个患者，充分理解患者的脆弱心理需求，力求在与患者的交往中架起心灵沟通的桥梁，从而使患者感受到被关怀、被重视，就医心情变得轻松，心理的各种压力有所释放。这样，患者才能大大增强抵抗病痛的勇气，更愿意信赖医者并且积极配合医者的检查与治疗。

尽管医患间的矛盾和冲突不可能通过医患关系礼仪来化解，但是医患关系礼仪可以帮助医者巧妙地、艺术地处理医患关系，使医者易于接近并获得患者的尊敬和好感，有利于缓和医患交往的气氛，减少不必要的医患矛盾与冲突，有利于医者与患者和谐相处。

三、医者的利他主义

利他主义(Altruism)一词是由19世纪法国思想家孔德首创，并把它解释为“为其他个体的利益而牺牲自己的利益” 。这一阐释无法描绘利他主义的理论全貌。从古至今，对利他主义的界定存在几种理论观点。

传统儒家的利他主义是爱有差等的利他主义，因为儒家看到：我之所以爱人、无私利人，是因为我的利益和快乐都是他人给的，因而主张爱亲多于爱民、先亲后民，即“亲亲而仁民”(《孟子·尽心》章句上)。医者作为一个社会人，不仅承担着救死扶伤的医者角色，还承担着为人子女或父母的家庭角色等其他非医者角色，而且医者角色和非医者角色很难在临床诊疗服务中被截然分开。自古以来，一个人“忠孝不能两全”，现代社会的医者也不例外,医者所承担的不同角色常常是交织在一起的,有时还难免相互冲突。依据儒家爱有差等的利他主义理论,医者获得家庭亲人给与的利益多、厚、大,而患者给与的利益少、薄、小,所以医者理所应当爱家庭亲人多于爱患者,考虑家庭亲人的利益多于考虑患者的利益,但当他进入医生的角色时,却强调一心为了病人,这是中国历史上多数儒医所持的立场。

18、19世纪西方学者提出为己利他主义,首先承认每个人都具有为己的私心,但是“为了使自己幸福,就必须为自己的幸福所需要的别人的幸福而工作。”这种理论以为己为目的和原动力,以利他为实现为利己目的的手段或途径,霍尔巴赫提出:“德行不过是一种用别人的福利来使自己成为幸福的艺术。”医者作为一个社会存在的人也是有私心的,很难总是做到大公无私,然而,医者要想在自己的工作中满足个人社会存在与发展的需求,就要通过医者的职业角色获得个人生存的物质基础与经济支撑,以及获得个人价值的社会认同。在诊疗工作中,医者既无法忘却个人的利益,也不能忽视患者的利益,如果想长久地维持个人的利益,就必须尽力地保护患者的利益,不断地维系个人利益与患者利益的动态平衡,保持二者利益的互惠互利,这有助于维持医患之间的和平共处。

我国现行的利他主义既否定“为己利他”,又否定“单纯利己”,而把“大公无私自我牺牲”奉为评价人们行为是否道德的唯一准则。因此,在临床诊疗中,人们常常要求医者奉行“一心赴救、舍生忘死”的纯粹利他主义。然而,在临床实践中,要求医者奉行纯粹的利他主义虽然无可厚非,但却是不切实际的,因为这种观点只考虑了医者的职业要求而忽视了医者作为一个人的社会存在利益要求。

四、医患关系的伦理难题

医患之间产生的问题往往是经济、社会、伦理、法律等诸多因素相互作用的结果。以下仅从伦理学角度来探讨给医患关系带来消极影响的伦理难题,包括医患之间的信任难题和医者“本我”与“自我”的利益冲突难题。

(一) 医患之间的信任难题

在医患关系的诸多伦理问题中,信任常常被认为是核心难题。在信任的涵义中,它本身也暗含了一种建立在特定道德基础之上的共同命运与目的,即他人和你拥有共同的基本价值观念。所以,医患信任关系主要指医患在诊疗过程中基于共同的诊疗目的(挽救患方的生命、恢复其健康)而表现出的诚信和认同。

近年来,医患之间丧失信任,双方总是以对立面的形象出现在世人面前。医者变得小心地迁就患者,盲目地依靠技术,墨守陈规、不敢冒险创新,不求有功,但求无过。正如北大医院汪涛所言,“一个病例,医生本来可以选择新技术,但可能有1%的危险,医生担心医患纠纷就可能会选择放弃,按照常理这也没有什么,可是最终并不利于新技术的发展,也不利于病人。”如今的患者更加讳疾忌医,主要是怕医生乱开药、乱检查、乱诊断,患者就诊时随时记录,甚至携带录音笔、小型摄像机的现象也时有发生,为的是保留证据,防范可能发生的医疗纠纷;近几年,患者对医方的不信任发展到极端,催生了一种新的职业——“医闹”,他们每天穿梭于各大医院之间,努力寻找“商机”,采取伙同患者家属扰乱医院就诊秩序的方式,向医院索取高额赔偿。这些行为日益激化了医患之间的不信任。

2006年全国医院管理年工作会议上提出：造成医患关系紧张的原因是多方面的，其中最重要的原因是医患之间缺乏理解和信任，不能换位思考。那么，医患之间不信任的根由是什么呢？

造成医患不信任的原因是多方面的：医患个体差异如个性冲突和不同的价值观，医患角色矛盾冲突如医患期望不一致、感受差异、换位思考不足等都有可能成为医患关系紧张的原因。上述原因都可以归结到美国生命伦理学家恩格尔·哈特的观点——“医者与患者之间常常是道德异乡人，他们不持有共同的道德前提或基础。”这一观点含蓄地指出医者与患者之间的不信任是有理论依据的，即现代社会背景下的医患交往不再是传统社会背景下的熟人社会交往、彼此相对了解，相反，医者与患者来自不同的社会背景、具有不同的道德价值观念，现代医患交往绝大多数是一种陌生人社会交往，双方具有不同的价值评判标准与思想基础，彼此因不了解而相互戒备，以致相互不信任。

虽然患者就医时常常隐含了对医者的信任，如把个人隐私的信息告诉医者，把自己身体隐私部位暴露给医者，但却是因为患者生病后，只能求助医者，而为了早日康复，患者也只能把自己的健康问题托付于医者，可见，这种隐含的信任往往建构在“不得已而为之”的基础上。而这种表面上的信任常常是不堪一击的，一旦出现医疗丑闻或医疗市场化等问题，患者根本无法再固守对医者的脆弱的信任感。这一切都源于社会的变迁、时代的发展，医者与患者之间多是道德异乡人的关系，他们具有不同的道德思想与价值评判，时常会产生价值冲突。

（二）医者“本我”与“自我”的利益冲突难题

无论前面谈及的医学人文关怀还是医者的利他主义，都比较容易被医者掌握与理解，但是若把理论知识付诸实践，则会面临“知”与“行”难以统一的难题，这根源于医者“本我”与“自我”的利益冲突。

弗洛伊德认为“本我” 是人生而有之的生物学的原始性欲和本能冲动，是人性中不顾法律、道德规范和逻辑而强烈追求满足的非理性力量，它只遵循“快乐原则”，同作为人格的理性部分的“自我”相对立，受到“自我”的约束与压制；“自我”是人性中理性的部分，其机能在于从社会现实条件出发，约束与驾驭人的本能欲望与冲动（“本我”），以延缓或减轻快乐，使之适应环境和社会利益之需要。现代社会，一个行为主体往往兼有多种社会角色，在个人价值得以充分肯定的同时，不同的社会角色在同一个主体身上所要求的社会责任与义务必然会在该主体内心的价值领域产生对立或冲突。医者也不例外，常常在医者的角色上面临“本我”与“自我”之间的利益冲突。

医者不仅是患者的“救星”，还是医院的“勤务兵”，更是自己家庭的“顶梁柱”。作为患者“救星”的身份，他们要向患者履行一心赴救的职责与义务；作为医院的“勤务兵”，他们要完成医院下达的经济效益指标；作为自己家庭的“顶梁柱”，他们要担负起赡养父母与抚育子女的重任。自古以来，人们形容医家对病家的职责是“凡大医治病，必当安神定志，无欲无求，先发大慈恻隐之心，誓愿普救含灵之苦。”（孙思邈：《大医精诚》）“欲救人而学医则可，欲谋利则不可。”（徐延祚：《医粹精言》）在此，当代的医者或许能够做到“大慈恻隐之心”与“救人”，但是若要求他们“无欲无求”、“不谋利”，则十分困难。医者也是社会人，也有来自生活、工作等多方面的压力,很难要求医者成为十全十美的“圣医”。

可见,当一位医者面对一个患者的时候,这位医者乃处于一个带有各种目标和价值评判的、复杂的专业境遇之中,其中只有一些目标——抗击疾病减轻病患痛苦——指向患者;而其他目标不仅无法消除,还可能干扰指向患者的目标(少花钱治好病)。例如,为了增加医院的经济效益和自己家庭的经济收入,医者可能给患者开“回扣药”或“大处方”,虽然对患者不构成明显的身体伤害,但却可能给患者(特别是贫穷的患者)造成直接的心理、精神和经济伤害,只要是伤害,无论是何种伤害,对患者而言都是一种痛苦,因此,医者的工作和家庭目标直接阻碍了患者目标(少花钱)的实现。

如果说,人人都是“为我”的,那么其实质应该说人人都是“本我”的,只不过由于受到社会传统、文化教育、道德规范和法律制度等因素的制约,不得不压制“本我”而表现出“自我”。但是,在面对“本我”与“自我”的冲突时,究竟如何取舍?这不仅取决于医者所处的社会经济条件,还取决于医者个人的道德境界。然而,功利主义的价值取向推动着人们把资本与人力投入到能够带来物质收益的领域,而用以提升人的心智和精神力量的投入则明显不足。在医学领域,上述观点造成了人们把越来越多的资源投入到医学经济发展、医学技术进步与仪器生产上,而越来越少的人对提升医者的道德情操与患者的健康教育感兴趣。这样,在一切都被刻上“物质化”的时代,在物质决定精神的社会,医者追求经济效益的“本我”就会战胜追求社会效益的“自我”。

如何统一“本我”与“自我”呢?不妨借鉴行动效用论和规则效用论辩证统一的观点。规则效用论和行动效用论的统一是指由最大幸福原则以及特定的情境可以推出许多道德准则,遵守这些道德准则有利于效用论基本原则即最大幸福原则的实现。道德准则本身具有一定的效用价值;这些道德准则直接规范人们的具体行动,从而使基本道德原则间接地起到规范人们行动的作用;人们的行动所产生的后果也可以直接与基本道德原则发生联系,从而使行动本身具有直接的效用价值;无论是准则还是行动后果都实现了效用论的基本道德原则,从而实现二者的统一。由此推出,“自我”的道德准则规范指导医者为了患者的利益从事医疗活动,这可以给医者带来经济收入、给医院带来经济效益,促进医学的发展,但是这种医疗行为不是以赢利为目的的;“本我”的医疗行为是医者为了赢利的目的从事医疗活动,同时使医者和医院获得经济收益;“自我”与“本我”的辩证统一就是,医者在医德准则规范的指导下,以救治病患为首要目的,虽不以赢利为直接目的,但是救治病患的行为也间接地带来了经济收益,既符合了“自我”的道德要求,也满足了“本我”的经济需求,二者在缓和冲突之余获得了双赢。

本章探讨了影响医患关系的因素,由于受到社会各种客观因素的影响,外因对于医患关系的消极影响偏重,而内因对于医患关系的积极影响微弱,在目前还无法立即完善全部客观因素的条件下,只能从内在因素入手,力求减少影响医患关系的消极因素,增加促进医患和谐的积极因素。

(陈歆娜　梁立智)

复习思考题

1. 医患关系的社会影响因素主要有哪些?

2. 影响医患关系的法律政策因素主要有哪些？
3. 影响医患关系的经济因素主要有哪些？
4. 影响医患关系文化伦理的因素主要有哪些？

案例分析

[**案例**] 2007年3月，苏某因患眩晕住进某医院内科病房。住院的第三天早上，苏某走出病房到旋转楼梯旁的空间处散步，突感眩晕，苏某身体失去控制越过楼梯栏杆从三楼坠入天井，造成右臂粉碎性骨折，花掉医疗费8000余元。

出院后，苏某将医院告上法庭，要求医院对其摔伤的后果进行赔偿。理由是医院没有尽到护理义务，患者患有“眩晕症”，不但没有保证患者安全的具体措施，而且在患者走出病房活动时，也没有护士劝阻或者跟随看护。因此，医院应对自己不履行义务的行为承担民事赔偿责任。被告医院则认为，苏某属于具有完全民事行为能力的人，医院对其实施二级护理，护士不可能也没有义务对其进行跟随和控制。医院考虑患者“眩晕症”的情况，已经将其进行安排在医院最低层的住院病房。医院尽到了自己应尽的义务，原告的损害与医院无关。

法院经审理，做出了驳回原告苏某诉讼请求的判决。

案例讨论题

1. 法院经审理，做出了驳回原告苏某诉讼请求的判决是否正确？
2. 护理义务与监护义务有何不同？
3. 分析影响医患关系的主要社会因素有哪些？

第九章　医患沟通的原理

在商品经济时代，人际关系特别是医患关系较以往紧张，这已经削弱了人类发展和医学发展的力量，阻碍了科学和医学的发展，使各方的利益都受到损害。要消除人际关系特别是医患关系的紧张状态，化解矛盾，就需要医疗、卫生、保健中利益相关的各方共同努力，更重要的是加强医患沟通，从根本上履行各自的义务。

第一节　人际沟通的基本原理

一、人际沟通的概念

许多人都认识到，要把人际沟通作为建设和谐人际关系的重要手段，在实践中主动与对方进行沟通是有益和必要的。沟通(communication)的一般字义有：通信、传达、传授、交易、联系等。我国传播学界和公关学界共同的看法是，沟通是信息和观点的传递、传播、交流和分享。“人际沟通”是人与人以全方位信息交流以达到人际间建立共识、分享利益并发展关系的过程。人际沟通是信息传递和被了解的过程，包括三个重点：①通常发生在有两人或两人以上的团体之间。②包含信息的传递。③通常有其理由。管理学中，西蒙将人际沟通定义为：“信息沟通是指一个组织成员向另一个成员传递决策前提的过程。”没有信息沟通，显然就不可能有组织，因为没有信息沟通，集体就无法影响个人行为。

在性质上，人际沟通的内容是双方的有关信息和观点，它们不是某一个实物，而是关于某一事物、某一过程的描述和结论，因而它们具有抽象性。人们必须借助于各种媒介如语言、表情、动作姿态、行为方式把所知信息、看法和态度传递给他人。由于媒介的多样性，人际沟通也就有多样性。人际沟通时，双方在接触中，其语言、表情、动作姿态、环境等，无一不在向对方传达着某种信息、感情和态度。人际沟通又具有随时性，它是多方面的，随时、随处都在发生和进行的。

二、人际沟通的要素及要求

完整的人际沟通行为包含以下六个要素：人际沟通要求或意思表示的发出与接受者、自愿沟通、沟通的信息、沟通的系统、沟通的形式(如语言或非语言)与途径、沟通的环境。要做好人际沟通，基本要求为：

1. 人际平等、互相尊重，相互将心比心、换位思考　人际沟通主要是当事人心灵的沟通和感情的沟通，它建立在互相平等、尊重的基础上，双方应将心比心、换位思考。在人际沟通中，针对对方容易产生不满意的地方如服务质量、费用，如果设身处地为对方着想，把对方担心的事情讲清楚、说明白，帮助对方选择既保证质量，并能够减少费用支出的方法，人心换人心，双方必然会理解相互间的难处。如果对方花费很多钱，获得的是低质量的服务，不仅问题没解决好，反而加重，这样的人际关系是难能和谐的。

2. 正确采用人际沟通的信息　在人际沟通中，首先相互要给对方提供全面、真实的信息，其次在沟通时双方要实事求是，确保信息的真实性。

3. 正确运用人际沟通的技巧和途径　在人际沟通中，要因人而异，注意分级沟通，内容要有层次。对情况的轻重、复杂程度以及预后不同的人，应由不同的人员沟通。如已发生纠纷苗头，一定要重点沟通。这对双方都是相当有益的，很多人际纠纷出现的原因在于沟通的信息不当、技巧和途径不正确。

4. 正确安排和利用沟通的环境　在人际沟通中，沟通特别是医患沟通，应当在良好的内（双方平静、良好的心态）、外（良好的物理、人际、人文）环境中进行。

5. 在人际沟通中，面对面沟通的要素内容　其内容包括：预先做好准备工作；设定目标，开始讨论，正式的开场白；直截了当的声明，问题提问，过渡；眼神、表情、手势等肢体语言运用；控制语音、语调；聆听；保持正确的谈话习惯。

沟通是一门艺术，应成为管理和医院管理的基本规范。在医学发展日新月异的今天，医学模式已从传统的生物医学模式转为生物、心理、社会医学模式，医生对病人的人文关怀，应体现在医疗服务全过程。只有这样，才能建立相互尊重、理解和信任的新型的和谐的医患关系。

三、人际沟通的作用

人际沟通与人们社会生活的各个层面相关，它对我们的成长、生活、学习、人际关系和工作技能的提高具有重要作用。人际沟通主要有六个方面的作用：正确的沟通是一种工作技能，很好地运用它，可使工作效果增加，实现人的物质利益需求；正确的沟通可营造良好人际关系，促进人的良性成长，实现个人的发展需求；正确的沟通可满足双方的心理和人文需求，促进人格健康发展；正确的沟通是生活的良伴，可促进实现人的身心健康利益需求；正确的沟通可帮助人的学习，可促进实现人的社会利益需求；正确的沟通可发展人际关系，并使之优化，可促进实现人的精神利益需求。

四、人际沟通的模式、过程

（一）人际沟通的模式

沟通的基本模式可分为语言沟通和非语言沟通。还可以分为单向沟通和双向、与多向沟通。

1. 语言沟通　人类语言有两个组成部分。一是文字语言（language），这是语言行为的核心；二是口头语言即说话（speaking），这是运用语言的行为。语言是一种社会现象，亦是一种工具和武器，人们常常利用它来相互沟通、交流思想和感情，以达到相互了解、交往、生活和工作的目的。

2. 非语言沟通　非语言沟通是指使用行为、肢体语言、语调、语气甚至某物来进行沟通。这也是一种工具和武器，人们有时利用它来相互沟通、交流思想和感情，以达到相互了解、交往、生活和工作的目的。

3. 单向沟通　单向沟通是指无互动、反馈的沟通。

4. 双向沟通　双向沟通就是指有互动、有反馈的沟通。

5. 多向沟通　多向沟通是指多个主体,网络式的沟通。

(二) 人际沟通的过程

沟通过程包括信息策划、信息编码、信息传输、信息解码、信息反馈和沟通干扰。

1. 信息策划　策划是确保信息质量的必要手段。按信息能否被接受者理解和掌握,可将其分为明示与默示信息,一般前者易被理解、掌握。信息策划包括:①确定信息的范围:确定信息的范围实质是确定信息策划的目的,对信息定性、定量和定范围;②收集信息:在确定的范围内搜集信息以备整理、分析;③信息评估:信息评估是对信息的真伪、正误进行评判,它对信息策划结果的有效性有重要影响;④信息整理和分析:信息整理和分析是将收集到的信息加工、整理,以便获得有价值的信息供使用。

2. 信息编码　编码是以某种形式将信息与意义编排并符号化。信息编码常用书面和口头语言,此外,也借助于表情、声调、手势等身体语言和动作语言。

3. 信息传输　传输,指通过传媒将信息在主体间传递,如通过谈话、演讲、电话、信函、电视、广播、网络在主体间传递信息。

4. 信息解码　即将信息恢复为具体的思想、意义的东西,以便适于理解、接受,使沟通得以顺利进行并产生预期的效果。

5. 信息反馈　是信息接受者向信息发出者发出的感应或反应,他们的地位恰好发生了反转。有信息反馈的沟通、交流才是双向互动的沟通、交流。

6. 沟通干扰　指对沟通的不利影响及因素,这些不利影响因素可能来自沟通者,也可来自外部环境。沟通者之间的干扰有些是故意的,有些不是故意的。

五、常见的人际沟通类型

依据不同的划分标准,人际沟通有不同的类型。根据信息载体的异同,人际沟通可分为言语沟通和非言语沟通。这是人际沟通的主要类型。言语沟通建立在语言文字的基础上,又可细分为口头沟通和书面沟通两种形式。非言语沟通指通过某些媒介或具体行为而不是讲话或文字来传递信息,其内容包括肢体语言沟通、行为沟通等。非言语沟通往往通过语调、物体的操纵、甚至于空间距离等多种形式介入沟通。

在人际沟通中,于某个正式组织中,成员间所进行的沟通可因其途径的异同而分为正式沟通和非正式沟通两类。正式沟通指在组织中依据规章条例明文规定的原则进行的沟通。例如组织间的公函来往、组织内部的文件传达、召开会议、上下级之间定期的交流等。非正式沟通和正式沟通不同,它的沟通对象、时间及内容等都是未经计划和难以确定的。非正式沟通是由于组织成员的感情和动机上的需要而形成的。其沟通途径是通过组织内的各种社会关系,这种关系超越了部门、单位以及层次的范围。根据沟通者所处的情境,又可分为面对面沟通、电话沟通、网络沟通等。

第二节　医患沟通的概念、意义和原理

医患沟通是人际沟通的重要方面。较长时间以来,医患关系紧张,矛盾尖锐,这已经减弱了人类与疾病做斗争的力量,阻滞了医学科学的发展,使医患双方的利益受到损害。如何在实施医患沟通中,消除医患关系紧张状态,化解矛盾,需要医患双方共同努力,全社会参与;更重要的是医患双方能够换位思考,达到相互理解,两者各自从根本上履行自己的义务。因此,医方除了需要加强自身的建设,规范自己的医疗行为,增强法律意识,为病人提供一流的服务,以病人为中心;还要在改善医患关系中,加强双方的交流和沟通。由于目的和任务的一致,故医患之间理应多一些信任与合作,少一些质疑、纷争和对抗。

一、医患沟通的概念

医患沟通(Doctor-patient communication)指在医疗卫生和保健工作中,医患双方围绕伤病、诊疗、健康及相关因素等主题,以医方为主导,通过各种有特征的全方位信息的多途径交流,科学地指引患者的诊疗,使医患双方形成共识并建立信任合作关系,达到维护健康、促进医学发展和社会进步的目的。医患沟通应是多种手段综合运用的沟通。

狭义的医患沟通指医疗机构的医务人员在日常诊疗过程中,与患者及家属就伤病、诊疗、健康及相关因素(如费用、服务等),主要以诊疗服务的方式进行的沟通交流,它构成了单纯医技与医疗综合服务实践中重要的基础环节,也是医患沟通的主要构成。由于它发生在各个医疗机构中的医患个体之间,虽然面广量大,但绝大部分的医患沟通一般范围小、难度小、影响小,不易引起人们的关注。它的主要意义在于,科学指引患者伤病的诊疗,提高医疗卫生服务水平。广义的医患沟通,是指各类医务工作者、卫生管理人员及医疗卫生机构、医学教育工作者与患方或求医方的沟通交流。

医方在与患方的接触中,其语言、表情、动作姿态、医院的环境等,无一不在向患方传达着某种信息、感情和态度,而这些恰恰又是目前医患沟通中,医方易于忽略的方面。病人在诊疗时,特别渴望医护人员的关爱、温馨和体贴,因而对医护人员的语言、表情、动作姿态、行为方式更为关注、更加敏感。如果医护人员稍有疏忽,就会引起误解、甚至诱发医患纠纷。可见,医患沟通具有抽象性、多样性、随时性,它是多样、随时、随处都在发生和进行的。

医患沟通的目的:正确诊断疾病;更有效治疗疾病;融洽医患关系;妥善解决医患纠纷。

二、医患沟通的意义

医患沟通可使医方更科学地指引患者伤病的诊疗,提高医疗卫生服务水平;可使医方更好地落实以人为本的精神;可使医方进一步提高服务质量、推进行业作风建设,给予患者最佳的治疗服务;可和谐医患关系,减少医患纠纷;有利于医患双方的尊重和利益的保护;可使医方更好地以科学态度和行为去追求成功的医学成果。

三、医患沟通的原理

医患沟通是一个过程,是在多种主、客观因素的影响、作用与整合中进行的,它涉及的

原理主要有:相关的生理学与心理学理论、社会学理论、行为学理论、法学理论、伦理学理论、人生哲学理论、医学理论。与医患沟通更多相关的是心理学、社会学和行为学原理。

(一) 医患沟通的心理学基础

1. 学习与掌握并用好心理学基本知识是做好人际沟通的基础

(1) 感知与认知:感知通常指感觉和知觉系统认知与感知是人类对客观外界事物的了解和把握,是人类通过大脑的认识加工得到的主、客观辩证统一的产物。认知又称为认识过程,其主要环节包括感觉、知觉、记忆、观察和思维、表象和想象。

感觉(sensation)是一种心理现象。是人脑对直接作用于感官的刺激物的个别属性的反映。例如,我们看到某种颜色,听到某种声音,闻到某种气味等。感觉之所以是人的全部心理现象的基础,就是因为感觉提供了内外环境的信息。总之,感觉虽然简单,却是人的一切心理活动的基础。感觉的生理基础是人的神经系统对外界刺激的反应。

知觉(perception)是人们将通过感官得到的外部世界的信息经过脑的综合分析与解释,而产生的对事物整体的反映的心理现象。例如,看到一个篮球,听到一首歌曲,大雨淋头感到寒湿等,都是知觉现象。知觉与感觉一样,是事物直接作用于感觉器官所产生的心理现象,均属于对现实的感性反映形式。离开了事物对感官的直接作用,既没有感觉,也没有知觉。知觉以感觉作基础,但它并不是个别感觉成分的简单总合。例如,我们看到一个正方形,它包含四条直线。但是,把对四条直线的感觉相加在一起,并不等于知觉到一个正方形。

(2) 情绪、情感:情绪指人对外来信息刺激的内心体验。在患者的心理变化中,情绪变化是多数病人表现出的最常见、最重要的心理变化。如果说认知主要由客观外界的刺激所决定的话,那么人的情绪、情感更多地反映个体的主观层面。情绪是和人的需要密切联系的,是一种个体与客观外界关系的反映。符合个体需要的情境、事件产生积极的态度与积极情绪;反之,违背个人需要的情景、事件则产生消极的情绪。

(3) 意志:指人的行为的能动方面。意志是人自觉地确定目的,根据目的调节、支配行为,从而实现预定目的的心理过程。如果说认知是外部刺激向意识的转化,那么,意志则是意识向外部动作的转化,是人的心理活动的能动的表现。意志通过行为活动而体现,它与行为是密不可分的。其基本特征是:意志行为有明确的目的;意志行为与克服困难相联系;是对心理活动的主动调节。评价一个人的意志品质是要看其活动的自觉性、行动的果断性、行为的坚韧性和处事的自制性。

(4) 人格:人格在英文中叫 personality,是从拉丁文 persona 演变来的。拉丁文的原意是面具。心理学家们对人格的定义并不完全一致。目前国内普遍认同的是:人格是心理特征的整合之统一体,有一个相对稳定的结构组织,它在不同时空背景下影响人的外显和内隐行为模式的心理特征。人格心理学的研究表明,互补型性格常常有益于良好沟通的形成从而建立融洽的人际关系。

2. 病人的心理学问题 沟通对象的心理状态,对于良性医患沟通的形成很重要,从心身关系的角度看,人的身体(生理)功能同心理功能是相互联系、相互影响的。一方面心理的变化可以导致身体的反应或改变,出现"心身反应、心身障碍"等;另一方面身体的病变也可直接或间接地引起心理上的变化，其中一些可称作“身心反应”或“身心障碍”。患者中常见的一些心理改变有：

（1）猜疑与怀疑：猜疑是一种消极的自我暗示，它是缺乏根据的揣测，会影响患者对客观事物的正确判断。由于生病后，急切想要知道病情，易产生猜疑与怀疑的心理。

（2）焦虑：焦虑是预料要发生某种不良后果时的一种紧张不安。一定程度的焦虑可以使个体有效的避免危险和事故，保证安全；适度焦虑可提高动机水平，增强工作和学习动力。在临床实践中，焦虑指一种与环境不相称的痛苦情绪体验。患者的症状包括：①基本内心体验是害怕、不安，情绪指向未来。典型形式为对没有确定的客观对象和具体的观念内容的害怕，提心吊胆，甚至恐怖。②精神运动性不安。坐立不安，来回走动，也可表现为不由自主的震颤或发抖。③伴有身体不适感的自主神经功能障碍。如出汗、口干、呼吸加深、加快、心悸、恶心呕吐、尿急、尿频、头晕、全身无力感等。

（3）急躁：由于患者生病特别是患疑、难、重症后，急切想要知道病情和治疗疾病，容易出现因急躁而失礼、失理、失控、病急乱投医等情况。

（4）恐惧：当事人表现为害怕、受惊的感觉，有回避、哭泣、颤抖、警惕、易激动等。生理方面可出现血压升高、心悸、呼吸加快、尿急、尿频、厌食等症状。恐惧与焦虑的区别在于恐惧是有比较具体的危险或威胁，威胁不存在时，恐惧也就消失。焦虑则无论威胁有无都可能出现。

（5）否认：否认心理的表现是患者怀疑和否认自己的患病事实。①否认疾病存在。有些患者在毫无思想准备前提下，对医护人员做出的病情诊断难以接受，他们常以自己的主观感觉良好来否认疾病存在的事实，多见于癌症等预后差的病人。②否认疾病的严重性。

（6）愤怒：愤怒多发生于一个人在追求某一目标的道路上遇到障碍、受到挫折的情况下。如果一个人认为障碍是不合理的，有人故意设置的，便不仅会产生愤怒，还会造成愤恨和敌意。患者往往认为自己得病是不公平的、倒霉的，加上疾病的折磨，常常感到愤怒。也可能是对自己生活不能自理而恼火。这种莫名的怒火，可能是潜意识的。他可能向周围的人，如亲朋、病友甚至医护人员毫无理智地发泄。

（7）自我概念变化和紊乱：自我概念对个人的心理与行为起着重要的调控作用，它包括自我认识（自我评价）、自我体验（自信与自尊感）和自我监控。一些患者特别是有些重症患者患病后，其自我认识（自我评价）、自我体验（自信与自尊感）和自我监控能力与表现可能减弱或过度反应。

（8）抑郁：抑郁是一种消极的情绪反应，常与病人的可能丧失和实际丧失某种利益有关。有些患者患病后出现抑郁，其典型特征是情绪低落。其主要表现是：①兴趣减退甚至丧失。②对前途悲观失望，而不能面对与接受现实，或对现实做出歪曲的情感反应。③无助感。对处境感到毫无办法，对自己的痛苦无能为力，同时也感到别人对他爱莫能助。④感到精神疲惫，缺乏动力，不能振作。⑤自我评价降低，经常表现出自责自罪。⑥严重的感到生活或生命本身没有意义，有自杀念头以至自杀行为。另外，抑郁症还伴有睡眠障碍（如早醒等）、食欲差、体重下降、性欲降低等特征。

（9）依赖：病人患病后大都产生一种依赖的心理状态。患者往往对自己日常行为生活自理的自信心不足，事事依赖别人去做，行为变得被动顺从，情感脆弱。

(10) 孤独:不少病人出现孤独的心理,常有无聊、度日如年之感,并伴有不安全感,事事谨慎小心,不主动与医护人员和他人说话,不愿与人接触,有问题不敢提问,盼望着亲友早来探视,病未痊愈就想着回家等。

(11) 退化:病人患病后有时会出现行为退化的表现,其行为表现与年龄和社会身份不相符。此时的突出表现就是出现孩子样的行为。

3. 医患沟通的心理学原理

(1) 医患沟通建立在相互理解的心理基础上:在人际交往中,如果对人不能正确认识,就容易受到欺骗。而人之所以对人不能认知,是由于对人不会应用分析推理的方法去感知观察,或不愿做分析造成的。在人际沟通过程中,交流双方要达到相互认知、相互了解、相互理解,这一般需要经过三个心理阶段。首先,是观察感知阶段;其次是分析判断阶段;第三是推理探因阶段。在医疗、卫生、保健工作中,为了促进人们健康行为的转变与建立,并能坚持不懈的坚持下去,医疗卫生工作者需要运用大量的媒体同病人与求助者直面交流。理解不是指认识人的表面现象,而是指要善于正确了解他人行为的内在因素。理解患方处境与心理状态,这是成功的医患沟通的一项关键技巧。

在医患人际沟通中,理解有助于服务对象全面地理解和接受信息;理解信息是接受信息的基础;服务时如何能使服务对象理解信息,则是一种交流技巧;在一个医疗集体里,理解是建立良好的上下关系的桥梁;在医患沟通中,相互理解促进相互之间的信任,而信任又产生了进一步的理解,因之,两者是相互作用的。以上说明,和谐的医疗人际关系有赖于人与人之间平等的双向交流和沟通,"强迫"是不利于情感交流、相互理解、相互影响和相互信任的。总之,理解是人际交流成功与否的基础,也是建立良好人际关系的必备条件。常言道:"理解万岁",这足以说明理解在人与人交流中的重要性。

(2) 医患沟通是思维与推理的结果:思维是人脑借助于语言、表象和行为而对客观事物的概括和间接的反映。思维可以揭露事物的本质特征和内部联系,是认知的高级形式,它主要表现在人们解决问题的活动中。思维不同于感知觉,但又离不开感知觉所提供的感性材料。人们在思维时,通过感性材料,进行推论,做出假设,并检验这些假设,进而揭示感知觉所不能揭示的事物的本质特征和内部联系。勤思考是正确把握和进行医患沟通的另一重要因素。

在医患沟通中,除了通过感知觉从对方获得言谈举止这种外在的行为外,还需要通过这些外在行为来理解对方的思想和心情,从中捕捉对方的思想、感情、态度、倾向、爱好等。同时,人们对人的认知,往往只能看到其局部或个别现象。要从个别去推测一般,从而形成一个有关该事物的完整印象,即从外表到内心,从个别到一般的认识过程,这就需要逻辑思维、需要推理的方法。

推理是由具体事物归纳总结出一般规律,或者根据已有的知识推出新的结论的思维活动。从本质上看,推理是属于问题解决的范围。推理常常需用记忆中的知识,并且和当前的一些信息结合,进行综合分析而得出结论。所以说,推理是对某些判断的分析综合,引出新的判断的过程。许多判断是推理的结果,而推理是思维活动最基本的形式。

在医患沟通中,不仅要细致观察对方的行为、外部表情及言论,而且要积极地运用思维推理的方法,力求对他有一个较切合实际的、完整的印象,并进一步探索其行为的动机。

（二）医患沟通的行为学和社会学原理

1. 从行为学和社会学看，医患沟通与双方的人生观、价值观密切相关

（1）价值观、人生观的含义：价值观是人们对事物重要性的认识和看法，也是人们对事物重要性的衡量标准。人生观指人们对人的生存、生活、发展的认识和看法，也是人们对人的生存、生活、发展的重要性的衡量标准。

人与人之间的人生观、价值观可能是相同的，也可能差距很大，即使有同样的背景，生活在同一家庭中，学习和工作在同一环境中的人们，他们的人生观、价值观也可能各不相同。由于价值观不同，他们表现与社会中的行为必然差距很大。在医患沟通中，则需要善于分辨对方的人生观、价值观（即他、她看重什么），同时分析其价值观形成的影响因素。

（2）尊重服务对象的人生观、价值观：人们在生活中因人生观、价值观、受教育状况、生活史与生活条件等的不同，对生活的意义和事物的价值、利益的看法也会不同，有时还形成偏见或成见。因此，在医患沟通中，既要努力消解偏见与成见，要尊重服务对象的人生观、价值观，与对方求同存异，尽量达成一致。在医患沟通交流中，很重要的环节和要素是学会尊重对方的人生观、价值观，医方首先避免以自己的偏见待人，这是一种人际沟通技巧。

2. 医患沟通时要用正确的人生观、价值观及准则调节双方行为　在现实中，人们具有多种多样的思想与感受，这是由人们的知识、信念、动机和人生观、价值观所形成的。人们的人生观、价值观就是一种能影响行为的重要的社会标准和信仰。知识和信念是影响人们人生观、价值观的重要因素之一，从而也会影响人们的行为。当医方遇到与社会公理、社会价值准则相异的患方时，解决问题最好的方法是面对面的交流和沟通。

首先，服务者应持关心的态度，从一开始就要和服务对象建立良好的关系，使服务对象感到这是一位可信赖的医者。建立良好关系的基础是尊重服务对象。其次，要了解服务对象的价值观，也要明确自己的人生观、价值观，更应该认识到自己的价值观与服务对象的人生观、价值观可能是相同的，也可能是不相同的。但是，应将自己的人生观、价值观准则向服务对象阐释清楚。第三，在医患沟通中，服务者一定要避免单纯说教式的传播信息。第四，服务者要认真、耐心听取服务对象的诉说。同时，在倾听的过程中，要设身处地将自己置于服务对象的位置上，正确感知服务对象的感受，理解服务对象的处境和心理状态，这样，才能站在服务对象的角度考虑问题，才会赢得服务对象的理解、信任和配合。第五，沟通的最终目的是要鼓励服务对象认清自己的问题，并以他们自己的能力选择最合适的解决办法。因此，服务者应该帮助服务对象认识自己所存在人生观、价值观的问题；帮助服务对象分析发生问题的原因以及这些问题对健康、工作、人际关系等方面的影响；鼓励对象提出解决问题的方案，帮助其分析哪些行为有利于解决问题，哪些行为可以防止问题的发生；鼓励对象选择最适合自己情况的解决问题的方案和采取最适宜于自己问题解决的行动。第六，与患方在一起讨论问题时，医方应主动提供信息，分析原因，鼓励患方选择和接受最适合社会公理和价值观准则的方法与行为，以保持健康的观念和行为方式。一种健康行为的形成，通常要经过以下过程：认识—理解—采纳—接受—强化。而医务工作者所起的作用，相当于生化反应中的“酶”的作用——以其人生观、价值观准则调解和转变患者的行为。

医务工作者的任务是保护人民的健康，因此，要耐心地帮助服务对象转变那些不利于健康的行为，使其保持健康。

第三节 医患沟通的内容、过程和制度的推广

随着医疗卫生制度建设的不断完善，人民生活水平的不断提高以及广大患者维权意识的显著增强，患者对医疗服务质量的要求日益增高。因此，加强医患之间的交流、沟通，既能提高患者对疾病诊疗的全过程及其风险性的认识，减少医患之间因医疗信息不对称而产生的矛盾和纠纷，同时，又能增强医护人员的责任意识和法律意识，提高医疗服务质量。为适应新的医疗卫生形势的需要，保护患者的合法权益，防范医疗纠纷的发生，维护良好的医疗秩序及广大医护人员的切身利益，确保医疗安全，化解医患矛盾，从更深层次上稳步提升医疗质量。

一、医患沟通的时间、过程及主要沟通内容

1. 入院前的沟通 门诊医师在接诊患者时，应根据患者的既往病史、现病史、体格检查、辅助检查等，对疾病做出初步诊断，并安排在门诊治疗，对符合入院治疗指征的，可收入医院治疗。在此期间门诊医师应与患方沟通，征求患方意见，争取患方对各种医疗处置的理解。必要时，应将沟通内容记录在门诊病历上。

2. 入院时的沟通 病房接诊医师在接收患者入院时，应在首次病程记录完成时即与患者或家属进行疾病诊疗的信息沟通。平诊患者的首次病程记录，应于患者入院后 8 小时内完成；急诊患者入院后，责任医师根据疾病严重程度、综合客观检查对疾病做出诊断，在患者入院后 2 小时内与患者或患者家属进行正式沟通。

3. 入院 3 天内的沟通 医护人员在患者入院 3 天内必须与患方进行正式沟通。医护人员应向患者或家属介绍患者的疾病诊断情况、主要治疗措施以及下一步治疗方案等，同时回答患者的提出的有关问题。

4. 住院期间的沟通 包括患者病情变化时的随时沟通；有创性检查及有风险处置前的沟通；变更治疗方案时的沟通；贵重药品使用前的沟通；发生欠费且影响患者治疗时的沟通；急、危、重症患者随疾病的转归的及时沟通；术前沟通；术中改变术式沟通；麻醉前沟通（应由麻醉师完成）；输血前沟通以及医保目录以外的诊疗项目安排或使用药品前的沟通等。对于术前的沟通，应明确告知对方的内容是：术前诊断、诊断的依据、是否为手术适应证、手术时间、术式、手术人员以及手术常见并发症等情况，并明确告之手术风险及术中病情变化的预防措施。对于麻醉前的沟通，应明确告知对方：拟采用的麻醉方式、麻醉风险、预防措施，以及必要时因手术而临时需要变更麻醉方式等内容，同时应获得患者本人或家属的同意并签字确认。对于输血前的沟通，应明确向对方交代输血的适应证及必要性以及可能发生的并发症。

5. 出院时的沟通 患者出院时，医护人员应向患者或家属明确说明患者在院时的诊疗情况、出院的医嘱，以及出院后注意事项和是否定期随诊等内容。

二、门诊及住院医患沟通内容

1. 诊疗方案的内容的沟通　主要包括以下的内容：①患者的既往史、现病史；②患者的体格检查情况；③对患者的辅助检查的情况；④初步诊断、确定诊断的情况；⑤诊断依据；⑥鉴别诊断的内容；⑦拟施行的治疗方案的主要内容，可提供2种以上治疗方案，并说明利弊以供选择；⑧初步的预后判断等。

2. 诊疗过程的沟通　医护人员应向患者或家属介绍患者的疾病诊断情况、主要治疗措施、重要检查的目的及结果、患者的病情及预后、某些治疗可能引起的严重后果、药物不良反应、手术方式、手术并发症及防范措施、医疗及药费情况等，并听取患者或家属的意见和建议，回答患者或家属提出的问题，增强患者和家属对疾病治疗的信心。医护人员要加强对目前医学技术的局限性、风险性的了解，以有针对的、适当合理、通俗易懂地方式介绍给患者或家属，使患者和家属心中有数，以争取他们的理解、支持和配合，保证临床医疗工作的顺利进行。

3. 机体状态综合评估　根据患者的性别、年龄、病史、遗传因素、所患疾病严重程度以及是否患多种疾病等情况，对患者机体状态进行综合评估，推断疾病转归及预后。

三、医患沟通的具体方式及地点

患者住院期间，责任医师和分管护士必须对病人的诊断情况、主要治疗手段、重要检查目的及结果、某些治疗可能引起的严重后果、药物不良反应、手术方式、手术并发症及防范措施、医疗费用等情况进行经常性的沟通，并将沟通内容记载在病程记录、护理记录上。

1. 床旁沟通　首次沟通是在责任医师接诊患者查房结束后，及时将病情、初步诊断、治疗方案、进一步诊查方案等与患者或家属进行沟通交流，并将沟通情况记录在首次病程录上。护士在患者入院12小时，应向患者介绍医院及科室概况和住院须知，并安慰患者，嘱咐患者卧床休息，并把沟通内容记在护理记录上。沟通地点设在患者床旁或医护人员办公室。

2. 分级沟通　沟通时医务人员要注意沟通内容的层次性。要根据患者病情的轻重、复杂程度以及预后的好差，由不同级别的医护人员沟通。同时要根据患者或亲属的文化程度及要求不同，采取不同方式沟通。如已经发生或出现了发生纠纷的苗头，要重点沟通。对于普通疾病患者，应由责任医师在查房时，将患者病情、预后、治疗方案等详细情况，与患者或家属进行沟通；对于疑难、危重患者，由患者所在的医疗小组（主任或副主任医师、主治医师、住院医师和责任护士）共同与家属进行正式沟通；对治疗风险较大、治疗效果不佳及考虑预后不良的患者，应由医疗组长提出，科主任主持召开全科会诊，由医疗组长、科主任共同与患者沟通，并将会诊意见及下一步治疗方案向患者或家属说明，征得患者或家属的同意，在沟通记录中请患者或家属签字确认。在必要时可将患者病情上报医务部，由医疗行政人员组织有关人员与患者或家属进行沟通，并有律师见证，签订相关医疗协议书。

3. 集中沟通　对带有共性的常见病、多发病、季节性疾病等，由科主任、护士长、责任医师、护士等，共同召集病区患者及家属会议，集中进行沟通，介绍该病发生、发展、疗程、预后、预防及诊治过程中可能出现的情况等，回答病人及家属的提问。每个病房每月至少组织1次集中沟通的会议,并记录在科室会议记录本上。沟通地点可设在医护人员办公室或示教室。

4. 出院访视沟通 对已出院的患者,医护人员应采取电话访视或登门拜访的方式进行沟通,并在出院患者登记本中做好记录。了解病人出院后的恢复情况和对出院后用药、休息等情况的康复指导。延伸的关怀服务,有利于增进患者对医护人员情感的交流,也有利于培养医院的忠诚患者。

四、医患沟通的形式、方法和具体技巧

(一)医患沟通形式与方法

1. 预防为主的沟通 医疗活动过程中,如发现可能出现问题的病人,应立即将其作为重点沟通对象,有针对性的进行沟通。还应在早交班时将值班中发现的可能出现问题的患者和事件作为重要内容进行交班,使下一班医护人员做到心中有数、有针对地做好沟通与交流工作。

2. 变换沟通者 如果责任医师与患者或家属沟通有困难或有障碍时,应另换其他医务人员或上级医师、科主任与其进行沟通。

3. 书面沟通 对丧失语言能力或需进行某些特殊检查、治疗、重大手术的患者,患者或家属不配合或不理解医疗行为的,或对一些特殊的患者,应当采用书面形式进行沟通。

4. 集体沟通 当下级医生对某种疾病的解释不肯定时,应当先请示上级医师或与上级医师一同进行集体沟通。

5. 协调统一后沟通 诊断不明或疾病病情恶化时,在沟通前,医-医之间,医-护之间,护-护之间要相互讨论,统一认识后由上级医师对家属进行解释,避免使病人和家属产生不信任和疑虑的心理。

6. 实物对照讲解沟通 医护人员可以利用人体解剖图谱或实物标本对照讲解,进行沟通,增加患者或家属的感性认识,便于患者或家属对诊疗过程的理解与支持。

(二)沟通技巧

医方与患者或家属沟通时应体现尊重对方,耐心倾听对方的倾诉,同情患者的病情,愿为患者奉献爱心的姿态,并本着诚信的原则,坚持做到以下几点:

1. 一个技巧 多听病人或家属叙说,尽量让病人和家属宣泄和倾诉,对患者的病情尽可能做出准确解释。

2. 二个掌握 掌握病情、检查结果和治疗情况;掌握患者医疗费用情况及患者、家属的社会心理状况。

3. 三个留意 留意沟通对象的受教育程度、情绪状态及对沟通的感受;留意沟通对象对病情的认知程度和对交流的期望值;留意自身的情绪反应,学会自我控制。

4. 四个避免 避免使用刺激对方情绪的语气、语调、语句;避免压抑对方情绪、刻意改变对方的观点;避免过多使用对方不易听懂的专业词汇;避免强求对方立即接受医生的意见和医疗事实。

五、医患沟通记录及格式要求

每次沟通都应在病历中有详细的记录,沟通记录应附在查房记录或病程记录后。记录的内容应有沟通的时间、地点,参加的医护人员及患者或家属姓名,以及沟通的实际内容、沟通结果,在记录的结尾处应要求患者或家属签署意见并签名,最后由参加沟通的医护人员签名。每一份病历中必须有4次以上有实质内容的沟通记录。

六、医患沟通评估

(1) 应将医患沟通作为病程记录中的常规项目,纳入医院医疗质量考核体系,并独立作为质控点。

(2) 设立医患沟通单项奖,以褒奖当事人。

(3) 因没有按要求进行医患沟通,或医患沟通不当而引发医疗纠纷的,应比照相应规定从重处罚。

第四节　医患沟通障碍

医患沟通障碍是医患沟通中应正确识别和很好地予以处理的重要内容,对医患沟通障碍一是要正确分析、对待;二是要重在预防医患沟通障碍的产生;三是要及时排解障碍。

一、医患沟通障碍概述

1. 医患沟通障碍的含义　医患沟通障碍是指因当事人原因的不当言行和因社会原因导致的信息不当所产生的医患沟通不畅或受挫、甚至失败的现象。

2. 医患沟通障碍的分类　根据不同的分类标准,可以将医患沟通障碍分为不同的类别。

(1) 按医患沟通障碍的程度与后果分类:A. 医患误解所致的医患沟通障碍;B. 医患分歧所致的医患沟通障碍;C. 医患矛盾所致的医患沟通障碍;D. 医患纠纷所致的医患沟通障碍;E. 医患冲突所致的医患沟通障碍。

(2) 按医疗过程所致的医患沟通障碍分类:A. 诊断失察所致的医患沟通障碍;B. 治疗失误所致的医患沟通障碍;C. 知情缺失所致的医患沟通障碍;D. 服务欠缺所致的医患沟通障碍;E. 诊疗处理不良所致的医患沟通障碍。

(3) 按责任人员所致的医患沟通障碍分类:A. 医生所致的医患沟通障碍;B. 护士所致的医患沟通障碍;C. 医技人员所致的医患沟通障碍;D. 管理人员所致的医患沟通障碍;E. 后勤人员所致的医患沟通障碍;F. 患方所致的医患沟通障碍。

二、医患沟通障碍的表现

1. 医学信息的含义与特征　信息包括生物信息、机械信息和人类信息三大类。人类信息又可分为人直接从社会实践中获得的直接信息和通过书刊、资料而获得的间接信息;以语言符号表达的语言信息和以体态、表情、物体等表达的非语言信息，等等。信息的基本特点是：①能被储存和传递，无固定的形态；②能对客观世界产生巨大的影响，却无法独自改变任何物质；③它是新的知识，并有实际使用价值。医学信息指在医学领域中能被储存和传递，无固定的形态，能对人的主、客观世界产生巨大的影响，却无法独自改变任何物质的性质、形态的东西，它通常的形式是语言、文字、行为或某种世象。医疗信息的沟通、交流和传递，可促进医疗行为的相互协调；作为医学信息的医学知识的积累和传授，可促进人类的医学文明的不断发展。

2. 医、患双方的信息沟通失当 沟通失当是指一切影响沟通的阻碍因素。医患双方的信息沟通失当存在于沟通过程的各个环节，给医患沟通造成失误、失败、损耗或失真。一般医患双方的信息沟通失当主要包括医疗信息内容失当、医疗信息理解失当、医疗信息发送失当、医疗信息传输失当、医疗信息接收失当、医疗信息系统失当、医疗信息环境失当、医疗信息背景失当及医疗信息数量失当、医疗信息质量失当等九种。这九种失当，构成了医患沟通障碍的主要表现。以下我们重点介绍、分析医患沟通中的医疗信息传输失当和信息理解失当。

(1) 医患沟通中的信息理解失当：在医患沟通中，每个人都想让对方理解他的感情、想法、观点，但是却常常会出现理解性障碍。引起理解性障碍的原因可能是听者未能注意倾听，或者是受否定心理定势的影响。但是，更常见的情况是医患沟通中双方的不足。

人在说话时的情绪状态对语言表达有很大的影响。例如，人处于紧张的情绪状态时，全身肌肉紧张，说话的肌肉组织痉挛，严重时可导致语言紊乱，甚至张口结舌，难以表达语义。紧张和激情状态下，人往往出现"意识狭窄"现象，即认识活动的范围缩小，理智分析能力受到限制，接受和理解能力也减弱，常常不能全面理解对方的语意。因此，在进行医患沟通时，双方一定要善于控制自己，使自己处于平静的精神状态，做自我情绪的主人。在大部分情况下，情绪状态会表现在语气和语调上。人说话的语带有和蔼、高兴、柔情、愤怒、讥笑、不安、仰使、命令等多种语调和语气。在医患沟通信息传输中，正确使用语调和语气，可以避免使对方产生信息理解失当。

理解有助于服务对象全面地理解和接受信息。医患沟通是两个人或多个人之间面对面的语言或非语言的信息交流和情感交流，其中情感交流是基础，而情感交流的成败与否，则与理解相关。当医生与服务对象交流时，如果医生不能准确地感受服务对象的情感，不能理解服务对象的处境和他们所要求解决的问题，那么，医生所提供的信息就很难得到服务对象的完全理解。

(2) 医患沟通中的信息传输失当：医患之间的沟通、交流，都是通过交流符号来完成的。交流符号也称传播符号(communication)。符号是人际交流重要的因素之一，传播学把人们传播信息所采用的种种手段，诸如语言、文字、手势、眼神、图像、音响等都称之为符号。实际上，人们的思维、意念等都是抽象的东西，是客观事物在人头脑中的反映。它们要能得以传播，就必须转化为能被人们所感知的东西，例如语言、文字、图像、标记、手势、乃至表情等。

医患沟通中的信息传输失当，通常指传输了被歪曲或曲解了的信息或事实错误的概念(misconception)，以及传输了不正确或不科学的观点或观念。

医学信息被歪曲和曲解的因素众多,原因亦较复杂:①医学信息量复杂庞大,信息传输者发生识别或选择错误,因而传递错误的医学信息;②医学信息传输中使用专业用语过多,发生传输失当;③医学信息传输中,信息不完整或者接受者没有直接从可以提供正确科学知识的人那里获得信息,发生传输失当。

医学信息不完整,或者接受信息的人没有能从专业人员那里直接获得或获得正确的医学科学知识,或者专业人员传输了不正确的医学知识和信息,这些,都是导致传输失当和传输错误观念的重要原因。

三、医患沟通障碍的成因分析

1. 医患双方知识结构上的差异导致医患沟通障碍　医疗、卫生、保健工作者在受医学教育、掌握和运用医学知识、理论、专业技能、医疗经验等方面,同患方有较大差异,所面对的是没有医学知识,可能在文化水平、风俗习惯上有很大差异的民众或服务对象,因而在医患沟通时,因语言、理解等,会导致医患沟通障碍。

2. 医患双方在人生观、价值观上的差异导致医患沟通障碍　医患双方在医疗卫生实践中因人生观、价值观、受教育状况、生活史与生活条件等的不同,对医疗卫生实践的意义和事物的价值、利益的看法也会不同,有时还形成偏见或成见,因而构成医患沟通障碍。

3. 医患双方在医疗信息的理解上的差异导致医患沟通障碍　医患双方由于文化、专业知识与技能的差异,会形成对医疗信息的理解上的差异,从而导致医患沟通障碍。因此,医患双方应在医患沟通中经常做自我评价,检查自己是否有语言交流障碍,是否善于在交流时提供对方易于理解的信息。

4. 医患双方在医疗权利的认知、享有上的差异导致医患沟通障碍　医疗、卫生、保健是庞大而复杂的事业与社会工程,在医疗权利的认知、享有上,从专业与不专业和在场与不在场的角度看,双方有较大差异,从而导致医患沟通障碍。

5. 医患双方在医药资源配置、使用上的利益调整的差异导致医患沟通障碍　医疗、卫生、保健工作者也是人,人是讲感情的,人际间是有亲疏的,因此在医药资源配置、使用上,有时会出现利益调整的差异,从而导致医患沟通障碍。

四、良好医患沟通的构建与医患沟通障碍的排除

1. 加强教育和预防优先　要较好的排除医患沟通障碍,很重要的是搞好医患沟通学的教育,首先让医卫人员接受并能运用医患沟通学知识,提高其能力,使其在医患沟通中能防医患沟通障碍于未然,这是排除医患沟通障碍的先决条件。

2. 正确把握沟通对象(信息接受者)　医患沟通、交流包括传输和接收两个方面。传输者发出信息只不过是触媒,而接受者常常根据自己脑海中原有的看法处理外来信息,接受者可以接受信息,并在自己能力范围内采取行动,也可以置之不理或歪曲原意,影响接受者对信息处理态度的因素众多,如接受者的固有立场、价值观、观念、需求、知识、社会环境、经济状况、宗教信仰等。

引起信息被曲解的可能性有以下几个方面:①接受者选择性地接受信息。接受者心理上的选择因素有三种:选择性听取信息;选择性记忆信息;选择性理解信息。②接受者补充

或修改信息。③接受者按照个人需求有意改变信息。④传统观念对接受者的影响。错误的传统观念导致错误概念的产生，而错误概念则进一步影响接受者采纳正确的信息，甚至歪曲正确的信息。

医方通过正确把握沟通对象对信息处理的态度，给以适当解释、引导，会有助于医患沟通障碍的排除。

3. 确保信息传递的准确性和完整性　在医患沟通中，确保信息传递的准确性和完整性，对避免误传和错误概念的产生是非常重要的。在沟通中：①信息要简洁明了，引人注意；②提供正确的科学知识；③语言要通俗易懂；④解释要针对问题，重点突出；⑤解释问题要耐心亲切，平等待人。⑥不忘反馈。反馈是信息接受者对获得信息的理解和反应。在面对面的沟通、交流中，存在导致误解和曲解信息的可能性。其主要原因除所传播信息本身的因素外，没有获取反馈信息则是重要原因之一。

4. 落实以人为中心的医院工作新宗旨　我国许多医院和医疗机构为了适应经济转轨和社会转型时期改善医患关系、提高医疗服务质量的需要，纷纷向社会宣布医院的宗旨是"一切为了病人"、"一切以病人为中心"、"病人至上"等，将医院全部工作都围绕病人展开。这应当不仅仅是口号，如果能很好落实，是有利于医患沟通障碍的排除的。

5. 建设好"医患共同体"

(1) 医患沟通使医方觉醒于双方目标一致、实践一体：医患沟通，首先要实现医患双方真正的理解。要达和谐一致的境界，就要求医务人员建立"医患一体"(integration of doctors and patients)的思想认识。所谓医患一体，即人人都是患者，人人都是医者，他们的目标是一致的，实践是一体的。

(2) 建立沟通共享：应当让医患双方都知道，医患沟通可以一方面发挥着医疗信息收集、分析、综合、传导、传递、反馈并以优化的信息来领导、管理整个医疗系统的功效；另一方面，医患沟通可以发挥着医疗系统内部物质和能量的产生、更新、流通、交换、储存等功能。它表明：只有医患沟通，才能医患共享。

医疗活动是一种极为复杂并且需要很多相关资源支持的社会行为，其中凝聚了无数人的劳动价值。医患双方因疾病和健康问题走到一起，他们有着共同的目标与实践，理应为此而形成共同体。医疗风险的共担，医疗的利益的共享，这是医方、患方相互合作的基础。医学的未知和人的差异就是医疗的风险所在，因此，应当通过医学科普教育、宣传，主动还权于患者，营造共担医疗风险、共享医疗利益的人文、社会环境与条件。

6. 加强医患沟通制度和医院文化建设　加强医疗机构的医患沟通制度建设，这就要求医院领导重视：强化制度和职能机构建设，发挥医患沟通部门的职能作用；加强医患沟通方面的评估考核；优化医疗和服务制度规范；重视医院文化建设：医院文化是医院在建设和发展过程中逐步形成的物质文明和精神文明的总和。医院文化应是"以人为中心"的文化，也是以病人为主的文化，它反映出医院的发展战略、价值观念、行为准则、经营理念等。医院文化内涵的深浅决定了医院素质的高低，决定着医院的兴衰。在某种程度上也决定着医患沟通的能力与质量的高低和医患沟通障碍是否发生。

（兰礼吉）

复习思考题

1. 人际沟通的概念、要素及要求是什么?
2. 人际沟通的作用和基本原则是什么?
3. 医患沟通的概念是什么?
4. 医患沟通的意义是什么?
5. 医患沟通的主要内容是什么?
6. 医患沟通障碍及其主要表现是什么?

案 例 分 析

[**案例**] 一次,我接诊了一位接受碘-131治疗的甲亢患者。此患者在就诊过程中显得极为焦躁,不停地抱怨,认为治疗没有取得明显效果,对痊愈不再抱有希望等。然而,对她进行检查后发现其各项体征都趋于正常,血液化验结果也提示病情基本康复。我耐心地听完她的抱怨后,没有急于用强势的语言劝她接受病情已康复的事实,因为病人此时的状态已听不进去关于病情的解释。我干脆就不谈病情,而是以一种类似于聊天的平和语气问了她一句:“平时工作忙吗?生活中有什么不顺心的事没有?”

听到我的问话,她立刻安静下来,而且很快眼圈就红了。她谈到自己的个人生活很不称心,单位里人际关系有些紧张,家庭中缺少亲人的关怀,患病多年,看过很多家医院,现在才真正感觉到医生的关心。到这时,我觉得已经有了进一步沟通的基础,开始转换话题,告诉她疾病的转归与精神状态的密切关系,良好心态和心情愉快对康复的作用。病人接受了我的建议。医疗之外的沟通使她放下了心理包袱,至少是减轻了精神压力。

对于农村来的病人,简单地问一下收成和劳作强度;农民工问一下是不是要熬夜、能否拿得到工资;老年人问一下子女情况;独自来就诊的问一下为什么家里人没有一起陪同来看病,等等。医疗之外的沟通,既是一种关心,也在不经意中了解到可能对病情有影响的因素。只有这样,才能建立和谐的医患关系,并最终达到携手战胜疾病的目标。

案例讨论题

1. 通过本案例的学习,谈谈你对人际沟通的作用和基本原则的理解。
2. 通过本案例的学习,谈谈你对医患沟通意义的理解。
3. 谈谈你将如何恰当的运用医疗之外的沟通?

第十章　医患沟通的途径、技巧和方法

医患沟通是一个过程，它包括医学信息来源、医患沟通渠道和信息对接受者所产生的作用三部分内容。在这三部分中，首先是保证医学信息的准确性，使信息能反映真实情况，这样才能有沟通的基础。例如，医疗、卫生、保健工作者要向民众宣传母乳喂养的有关知识，他们首先必须掌握母乳喂养的科学知识，其次，还要了解和纠正民众对于母乳喂养的错误认识，如此，在宣传时才能做到有的放矢。关于沟通途径或方式，无论是面对面的沟通，或是通过传播媒介的沟通，都离不开语言。通过沟通所提供的信息能被民众所接受，并能发挥作用，使之在态度和行为方面均发生良性转变。要做好医患沟通，并非轻而易举的事，需要掌握并用好沟通、交流的技巧。技巧虽然是多方面的，但可归纳为语言交流技巧和非语言交流技巧(verbal and nonverbal communication skills)。

在建立人际关系，进行医患沟通、交流过程中，医患双方要达到相互认识、了解、理解，一般需要经过三个心理阶段。首先，是观察、感知阶段；然后是分析判断阶段；最后是推理探因阶段。为了能很好的了解其内在规律，有必要对医患沟通的途径、技巧和方法进行简要介绍，同时从心理学角度，探讨医患沟通的技巧。

第一节　医患沟通的准备和具体过程

医患沟通是整个医疗过程中的一个重要环节，只要正确、灵活地运用沟通技巧、方法，就可以增加医务人员与患者之间的相互理解，增加患者对医务人员及院方的信任，增强患者战胜疾病的信心，取得患者的密切配合，使很多医疗纠纷得以化解或使医疗纠纷消灭在萌芽状态。

一、医患沟通的准备

(一) 秉持医患沟通的正确态度

在医患沟通前，于沟通的态度方面，做好对患方的导引是很重要的。医疗、卫生、保健工作者的任务是防病、治病和保护人民的健康，因此，要坚定医方耐心地真诚地帮助服务对象防病、治病和转变那些不利于健康的行为的态度。首先，在尊重患方的意愿下，要针对患方的问题，发出沟通邀点；其次，明确提出需要沟通的问题和内容；再就是做好沟通前的准备。

(二) 养成医患沟通技能

1. 要把握医方沟通技能要素的构成　包括①良好的人文素养；②符合要求的礼仪习惯；③多样的语言技巧；④善解人意的人格气质；⑤大方宽容的心胸；⑥丰富的社会阅历；

⑦广博的医学知识;⑧较强的通俗表达能力。

2. 要训练和增强医患沟通技能　包括①加强医疗卫生工作者的医患沟通知识、技能的教育培训;②勤于将医患沟通用于临床实践;③适当增加医疗卫生工作者的社会活动。

(三)储备医患沟通的策略

1. 宏观的医患沟通策略　在医患沟通时,对如何才能做到良好的医患沟通,重要的是要在沟通策略上把握和做到以下几点:准确领悟服务对象的感受;理解服务对象的处境;尊重服务对象的人格;明确自己和服务对象的价值观;交谈时避免持偏见待人;帮助服务对象认清问题是什么;帮助服务对象分析产生问题的原因;提供多种解决问题的方案信息;鼓励服务对象以自己的力量解决问题;帮助服务对象选择最适合自己条件的方法;鼓励服务对象坚持良好的行为。

2. 具体的医患沟通的策略　在医患沟通时,除了要医患沟通的策略把握和用好宏观的医患沟通策略,还要把握和用好具体的医患沟通策略:讲究使用礼貌言行;适时借鉴师生关系沟通原则;主动赏识患者转归;及时催生医患情感;不忘与患者家属沟通;总是给予患者以弹性期望;努力表达爱心;注重利用文化背景;巧妙引导媒体沟通。

二、医患沟通的具体过程

医患晤谈的过程与医生的诊疗作业过程是紧密联系的,可分为三个阶段:①开始阶段:包括打招呼与自我介绍,营造一个轻松、和谐的晤谈气氛,使病人有被尊重的感觉;然后再切入主题,了解病人来诊的目的与需求。②中间阶段:主要是医学和其他相关资料的搜集,包括患者病史等主观资料、理化检查等客观资料以及病人心理与社会因素等情况。这是晤谈最重要的部分。而上述搜集资料的质量,将直接影响诊断与治疗处理的正确性。③结束阶段:包括与病人讨论病情,提出治疗方法,给予具体意见,通常为强化主要内容避免病人遗忘,可以在诊疗作业的最后阶段做个简单的小结。

具体的医患沟通过程可以表述为:问候→病人就座→双方建立和谐的关系→医方询问病情→医方情感表达→适时适当介入非语言交流→选用正确的讨论方法讨论相关问题→了解患方的生活情况→适时适当对患方进行教育→医方阐明治疗措施→可试建立长期关系→医方小结→患方反馈。

第二节　医患沟通的基本原则和伦理原则

一、医患沟通的伦理原则

1. 尊重为首,坚持人本、人道原则　“尊重”是医学的首要与核心的价值观,它包含了医学最重要的人文要素,如同情、关爱、救助、平等公正、知情同意、诚信、保密等。尊重和人道主义是伦理学的重要原则,医学人道主义是医学伦理学的重要原则。人道主义的核心就是以人为本,体现在医务工作中就是要以病人为中心。同情、关心、救助患者,珍惜人的生命与健康,对待病人一视同仁,绝不利用医学知识和手段做出虐待人、迫害人的行为。以人为本、以病人为中心,发扬人本、人道精神是医患沟通的思想基础和人文原则。

2. 公正平等,坚持诚信、互助原则 医患相处、相互沟通,首先应该在人格上平等,互相尊重对方的信仰、意志、行为、性格、习惯等。特别是医方不能因为患方地位高低、长相美丑、钱财多寡、病情轻重而态度不一;也不能因为职业的特权和优越感以"恩赐者"自居,对病人颐指气使。只有把病人放在和自己平等的位置上看待,对病人一视同仁,才能营造医患沟通的良好氛围与基础平台。尊重与公平的伦理原则,还要求医患双方在沟通中的权利、义务的对等性、统一性和平衡性。

医患双方在沟通中的诚信包括诚、信这两方面:"诚"即诚实、诚恳。诚实不欺的品质要求人有真心、真言、真行、真诚地在医疗、卫生、保健工作中待人处事,反对欺骗和虚伪。"信"即医患双方在沟通中要讲信用、信任,要有遵守诺言的品德。医患双方在沟通中的互助,主要是医方应对患方、同情、关爱、救助。

3. 举止端庄,坚持语言文明原则 举止端庄和语言文明既是一般人际交往理应遵循的行为准则,也是医学职业道德的传统规范,更是医患双方在沟通中应履行的伦理原则。两千多年前古希腊名医希波克拉底就说过:"医生有两件东西可以治病,一是语言,二是药物。"可见,文明、科学、贴切、适当的语言,在医患沟通和医疗过程中既有治疗作用,也对和谐医患关系的建立有利。

4. 知情同意,坚持保守秘密原则 知情同意是现代医疗实践中强调的一项伦理原则。知情权和选择权是病人的权利,可以说也是医患沟通的具体方式和必要程序。作为一项伦理原则,它要求医务人员在医患沟通、交流中应详细而真实地向患者告知有关诊断结论、病情预后、治疗方法、目的,以及可供选择的治疗方案及其利弊和费用开支、预期疗效、不良反应与治疗风险等,让病人在不受任何指示、干涉、暗示、引诱的情况下,自由自主地选择诊疗方案。让病人具有充分保持隐私的权利。

5. 有利双方,坚持互不伤害原则 由于医患双方在医疗卫生与医患沟通中目的、任务一致,都是解决医疗、卫生、保健问题,应当在实际过程中有利对方,互不伤害。更由于医方握有职业权力、专业优势和相关资源,更要在实际过程中有利和不伤害对方。

二、医患沟通的基本原则

正确理解、掌握和使用医患沟通的基本原则,是实现良好的医患沟通的最重要的技巧。要使医患双方在医患沟通中达成满意的结果,双方就必须在沟通时遵循以下基本原则:

1. 诚信原则 诚信是医患沟通时双方特别是患方安全感的心理保证,也是沟通能否进行或是否良好的进行与完成的基础和前提。只有真诚沟通,才能给双方以安全并互信、互利。

2. 明确性原则 简明的信息常能达到沟通与对话的良好效果,医患沟通时,医方话语通俗易懂,信息意义明确,语气恰当,就容易使对方明了,使沟通顺利完成,达成双方满意的效果。

3. 简明原则 医患沟通时,简扼明了的信息常能达到沟通与对话的基本效果,降低沟通与对话在阅读、理解、运输、储存信息上的成本与难度,医方话语简明扼要、通俗易懂,信息意义明确,就容易使对方理解,使沟通顺利完成,达成双方满意的效果。

4. 时效与连续性原则 任何沟通都应注重时效性,医疗是非常讲求实效的,很好把握沟通与对话的时间,对医患双方都极有意义;良好的医患沟通还必须具有时间、内容、方式的连续性。这样才能使沟通顺利完成,达成双方满意的效果。

5. 反馈与双向互动原则 反馈是信息接受者向信息发出者发出的回应或反应,他们的地位恰好发生了反转,原来的信息发出者成为信息接受者,原来的信息接受者成为信息发出者。有信息反馈的沟通、交流才是双向互动的沟通。而双向互动的沟通,更能使沟通顺利完成,达成双方满意的效果。

第三节 医务人员的语言沟通及技巧

语言是人类区别于其他动物的重要标志之一。人类借助语言进行交流,达到互相了解,并组成人类社会生活;人类还借助语言进行思维活动,揭露事物的本质和规律,创造人类的物质文明和精神文明。如果没有语言,就没有社会经验的积累、保存、传授与领会,人类将不可能进化,人类社会也不可能发展。

在日常生活和医疗卫生工作中,确实存在讲话的技巧问题。医疗、卫生、保健工作者在同对方进行沟通时,如何能让服务对象把心里话说出来,从而发现问题、了解问题的实质并提出解决问题的办法和建议,以帮助服务对象做出合适的决定。其中语言沟通、交流技巧是很重要的。

一、医方主要的语言沟通技巧

1. 医务人员应当熟练运用的语言类型 医务人员在医患沟通、交流时,应当熟练运用的语言主要有以下几种:①安慰性语言;②鼓励性语言;③劝说性语言;④积极的暗示性语言;⑤恰当的指令性语言。

2. 在医疗卫生工作各环节中正确沟通的常用语和“忌语” 要做好医患沟通、交流,医方应掌握并使用以下常用语:运用得体的文明礼貌的称呼语;适时地采用的幽默的语言;同意、称赞的语言;简洁明确的语言;提问的技巧性语言;保护性语言,忌用伤害性语言;不评价他人的诊断与治疗。

二、医患沟通中语言沟通技巧的具体运用

(一) 寻找医患沟通、交流的共同点

在面对面的医患晤谈中,共同点越多,互相理解的程度就越深,交流目的就越容易于达到。例如,在进行计划生育咨询时,有的妇女对放置宫内节育器顾虑重重,如果医生这样说:“我在放宫内节育器以前也和你一样,挺犹豫的。但放节育器后只是头两个月有些腰酸痛,现在已经快十年了,一切都正常,避孕效果很好。”这些语言虽然简单,却让对方解除了紧张情绪,并且感觉到医生与自己有相同的情况。对方可能不再认为与自己交谈的对象是一位严厉的医务工作者,而是甘苦与共的姐妹,都需要避孕,也都为双方的健康担心。共同语言找到了,服务对象就有可能敞开思想,谈出思想深处的想法、顾虑和所听到的一些传

闻。这样,医方就可以有针对性的为服务对象提供相关医学信息,促使对方理解信息,接受知识,并转变行为。

(二)认真仔细观察服务对象

有经验的卫生保健工作者,不仅注意与服务对象交谈时的语言内容,而且善于通过观察服务对象的举止谈吐、步法姿态、服饰外表、用词方式等,估计出对方的年龄、文化程度、工作性质等。有了这些基本估计,在引导服务对象谈话时就有了方向,就容易找到共同点。例如,对方是一位农村妇女,就可以问:“你从哪里来?”当医务工作者知道她从某地来的时候,便迅速联想起前一日的新闻报道,并且用赞同的口气说:“昨天中央电台还播送了你县大丰收的喜讯呢!你家的收成一定不错吧。”像这样打开了话题,尴尬局面就会消失了。又例如,如果服务对象是一位教师,当医务工作者较了解她工作的学校时,便可以就自己的见闻向对方说:“今年高考你校的成绩不错,较前有了很大进步,你在其中做出了贡献吧!”类似这样的不仅是对方所感兴趣的问题,而且预见到的回答是肯定的回答,双方的交谈就会有一个良好的开端。

(三)理解服务对象的心态

服务者在观察服务对象外表的同时,应尽量注意理解他们的心态。一个人的心态通常可以从眼神、面部表情和行动表现出来。如果仔细观察是不难发现的。在交流过程中,只有相互理解才能引起感情的共鸣,相互吸引,产生信任。例如:某医科大学邀请一位校外专家给毕业班讲社会医学课。专家按时到了教室,只见有八、九个学生懒散地坐在教室后面的椅子上。上课开始后,又陆续来了不少学生,几乎每个人手里都提着大塑料袋或装得满满的大书包。专家一看就明白了当天是星期五,学生们下课后打算立即回家,当时学生的心态表现出对这门课不感兴趣。对此,专家没有讲大道理、发脾气、训斥和强迫,而用一句普通的问话开始了他的讲课。“同学们,今天是星期几?我都忙糊涂了!”学生们异口同声地回答:“星期五”。“啊,这节课后你们就要回家过周末了。你们可知道我当学生的时候,比你们还积极,星期四晚上就准备好了回家的东西。”专家回答激起了学生们的笑声,全课堂里都活跃起来了,教师和学生有了共同点。专家接着说:“可是我用了一个星期的时间准备了今天这节课,准备向大家介绍许多非常宝贵和难得的资料,这也许对你们将来的工作会有帮助。咱们抓紧时间赶快讲,争取早点结束。”接着,他投影了一张全国婴儿死亡率的分布地图,说:“请大家看一看,中国的医疗保健状况在各地区的发展是多么的不平衡!大家可以分析其中的根本原因是什么?影响因素又有哪些?”同学们从后排挪到前排仔细地看着这张地图,冷静的思考,热烈地发言和争论,专家最后做了精辟的小结,这堂课上得生动而成功。

(四)语言应通俗易懂、深入浅出

医疗卫生工作者在实践中所面对的大多是缺乏医学知识,而文化水平、风俗习惯差异较大的服务对象。因此,在进行沟通时,要注意语言通俗易懂,道理要深入浅出。例如,一位儿科医生给一个患肺炎的病孩开了红霉素栓剂。家长是农村妇女。医生简单地告诉家长："这是塞肛门的栓。"家长客气地点头走了。半小时后，家长生气地找回来说："这个药用水化不了，孩子咽不下去。"原来最大的误解是家长不知道"肛门"这个医学术语，更不知道栓剂的含义了。由于对这两个关键词的错误理解，使得家长很不愉快，也延误了对病孩的治疗。这说明医务工作者与服务对象交谈时，应该使用他们所熟悉的语言，对文化水平很低的服务对象来说，尤为重要。再例如，在进行口服补液疗法的讲解时，医生要把医学术语换成老百姓易懂的话："孩子就好像小苗一样，全靠水养活。拉稀的时候，小孩把水泻出去了，就好像缺了水的小苗一样蔫了，所以要给小孩多喝水。"用这种形象的比喻，家长听得懂，愿意接受。如果医生高谈脱水、补液之类的话语，家长觉得很深奥，听不懂，不容易接受。

在与服务对象进行有关问题交谈时，对背景情况的了解是非常重要的。在了解了背景情况后，应多用简明易懂的语言，才有可能获得沟通的成功。

（五）医患沟通时应尽量避免相异之处

在医患沟通中，可借用苏格拉底的一种晤谈方法，现称之为"是"的对话技巧。也就是在医患沟通时，不要触及服务对象不高兴或不同意的问题，而要让对方一开始就做出肯定的回答："是的"。假如有可能的话，最好在医患沟通中，使双方不要有机会说"不"。在晤谈中如果遇到与自己观点不一致的情况，就应努力避免相异之处。因为"是的"回答表示晤谈双方做出了相同的判断，看法和意见一致，情感融洽，交流会继续发展下去。这种"是"的反应技巧看起来很容易，但常被人们所忽视，从而使交流受到影响。下面举一个应用"是"的反应技巧的对话。一位村医对有两个孩子的母亲进行家访。村医："你好。最近身体还好吧?"妇女："你不要动员我上环，人家说上环后月经多、腰疼"。村医："你说的对。上节育环（器）对有些人确实有这种副作用，我也碰到过这样的病人。实际上避孕的方法很多，我给你介绍几种简单方便的避孕方法好不好?"妇女："我知道还有避孕药，吃了这种药会发胖。避孕套太麻烦，我丈夫不愿意用。"村医："是的。你对避孕方法了解还不少呢！但是，还有些不完全。今天我可以详细地向你介绍一下避孕方法，然后咱们再商量哪种方法对你最合适。当然，最后决定和选择仍然要靠你和你丈夫了。计划生育虽然是国策，但与咱们妇女本身的健康关系太大了，为了保护自己的健康，妇女应该选出适合自己的方法才行。"这位村医就是用"是"的反应技巧说服了这位妇女，对于妇女提出的一些片面问题首先表示同意，然后再设法谈各种避孕方法的优缺点，使得交谈才能顺利地进行下去。

三、医患沟通中与语言沟通相关技巧的运用

（一）语调的作用

语言沟通时，通过语调能很清楚地反映人的情绪和情感。一句相同的话，在善于观察、倾听的人，不用看说话者的面部表情，仅从语调里就能体会出说话者是高兴、忧伤、厌恶、不耐烦、不赞成、灰心、羡慕等情感色彩。因此，在医患双方语言交流时，不仅要注意如何寻找双方的共同点，而且要重视谈话时双方的语调在交流中所起的作用。

(二) 语境和语调

在医患沟通、交流中,总是有特定的语境。一般认为语境包括人际沟通的时间、场合及交流双方的有关因素,如谈话的主题、双方的身份与社会地位、职业、经历、性格、心情等,还包括谈话当时周围环境和气氛。谈话的内容确定后,语境不同,语调也应该不同,这样才能使交流达到预期的目的。例如,当一位儿科医生上门诊时,遇到一位农村妇女带孩子来看病,在交待病情时,就要随着农村的习惯说:“下次孩子再拉稀可一定要早点来啊! 不要把孩子耽误的这么厉害了才来看病! 听见了没有!”说话时声调要大一些。用这样的声调谈话时,对一位文化水平低,医药卫生知识少的母亲来说,她会感到医生很严厉,但却很亲切,从心底里重视医生的嘱咐。但是,对文化水平高又神经质的家长交待病情时,就要十分谨慎细致,小声地说:“孩子有什么情况可以随时来,不用过分担心。”由于这类家长已经看了很多通俗读物,对医学问题已有所了解,但又似懂非懂,遇到孩子有病就非常紧张,担心万分。为了缓和她们的紧张情绪,说话时的语调应尽量平和。

另一种情况是涉及隐私问题,也应当重视谈话时的语境和语调。例如,医务工作者在进行妇科和生育咨询时,如果服务对象谈及个人的私生活或性问题时,工作人员不仅要态度亲切、端庄、严肃,表现出对服务对象的信任、理解和尊重,而且语调要诚恳,声音要小,尽量避免他人听见。

总之,在医患沟通中,谈话时一定要注意语境,并运用恰当的语调,使得语言的内容及情感能够清晰地表达,同时,听者也往往借助于语境和语调,努力了解对方说话的含义和态度。如果在谈话时,不注意语境和语调,往往达不到预期的沟通目的,有时还会引起相反的后果。

(三) 自信心和语调

人的情绪状态会对语言发生很大的影响。当人过分紧张时,张口结舌,说不出话来;当人受到赞扬和激动时,本来笨嘴笨舌的人,也可能说出情感激昂的话。当人怯怕时,说话吞吞吐吐,概念模糊不清。作为服务者、教师、演员、外交官和医生,说话时语调应该充满信心,不能含糊其辞。因为交流对象对这些人的期望很高,如果稍有含混不清,就会对交流对象增加心理压力。尤其是医生在与服务对象谈话时,必须充满信心,掌握好语调。否则,病人会怀疑自己患了不治之症,或者怀疑手术时将肿瘤没有割净,导致心情压抑,病情加重。大家可能都会有这样的感受,在当学生期间,最敬佩的都是那些讲课铿锵有力、条理清晰的老师;而对那些吐字不清、概念含糊的教师,学生常常表示怀疑,总担心教师可能讲错了。

总之,语调在人际交流中起着重要作用,同样的一句话,运用不同的语调,则表达不同的情绪状态,相应地也获得不同的交流效果。

(四) 表扬和鼓励

在医患沟通中,表扬是对交流对象的语言、行为、态度等表示赞同。鼓励的含义是给予对方勇气和信心。能不能很好地运用表扬与鼓励的交流技巧,是医患沟通成败的关键因素之一。从理论上讲,进行人际医患沟通时应该注意多运用正面鼓励和表扬的方法,以增强交流对象的自信心,使谈话可以心平气和地进行下去。然而,有时候这样做是很困难的,尤其是当交谈对象说错了话,做错了事,讲出了错误的观点和想法时,如何能在这种情况下找到对方的优点或正确之处给予肯定和鼓励,则需要医务人员不断地学习、练习、实践,使之成为一种自觉的医患沟通技巧。

有一次,一位领导去某省考察计划免疫的覆盖情况。当他深入到一个村卫生室检查时,村医报告他所在村子的儿童已全部接受了各种计划免疫。但让他出示登记表时,他却只翻到零散的几张纸。第二天,他连续为几个儿童打了防疫针,但是登记册上并没有这几个儿童的名字。因此,可以推测这个村的计划免疫工作做的很不细致。此时,这位领导心里很不高兴,那么,是批评指责还是扣发奖金呢?甚或追究责任?在这气氛非常紧张的情况下,领导面带微笑地问这位村医:"你干这个工作有多长时间啦?"村医不好意思地说:"去年初中毕业后,在县里培训了半年就干这个工作了。"领导说:"不错呀,才半年就能挑起全村计划免疫的工作,可不容易呢!"这时,村医的情绪表现已不十分紧张了。领导接着说:"你也许不知道如何登记造册。来,我告诉你……"原以为要发生的激烈场面却变成了温和的现场指导。这位领导所运用的表扬与鼓励技巧,确实给对方产生了积极作用。

医患沟通时运用表扬与鼓励技巧的心理基础是要设身处地为服务对象着想,即换位思考。成功的交流在于双方相互理解。那么,如何才能做到换位思考?这就要求服务者要聚焦于服务对象身上,而不是着眼于自身。例如,在某医院的门诊诊断室里,一对年轻的农村夫妇抱着一个小婴儿,急促地对医生说:"小孩已发烧 4 天了,今天出气急促,有时还憋气。"医生:"你早干什么去了?哪里有这样的父母!等小孩这么重了才来看病!"这对夫妇呆呆地站在医生面前不知所措。同样的情况,医生如果说:"你们把小孩抱来看病就很好。你们是不是觉得小孩的病很重?很担心出危险?"这对夫妇觉得这位医生正好说出了自己内心的想法,非常合作地帮助医生给小孩做了全面检查,主动地详细叙述了病情,双方的交谈非常融洽。最后,医生又将病孩陪送到病房。

在医患沟通中,应强调指出:表扬和鼓励比斥责和批评更能有效地帮助服务对象认识和解决他们的困难及问题;即便服务者想让服务对象终止一个错误的做法,也应使用表扬和鼓励的方法;粗暴地对待服务对象或严厉地批评可能使他们拒绝接受服务者的信息,而且会打击他们以后寻求帮助的积极性;表扬不是恩赐,表扬时的措词和语调要避免服务对象感到是恩赐,从而不舒服;医方应牢记,服务对象虽然需要表扬和鼓励,但更需要理解和尊重。

(五)巧用 1 个头字语——CLEAR

医疗卫生工作者在与服务对象沟通时,应牢记以下的头字语——CLEAR,因为这是几点适宜的、易记易用的语言沟通技巧。尤其是当自己担当沟通、咨询、交流者的角色时,牢记并运用这些技巧,是很重要的。Clarify——讲述清晰;Listen——认真倾听;Encourage——鼓励、表扬;Acknowledge——表示感谢;Reflect and repeat——反应及重复。

CLEAR 所论述的沟通者的语言交流技巧重点为:与服务对象交谈时,语言要简明清晰,使用对象能理解的词汇;耐心倾听服务对象的诉述,并仔细观察分析对象的语言和表情深处的意思;在交流中恰当运用表扬与鼓励的技巧,以有效地帮助服务对象认识问题,并提出解决问题的办法;语言要文明,交谈开始前要向服务对象问好,交谈完后要感谢服务对象的联系;用语言和非语言的表达方式反应服务对象的感受,重复服务对象的问题,表示对他们的问题已经领会清楚了;在交谈中不断获取服务对象的反馈信息,要求服务对象重述重点内容,以确保他们已经理解了交谈内容,必要时,沟通、交流者要向对方复述指导(如医嘱)。

第四节　医务人员的非语言沟通及技巧

对人类而言,语言是其他动物所没有的一种表达自己思想意识、进行生活与工作的工具。人的语言并不一定能够直接地表现出每个人的内心世界。因为,一般来说,语言属于理性的表现,人们会由于谈话时所处的环境、气氛以及交谈者的背景而说出不同的话来,有时候甚至于是违心的话。也可能由于羞涩、内疚、尴尬,而说出和自己本心大相径庭的话。有社会学者发现,人的身体本身就能发出众多信号,这些信号能扩大或者否定口语所表达的意思。人们称这种以身体的各种举动所反映出内心隐蔽世界的语言为“身体语言”(body language)。在医患沟通中,要真正做到心灵沟通,除了要掌握语言技巧外,还要用非语言技巧去感受和理解对方的身体语言,同时还能用非语言技巧同对方交流。

医疗、卫生工作者在与服务对象沟通时,应用语言技巧是着重于能让服务对象敞开思想,谈出自己的问题,并且也借助语言发现对方真正的问题所在,有针对性地将正确信息传递给对方,使之接受知识,转变态度和行为;而使用非语言技巧则侧重于如何从对方的声音、面部表情和身体姿势等,洞察对方的内心世界和感情,从而使沟通能有针对性;同时,还能用自己的声音、表情和行为等非语言技巧来强化语言交流的作用。

一、发挥沟通、交流中声音的魅力

医患沟通中,双方说话的声音特点是非语言交流的一种方式,包括:音调——声音的高低、音量——声音的大小、音频——说话的速度、音质——说话的音色。这四个特点结合起来,即便语言的内容不同,不用看讲话者的面部表情,就可以知道其情绪与情感。例如,当人发怒时,音调高且音量大;当人紧张时,语速加快等。曾有这样一件趣事:在某医院外宾门诊的值班室里,来了一位外国男子看病,值班护士的英语水平并不好,这位男士在护士面前小声吭吭了两句,护士就请来了专治性病的皮肤科医生。看完病,这位男士满意地走了。在场的人都很惊讶,不明白护士和这位男士是如何交流的,便好奇地问这位护士:“刚才这个病人怎么说他要看性病?他用的是哪个英语单词?”护士说:“我一句也没听懂他说了些什么,但从他说话时的声音和吞吞吐吐的样子,我猜出来他要看性病。”因为,无论在哪个国家,患了性病总是不光彩的,难以启齿的。所以护士能从男士说话时的“弦外之音”判断出他可能是一个性病患者。

二、善于利用面部表情

人的面部表情非常丰富。有位社会心理学家说:仅人的脸就能做出大约250 000种不同的表情。面部表情是指通过眼部肌肉、颜面肌肉和口部肌肉的变化来表现的各种情绪状态。通过眼睛、眉毛、嘴和面部表情肌的不同排列组合,表示出人瞬间变化的内心世界(情绪与情感)。因此,在医患沟通中,除了要用心倾听对象所说的话之外,还应该仔细观察他们的面部表情,也就是说要尽量用非语言技巧去感知和理解对方的话外之音。

(一) 情绪与面部表情

心理学家汤姆金斯通过多次研究提出不同情绪的面部表情模式(表 10-1)。心理学家艾克曼的实验证明,人的面部的不同部位在表情方面的作用是不同的,例如,眼睛对表达忧伤最重要;口部对表达快乐与厌恶最重要,如高兴时"满脸堆笑",憎恨时"咬牙切齿",都是通过口部肌肉的变化而表现的;而前额能提供惊奇的信号;眼睛、嘴和前额对表达愤怒情绪是重要的。

表 10-1　不同情绪的面部模式

情绪	面部模式
兴趣、兴奋	眉眼朝下、眼睛追踪视物、倾听
愉快	笑、嘴唇朝外朝上扩展、眼笑(环形皱纹)
惊奇	眼眉朝上、眨眼
悲痛	哭、眼眉拱起、嘴朝下、有泪有韵律的啜泣
恐惧	眼睛呆张、脸色苍白、脸出汗发抖、毛发竖起
羞愧、羞辱	眼朝下、头抬起
轻蔑、厌恶	冷笑、嘴唇朝上
愤怒	皱眉、咬紧牙关、眼裂变狭窄、面部发红

以上说明表情是思想的信号,是人际沟通时人们用以表达愿望、态度、观点、爱好、需要、同意、反对等多种情感的方式之一。人们在社会生活中,在许多场合下,彼此的思想、观点等,不能言传,只能意会,只能通过表情来传递信息,从而达到沟通思想、相互了解的目的。总之,面部表情是分析人的行为的重要线索。

(二) 眼睛、眼神的应用

"画龙点睛"这句中国成语反映了眼睛在表情达意方面的重要性。人们常说眼睛是心灵的窗户。通过不同的眼神、眼睛看物的视线方向、盯着物体的时间长短,就可以识别出各种人在不同场合下的内心隐秘。例如,人在高兴和兴奋时"眉开眼笑",气愤时"怒目相视",悲伤时"两眼无光",恐惧时"目瞪口呆",惊奇时"双目凝视"。眼睛不仅能视物、传情,还可以交流思想,人与人之间常常有许多事情只能意会,不能言传,而观察人的眼神便可了解其思想和愿望,并可推知人们对人、对事的态度、判断等。眼神是一种重要的非语言交流技巧。

根据最新的心理学研究,人类的视线还有着另一种非常有趣的内在意义,用视线来分析人的思想的方法,被称之为"交流分析法"。交流分析法的理论不但剖析了人际关系间的情感交流,而且在精神分析上也很有意义,并且已应用于心理治疗实践中。这个理论指出了人的心理状态的三种要素,并阐明这三种要素所占的比重大小是根据不同的时间、场合而有所变化的。这三种要素是:①做父母的自我状态,即体贴孩子,具有爱心的父母心理状态；②成年人理智判断事物的心理状态；③对事物强烈好奇心的儿童心理状态。当一个人处于父母的自我心理状态时，通常会以保护性的姿态“俯视”孩子；相反，当一个人处于儿童心理状态时，则视线通常是由下往上看，即呈“仰视”的状态，脸也是上仰的。所以说视线的指向能够正确地显示一个人内心是处于何种主导的自我心理状态。

除了视线的指向外，注视时间的长短也反映出人的不同的心理状态。如果在面对面交谈时，谈话者的眼睛看着别的地方，可能表示他对自己的话没有把握；如果谈话者的目光望着听众，并不断地与听话者的目光接触，可能说明谈话者非常自信。听话者的目光同样可以表达其心理状态。如果听话者目光凝望着谈话者，说明听话者对谈话内容可能很感兴趣；如果听话者的目光不看谈话者，而是东张西望，说明他对谈话内容可能不感兴趣，甚或持有相反看法。目光既然是十分重要的非语言交流技巧，那么，在医生接诊病人、教师对学生讲课、咨询者对服务对象解释问题、上下级对话时都应该很好的运用目光交流技巧。同时，通过交流对象的眼神，亦可分析对象听话时的心理状态，以此来不断调整谈话内容和方式。这种交流技巧称之为“目光接触技巧”。

在病人看来，医务工作者无论年龄大小，都是他们的保护者，像父母一样保护着他们的健康，从死神手里夺回他们的生命。因此，医护人员应该以成人的心理状态或具有爱心的父母心理状态与病人交谈，像体贴孩子一样爱护自己的病人。医患沟通时，医方应以保护性的姿态，柔和的目光注视着病人的眼睛，并且用眼神告诉他们：“放心吧！我会照料好你的。”特别重要的是，在接待病人时，医务人员可能心情不愉快，但是绝不能将自己不良的心情通过眼神和面部表情向病人表达出来。

三、肢体语言与手势行为语言

人的肢体状态不仅能反映人的心理状态，同样也反映文化背景、风俗习惯和情感等。例如，美国人坐着架起腿的时候，习惯于平面的撇开双腿，而中国人则往往是一条大腿紧压着另一条大腿。在中国，点头往往表示同意的意思，而在某些国家，点头却往往表示反对。日本妇女接待客人时跪在桌前捧茶表示尊重对方，而中国的侍者，常常直立双手端茶杯表示恭敬。这些均说明不同的地区因环境、文化、习俗的不同，其肢体语言与手势行为语言也不尽相同。

肢体语言与手势行为语言亦称体语。从学科角度看，体语可概括为：身体行为学、人类领域（空间距离）学和肌肤接触心理学。人类的非语言交流技巧大多来自这三方面。

（一）肢体、手势非语言交流技巧（体语）

人的身体姿态是可以表达情绪与情感的一种方式。人在不同的情绪状态下，身体姿势和手势可以发生不同的变化。如运动员站在领奖台上时不时地举起双臂、转动身体向观众示意；人在紧张时的坐立不安；人在高兴时得捧腹大笑，人在疼痛时的双手抱腹，来回滚动、呻吟等等。举手、握手、投足、双手插腰等身体姿势都可以表达个人的某种情绪与情感。即使人体是处于静止状态，身体本身也可以用不同的方式“说话”，如站的姿势、坐的状态、蹲的方式、倚门靠窗等，均可以表达人的一定的心理状态。

手势常常是表达人们内心世界的重要方式。很多人将手势和说话的语言同时使用，表达认同或反对、喜好或厌恶、镇静定或烦躁、接纳或拒绝、领悟或怀疑等情态和思想。手势也可以单独用来表达情绪、情感、态度、看法，发出指示、命令。在无法用语言沟通的情况下，单凭手势也可以表示开始或停止、前进或后退、同意或反对等思想感情。聋哑人的手语可以用来相互交换思想、态度、观点、情感。人们在高兴时手舞足蹈，兴奋与激愤时振臂高呼，无可奈何时双手一摊，这些都是典型的非语言表达。心理学家的研究证明，手语表情是通过学习获得的，它不仅有个体差异，而且由于社会文化、传统习惯的影响，又有民族或团体的差异。同一种手势，在不同的民族或国家中可用来表达不同的意思。例如，在我国，人们握手时，紧握持续时间长表示欢迎、亲切、友好，相反，在某些西方国家则恰恰相反，这种动作则表示不欢迎和反感。又例如，在某些国家，当汽车驾驶员看见路旁晃动大拇指的人，就知道这个人要求搭车，而在我国竖起大拇指却表示赞扬。

（二）人类领域（空间距离）的非语言交流技巧

人们利用空间的距离来决定人际间的亲疏关系，一般常用四种不同的界限：①亲密距离；②私人距离；③礼貌距离；④一般距离。人与人之间的关系越亲密，其间的距离则越近。许多人都有这样的经验，如果去拜访一位领导，他原地不动地坐在办公桌后面，而你隔着办公桌与他谈话，此时，一种冷漠感油然而生。但是，如果他将你让到沙发上，并与你并排而坐交谈，你立即会感觉到热情、亲切。所以，在人际交流时，人与人的空间距离是非常讲究的。如果一位男医生与一位女病人交谈时，距离很近，达到了亲密距离，别人一定会怀疑这位男医生不怀好意，尽管他自己不一定有坏的企图。

心理学家爱德华·蒂·霍尔在人类领域学的研究中，对人际交流双方之间的距离，以及相互触摸的可能性，以简单的“运动范围”分析法将距离分为四个区，即亲密区、个人区、社会区和公众区。美国中层阶级人士处于亲密区时，互相之间的距离约为一英尺半，这就是说，他们谈话时如果相互之间的距离再缩小，除非两者的关系很亲密，否则双方将会感到不自在。朋友之间非正式接触时，美国人互相之间喜欢保持一英尺半到四英尺的距离，即个人区。熟人交际时，一般处于社会区最为合适，或相互之间相隔四英尺至十二英尺；相互间的距离超过十二英尺的交流者们也处于社会区。公众区的交际是正式的公开讲话的距离。按我国的习惯，医患沟通的距离一般在1~2米范围内。

在医患沟通时，应根据具体情况决定双方之间的距离。当病人或沟通对象要与你谈及他们的隐私时，应保持在私人距离之内，你可以把椅子挪到他的旁边。这样，可以使他们感到亲切，同时有安全感。在一些特殊情况下，要注意与交流对象保持适当的距离。如某些病毒的携带者或传染病患者，他们对自己的情况不了解，心理上有压抑，如果你与他们交流时，千万不要把距离拉得太远，以免加重他们的心理压力或冷落感。但是，在工作中也会遇到这样的情况，一些农村来的病人或家属非常信赖你，要伏在你的耳边说话，要特别贴近你，这种超过范围的举动有时会使你无法忍受，但是你应考虑到这是不同地域或文化背景所造成的，因之，切记不要做出厌恶的表示，可以巧妙地调整这个距离，如给他安排一个距离合适的椅子，请他坐下来慢慢谈。

（三）肌肤接触的非语言交流技巧

人类在胎儿期和婴儿期，与母体有亲密的肉体接触。婴儿在母亲的怀抱里有十足的安全感。但是,到了成人期,只要提到肌肤接触,首先想到的是性的关系,其实这是一种误解,在成人的世界里,在人际交流的场合中,也需要肌肤接触,以表示亲近。可称其为“社会的亲密性”。例如,两国首脑见面时相互握手,有时拥抱和面部接触,都表示相互尊重、关系亲密和欢迎对方的心情。

在人际交流中,接触对方身体,这种无言语的动作可以引起巨大的心理沟通作用。在某些交流的场合,只能通过个人的空间触摸抚爱对方,才能达到情感的自由沟通。例如,当朋友的亲属去世时,如何去安慰朋友?在多数情况下,默默地站在旁边,将手搭在朋友的肩上。这种无言的抚摸对于失去亲属的人是一种巨大的同情和支持。又例如,当一个年轻的产妇临产时非常紧张,如果助产士站在她的身边,紧握住她的手,并不时地为她擦汗,抚摸她的头发,这位产妇会有安全感,从而消除了紧张情绪并顺利分娩。像这样的肌肤接触,加强了人与人之间的感情,给予服务对象心理上的安慰和精神上的支持,有时这种非语言的行为交流会起到比语言交流更大的作用。

四、巧用1个头字语——ROLES

当一个人接待病人、咨询对象或其他服务对象时,要求基本做到的几点适宜的非语言交流技巧——头字语ROLES:Relax——放松、自然、大方;Open and approachable——坦率、平易近人;Lean towards client——身体倾向服务对象;Eye contact——目光接触;Sit squarely and smile——面对面坐、微笑。此处的ROLES所表达的在医患沟通、交流时的重点要求是:态度认真,行为端庄大方,礼貌待人;与服务对象面对面相坐,保持合适距离;身体微倾向服务对象;面带笑容,并与服务对象目光接触,以领悟与服务对象交谈时的感受和情绪;给人以和蔼可亲,平易近人的感觉。

第五节 其他形式的医患沟通技巧

医患沟通中,其他形式的医患沟通技巧主要有:面谈和倾听的技巧;体察对方的感受的技巧;与患者家属和亲友的沟通技巧;沟通的“个案化”的技巧等。其中,面谈和倾听的技巧很重要。倾听其实是一种颇为高深的艺术。面谈时,医患双方应聚精会神地倾听,在倾听中保持强烈的交流愿望和积极的参与精神。医务工作者经常面对病人和服务对象做有关健康及医疗卫生的咨询、交流工作,所以应努力培养自己倾听的技能,并恰如其分地运用倾听技巧。

一、医患沟通中的面谈和倾听的技巧

在医患沟通中,面谈和听的技巧直接影响交流效果。医方是否准确地把握服务对象的感受,理解其存在的问题,对沟通过程来说,是必要和关键性的。如果服务对象感到医务人员在认真倾听并且理解他的问题和需要,领悟他的感受,他就会愿意主动地谈出自己的情况,并听取医方提供的各种选择意见和接受医方提供的信息,从而做出适当的决定。

(一) 医患沟通中听的技巧

1. 医方要认真倾听,启发患者积极暴露信息 医务人员在与患者进行沟通时,若不注意认真倾听患者的诉说,注意力不集中,在与患者交流的同时,东张西望或翻书、看报纸,或目光转移等,这些都会给患方以错觉,以为医生对他的谈话不重视,就会对医生缺乏信任。于是患者有时就会把有些信息不能完全表达出来,从而使资料收集不完整。因此,医务人员要利用"积极地倾听"来弄清楚患者所关心的问题是什么,切忌在患者结束他的重要诉说前打断他的谈话,要启发和鼓励患者积极暴露信息。在医患沟通中,患者可能说不清自己的病情感受,医生要通过耐心细致的开放性提问来启发、帮助患者说出自己的症状和感受。倾听并不是只听对方所说的话语,还应注意其说话的音调、流畅程序、选择用词、面部表情、身体姿势和动作等各种非语言性行为。倾听包括注意整体性和全面地理解对方所表达的全部信息,否则会引起对方的曲解。倾听是不容易完好地做到的,据估计通常只有10%的人能在沟通过程中很好地倾听。在医患沟通中,要做到有效的倾听,就应当:①准备花时间倾听对方讲话;②医方应当学习和把握如何在沟通过程中集中注意力的素养与技巧;③沟通中医方要注意不随便打断对方的谈话;④沟通中医方不要急于判断患者的疾病;⑤沟通中医方应注意对方的非语言性沟通行为;⑥沟通中医方应仔细体会对方的"弦外音",以了解其真实意思和主要内容。

2. 医方倾听时态度应积极主动,全神贯注 沟通中,面谈与倾听是一个双向互动的过程。只有当倾听者具有交流愿望,并采取主动态度时,才能使对话进行下去。在倾听时,应让对方感到你对他的谈话有很大兴趣,并努力了解对方的情况、需求与感受。

医患沟通中,医方应全神贯注倾听对方谈话。当对方谈话时,医方应该集中精力去听,不做无关的动作,不让任何事情打断你的注意力。即使在不太安静的谈话条件下,也要使对方觉得你和他是唯一的在场者,而且使他感到你十分重视和他的谈话。在倾听的过程中,目光应集中在对方的面部,并用目光和点头动作告诉对方"我在认真地听。"这样一来,对方就很愿意将自己的心里话讲给你听。相反,如果在听对方讲话时东张西望,或低头摆弄手中的物品,或者不停地交换体位,抖动双腿,都使对方认为听者已表现出不耐烦心情和心不在焉。在这种情况下,对方往往会中止对话,并感到听者很不礼貌,不尊重他人。

(二) 医患沟通中面谈的主要技巧

1. 不随便打断对方讲话 面谈时,除了全神贯注外,不要随便打断对方的讲话是很重要的。有时患方谈话思路不太清晰,使医方不能很好地理解问题的实质,即使在这种情况下,也仍然要让对方把话讲完。有时对方为了理清思路,作短暂的停顿,也不要打断他的谈话,以免影响他的思路。有关医方与服务对象的关系研究发现,医方在交流中如果多次打断服务对象的谈话,对医方来说,就意味着失去了帮助服务对象做出决定所需要的关键信息。因为,这样做是不尊重服务对象,使他感到不自在并失去对话和求医的信心。

2. 不随便插话 面谈中,在交流对象结束讲话前突然插话,通常发生在下述情况时:①认为自己要讲的内容比对方讲的更重要;②认为自己已经知道对方将要讲的话和所要陈述的观点,同时要表达自己已经明确了对方的话意;③听话时注意力不集中;④对方讲的话使自己不感兴趣,希望尽快结束谈话;⑤对方所谈的事使自己很感兴趣,希望尽快将话题引向深入。

3. 及时排除干扰　面谈中,如遇到另外的人来找,谈话必然中断,但是,可以运用恰当的技巧处理这种场面,使对方依然感到有信心继续谈下去。例如,有一位领导正在听一位下属反映情况,突然有位远方老友来访。这位领导妥善地安置了好友,回到座位上对下属说:"真对不起,耽误了你的时间,你谈的问题很重要,请接着谈。"这位领导积极主动的倾听态度使下属感动不已。面对这样的倾听者,有什么样的心里话能不告诉他呢?相反地,如果这位领导见到自己的老友以后,对下属说:"好吧,以后你再来找我谈谈吧!"在这种情况下,这位下属将有何感受?他是否还有强烈的愿望再来找这位领导反映情况呢?

4. 启动对方及时反馈　面谈中,医方作为倾听者其积极主动的态度还表现在能让对方及时的反馈。此时,反馈的方式主要是非语言的,例如,目光交流、面对谈话者、姿势前倾、不时地点头、微笑等。这种无言语的反馈表示:①我对讲话内容很感兴趣;②我在聚精会神地倾听;③我很尊重你;④我能理解你;⑤对谈话者是一种鼓励,促使他将心里话谈出来。有时,也可以用一、二个字表示对谈话内容的赞同或惊讶,如"嗯!""真的!""是,就是这样"等。这些简短的吐字都表示倾听者愿意听,而且鼓励对方继续讲。

二、医患沟通时医方体察对方的感受技巧

在医患沟通中,听的技巧也包括在倾听对方谈话的同时,细心体察对方的感受。在日常生活中我们会发现有些人与你相处一生,而你永远不能和他亲近,不能谈知心话,而有些人可能只是初次接触,你却可以与他敞开心扉,促膝谈心。这两种人有什么不同?可能的回答是:"有人善于交际,有人不善于交际。"实质问题是前者不理解、体察对方的感受,即不能善解人意,而后者恰恰相反。

(一)认真倾听对方语言信息,感受对方非语言表达

人的说话语言并不一定能够坦率地表达一个人的内心世界。因此,医方在倾听对方说话的同时,一定要用心体察"弦外之音",即在话语背后的深层含义。此时,还要用眼睛观察对方的面部表情和身体姿态,从而找出正确的感受。在日常生活中,特别是当你想了解真实情况时,更需要做到这一点。完整的高质量的倾听,不能只用耳朵,还要用眼睛,更要用心。

(二)换位思考,设身处地理解对方的感受

体察对方的感受,不仅要倾听、观察,还要经常换位思考,即将自己放在对方的位置上,从对方的角度考虑问题,把着眼点放在对方身上,努力去回忆和想象自己在类似情况时感受,然后再设身处地去想象对方的感受。这就需要倾听者(医方)敞开心扉,运用想像力,真诚地愿意去理解对方。仅有同情是达不到换位思考这种程度的。当你设身处地替别人考虑时,另一个人的经历就变成你自己的经历,至少是暂时变成了你自己的经历。

对医务工作者来说,医患沟通的话题多是关于医疗、卫生、保健、计划生育、科学育儿、计划免疫等方面的问题。医方总是希望服务对象能按照自己所介绍的"科学方法"去做。

但是，这些“科学方法”是否能被民众所理解和接受，是一个相当重要的问题。事实上，当医疗、卫生、保健工作者没有设身处地去为服务对象设想和阐释的话，这些“科学知识”很难被民众接受。

三、医方与患者家属及亲友的沟通技巧

与患者家属及亲友的沟通技巧和与患者沟通的技巧大致相同，以下仅简要列出相对不同的沟通技巧。

（一）医方与患者家属及亲友沟通的主要技巧

医方在与患者家属及亲友沟通时，应努力用好以下技巧：对患者家属和亲友采取悦纳态度；对病人家属、亲友的要求、询问甚至是诘责，都应该显示出一种谦和的态度；对话时应心平气和、表述明确、友好委婉、坦诚恳切；理解掌握病人家属的主要心理需求；对病人的病情变化、疾病转归尽量不作预测、预判；与病人的沟通和与病人家属、亲友的沟通要“统”、“分”结合，有所异同；与病人的沟通和与病人家属、亲友的沟通要“有所为”和“有所不为”相结合；重视书面沟通。

医方在与患者家属和亲友沟通时，应努力用好以下共通技巧：在面谈和倾听时，坚持一个根本：诚信、尊重、同情、耐心；在面谈和倾听时，落实两个技巧的使用：倾听，就是多听患者或家属说几句话，介绍，就是多对患者或家属说几句话；通过面谈和倾听，进行三个掌握：掌握患者的病情、治疗情况和检查结果，掌握患者医疗费用的使用情况，掌握患者及家属的社会心理状况；通过面谈和倾听，注重四个留意：留意对方的情绪状态，留意对方受教育程度及对沟通的感受，留意对方对病情的认知程度和对交流的期望值，留意自身的情绪反应，学会自我控制；通过面谈和倾听，切记五个避免：避免强求对方及时接受事实，避免使用易刺激对方情绪的词语和语气，避免过多使用对方不易听懂的专业词汇，避免刻意改变对方的观点，避免压抑对方的情绪。

实践证明，医者在与患者的交流当中只要正确、灵活地运用沟通方法，就会使医患沟通更加顺利，获得更加全面的信息，达到事半功倍的效果。

（二）医方与患者、患者家属和亲友沟通的要求

1. 提高医务人员自身素质，增加医患沟通的科普性和通俗性　在医患沟通、交流时，由于患者对疾病知识的缺乏以及对病情的焦虑，因此迫切希望了解与疾病有关的情况。如果医生在与患者的沟通过程中耐心、温和地讲解，并根据患者目前的情况给予开导、解释，鼓励患者稳定情绪，树立信心，积极配合治疗，那将会产生良好的心理治疗效果。因此，要求医务人员在工作中要不断学习，增添新知识，不仅要有专业知识，还应掌握心理学、社会学、人际交往、教育学等学科知识，使自己在医患沟通中充满自信，有说服力，取得患者信任，以便解决患者提出的医疗和健康问题。在沟通中，语言应通俗易懂、朴实自然，表情亲切自如，多用通俗易懂的大众词语，尽量不用医学术语，使患者容易理解接受，也容易拉近双方的距离。

2. 履行相关原则、规范的要求　原则、规范常常体现核心价值观。在医方与患者、患者

家属和亲友沟通中,极重要的是双方始终要遵守医学伦理原则。双方始终要注意坚持:诚信原则;明确性原则;简明原则;时效与连续性原则;反馈与双向互动原则。

3. 实事求是,确保医患沟通信息的真实性 法律上规定,医方对患方有告知义务,患者对自己的病情和治疗有知情同意权,但在实践中,侵犯知情同意权而导致的医疗纠纷案件占据了较大的比例。由于患者维权和参与医疗过程的意识不断增强,从而要求更多地了解自身的疾病状况、治疗方案、费用、用药过程及预后情况,而部分临床医师在这方面没有引起足够的重视。从这些纠纷的情况看,主要是一部分医务人员忽视了患者的知情同意权,对有些诊疗措施并没有经患者同意就做出决定,有的只强调患者家属的知情同意,轻视患者本身的知情同意权,有的知情同意并没有真正给患方提供全面、真实的信息,导致患者身心伤害、患方利益受损。目前大量的医疗上的知情同意存在告知的简单化、片面化,或者尽量从最危险的结果立场告知患者及家属,并没有把一些问题实事求是地全面向患方告知,与患方沟通不够,明显影响了患者对病情的正确认识,导致很多“诱惑的医疗”,从而损害了患方的利益。因此,在临床上,医方与患方进行沟通时更要讲求实事求是,确保信息的真实性。

四、医患沟通的“个案化”技巧

医患沟通是按照个案进行的,没有普遍灵验的沟通技巧。因人而异、因人施技,增加沟通的灵活性和亲切感,这就是医患沟通的“个案化”的技巧。由于患者的年龄、职业、性格特点、文化程度等不同,而且因个人的病情不同,采取的沟通方式、技巧也应该不同。与年轻人沟通时注意避免沉默,避免教训性的语言;与老年人沟通时应用更尊重、更关心和体贴的语言;与病情较重患者沟通时应用关怀和安抚的语言,简单明了,注意使用解释性和保护性语言;与病情反复、病程较长的患者多用讨论或交换意见的方式与之沟通,少用说教的语言,切忌使用生硬或武断的语气。医生在与患者进行沟通时,要表现出对患者的充分尊重和友好,给予得体的称谓,首次沟通时要先做自我介绍,使用礼貌性语言,善用安慰语,多用鼓励话,巧用权威话,慎用消极语,禁用伤害语。沟通、交流中表现出稳重的举止、和蔼的态度,使用亲切的目光、真诚的表情、轻柔的手势、良好的言行举止去感染患者,温暖患者的心,给患者留下良好的印象,让患者感觉心情舒畅,愿意进行沟通,就容易沟通出好的效果。

总之,医务工作者在医患关系中发挥着主导作用,积极的、良善正确的医师行为与医患沟通,有利于营造和谐的医患关系。同时要清楚的知道,维护和改善医患关系,建立理想的、和谐的医患关系,既需要全社会的努力和参与,更需要广大医务工作者付出更多的努力。

(兰礼吉)

复习思考题

1. 如何提高医患沟通技能?
2. 医患沟通的基本原则是什么?
3. 医患沟通的伦理原则是什么?

4. 医患沟通的语言沟通技巧及其要求是什么？
5. 医患沟通的非语言沟通技巧及要求是什么？

案例分析

［**案例**］　一位患者，每隔一个月就要做一次上消化道钡透。考虑到 X 线检查有放射性，多次检查均没有器质性病变，我便建议患者过一段时间再来做 X 线检查。不料引起了患者的不满，她指责我："都开了检查申请单，你凭什么不做？"然后气冲冲地向上级领导投诉我。本来我是出于好心，却招来投诉，还挨了批评，当时委屈的心情难以言表。后来患者大概从别人处了解到多做 X 线检查不好，主动向我致歉："大夫，对不起，你当时是为我好，我错怪你了。"

对这件事我认真进行了反思：如果当时我一方面向患者介绍多做 X 线检查的危害性，另一方面给患者做 X 线检查，也就不会招致投诉；如果我能多给患者一点时间，多进行沟通，让患者自愿接受我的建议，也不会招来批评。因此，沟通不仅要出于好心，具有强烈的责任感，还要注意方法、技巧，根据患者当时的心情、文化程度进行沟通，选择患者容易接受的语言，耐心而不急躁，与患者平等而不居高临下，给患者留下自己做决定的时间。

案例讨论题

1. 从本案例你可以汲取哪些教训？
2. 本案例给你的启迪是什么？
3. 结合案例和本章的学习，谈谈如何提高医患沟通技能？

第十一章　主要临床科室的医患沟通

医患沟通是医患交往的主要方式，是连接医患心理活动与行为活动的一架桥梁。医患沟通和医生的状况、患者及其家属的特点、患者所患疾病的性质以及诊断治疗这种疾病的方式等情况有关。医生应当通过对这些情况及其内在规律性的探讨，开展有效的沟通。

第一节　内科的医患沟通

内科疾病涉及范围很广，每个人不仅有不同的心理特点与不同的行为习惯，而且每个人的病情、病程、对待疾病的感觉、态度、反应方式也各不相同。因此，必须针对病人个体化的特征，既要遵循沟通的一般原则和规律，又必须针对每个病人的具体情况进行具体分析。

一、内科病的基本特征与患者的心理行为特点及沟通的一般原则

内科疾病往往是整体性很强的疾病，不仅内科各个系统存在着比较紧密的联系，而且与其他临床学科的疾病也存在着密切的联系。对待内科疾病既要确定它的性质，又要注意它所引起的全身反应，要注意疾病与患者心理、行为之间相互作用的关系，在抓住疾病本质的基础上与患者开展有效和有益的沟通。

（一）内科疾病的基本特征

内科疾病复杂多样，它既要研究人体呼吸、循环、消化、泌尿、血液、内分泌等系统的疾病，还会涉及代谢、营养性疾病、风湿性疾病以及理化因素所致的疾病等。内科病种类繁多，临床症状表现多样，各类疾病之间还存在着错综复杂的关系。内科疾病轻重程度不一，有危重疾病，也有比较轻的疾病。病程不一，有的病可以较快治愈，有的病却长期迁延不愈，有的病还需要终生服药。病人对疾病的反应不一，有些疾病并不很重但在有些病人身上反应却十分严重，患者到处求医，却始终得不到很好地解决，有些病人耐受性却很强。病情表现不一，同一种病在有的人表现比较典型，在有的人表现却很不典型。起病状况不一，有些病突然发病，呈现急性病变，有些病却表现为慢性病。大体上有以下一些特征。

1. 发病机制复杂　内科有许多疾病发病机制复杂，涉及多种因素，有不少疾病至今病因不明，只能进行对症处理。例如呼吸系统疾病既与大气污染、工业发展导致的理化因子有关，与吸烟等不良行为习惯有关，也与生物因子的吸入有关。又如大气污染加重、工作和生活环境有的有毒物质浓度超标、缺乏必要防护措施，以及放射线大量应用等，都成为促使血液病的发病率的逐年增高的因素。至于发病原因不明或临床上长期诊断不清的疾病，也是常见的。

2. 病情复杂多变　内科疾病的起病多隐袭，开始不易受人注意。症状表现复杂且常不

典型,不同疾病常有相同症状,同一疾病又会出现不同症状,无经验的医生常会出现误诊误治,甚至有经验的医生也会一时诊断不清。例如老年人的心肌梗死,可以表现为胸闷、心前区疼痛,也可以表现为上腹不适,有的甚至表现为牙痛。不同的疾病表现为共同症状在临床上尤为常见,如心前区疼痛可以是心肌梗死、胸膜炎或肺炎等多种疾病的表现。

3. 与生活方式相关性疾病增多　人们生活水平的提高、人均寿命的延长、城市忙碌的生活、噪音、大气和工业的污染,使得与生活方式相关性疾病增多。例如由于营养过盛、缺乏运动习惯、食物结构不合理等引起的肥胖日益增加。肥胖者常合并一系列代谢紊乱,如脂代谢异常、胰岛素抵抗、糖耐量异常及高尿酸血症等。肥胖是冠心病、高血压、2 型糖尿病、动脉粥样硬化、骨关节炎以及癌症等多种疾病的高危因素。

4. 多种内科疾病并存　在一些病人特别是中、老年人身上,常并存多种内科疾病。这种情况可以是由一种疾病引起的并发症,也可能是同时发生的多种疾病。例如肾脏作为泌尿系统,很易和人体其他系统发生相互影响。肾脏还是重要的内分泌器官,分泌多种激素,会影响血压、参与造血功能、调节钙磷代谢,它是引起继发性高血压的常见原因。慢性肾小球肾炎会引起贫血。肾脏还是高血压病和糖尿病的主要靶器官。又如呼吸系统与全身其他系统的疾病密切相关,机体的许多疾病都会通过呼吸系统表现出来。当二尖瓣狭窄、左心功能受损时,会引起肺毛细血管压增高,造成继发性肺水肿;肝硬化、肾病综合征引起的低蛋白血症会引起肺间质水肿或胸膜腔液体渗出;菌栓、血栓、癌栓等均可到达肺部可分别引起肺脓肿、肺梗塞、转移性肺癌。反过来肺部疾患也可引起其他系统的并发症。至于有些人身上同时存在两种或两种以上的疾病也并不少见。

5. 心身疾病的增加　心身疾病是因社会心理因素与躯体相互作用而引发的疾病,冠心病、原发性高血压、胃肠神经官能症、支气管哮喘等就属于这种性质的疾病。冠心病的病因至今尚未明确,与冠心病相关的危险因素有两类,一类包括年龄、性别、家族史及 A 型行为;一类是吸烟、高血压、高脂血症、糖尿病、超重、缺乏运动习惯、饮食习惯不良等。其中 A 型行为、吸烟、缺乏运动、饮食习惯不良与超重都与社会心理因素密切相关。A 型行为主要指由一组心理行为特征组成的行为类型。它的特征可以概括为 AIAI 反应,即 A 型的人不断挣扎,要在少而又少的时间内完成多而又多的工作,易发生发火(Aggravation)、激动(Irritation)、发怒(Anger)和不耐烦(Impatience)。A 型行为是一种不利于健康的社会心理和行为模式,它和多种疾病的发生有关。现代社会的快节奏生活和激烈的社会竞争是孕育 A 型行为的社会条件。支气管哮喘是以气道炎症和高反应性为特征的疾病,是由致敏因素或非致敏因素作用于机体引起的,环境因素主要是被动吸烟。这些情况说明心理和社会因素在疾病发生中发挥着重要作用,进行心理和行为干预则有利于减少这些疾病的发生。

(二) 内科患者的心理行为特点

内科疾病病种繁多,轻重不一,个体化反应不一,不同疾病可以引起相同的心理行为反应,相同的疾病也可以引起不同的心理行为反应。有的人病很轻,却负担很重;有的人病很重,却能处之泰然。人们对疾病引发痛苦的耐受能力,对疾病的认识,对治疗的态度等方面都存在着差异。产生这种情况的原因有:①患者的个性特征、个性成熟程度和他能否坚持以理性的态度处理问题,对他的心理、行为反应发生重大影响;②年龄、性别和患者所扮演的社会角色，特别是在家庭中所扮演的社会角色，会对患者的心理、行为产生不同的影响；③患者所受的教育、所经受的经历、所处的环境会给患者的心理、行为反应打上特定的烙印；④所患疾病的性质、轻重程度、现代医疗技术对其治疗的情况、疾病的预后以及患者对疾病认知的状况，会不同程度地影响患者对疾病的心理、行为反应；⑤患者自身及家庭经济状况，患者对治疗疾病的可及性，患者周围亲朋对疾病的态度和认识，也会给患者心理行为反应以特定的影响。总之，患者疾病发生后，心理行为反应是多种多样的，是随着疾病的发展过程和治疗过程而不断变化的，但其中仍具有一些共性的表现。

1. 情绪变化 人罹患疾病后，即使是因检查身体发现某项指标异常而无任何主体感觉时，一般也会引起情绪变化，也会感到不安。至于出现躯体上种种不适感，不仅会因这些不适感引起情绪变化，还会产生精神上遭受打击的感受，会产生较大的情绪波动。患病扰乱了患者原有的工作和家庭生活节律，可能成为一种强烈刺激的信号；躯体上的不适感引起的不愉快的心理体验，会转移患者的注意力，关注疾病对健康的影响，关注疾病的预后。所有这些都可能导致焦虑、抑郁等不良情绪体验。

（1）焦虑：焦虑是人类应激反应的表现之一，是内科疾病最常见的代偿性的反应。躯体疾患使患者感到威胁、紧张和担心，进入焦虑状态。而焦虑又可引起躯体的变化，如可能出现心跳加速、血压升高、呼吸急促、胃肠蠕动异常等。焦虑不但使患者恐惧、忧虑、烦躁、心绪不宁、还会表现为易激惹、脾气暴躁等。当患者疾病处于危重状态或病情恶化时，焦虑更易发生。预后不明确或预后不良或由于患者过分担心而夸大病情都会加深患者的焦虑，而同类疾病的患者的表现和患者的所闻所见，也会促进患者焦虑的加重。焦虑还改变病人的行为，使患者忧心忡忡、手足无措，产生失眠、食欲不振等。

（2）抑郁：研究表明，内科伴发抑郁者约为23%。当患者了解到疾病对躯体的某些部分会产生暂时的或永久的危害时，或由于疾病会危及生命时，患者常会出现绝望、压抑、无助的情绪，容易造成抑郁。有一些疾病虽不严重，但因久治不愈，使患者工作和家庭生活受到较大的影响，加之经济负担加重，个人追求的目标严重受阻，也会使患者陷入抑郁状态。抑郁在行为表现上有注意力不集中、反应迟缓、食欲不振、自责等，严重者会出现自杀。

2. 人格改变 人格是个体心理特征的总和。人的自我调控系统是人格发展的内部因素。自我意识是人格调控系统的核心部分，它表现为自我认知、自我体验和自我控制三个方面。疾病状态会严重干扰自我意识，使自我认知、自我体验和自我控制发生严重的扭曲，从而会发生人格改变。特别易于造成类似冲动型人格、回避型人格和依赖型人格等方面的表现。

有些患者受疾病折磨，焦虑不安，烦闷急躁，感到事事皆不如意，处处不顺心，易激惹、易冲动，常为一些小事火冒三丈，易于暴发愤怒冲动，不计行为后果。这些患者会动不动发脾气，不能理性地对待人和事，不能自觉地调整自己的情绪以应对外界的变化。

有些患者发病前生机勃勃，积极主动做事，由于受疾病折磨，自信心受挫，变得以自我为中心，过度注意疾病的细微变化，随病情变化而喜怒无常，变得动作迟缓、情感脆弱、谨小慎微、敏感多疑、自卑、怀疑别人的言行都是针对自己的。对疾病潜在的危险估计过高，怕别人讨厌自己而不愿和人交往。

有些患者发病后希望别人照顾和关心，思想和行幼稚化，感到无助，感到什么事自己都无法完成,都缺乏精力和能力,自己的需求都期望他人代为完成,要求他人特别是家人安排自己的治疗和生活。

对待患者的人格改变,既要充分考虑疾病因素的影响,又要积极进行治疗包括心理治疗使之从这种困境中摆脱出来,帮助病人重新建立起信心。这样,既可消除人格改变带来的消极影响,也有助于改善医患关系,推动治疗。

3. 心理活动特征的改变　疾病对病人心理活动特征会产生重大影响,他们的思维方式往往围绕疾病出发,既希望疾病不是现实,不那么严重,又充满恐惧和失望,感到孤独和无助。这时,易产生否认、恐惧、孤独和怀疑心理。

4. 行为改变　病人的心理变化必然会表现在语言和行为上。患病一是削弱了患者的体力和精力,影响他们的劳动、工作和学习行为,或使这些行为中断,或使这些行为受影响,干起来力不从心。这些情况又会影响患者的认知、情感和意志,影响到家庭生活、职业生活、学习生活;影响到夫妻关系、同事关系、同学关系。疾病使患者的奋斗目标严重受挫,使患者自我实现的愿望无法实现,会给患者带来沉重的打击和高度的压力,而这些又必然反映到患者的行为上。

患病会给患者带来沉重的经济压力,造成患者生活拮据和窘迫,使有些患者不得不中断治疗,使有效的治疗方案无法开展。患者有病难治,被迫受疾病的煎熬,会使他们产生怨恨的情绪,感叹社会的不公和自己命运的不幸,这更会加重患者的疾病。身心交困和贫病交加结合在一起,会给患者带来灭顶之灾,使他们在行为上一筹莫展。

患者焦虑、抑郁、恐惧、紧张、孤独等不良情绪都会影响患者的人格特征,影响他们的世界观、人生观和价值观,从而影响他们的各种行为。思想上的惶恐不安带来行为上的扭曲,对疾治的治疗是很不利的。消除心理和行为上的问题首先要治疗疾病,病痛消除了,心理和行为问题也会比较容易解决。但为了治病,消除患者心理上和行为上的各种问题。就需要进行良好的医患沟通,让患者接受正确的治疗方案。而接受治疗方案又必须建立在知情同意的基础上,建立在自愿和信任的基础,没有这样的基础,医患就难以实现有效的沟通。沟通是医生主导下的沟通,是在消除各种沟通障碍基础上实现的。

(三) 内科医患沟通的一般原则

内科沟通要贯彻医患沟通的基本要求,要坚持尊重、诚信、同情和耐心地对待患者。

1. 营造宽松温馨的沟通气氛　无论是初诊、复诊还是在医疗过程中与患者或其家属交谈,都必须坚持这条原则。内科医生应当既庄重大方又和蔼可亲切地面对患者,为此要衣着整洁,仪表端庄,行为规范,以亲切、安详、稳重的态度与患者交谈,应当坚持微笑服务,消除患者紧张和不安的情绪。要尊重和关爱病人,在亲切问候中自然地引入患者最关心的话题。与患者交流在态度上、语言上、表情上都要十分认真,对患者的表达要注意倾听,要能听出谈话的弦外之音。在交谈时要与患者保持视力接触,使患者感到医生全神贯注,十分礼貌,而不是心不在焉,随意应付。要注意病人的情绪反应,鼓励病人把话讲完,讲清楚。要消除病人局促的情绪,使病人感到温暖和舒适,感到自己和自己的病受到了重视。

2. 适时正确地进行引导　在医患沟通中医生起着主导作用,但在发挥这种主导作用时却要让患者感到他是真正的主角。在医患沟通中,医生应当善于引导谈话的方向,使双方的交流自然流畅。应当在倾听病人诉说的基础上及时准确地提出问题,让患者感到这正是他需要告诉医生的,从而把交谈逐步引向深入。医生提出的问题和指点的情况,应使患者内心折服,觉得医生对他的病了如指掌。如果需要转换话题,医生可提出一个开放性的问题。如果病人言语过多,叙述大量与病情无关的情况,医生则应于患者谈话空隙,礼貌性地提出与疾病有关的问题,并通过适时而合理的提问控制交谈的过程。有时在谈论中适当插入一些与疾病有关又似无关的问题,更可以活跃谈话的气氛。切忌伤害患者自尊心、自信心的语言出现。

3. 信息传递力求准确可靠 医生和患者交流时要把握重点,深入了解,病人由于某些原因或顾虑,对有些与病情有关的事一带而过,甚至会加以隐瞒;这时医生就应从关心的态度,从治疗需要出发,打动患者,使他愿意谈出隐情。医生使用的语言应当科学、通俗、易懂,根据病人的文化及教育背景,把话说得恰到好处,让病人能够准确理解。在医患交谈时,应避免过多地使用专业性术语,即使运用,也应让患者听得懂。对那些文化程度较低、叙述病情抓不住要点的病人,当他们把该简的详说,该详的却简说时,一定要及时提出,让病人把该说的都能讲出来。当患者对有些情况拒绝说出来,不要硬性追问,更不能强迫,要善于等待,等医患关系深化后再让他们谈出。特别是涉及诊治所必需的重要资料,应在向病人说明其意义的基础上,消除患者顾虑,使之积极配合。医生在问必须有准确答案的问题时,要防止使用模棱两可或有歧义的语言,以免病人因理解错误造成误解。对同样的问题不要重复询问,以免使病人误认为前面说错了而改变回答内容,反而导致资料不真实。为了避免误导,在询问患者时应尽量使用中性语言。而在回答问题时则要准确、科学,不能让患者在理解中走样。

4. 处理好交谈中的沉默 医患在交谈中出现沉默时,应根据情况采取适当方法予以处理。沉默可能有三种情况,一是故意的,这时病人正在寻求反馈信息,希望医务人员提出问题。面对这种情况,医务人员应及时插话,提出适宜问题,鼓励其进一步讲述。二是思维中断,病人由于激动或有新的意念闪现,不能按原有的思维继续下去,而医务人员又需要了解对原有叙述的进一步展开。这时医务人员可使用反向提问法,引导患者沿原有的思维继续讲述。三是有难言之隐。医务人员应采取真诚负责的态度,从关心病人的情感出发,启发病人说出隐私。一般说,医患交谈时长时间地沉默是应当避免的,因为长期沉默会拉开医患间的感情距离。但短暂的沉默,会心的微笑,有时却是需要的,常会起到"此时无声胜有声"的效果。

5. 耐心解答患者的疑问 对患者的疑问要回答,要给予解释,以消除其疑虑及其不必要的负担。

6. 给予保健指导 人的疾病发生常与行为方式有关,医生应告知治病防病过程中的养生方法,推动人们的自我保健行为。

7. 协商诊治方案 与患者协商诊治方案,分析每个方案的利弊,所需经济耗费,所用药物有无毒副反应,所用检查方法的意义及局限等,让病人明明白白就医,高高兴兴的配合治疗。

二、急性病的医患沟通

内科各个系统都会碰到危重的急性病人，在急性病人诊治中常会含有风险因素。病人及其家属急于寻求治疗，医务人员也须给予紧急处理。在这种情况下，医务人员应当紧张而有序地开展工作，应当持有更强的理性态度，加强医患间的沟通，使医疗服务能在高质量的前提下有效运转。

（一）内科急性病人的心理行为特征

内科急性重危病人面临生死的抉择，迫切需要得到及时有效的抢救，希望迅速转危为安，存在着激烈的心理冲突，情绪往往处于极度紧张状态。

1. 焦虑和恐惧　危急病人躯体症状严重，活动极大受限，给他们带来巨大的痛苦。危急病人面临巨大风险，生死未卜，会使他们思绪万千，充满焦虑。危急病人预后难料，担心留下严重的后遗症，造成终身的痛苦。危急病人发病突然，情绪震荡，心理上处于高度应激状态。特别是那些长期患病而恶化的病人或反复发作的病人，会有更为沉重的负担。这些情况使患者易于陷入焦虑和恐惧中，他们由于心理上过度紧张而失去平衡，希望得到及时的抢救，希望抢救的医生能把自己从危难中解救出来，希望自己能得到完全的康复，甚至希望不可能出现的奇迹出现。

2. 绝望　病人处于濒临生命危亡的威胁，一方面，会产生绝望的情绪，认为疾病已无法治疗，认为诊断宣判了自己的死刑。另一方面，求生欲望又非常强烈，对治疗往往给予过高的期待。这两种情绪互相冲撞，使病人往往处于极度不安的状态。一些严重的器质性病变发展到晚期，医学除支持疗法外，已无能为力，如果患者也了解这点，久卧病床，明知无法治愈，就会陷入极度痛苦之中，容易产生悲哀、无助和绝望的情绪。

3. 濒死心理　面对死亡的降临时，人们由于各种原因形成不同的死亡观，从而在态度上存着巨大的差异。有的人对死亡极端恐惧，即使明知死亡不可避免，也要拼命挣扎，采取一切方法，千方百计地使生命得以延长。有的人对死亡没有恐惧，只是抓紧时间，尽力做好自己所未完成的工作。有的人认为死亡是自然规律，客观冷静地接受这一事实，冷静地安排后事。对于濒临死亡的病人，应当做好临终关怀，让病人安详地死去。

（二）医生与危急病人的沟通

医生与危急病人及其家属的沟通是一项重要工作，该告诉病人及其家属的情况一定要及时、准确、详尽地讲清楚，有些重要情况还应反复进行叮咛。沟通要点包括以下几个方面：

（1）告知患者病情的风险程度内科各个系统的急、难、危、重病占有相当比例，风险程度很高，具体病种之间的风险差异也是存在的。应当根据所患疾病的性质、程度和医学技术发展的情况详尽地告知患者及其家属，认真贯彻患者知情同意的原则。这种沟通一定要做到目的明确、针对性强、充分透彻、简明扼要。要告知患者及其家属可能出现的各种情况，可能出现的突发意外的情况。应当看到，由于病人没有专业知识，常对疾病的严重程度，疾病发展过程中可能发生的并发症及其不良预后认识不足，对治疗抱有的期望值过高。

还有的病人及其家属不承认医学的局限性，认为只要花了钱，就应该把病治好，治不好就是没有尽到责任。有的病人及其家属感情用事，不愿意承认病情严重的事实，一旦出现问题，就要从医院和医方找原因，造成医疗纠纷。对待这些情况医方应有充分的思想准备，要在尽心尽力尽职尽责的基础上，在实事求是和坚持保护性医疗原则的基础上，在诊治过程中反复向患方交待病情，指出可能发生的并发症及危险，并加以重点强调。必要时要在医疗文件上加以记载，让患方对此有充分的认识。内科系统使用的检查和检验方法很多，但每种方法都存在一定的局限性，因此在实施检查前一定要向患方交待检查的目的及其诊断意义，可能出现的结果及其解释。要向患方强调说明检查的局限性及可能出现的阴性结果，指出阴性结果的意义。对费用较贵和具有创伤性的检查，更必须详加解释，让病人在理解的基础上自愿接受。避免使病人认为花了钱、费了时间、吃了苦还没有得到明确结果而造成纠纷。在药物使用上，对有毒副作用的药物，一定要明确指出，避免因药物的不良反应而引发的纠纷。总之，在医患交往中，一定要把各种可能发生的风险交待清楚，同时又采取认真负责和积极治疗的态度，真诚而恳切地和患方沟通，取得患方的理解和积极配合。在进行沟通时要注意沟通方式，最好能做到“忠言顺耳”，让病人及其家属既明了诊治中的风险，又能体谅医务人员的苦心，与医务人员一起力争渡过难关。当病情危重无法挽救时，也能共同做好临终关怀，协助病人安静地、有尊严地死去。

（2）对治疗方案充分协商内科的急性疾病，不论是何种疾病，都可能有几种不同治疗方案。在选择治疗方案时，应以病情需要作为出发点，将适应证、所选方案的利弊、存在风险、预后及所需费用等告知患者或其家属，并反复作出解释，充分尊重病人和家属的意见，经过同意后，再把治疗方案确定下来。例如冠心病通常有三种治疗方案，即内科介入治疗、药物治疗和外科手术治疗，三种方案又各有其适应证和优缺点。单就内科治疗方法讲，介入治疗是一种微创手术，创伤小，疗效高而被广泛应用。但冠状动脉支架植入后，仍有再度发生狭窄的可能，且支架植入后仍需辅以相应的药物治疗。支架植入特别是每个支架植入费用也很高，对这些可能都应向患者一一说明。如果患者有顾虑，且适宜于药物治疗，则可采用药物治疗。冠心病治疗药物包括硝酸酯类、他汀类、β 受体阻滞剂类等，亦应根据患者疾病及体质情况适当选择应用。切忌诱导患者接受必要性小、风险大、费用高的治疗。医生也应竭力避免通过隐瞒或夸大并发症、风险、疗效等方式来误导患者。又如在治疗抗肾小球基底膜新月体肾炎时，除需要血液透析外，还需要血浆置换以减轻体内抗原抗体反应，所需费用十分昂贵，加之病情凶险，预后差，肾脏生存率低，死亡率高，患者所付的费用和预后不一定成正比。对这种情况一定要向患者及其家属说明白，让患者能做出判断。

对待检查手段也一定要在说明检查目的、意义、可能出现的后果、可能存在的同险以及所需费用的基础上，让患者及其家属充分考虑，而不能强加给患方。例如，内分泌及代谢性疾病的诊断，须用采用一系列实验室检查及功能试验，才能确定。而且，这些检查的敏感性、特异性各不相同，再加上个性差异、取血时间及状态等均有可能影响检查的结果。有些项目常需多次检查证实，有些疾病还需要经过动态功能试验才能明确诊断。有时做了多项检查仍不能明确诊断，需要进一步观察及随访。患者及其家属对此往往缺乏认识，不了解这些诊断程序，认为抽了血就应当有明确的结果，如果医生不向患方解释清楚，患方就会出现误解，对医生产生意见。如消化系统疾病常需要进行内镜检查。施行内镜检查常需忍受一定的痛苦,而且仍会出现误诊或漏诊,有的消化道出血患者在出血间歇期行内镜检查时,检查后再发生出血间,患者常会误认为是由检查引起的。对此,应当在检查前向患者说明简要的操作过程及特点,说明检查不会引起出血,并做好检查后再发生出血的预防和应对措施。对确有症状而检查阴性者,不要轻下结论,应提出进一步检查的建议。用内镜治疗疾病时,应事先向患者说明这种方法的优缺点,必须在患者或其代理人自愿选择的基础上才能进行。

(3) 引导患者配合治疗许多急性病常是在慢性病反复发作情况下出现急剧变化时住院的,本来长期的药物应用和沉重的经济负担已使患者身心交瘁,疲惫不堪,急性发作出现危重情况更会使患者情绪低落、焦虑不安。针对这些情况,医师应关爱和体谅病人、宽慰病人,用一些治疗成功的病例鼓舞病人,使他们建立信心、主动配合治疗。医生在态度上要使病人感到亲近,在医学上感到知识丰富、技术高超,在讨论治疗方案时有科学依据,令人信服,使病人能安心治疗。例如对待急性进行性肾炎患者,需要通过肾穿刺才能明确诊断,有时患方对此不很理解,拒绝配合,这时就应向患方指出此病的发展特点,不明确诊断的危害,使患方理解病情的复杂性、可能引起的并发症以及进行肾穿刺明确诊断的必要性,以获得患方的理解和信任,积极配合治疗。消化系统的一些急症如消化道大出血、肝性脑病、急性重症胰腺炎等,应充分告知患方病情凶险,随时可能出现病情恶化,并扼要说明必要的诊疗方案和应对措施,使患方积极配合治疗。但也应认识到,如果不存在影响公共利益、他人利益或违背卫生法律、法规的情况下,患方有权选择其自认为正确的方案,医方无权进行干涉。当医生感到患方所选择的方案对治疗不利时,应充分进行分析,指出这种选择可能带来的不良后果,说服患方选择正确方案,积极配合治疗。但当患方进行坚持时,则不能强迫其改变选择,同时,也不能因此歧视患者,不能影响患者应当获得的诊治。总之,医方应当尽量说服患方配合治疗,但又必须尊重患方的意志。

三、内科慢性病的医患沟通

慢性病人多属病程迁延不愈,处于时好时坏的状态,他们大都经过多次诊治,曾向许多专业医生求过医,进行过咨询。一些知识水平较高的患者还会不断翻阅有关本身疾病的书刊,积累了不少有关知识,有“久病成良医”的情况。

(一) 内科慢性病人的心理行为特点

内科慢性病人的心理、行为特征是复杂多变的,受疾病的性质、病情、疾病发展阶段等多种因素的影响。

1. 焦虑　病人生了病,特别是迁延不愈的慢性病,本身就是产生不愉快情绪的刺激因子,经常会想到自身疾病和与疾病有关的事情,感到心烦意乱,容易形成不良心境,容易出现焦虑。特别是病情出现变化时,或需要做检查,或需要进行特殊治疗,或某项检查指征预示病情恶化时,往往会烦躁焦虑,坐卧不安,吃不好饭,睡不好觉,忧心忡忡。他们对疾病的病因、转归、预后越是不明确,就越担忧。病人既希望把这一切弄清楚,又担心出现可怕的后果;既希望有治愈的良方,又担心落入无可救药的深渊。他们会表现出反复询问病情,对诊断半信半疑,处于凝思苦虑之中。

在需要进行检查时，特别是进行创伤性检查时，一方面担心检查方会给自己带来伤害，从而增加了疑虑和焦急。另一方面，又担心检查出严重的后果，成为对自己生命的宣判，更加重了焦虑情绪。循环系统疾病，由于胸痛、气急、心动过速、血压升高，常伴有焦虑，而焦虑的存在，又会加重病情。呼吸系统疾病大多为慢性病，由于病程长，反复发作，难以治愈，使患者痛苦不堪，也易伴发焦虑。消化系统一些慢性疾病，同样迁延不愈，用药种类繁多，经济负担加重，也极易造成焦虑。肾脏病患者的情绪往往随病情变化而波动。难治性肾病综合征，经免疫抑制剂治疗后有可能出现骨髓抑制、肝功损害或严重感染，使病人产生悲哀、失望、焦虑等负面情绪。总之，久治不愈的慢性病，极易伴有焦虑发生。

2. 抑郁 抑郁是一种压抑、低落的心境。慢性病缠身，想做的事情无法做，到处求医，又难以痊愈，会使心情严重压抑，有乌云压顶之感，自然兴奋不起来。疾病不但使人的现实活动受限，遭受事业上、利益上和奋斗目标上的损失，而且对未来感觉茫然。所以，慢性病人经常会伴有抑郁情绪。如多数内分泌代谢疾病患者需要终身治疗和定期复查，对这样的情况表现得荒乱、烦躁和不愿相信。循环系统疾病也可引起或加重抑郁，而抑郁又可诱发或加重循环系统疾病。有些慢性病患者生活质量明显下降，干起事来力不从心，使生活情趣严重缺失。治病使患者既要付出巨大经济支出，自己生活也需要别人照料和护理，从而感到自己成为家庭和社会的累赘。所有这些都会导致抑郁的发生，严重者会产生轻生的念头。

3. 依赖 一般人进入病人角色后，容易形成被动依赖的心理状态，慢性病人由于长期摆不脱病人角色，更易形成依赖。依赖包括躯体性依赖、社会性依赖和情绪性依赖。由于疾病使得患者生活不能自理，或由于躯体致残难以胜任一些躯体活动，夺走了人们众多的成熟技能包括生活技能，从而造成躯体性依赖。这种依赖是和康复目标直接矛盾的，如果不能正确处理和躯体性过度依赖的关系，对于康复是很不利的。社会性依赖是指患者过度依赖社会支持力量，事事依赖别人去做。这种情况和患者进入病人角色后受到他人过度照顾有关。只要有亲人在场，本来自己可以干的事也让别人去做，本来能吃下的东西几经劝说还吃不下去。病人角色使意志性很强的人变得没有主见，使自负好胜的人丧失了自信。情绪性依赖表现为患者对许多事情都没有了主见，都需要询问亲人、医务人员或周围的人，要求所有的人关心他，以他为中心。为了唤起别人的注意，他们反复不断地叙诉自己的症状。希望得到更多亲友的探望，希望得到更多的关怀和温暖，一旦失去这些，就会感到孤独和自怜。对病人的依赖心理不宜过分放纵和姑息，否则，对调动患者抗病意志是不利的。依赖心理实质上是一种退化，使患者退化为以自我为中心，把一切事和有关的人都看成是为他而存在的。自我为中心常伴有易激惹，使他们的要求增多，使他们的兴趣变得狭窄，只对与自己相关的事情感兴趣，对环境和他人的兴趣则明显减弱。

4. 愤怒 患者把他的患病看做老天的不公，看做他人在幸灾乐祸，因而产生愤怒情绪。如果再加上其他一些不如意的条件，就会使愤怒情绪变得更为强烈。如看病路途遥远、交通不便、就医环境差，就更愤愤不平，埋怨社会不公，埋怨处境不如人，从而更增添了愤怒情绪。患病使经济负担加重、家庭关系紧张，社会对某些疾病存在偏见，在招工、升学及工作中受到歧视，使患者迁怒于那些经济条件好、家庭关系好、工作条件好的人。当所患无法治愈或使个人目标实现无望时，会感到莫名的恼火。如果医务人员在治疗过程中直接或间接造成某种不适或痛苦时,如果医务人员中有人表现得对病人不够尊重时,或由于医务人员技术水平或服务态度存在某些问题时,医务人员便会成为他们发泄愤怒的对象。有时患者由于依赖性需要,也可为了获得他人的注意而表示愤怒。当患者因各种疑虑不敢向有关的人发泄怒气时,有时会将愤怒转向自己,生闷气,怨自己不争气,把愤怒压在心里,从而严重影响了疾病治疗过程。当愤怒对象是由社会因素造成的,患者会暴发出反社会情绪,产生破坏性行为。愤怒情绪一旦以敌意和攻击形式出现时,会使治疗变得困难,使康复计划有时根本无法实现。愤怒使患者变得易激惹,会对一般性护理和自我照料措施完全漠视。

5. 侥幸　病人常以自己的主观感受来评价疾病的严重程度,对医生的诊断往往希望那是错误的,是用来吓唬自己的。不仅是那些身患重病但临床表现不突出的病人,就是那些患有慢性病长期迁延的人,也总希望自己的病没有那么严重,是医生弄错了。因此,总是对医生的诊断不愿接受,并企图用种种方法证实自己还行。这种病人,往往对疾病缺乏科学态度,采用自我欺骗的办法拒绝承认现实。这种侥幸心理对疾病的治疗是很不利的,会贻误病情或导致不良后果。有时,病人可以理性地接受疾病,但在情绪上并不接受而继续抗拒,如果这种否认持续性存在,便是不良性否认。否认对于缓解病人的心理压力是有帮助的,在一项对冠心病人的研究中,发现有明显否认反应者,死亡率较无否认反应者要低。但绝不能因此否定侥幸和否认带来的消极作用,侥幸和否认由于拒绝治疗,其后果是非常严重的。例如有些肾脏病人否定医生提出的终身服药的决定,认为采用其他方法也能治愈。他们抱着这种侥幸心理,四处寻医问药,希望能找到能治愈的良方,结果却是上当受骗,耽误了治疗。可见,侥幸心理是导致不遵守医嘱的不良情绪,对此,一定要增强沟通,使患者主动配合治疗。

(二) 医务人员与内科慢性病人的沟通

内科慢性病患者是一些老病号,因其所患疾病难以根治,多需长期治疗。他们关于疾病的知识,多来自于自身的病情及个人诊治的体验。这种知识多属经验性的,即使有对医学理论知识的认识,也是比照个人经验理解的,有时他们虽很自信,但认识往往不够全面。

1. 让患者参与治疗方案的制定　内科慢性病即使同一种疾病,常因分型不同、病期不同和病人情况不同,常需要选择不同的方案进行治疗。即使同一个患者也往往有多种方案、多种方法和多种药物可供选择,在这种选择不仅要考虑疾病情况和个体差异,还应当考虑患者的经济承受能力。由于患者长期患病,他们对疾病往往有自己的见解,对治疗方法有自身的独特感受,吸收患者参与治疗方案的制定不仅是实现知情同意原则的需要,而且是选择最佳治疗方案的需要。医生这样做并不是放弃他的专业指导作用,而是采用协商的办法、引导的办法,更好地发挥医生的专业指导作用。在这一过程中,医生应以精湛的技术、渊博的学识、良好的服务态度、真挚的情感和科学的预见赢得病人的信任,使这一过程成为富有成效的讨论过程。在这一过程中,医生应当运用丰富的专业知识和治疗经验,将不同治疗方案的疗效、优缺点、可能产生的后果,将使用的药物的毒副反应,副反应的具体表现,有无防范和减轻毒副反应的方法,治疗方案所需费用,有无后续治疗及所需要的费用等情况做出认真说明。医生应当在方案选择中发表自己的意见以供患者选择。避免因怕负责任一切听由患方决定的倾向。即使患者知识、经验再丰富,病人角色很难使他们做出恰当的决定。所以,参与并非一切由患方做主,协商也不是放任自流,医生必须站在为病人负责的立场上使参与和协商产生最有利于治疗的方案。

2. 加强对话给患者以心理支持 内科慢性病人有许多问题需要向医生咨询,需要开展有效的双向的交流。医生不能把患者仅仅视作简单的施治对象,仅仅是受医生指导的人,而应当考虑他们的想法。特别是慢性病人既有对医生的期待,也有对自己疾病治疗方面的见解,他们有向医生求教,印证自己见解的需要,有说出自己判断让医生给予评价的需要。医生如果看不到这点,或不认真听取和评估他们的建议,他们对医生的信任程度就会打折扣。医生应当知道患者的真实想法,尊重他们的意见和建议,而后提出科学的、有价值的看法,和他们进行心理交流,给予心理支持,会极为有力地推动治疗方案的落实。在由病人参与制定的治疗方案沿着预定的方向发展,取得预期的效果时,应当及时鼓励病人;而当病情出现反复时,则应和病人一起分析发生反复的原因,提出行之有效的方案;当病人因治疗方案执行效果不理想,出现不良情绪和不良行为时,应和病人一起分析这种不理想的状况是治疗过程可能甚至是必然的现象呢,还是其他方面的问题,从而提出有效的改进措施,以消除给患者带来的心理上的负面影响。总之,病人参与治疗方案的制定与执行,应贯彻于疾病治疗的全过程,而在这一过程中及时给予患者以心理上的支持和鼓励,是医患沟通的一个重要内容。

3. 对患者开展健康教育 对患者进行健康教育是和慢性患者沟通的一项重要内容。对患者健康教育包括四个层面的内容。一是心理健康方面的教育,慢性病人普遍伴有不同的心理和行为问题,开展有针对性地心理健康教育是十分必要的。这种教育应当结合治疗实践进行,应该根据个体心理特征进行,应当是情理结合生动活泼地进行,而不能采取生硬的说教方式。医生应当根据患者具体表现出来的认知问题、情绪问题、态度问题、人格问题、行为问题等的性质和特点进行不同内容和不同方式的心理健康教育,必要时可请心理医生协助或采用适宜的药物治疗。二是生活行为方式方面的问题,如不良行为包括吸烟、酗酒、运动缺乏、不良饮食习惯、饮食结构不合理等方面的纠正。三是注意疾病加重的预防,注意对并发症的预防、实行定期复查等。四是针对疾病的特点做好有针对性的防护措施,如血液病患者多有白细胞减少、皮肤黏膜出血、化疗后易出现口腔和胃肠道黏膜的损伤,因此,要求他们应当"抓住两头,管好中间",即做好口咽部和外阴部的清洁卫生,注意防治呼吸道、消化道、泌尿生殖道的感染。对一些过敏性疾病要严防范过敏原,避免过敏发生。对高血压及心衰患者要限制钠盐的摄入。肾功不全的患要减少蛋白摄入量。少尿患者要避免高钾食物,晚期尿毒症者则应采取低磷饮食。健康教育是医务人员与慢性病患者沟通的重要内容,这样做,有益于提高患者的生活质量,有益于改善患者的症状,也有益于密切医患间的关系。

第二节 外科的医患沟通

外科是以手术治疗为主的科室。随着科学技术的发展,手术治疗范围不断扩大,手术方法和技术不断提高,手术治疗日益普及。手术可以作为治疗方法,也可作为检查手段。手术治疗具有疗效好、收效快的特点,但其本身所具风险性也较大。手术不仅对主刀者要求很高，而且需要一个密切配合的高素质的团队，还需要医院其他部门有力的配合和支援。手术是一项高技术含量的工作，它要求相应的技术设备，对无菌技术和麻醉技术都有很高的要求。

一、外科病人的心理行为特点

外科病采用手术治疗的方法，无论采用何种手术，都会给患者带来强烈的生理和心理上的刺激，再加上疾病的刺激，就构成双重刺激。这种刺激通过交感神经系统和激素的作用，使患者心率加快，血压升高，这种情况如果得不到缓解，就会影响手术效果，甚至会导致术后并发症的发生。

（一）病人手术前的心理特点

病人在手术前的心理反应主要表现为手术焦虑、恐惧和睡眠障碍。由于病人对疾病和将施行的手术缺乏认识，一般对手术都存在着恐惧和担心，担心手术会出现意外情况，担心手术可能引起死亡，担心术后会产生并发症，担心手术会造成剧烈疼痛。一般说，病人在住院 24 小时内焦虑和恐惧程度最高。在适应住院环境和病人角色之后会有所减轻。病人除对手术本身的担心外，还非常关心术者的情况，反复打听手术医生的年龄、技术及手术经验等。有些病人入院后盼早日手术，手术安排后，又坐卧不安，出现食欲减少、失眠等。手术病人焦虑、恐惧情绪的轻重还与以下因素有关：

1. 对手术了解程度　越是对手术缺乏了解的患者，越容易对手术、麻醉等产生担心，对手术的效果和后果产生担心，对手术医生产生担心，对手术可能引起的疼痛产生担心。希望从做过同样手术的病人那里取经，希望通过医生了解手术对疾病的效果和手术可能带来的问题等。

2. 个人的经历　对手术的恐惧焦虑与接受手术者的个人经历有关，病人发生生活事件较多者，存在心理创伤者，容易产生恐惧与焦虑。过去有过手术体验者，由于手术经过及转归过程不同，可产生两极化的现象，有的会对手术更加惧怕，有的则可增强手术信心。

3. 个性因素　患者个性不同，对待手术的态度有很大差异，因而，恐惧和焦虑情况也有很大差别。性格坚强，敢于面对现实，有毅力且不畏困难者，恐惧和焦虑情绪就不会产生。胆小、懦弱、患得患失、畏首畏尾等性格特征的人，恐惧和焦虑的情绪就会比较严重。

4. 职业因素　一般说，劳动者比较知识分子，对手术的恐惧和焦虑较轻。知识分子心理活动程度深，内容复杂，对事情考虑得过分细致，易于造成疑虑，因而，恐惧和焦虑情绪就更易发生。他们顾虑多，提出的问题也多，与医生沟通的欲望更为强烈。

5. 年龄和家庭背景因素　一般认为，年龄小和年龄火的患者对手术的恐惧和焦虑较大。年龄小者正处生长发育阶段，担心手术对自己前途的影响。高龄者认为身老体弱，难以经受手术的考验，担心也较多。另外个人生活的家庭社会背景，家人及朋友的态度，也会影响个人对待手术的情绪表现。

（二）病人手术中的心理特点

手术开始后，病人的心理往往极为紧张，恐惧麻醉和手术失败，非常注意手术室工作人员的言语举止。非全身麻醉患者,手术中的恐惧和焦虑达到极点,患者对周围工作人员的活动细心揣摩,对手术室器械撞击声音格外留心。由于病人处于极度关注状态,心情十分紧张,会由此导致一些生理的反应如血压不稳、心跳加速或出血等。这时医务人员应以大方的举止,亲切的态度和娴熟的操作技巧,使病人获得安全感,稳定病人的情绪。手术室内应尽力避免发生对病人的不良刺激。

(三) 病人手术后的心理特点

术后恢复是一个过程,在恢复期出现的各种实际问题,都会形成对病人的刺激,从而引发病人的心理、行为问题。一般说,术前焦虑水平高的病人,术后仍会维持较高的心理反应。由于重大手术有可能引起部分生理功能丧失和体象改变,患者容易产生一些新的心理问题,如愤怒、自卑、焦虑、人际关系障碍等。反复手术且久治不愈者术后心理反应更为强烈和复杂,甚至可继发严重的心理障碍。一般说,患者术后的心理、行为反应与手术处理有关。

手术成败是影响患者情绪的关键因素。手术成功对患者是一个良性刺激,会在很大程度上改变患者的情绪状态。对手术的评价往往与患者的期待有关,如果对手术的期望过高,不切实际,即使手术获得成功,患者情绪仍难望有所改善。即使病人认可手术成功的结果,他们仍会对一系列问题产生担心和顾虑,如伤口大小、是否会发生感染、能否痊愈、能否按期出院等,心理仍处于脆弱状态,对术后一些与手术无关的偶发因素,也往往和手术联系起来,如对手术了解不够,就会引发许多心理问题。有些患者由于知识水平低,难以和医生进行有效沟通,也会引起一些不必要的顾虑。

手术若不成功会引起更多、更复杂的心理行为问题,会使病人心理负担加重,陷入极端痛苦的状态。术前对医生期望过高,对手术的危险性和复杂性估计不足,对术后可能出现的并发症缺乏精神准备的病人,情况就会更为严重。还有的病人治疗和康复动机不足,一切出于被动,也会出现严重的心理失衡,情绪极不稳定。抑郁,缺乏信心,也会严重影响手术后果。

二、医务人员与外科病人的沟通

外科医生必须具有良好的沟通能力,必须诚恳、平易近人,全心全意地帮助患者减轻或解除痛苦,促进康复。外科医生要善于运用语言艺术,使语言和手术刀一样,发挥积极的治疗作用。在外科的医患交往中,需要注意以下一些问题。

(一) 注意倾听

在医患交往中,倾听患者的诉说非常重要,对外科患者更是如此。外科病人既想接受外科治疗,又有很多担心,他们希望医生能给他们讲明白。因此,他们非常担心医生是否在专心听他们诉说,是否重视他们的疾病,是否把他想到的问题、担心的事情都认真考虑过了。医生通过认真的倾听,会把握患者的思想脉络,把握患者的躯体症状,进一步核实诊断,把握手术的适应证和禁忌证,进一步判断患者对手术是否接受和对手术结果做出准确判断。认真的倾听有利于医患之间拉近感情距离,在医患之间建立信任机制。认真倾听可提高患者对手术的理解和配合程度，可消除患者术前、术中和术后的顾虑，使他们安心地遵从医嘱，比较顺利地渡过手术恢复期。

倾听是建立在尊重患者、关注患者基础上的，如果没有这样的思想基础，带着拒绝、厌恶、嫌弃的情绪，对患者的诉说表现出不耐烦，就不可能认真的倾听。只有尊重、关注和理性地对待患者，才能保持冷静和心平气和的态度，才能认真倾听，才能营造出使病人感到自在和安全的心理氛围，才能把真实的想法充分表达出来。不能凭主观随意否定患者的主观感受，不认真倾听患者的陈述，会使病人产生担心和对医生的不理解。认真倾听是达到令医患双方满意的效果，是弄清真相的重要方法之一。要弄清病人在发病过程中的情绪反应和自我体验，医生应当认真倾听患者的叙述，应把患者的叙述和对这种叙述的主观评价剥离开来，不要把二者混为一谈。

（二）加强手术前后的沟通

医生在手术前后都要加强与患者的沟通。手术前的沟通主要针对病人对手术的各种担心，围绕手术的目的、作用及可能产生的问题进行沟通，消除病人不必要的思想顾虑，消除病人由于对手术不了解而产生的各种猜疑。手术治疗后，由于手术的疗效和患者的自我感觉并不完全一致，又难以通过客观检查完全客观地进行评定，所以患者常通过切身感受来评价手术。例如有些患者术后感到疼痛减轻，有些患者则由于术后机体产生的反应而暂时加重病情等。因此在术前术后都应加强沟通，术前就要使患者了解手术后可能出现的各种情况，指出在术后可能出现某些症状或术后有的症状加重的情况属于正常现象，会随着身体逐步恢复而减轻。这种沟通放在术前是必要的，如果放在术后，患者就会难以接受，甚至会猜测是否手术失败。当然，术前不可能对术后发生的一切问题都能预见到，术后也有许多新的问题，病人也需要关心，所以术后加强沟通也是必要的。没有经常性的沟通，没有充分的解释和说明，就可能造成医患关系紧张。

（三）加强与家属的沟通

手术前后与家属应进行有效的沟通。患者因术后不适易于产生急躁情绪，家属也易受其影响而失去控制，当术后止痛效果欠佳时，患方更易产生不满情绪。止痛药有时不宜在短时间内重复使用，当患者因疼痛难以忍受时，不满情绪会更强烈。在这种情况下，医务人员切忌使用单纯要求患者的语言，如："你再坚持一下"、"你再忍一下"之类。应当站在医患共同愿望的立场上，把度过疼痛这一关视为医患的共同任务。如："让我们再试试，可能会找到好的方法"，"让我们一起再想想办法"等。术后应当勤观察、常沟通，医务人员要耐心细致地与病人或家属交谈，询问病人的感觉和需要，必要时应连续观察，直到病情平稳。在使用止痛剂时，要向患者和家属讲清楚，必须合理使用，防止因过量服用而成瘾。要告知患者与家属，术后不适只是暂时现象，伤口愈合后就会消失，避免患者和家属产生不必要的紧张。指导病人术后的活动，并让家属予以协助。

（四）做好手术前后的谈话和指导

手术前的谈话包括告知病情，手术的必要及可预见的情况，协助病人选择手术方案和签字授权等。

1. 告知病情 患者入院后，经过检查诊断后，必需实施手术治疗者，主治医生应当把病人所患疾病情况及诊疗方案如实的告知患方。要根据患者的具体情况，用让他能听得懂、理解得清楚的语言，向患方作具体介绍，为了能真正讲明白，还可借用图画、模具、电脑动画等方式作为工具，直到病人能完全弄明白为止。鉴于患者之间个体差异很大，对能够理智接受并能正确对待的患者，可直接与之沟通。对因介绍可能产生过重的心理压力、甚至可能出现自杀者，应和家属充分沟通，再根据病人的接受能力，采用适合于病人情况的沟通方式与之沟通。不管何种情况，医生都应注意谈话方式，亲切、关怀，运用恰当的语言缓解或减轻给病人造成的心理压力。

2. 就手术的必要性及可预见情况进行沟通 在术前谈话中，应告诉病人及家属手术的名称、手术目的、方法、手术中产生的感受、手术中可能出现的问题及其处理方法，让病人了解手术的大致情况和适应方法。应向病人说清楚，每种疾病都有多种不同的治疗方法，包括不同的手术方法，每种方法的疗效、风险和经济支出都有差别，而且各有其利弊。医生有责任向病人提供治疗他所患疾病的各种方案，结合病人情况分析各自的优缺点，结合医院的情况分析各自的长处和短处，医生并对此提出合理建议，让病人做出理性选择。在术前谈话中，应对手术风险及可预见到的情况做出客观、全面的分析，过高或过低的说法都是不可取的。谈话时应充满同情心，设身处地的为病人着想。病人对待手术本来就有许多担心，医生若冷漠地让病人考虑做不做手术，是一种很不负责任的态度。应该事前向病人说明手术后可能出现的问题及如何对待等防护措施。例如：对局部麻醉下施行腹部手术的病人，事先就要告诉他，在牵拉脏器时会有不适或疼痛感，可采用放松和深呼吸的方法，以减轻反应；若仍无好转，则可给予止痛药。行胃肠道手术于术后应放胃管者，可告诉他术后说话不方便以及如何表达要求的方法。应当告知病人术前用药的目的、作用和可能出现的症状；告诉术后病人应采用什么卧位；告诉病人术后要多咳嗽吐痰、多活动以及下床活动的时间，指出这样做并不会使刀口裂开；告诉病人术后应怎样使用止痛药等。这些情况说得越明白，病人就会于问题出现时既有心理准备，又有应对方法。

为了迎接手术，术前应指导病人进行自我训练，其内容包括：培养病人的自我分析能力、控制能力和联想能力，分析采取手术方法的必要性及可能带来的后果，主动控制自己的紧张和恐惧的情绪，术前良好的睡眠是很重要的，因此要叮嘱病人休息好。对害怕手术疼痛的病人，可让他想像手术可以消除疾病痛苦的折磨，用短期的手术疼痛换来健康，摆脱病魔的肆虐，使病人平静的接受手术。

术前，医务人员要与病人及其代理人谈话，并要求他们在手术协议书上签字，这属于常规制度。一般说，医务人员只有在征得病人或家属同意后才能手术。在手术协议书上签字，一是医方表示对病人人格的尊重，手术是以损伤为前提的，病人是否接受手术，完全有权决定。二是患方表示对医务人员的信任。协议书经过签字后，便成为具有法律意义的文件。

在谈话中要客观评价风险，既不要估计过高，也不能估计过低，必须恰如其分。不要过分自信，认为术前谈话只是形式，应付一下就行，凭自己的手术经验是根本不会出问题的。要防止病人采取轻率态度，如表示自己什么也不懂，医生怎么说就怎么做，还有的病人家属干脆把选择推给医生。对此，必须向他们慎重指出，手术风险是确实存在，一定要经过充分考虑，再签字。

3. 术中言谈举止要慎重　手术中要坚持查对制度和汇报制度，防止出现差错事故。参与手术的医务人员应当表情庄重，举止安详、从容。手术是外科治疗的关键环节，是保证医疗质量解决病人疾病折磨的关键环节。医务人员表情要自然，决不能在非全身麻醉病人面前露出惊讶、慌张、无可奈何的感情，以免病人受到不良暗示，增加心病。术中医护人员讲话要格外小心，不讲容易引起病人误会的话，以免造成医源性疾患。非全身麻醉病人，意识清楚，对医务人员的举止非常注意，担心术中会发生意外，会对愈后造成不良影响，常会把医务人员的表现与手术情况联系起来，甚至会胡乱猜想，引起不必要的误会。在手术台还应避免谈论与手术无关的问题，这种谈论往往会引起患者恐惧，认为医务人员没有专心致志于手术，会影响手术的质量。手术中的任何声响，都可能成为对病人的不良刺激，这些事先都应给病人讲清楚，告诉病人应采取的应对方式，以免引起病人不必要的惊慌。病人紧张和恐惧情绪会导致病人对疼痛的敏感，影响麻醉效果和手术进程，所以，稳定病人情绪是手术中应当重视的环节。现代手术室采用音乐疗法以舒缓病人的情绪，有些医院已开始了这方面的尝试。

4. 手术后的沟通　手术后及时发现问题和正确处理，对于稳定病人情绪，使病人比较顺利地度过手术恢复期是很重要的。要正确指导术后病人的活动，腹部手术病人术后应适当活动，以促进血液循环，有利于康复，让患者一有排气便告知医生；骨科病人术后要注意保持功能位置，注意加强功能锻炼；颈部病人术后应注意防止大出血，影响呼吸等。每种疾病术后都有应当注意的事项，应告知病人。有些病人术后身心反应严重，即使手术非常成功，有些病人仍会对医生说疼痛严重，情绪极不稳定，对于这些病人更应加强沟通，消除他们的思想顾虑，除开展心理咨询外，还可以选用适宜的心理治疗方法，以消除其不良情绪，增强病人的康复信心。

5. 特殊手术的沟通　有些特殊手术，如重要脏器的切除手术、生殖系统手术、破坏容貌手术、截肢手术、器官移植等，由于情况特殊，会对病人产生一些特殊的心理反应。脏器移植后，病人会认为不属自己的器官进入体内，产生强烈的异物感，认为自己躯体的完整性受到损害，为自己的脏器丧失而恐惧不安，产生严重的焦虑和抑郁情绪。一些重要脏器的切除也会产生严重的心理反应。破坏容貌和截肢手术都会使病人产生自卑心理、缺失心理、对未来生活担忧的心理、对机能缺失而产生的绝望心理等，会使病人情绪低落，痛不欲生，以至丧失生活下去的勇气。因此，在施行这些手术前应讲清手术可能带来的严重后果，有时还可请家属或病人一起参加术前讨论，让病人意识到医务人员完全是为自己着想，从而减轻不安心理，心情舒畅地接受手术。整形手术是一类很特殊的手术，一些病人由于先天畸形或容貌上存在严重缺陷，自卑心理非常严重，害怕受到周围人的轻视或嘲笑，因而非常希望能通过医学手段改善自己的状况。对待这类患者，要根据条件和可能制订方案，并告知手术后可能出现的问题。对不适宜手术者，要向他们解释清楚，不可勉强手术。做一位负责任的整形医生，不能像美容院那样，表面上吹得天花乱坠，实际上并不一定能取得良好效果。医学美容是医学的分支学科，它必须实事求是地面对患者，必须信守承诺，而不能采取欺骗手段对待病人。

外科医生与患者的沟通是建立在取得最好疗效,保障医疗安全基础上的;是建立在对患者热爱和对医学热爱基础上的,是建立在患者健康利益第一,一切服从于患者健康利益需求基础上的;是建立在科学态度和保障医疗质量基础上的。离开这些,就难以建立医患间的良好关系。

(五)麻醉科的医患沟通

随着外科手术治疗方法的发展,相应的麻醉技术也日益得到发展。使患者及家属对麻醉的关注与日俱增,同时,由于外科手术中也发生过一些麻醉意外,就增加了患方对麻醉的疑虑。

麻醉科医生与外科医生相比,他们与患者之间接触少,沟通机会少,因而,比较难以取得患方的信任。由于与患者接触不够,对患者的具体心理活动和特征也掌握得不够。因此,在术前谈话中,麻醉科医生应与患者及家属进行深入的交谈,以把握患者对手术的认知程度、紧张程度、心理预期,了解患者对麻醉的基本要求,对手术、麻醉所做的心理准备。对于那些情绪紧张且易于激动的患者(如有些患者在消毒后,因情绪紧张而从手术台上坐起,影响手术进行),应选择全身麻醉。

麻醉医生应当向患者解释清楚麻醉的基本原理和在麻醉中可能产生的感受,让患者和家属对麻醉方式进行选择。告知局麻时患者是清醒的,全麻则患者暂时失去知觉等。患者心理状态不同,对麻醉产生的恐惧也各异。如有的患者怕手术时自己因清醒而担惊受怕,因此选择全麻;有的患者则害怕因全麻而不会苏醒过来,特别恐惧全麻。

麻醉医生应该向患者及其家属说明,在麻醉过程中机体可能会出现一些变化,对此,麻醉医生常需采取一些措施来保证手术安全。这些措施是安全的,但需要增加医疗费用,应交代明白。有些病人特别是老年病人术后常需采取一些措施,如术后进入麻醉恢复室或ICU,对此,也应事前讲清楚。

第三节　妇产科的医患沟通

女性一生的每个年龄阶段都有其特殊的生理特点和心理特点,而在每一阶段都有患病的可能,从而又使每一阶段所患疾病也各有自己的特点。如儿童期不可能患月经病;青春期女性则可发生功能性子宫出血或闭经;处于生育年龄的女性,生殖道炎症、月经紊乱、子宫肌瘤等妇科疾病患病率较高,在发生妊娠时还会出现与妊娠相关的一些疾病;围绝经期妇女则可出现更年期综合征;老年妇女生殖道肿瘤发病率较高。妇女对一些普通疾病耐受性强,不够重视,误以为对身体影响不大而不去治疗。妇女病多涉及个人隐私,如婚姻关系,两性关系等,也影响着患者的求诊。有些妇女疾病变化快,尤其是分娩过程发生的一些并发症,如脐带脱垂、子宫破裂、羊水栓塞、产后出血等,常在瞬间发生,对母婴造成严重伤害,甚至危及生命。

一、妇产科病人的心理行为特点

妇产科病人的心理行为特征与女性特殊的生理特点及其社会角色有关,她们常表现出女性特有的心理特征,如羞怯心理较强,感情丰富,思想细腻等,这些性格往往也给她们患病后的心理行为打上强有力的印记。

(一) 羞怯心理妨碍就医

妇女由于羞怯心理,对有些疾病难于启齿,一旦患有妇产科疾病,往往能隐忍则隐忍,不愿就医。即使去求医,也常不能直截了当地说明就诊的目的,不愿诉说病史,沉默较多。有些病人,主要是农村妇女,她们的家庭社会地位不高,有些病只要不影响日常生活活动,就忍受着不去就诊。如生殖器炎症、月经紊乱等。妇女病普查发现,妇产科疾病发病率可达 40%,在农村及城市特困人群中发病率更高,而很少人去就诊,使病情延误,影响愈后。

由于羞怯心理,妇产科病人往往不愿到男医生处就诊,有病也宁愿等待女医生应诊时才去看病。面对男医生,她们更不愿谈一些涉及隐私的有关问题。有些女病人不愿做妇科检查,不愿意接受诊断性刮宫等诊断方法。涉及性传播疾病与不洁性生活史引发的疾病,有些女性不愿就诊,有时采用偏方自我治疗,危险性很大。

(二) 感情易于波动导致多种疾病发生

女性感情细腻,易于产生情绪波动,妇产科很多疾病与此有关。患功能性子宫出血的病人,约 70% 与精神因素有关,紧张、恐惧、忧伤、环境与气候变化等因素都可引起月经紊乱,导致功能性子宫出血。经前紧张综合征是一种典型的身心疾病,经前紧张综合征并不与体内激素水平改变完全平行,而常与个体对心理应激的适应能力相关。未婚未育的年轻妇女的痛经,多属功能性疾病,发生此病者,大多心理发育不够成熟,有神经质性格,常伴有抑郁、过敏和紧张情绪。过度的精神创伤、恐惧、忧虑、盼子心切或害怕妊娠等都可导致闭经。更年期综合征既与激素分泌改变有关,也与妇女的心理状态有关。所有这些疾病反过来又会影响妇女的情绪,使他们的抑郁、焦虑加重,从而形成一种恶性循环。女性承受着家庭负担的压力,承受着经济因素的影响,这些都会给她们的月经、妊娠、分娩、哺乳等正常生理功能造成影响,出现病态,严重影响了女性的健康。

(三) 对孕期保健缺乏认识

分娩是女性处于生育阶段的一个生理过程,但在这一过程中可能出现许多病理变化,有时是对女性造成致命因素的变化。为了保障妇女健康,及时发现孕期可能出现的病理变化,防止严重情况的发生,进行孕期保健,定期进行产前检查,是必要的。有些女性对此认识不足,思想上忽视,不能按时进行产前检查。有些孕妇认为孕期服药会对胎儿不利,拒绝孕期的任何治疗。由于这些情况会导致孕期病理变化得不到及时发现和纠正,从而产生严重后果,这对妇女保健是很不利的。做好围产期保健,包括产前定期检查和围产期健康教育,是很重要的。在做产前教育时可以和孕妇沟通,结合其个体特征,向其传授有关围产期的保健知识,还可以通过社区把孕妇组织起来,定期讲授有关围产期保健问题。对一些有病理性生产体征者,可通过产前特殊体位锻炼以矫正,进行饮食合理营养搭配以防止巨大胎儿的形成,还可对其他一些病理性产科问题有针对性地给予指导。

（四）女性患者易对家人生活产生担心

女性心理细腻，对家庭和子女非常关心，能够为了家人的利益做出牺牲。她们即使在患病后，只要允许，便不肯放弃家务。在住院时，时常会惦记家里的事情，为家里人想得很多，甚至产生焦虑，这种情况对其安心治病是很不利的。女性常担心疾病对恋爱、婚姻、性生活及生育的影响。青年女性，惧怕别人知道自己有病，不利于未来生活的发展；中年妇女，思老顾小，担心疾病会给家庭带来家庭困难；老年妇女，受疾病折磨，易产生悲观和孤独感。女性心理细腻，还会使其敏感多疑，对周围的一些变化，想得很多。别人低声细语，她会以为在说自己病情严重，别人的好言相劝常从另外一个角度去理解。一旦听到医护人员说到"包块"、"恶性"、"转移"等片言只语，就会坚信与自己病情有关，把某些不相关的症状与这些语言联系起来，产生焦虑以至不能自拔。

（五）与妊娠相关的心理特点

女性进入青年时期，一般都会考虑恋爱、婚姻问题，结婚后的妇女一般说对生育要求是迫切的。不孕症的治疗在妇产科诊治中就占有一定的比重。我国封建社会中把不生育甚至作为"七出"中的一条，即可以休妻另娶。尽管生育是由夫妇双方原因造成的，但在农村仍有一些人把不生育单纯归咎于妇女。在生育方式上，部分产妇及家属因为担心分娩过程的疼痛，有些人还认为剖宫产有利于产妇与婴儿，因此，产生了盲目追求剖宫产的倾向。实际上这是一种误解，剖宫产是在麻醉条件下进行的，而麻醉对产妇和婴儿都有可能带来一些不利影响。大部分妇女应该能顺产的，对她们来说舍弃正常生产方式而选择剖宫产显然是不智之举。剖宫产本身带来手术后恢复的问题，还会增加经济负担，增加妇产科不必要的手术，无论从哪一方面说，都是不必要的。在分娩中，产妇还对胎儿的性别和优生优育问题特别关心。另外，有的妇女生下先天残疾儿，也往往归咎于医院或医生，显然属于认识上的偏差。

（六）妇产科手术引起的女性心理问题

妇产科和外科一样，有不少疾病需要采用手术治疗方法。女性生殖系统任何部位都可发生肿瘤，据我国部分地区调查结果显示，女性生殖系统恶性肿瘤，居妇女恶性肿瘤之首。妇女的一些良性肿瘤如子宫肌瘤，也可以采取手术切除进行治疗的。手术疗法会引起对手术的恐惧、紧张等反应，而恶性肿瘤已成为人们非常惧怕的疾病，当然也会使女性产生恐惧、绝望、无助等一系列心理反应。除了这些一般的特征，女性还有其独特的心理反应。她们特别恐惧的是怕失去女性特征，担心手术会影响生育能力、影响性生活、影响夫妻感情等。特别是一些年轻病人，怕因手术造成生殖缺陷，影响生育、体形，怕病情外露，遭人耻笑，焦虑和抑郁情绪十分严重。还有一些妇女错误地认为切除子宫会减弱女性魅力，减弱或丧失性功能，把切除子宫视为极大的精神威胁。有人统计，切除子宫的病人出现精神和情绪问题的，较之女性作胆囊切除者高 2 倍，比其他一般性手术的患者高 3 倍。

二、医务人员与妇科病人的沟通

妇科疾病复杂多样,治疗方法多样,病人的想法也因病因人有很大的差异。在与妇科病人进行沟通时,要根据病情、根据疾病的治疗方式和病人的具体特点展开,使她们及其家属对疾病及诊治方法有比较系统的了解,对所采用的诊治方案的目的、作用和意义有比较深入的了解,从而达到医患双方互相尊重、互相信任的目的,减少或消除因不必要的误解而出现纠纷的可能。

(一)提高妇科诊疗技术

女性患者就医和其他患者一样,是为了正确诊断疾病,采取有效的治疗方法,达到消除因疾病产生的各种痛苦,恢复健康。高质量的医疗服务,良好的疗效,是建立医患之间相互尊重、相互信任的基础。有良好的疗效就会唤起患者感激和崇敬之情,就会使她们怀着焦急的心情而来,怀着满意的谢意而去。建立在这样基础上的沟通是深入的、牢固的。患者在治疗过程中以及获得痊愈后,都会有许多问题要向医生求教,医生也有一些叮嘱要求患者在今后生活行为中注意,这种沟通是很自然的。如果没有好的医疗技术,没有好的医疗质量和医疗效果,不能给病人解决现实的疾患问题,患者不但不会找你沟通,还会离你远去,对待病人态度再好,也没有作用。优越的技术,周到的治疗,再加上良好的服务态度,取得满意的疗效,医师的信誉就会不胫而走,病人的口碑是靠医疗服务质量铸成的,医患之间的沟通是建立在医生威信和亲切的服务态度基础之上的。

(二)加强对妇科患者的心理疏导

心理因素在妇科疾病发生中有着重要作用,也直接影响治疗的效果。心理因素可影响女性体内的激素水平和行为改变,例如,精神紧张可使部分妇女月经推迟或发生闭经。对由心理因素引发的妇科疾患,首先要做好心理疏导,清除其紧张、恐惧等不良情绪的影响,同时使用药物治疗,才能取得良好的效果。下丘脑闭经是临床常见的一种闭经,由于精神紧张等负面情绪的影响,造成大脑皮层功能的失调,使去甲肾上腺素、多巴胺、5-羟色胺等神经介质分泌紊乱,使下丘脑促性腺释放激素分泌减少,促卵泡激素和促黄体激素分泌也减少,造成卵巢排卵功能障碍,影响卵泡成熟,最后导致闭经。对心因性闭经患者必须给予心理治疗,心因性障碍不清除,闭经就不会消失。对所有因心理因素参与影响发生的疾病,都应加强心理疏导。即使是器质性病变,也会伴有心理症状,而且疾病病越严重,伴随的心理症状一般也表现得越严重。及时进行心理疏导,不但有利于疾病的康复,而且对患者今后的自我保健行为,也会起积极的影响作用。

(三)根据妇科病人的特征,提高沟通技巧

和妇科病发进行沟通,必须根据病人的个性特点进行,个体化或个性化的沟通是最有效的沟通。不仅要考虑病人疾病的性质、程度和疾病处于何种发展阶段及其今后发展的趋势,还应考虑病人的年龄、职业、性格、文化程度、心理素养和社会生活环境等,对患者了解的越深入,选择的沟通方式越富有个性化特色,沟通得就会越深入,越能引导患者正确认识

疾病和对待疾病。在交谈过程中要注意倾听,倾听是一种尊重患者的态度,也是一种礼貌,一种感动患者的方式。耐心、专心和关心病人的倾诉,并及时做出相应的反应,对病人的叙述表示理解、关心和肯定,会使病人把你当作知己,当作一种重要的社会支持力量。对病人有关身体状况和内心痛苦的叙述,医生不能进行干扰,不可唐突打断谈话,更不可粗暴地予以否定。应肯定病人感受的真实性,即使妇科检查阴性,也不能予以否定,而是肯定病人的感受,对病人的不适和担心表示理解,并提出进一步检查的建议。即使病人的感受和叙述属于病态的错觉,也不应予以否定,决不能和病人发生争论。应当承认,医学对病人的许多感受并不能做出令人满意的解释,轻易否定的态度是不科学的。

对任何病人都应一视同仁,热情接待,这是做好沟通的条件之一。不能因为病人有缺点、有错误就嫌弃她,更不能因病人的行为不符合医生的价值观念而拒绝她。例如对未婚先孕、因自身缺点而感染性病的人,不能有任何厌恶的表现,只要是患者,就应当热情地为她们服务。特别是那些对自己行为感到愧疚的病人,更要分外热情,使病人感到安全和舒适。有些病人面对医生觉得有些想法不便讲出来,闷在心理又觉得不快。医生应当察言观色,及时察觉病人内心的想法。例如有的患者不愿意让男医生为她施术,又不明说,接诊者应进行试探式的询问:“您是否觉得男医生为您做手术不方便?”当得到病人肯定,就可以采取恰当的方式与患者沟通,以化解这种矛盾,使患者安心地接受手术。

针对患者面临的问题,医生可以采用亲身经历的人和事,以生动具体的方式解除病人的顾虑,这往往是最有说服力的一种沟通方式。医生为了增强沟通的效果,向病人及其家属交代问题或提出要求时,应做到通俗易懂,适于患者的理解和执行。坚决避免强求家属和患者必须立刻接受某种事实,不能随意或强行改变患方的观点。要做到事先交代,防患于未然。术前交代易于取得患者的理解,如果等问题发生了再解释,往往达不到应有的效果。例如双侧卵巢良性肿瘤患者,在术中因肿痛剥离困难可能需要将双侧附件切除,术后需要长期激素替代治疗。如果事先向病人及家属交代清楚,病人和家属常是可以理解和接受的。但如果术前未交代,往往会引起医患纠纷。

(四) 优化环境,缓解病人紧张情绪

病人入院,进入一个陌生环境,所见都是陌生人,一切变得生疏和不习惯。病人离开了日常熟悉的生活环境,中断了平时的生活节奏,离开了自己熟悉的人际关系,加之受疾病的折磨,会产生紧张、寂寞、焦虑、恐惧、孤独等不良情绪。医院和医务工作人员应当尽量改善医院的硬环境和软环境,以消除和减轻病人这种不良情绪。在硬环境方面要美化医院环境,布置庭园花草,使之赏心悦目;在生活上尽量给病人提供方便,使他们吃得可口,住得舒服;要营造人性化环境,在工作制度、工作方法、服务态度等方面都坚决贯彻人性化的要求;要营造人性化的心理氛围,时时处处为病人着想,围绕病人开展优质服务,使病人处处感到有微笑,处处感到有关爱,处处感到有人在真正的解决问题;使病人和家属感到,他们需要知道的事有人回答,他们还不知道怎么办的事有人指点,他们需要解决的问题有人处理,他们的困难有人关怀,他们需要帮助时有人伸出援助的手。消除或减少病人的陌生感还需要让病人了解医院的工作程序、医院的规章制度、医院和患方的沟通渠道等。

三、产科病人与医务人员的沟通

产科是为孕妇分娩设置的，一般说，分娩是添人进口的好事，孕妇是充满期待和喜悦住院的。孕妇住院同样会有他们担心的问题，有保障母婴安全的强烈要求。为孕妇提供人性化服务，使孕妇在人性化环境中顺利完成分娩过程，是产科病人与医务人员沟通的主要目的。

（一）普及优生优育知识

优生优育是每个孕妇、每个家庭的期待。开展优生优育教育涉及社会多个层面和多种因素，媒体、书刊、妇产科医生、社区医务工作人员、家庭成员、学校教师等都会涉及其中。从妇产科角度看开展围产期保健是其中关键的环节。围产期保健包括定期检查和围产期保健教育两部分内容。定期检查可以及时发现异常情况，及早采取有效措施予以纠正，可以在临产时保障母婴健康。开展围产期保健还应加强对产妇的教育，解决孕妇有关的心理问题。异常分娩除与产妇的生理、解剖异常有关外，还可能因心理过度紧张恐惧等心理因素有关。精神过度紧张可导致大脑皮层功能紊乱、睡眠减少、进食减少、过多地消耗体力，都会抑制子宫收缩，造成子宫收缩乏力，引起滞产。过度的紧张恐惧，迫使临床使用镇静剂和镇痛剂，也是使子宫收缩受到抑制的一个因素。过度紧张恐惧，还可引起子宫收缩过强，协调性子宫收缩过强可以造成急产，不协调性子宫收缩过强，或造成强直性子宫收缩，或子宫痉挛性狭窄环，对生产是很不利的。在围产期开展教育，向她们指出分娩是一种自然生理过程，针对每人特点消除其紧张和恐惧，保持良好的生活习惯，保持愉快的情绪，保持合理的生活节奏。定期检查和及时与孕妇沟通，对镇定孕妇的情绪，对指导孕妇保持良好而有序的生活，从而保证孕妇的顺利生产，都是十分重要的。

（二）优化环境，让孕妇保持愉快心情

产科病房是迎接新生命降临的地方，应当尽量减少产妇紧张、焦虑和担心的种种负面情绪。为了解决这一问题，除改善医务人员态度，提高医疗服务质量外，还应优化医院环境，环境赏心悦目，具有使孕妇安静、愉快和满足的感受。分娩对于孕妇及其家庭来说，既是殷切的希望，又是焦急的等待；既是以兴奋、喜悦的心情迎接新生命的诞生，又担心着母婴双方任何一方的意外闪失。他们需要一个温馨舒适的环境，需要与他们这种心情相吻合的环境。目前，产科病房为适应这一需要已发生了很大变化。如房病实现家庭化，装修设计艺术化，医院环境园林化，将病房墙面涂成粉红色或湖蓝色的颜色，床单、被套则改变为淡绿色、粉红色，护士着装也与之相应，病房楼大厅用金鱼缸、盆景等予以装饰，呈现出生机勃勃的活力，并定时播放柔和、悦耳的背景音乐等，这样的环境会使孕妇及其家属感到惬意和放松，有利于减少孕妇及其家属的负性情绪，让孕妇在享受美的过程中迎接分娩，为新生命的到来创造祥和的气氛。环境的改变会影响心情的改变，从而为改善医患关系提供了环境条件。

（三）以孕妇为中心，实现人性化服务

产科的一切设施、工作制度、工作流程和工作方法都应以孕妇为中心，使孕妇深切感受到，产科确是为孕妇设立的，是为孕妇而存在的。要简化服务过程，提高服务质量，凡是孕妇需要的，都在产科工作中周密设计，提前为她们想到了。如为空腹抽血的产妇免费提供早点，为产妇提供休息空间；改变护士服务的工作流程，所有项目避开患者早休及午休时间，确保孕妇得到一个安稳平静的休息环境；在病房内向家属传授婴儿洗澡、脐部护理等方法，使得产妇携婴儿出院后能得到有效的照顾；开展产后、术后的家庭访视，继续指导产妇在恢复期应当注意的事后，指导育婴、护婴的方法，将医务人员的关爱由病房延伸至家庭；建立“一对一”全程陪伴分娩的工作模式，即对进入医院的每位产妇都指定一名助产人员专职负责其分娩全过程的服务，助产人员实行弹性工作制；产妇进入产房后，助产人员全程陪伴在她身边，认真地观察产程，及时发现产程出现的异常情况并予及时处理；负责生理产的接产，同时负责对产妇的健康教育、心理护理，为产妇提供精神上和生活上的支持，建立与家属间的联系与沟通，负责产后的跟踪访视等。这样做，使产妇始终面对一个她所熟悉并为她服务的助产人员，既便于沟通，又便于随时询问和随时指导，可以消除医疗服务中的薄弱环节和可能出现的隐患，可以增加产妇的安全感，消除产妇可能出现的恐惧、焦虑、孤独无助的情绪，感到遇事有人管，遇问题有人解决，始终享受着周到的医疗服务。“一对一”服务也明确了助产人员的责任，保证了对医疗、护理质量的全面关照，提高了服务的效率，也提高了产妇及其家属的满意程度。对于医患间的沟通起着巨大的促进作用。

第四节　儿科的医患沟通

儿科面对的是未成年的患者，自新生儿一直到18岁以前未成年的少年，年龄跨度大，生理发育水平和心理发育水平不一。年幼儿科病人一般不能自述病史，除年龄较长的学龄儿童外，均需要由家长或抚育人代述病史，因此在客观性、准确性和可靠性上往往较差。儿科疾病的特点是变化快，小儿一方面由于免疫功能尚未完善，各器官发育尚未成熟，体液免疫、细胞免疫功能均较差，白细胞吞噬能力较低，体液中的补体、趋化因子、调理素等活性也较低，抵抗力及防御疾病的能力较差，因而比较容易罹患疾病。另一方面，小儿又处于不断生长、发育的过程中，生命力旺盛，组织修复能力比较强。因而起病虽急，来势虽很凶猛，病情发展变化也快，但只要诊断及时，处理得当，即使是病情很重的患儿，经过治疗后也能迅速转危为安。但对有些病儿尤其是新生儿、体弱儿来说，有时起病虽轻，由于病原体毒力较强、自身抵抗力较弱等，也可能使病情骤然加重，甚至突然死亡。

一、儿科病人的心理行为特点

儿科病人的心理行为特点既受其疾病的影响，也受环境因素特别是家庭因素和学校因素的影响。儿科病人由于年龄小，自我控制能力差，情绪和行为易于暴露，因而比较容易观察。小儿患病对其父母或监护人会发生重大影响，他们一般比较关注小儿的身体变化，并带他们就医。研究儿科病人的心理行为时就必须兼顾他们监护人的一系列心理行为表现。

（一）患儿的心理行为特点

1. 患儿表达能力与其年龄密切相关　患者对自己的疾病认知及表述能力因年龄而异。婴幼儿患病既无自知能力又无表述能力，只是通过行为反映其不适，常表现为哭闹，不能很好进食及其他一些客观体征。有些年长儿有时也不能完整而准确地表达病情，常需靠家长代述、补充和说明。由于家长本身未患疾病，只是靠观察和患儿的表现来说明，因此陈述往往只是一些要点或关键部分，有时也不很准确。如对婴幼儿的腹泻，对大便的性质、次数、持续时间及其他伴随症状和反应，一般是由其母亲或其他监护人代为叙述。儿童到了学龄前、学龄期，具有了语言表达病情的能力，但表达得并不十分准确，如对腹痛的部位和性质、疼痛的特征就往往说不清楚。进入初、高中后，他们的抽象思维能力和语言表达能力都有了很大发展，对病情也能比较清楚地叙述，但由于他们对疾病意义和后果一般缺乏认识，当症状严重时他们会紧张、害怕，但症状消失后，又会把疾病置于脑后。

2. 情感控制能力低下　儿童对情绪控制能力较差，一旦受疾病折磨，很易于产生情绪波动。患儿的情绪随着诊疗本身变化而迅速变化着，当疾病好转时情绪随之好转，当疾病恶化时也随之恶化。表现为对疾病的耐受力很低，反应性强。3 岁以内的婴幼儿，中枢神经系统的发展不够完善，受到疾病刺激时反应强烈，而且容易泛化。一旦面临相应的情景，就表现得烦躁不安。由于他们无法向大人倾诉自己的疼痛和感受，只有靠哭闹和烦躁表达自己的不适。这在婴幼儿身上表现很明显，生病时常表现为长时间的啼哭，不吃不喝，采取一般安抚办法，不能使哭闹停止下来。他们还害怕就医、害怕打针，一看见穿白大褂的医生，就会形成条件反射，哭闹不休，精神十分紧张。学龄前期和学龄期儿童认识事物是以自我为中心的，情绪控制能力差，他们对事物的态度往往是非理性的，不能坚持从理性角度看问题，缺乏对因果关系的辨别能力，不能严格按照医嘱办事。再年长一些的儿童患病时，可以出现反应低下或反应过度。反应低下的表现是错误理解、否认或对抗，拒绝执行医疗方案，不服药，并可能曲解医生的指导。反应过度或出于对疾病信息的错误解释，把疾病看得过分严重，表现为过度顺从和焦虑。还有的儿童因为患病得到了过分照顾，因而表现为夸大病情或无病装病。年龄较大的儿童，已经开始关注自己身体的发育和未来，而且年龄愈大，这种倾向便愈强烈，他们会把患病特别是患慢性病视为一种威胁，表现为情绪不安、过分敏感，甚至会出现严重的自卑感和孤独感。

3. 对疾病过度敏感　患儿得病后一般表现为烦躁不安和紧张。患儿常可表现出恐惧、愤怒、惊骇、烦闷、躁动等。有的患儿还会出现夜惊、尿床等现象。学龄期儿童会考虑自己的学习和功课、和同龄人间的交往，如何恢复健康回到自由活动的天地去等。从而在情绪上表现为抑郁、孤独、饮食不佳、睡眠不宁等。他们害怕与医生打交道，害怕打针、吃药。再年长一些的儿童，思维更为复杂，顾虑更多一些，他们为自己的疾病担心，担心影响自己的未来，自己的理想和抱负。他们希望从医生那里得到与自己有关疾病的详细和可靠的信息。但由于他们的知识水平和理解能力，使这种交流往往不成功，反而会更增加他们的担心。例如有些患白血病的儿童，他们也知道这种病的严重性，孩子及其父母双方都会感受到极大的痛苦和精神打击。做父母的为了宽慰子女，往往强作笑颜，忍受着剧烈的精神痛苦，这些患儿也常表现得体贴父母，聪明，懂事。结果双方反而更加悲痛。因而，这种情绪对疾病的影响也是复杂的。

4. 检查治疗时缺乏配合　这主要是年龄较小的一些患儿表现的心理、行为特点。儿童注意力不易集中,易受外界因素干扰,会很快把注意力转移到别的方面。有些儿童生性好动,不是动这个,就是摸那个,很难安静下来。医生与这样的儿童接触,无论是问病史、查体或施治,都很难实现合作。他们想的是他们感兴趣的事,做的是他们觉得好玩的事,很难随着医生的要求而活动。如何对这些儿童进行引导,使之随医生的节奏而活动,一要靠医生的艺术,二要靠医生的耐心。要消除儿童在查体中有意无意的反抗,要求他们服从医嘱,医生应当具有对儿童吸引的魅力,使他们把注意力回到配合医疗活动中。

5. 患儿的心理抵触　儿童达到一定年龄就会进入心理抵抗期。青少年时期是一个过渡时期,青少年情绪带有冲动性,易激动,不善于控制自己,可以为一点小事而狂喜,也可以为一点小事而大怒,不善于掩饰自己的情绪。他们的心理转向成熟而又尚未成熟,自我意识产生了剧烈的矛盾。他们觉得自己长大成人,孤立感和成人感增强,力求摆脱对成年人的依赖,反对成人的管束,要求人们把他们当成人看待,常表现为不听话,不接受成人的意见。他们喜欢表现自己的能力,希望表现出自己的勇敢、忍耐、智慧本领及无所畏惧的气概,对限制自己活动的要求会产生抵触和反抗情绪。另一方面,他们的心理承受能力又很有限,需要有成人给予帮助和安排。疾病产生的痛苦和诊断治疗过程中形成的种种考验,就把他们那种经验欠缺、阅历不足、意志缺乏锻炼的情况充分暴露出来,需要及时给予心理上的支持,才能使其从困境中解脱出来。

6. 依赖性增强　患儿得病后,对家庭的依赖性明显增强,他们的就医、生活料理更需要家庭给予照顾。住院期间他们离开家庭和学校,脱离了自己熟悉的人际关系,突然面临一个完全陌生的环境,心理上需要加以调整,以便应对面对的现实状况。在这种情况下,对家庭成员的依赖性突然增强。这时,除了家庭成员和医务人员,一般说,其他成员是无法伴随他们渡过疾病全过程的。不同年龄的儿童其依赖性的表现也各有差异。7个月以内的婴儿,不具备对当前或即将发生事件的认识能力,住院与医务人员接触,只相当于见到任何陌生人,只有对父母最熟悉,医疗工作完全在父母亲陪伴下进行。稍大一些的婴儿,依赖意识有明显增强,住院时表现出烦躁和悲哀,和医务人员接触时会大哭大闹,住院期间尿床、尿裤事件会重新发生,消化功能变差。当母亲探视时会紧抱母亲,依赖性表现得非常强烈。4~5岁的婴儿对待亲人的依赖性增强,他们非常需要来自家庭的精神安慰和支持。再大一些的儿童,产生了比较有效地防御机制,但在严重的心理应激下,依赖现象变得非常严重,出现许多退化行为,如幼稚、依赖、沮丧等,需要家庭给予更多的关怀和支持,也要求医务人员具有更强的能力和付出更大的努力完成对他们的医疗工作。

(二) 家属的心理行为特点

儿童对于父母和家庭来说,是未来的希望,是家庭的寄托。我国实行计划生育政策之后,每个家庭只生一个孩子,孩子就显得十分贵重。子女患病必然要牵动父母的情感,千方百计地给予治疗,而且其情感总是随着孩子的病情变化而波动的。

1. 焦虑和紧张　孩子患病对其父母与相关亲属来说,是一个沉重的精神打击,是家庭生活的重大事件之一。孩子患病引起家长的担忧是一种必然现象,特别是孩子得了凶险的疾病,家长是会寝食不安的。孩子的亲属对孩子的担心,一般是和与孩子血缘关系远近成正比的。他们对孩子的就医、诊断、治疗和转归都十分关注,十分投入,唯恐有个闪失。对疾病预后可能出现的问题及对未来可能发生的影响,更是十分关切,害怕有任何不利因素的出现。因此,他们总是问这问那,而且反复地问,反复的思考,虽经一再耐心解释,仍难以排除其焦躁情绪。他们除对孩子担心外,还对医院的陌生环境感到不安,对医生的技术水平和医院的服务能力感到不安,对一些创伤性检查、药物治疗可能出现的毒副反应以及住院的经济负担都会感到焦急和不安。对一些年长的患儿,家长的负面情绪常会对他们产生感染,对患儿治病是不利的。

2. 对患儿的过度照顾　儿童患病后牵动着家长的心,家长就会更加照顾,对患儿的要求会尽量满足。患儿患病后依赖性加强,有些年长患儿,往往利用这个机会夸大症状,以期得到家长和医生的更加重视。显然,这种情况既不利儿童疾病的救治,也会对他们今后的发展产生不利的影响。所以,家长对儿童的照顾和关怀必须适当,不能过分顺从和溺爱。特别对于那些已经懂事,智力和体力发育已经达到比较成熟的孩子,更应要求他们以比较理性的态度对待疾病。

与此相联系,家长如何对待患儿不正确的行为,也是一个值得严重注意的问题。家长由于对患儿的溺爱和顺从,往往会对这些不正确行为容忍和支持。家长产生这种思想的根源在于,他们常认为孩子生病是自己照顾不周造成的,对孩子抱有歉疚感,于是对孩子病中不合理的请求尽量满足,纵容了孩子不正确行为的发展。有些患儿无故发脾气,甚至发生打骂医护人员的现象也不予以管束,反而为患儿行为进行辩护,认为医护人员不应与患儿计较,应体谅患儿的心情等。对一些身患绝症的患儿,家长对其不合理的索要如吃、穿、玩等尽量满足,对其故意毁坏物品的行为也不加制止,工作人员若去制止他们还会去阻拦并表示不满。家长的这些纵容行为和心态,对患儿产生了较多的负面影响。

3. 急躁与苛求　家长希望有医术高超、医德高尚医生专门为自己的孩子治病,特别是危重患儿的家长,他们是以祈祷的心情这样做的。他们希望接诊的医务人员态度和蔼、工作认真、责任心强、能及时回答自己需要了解的问题。他们希望接诊的医务人员能力挽狂澜,创造出医学上的奇迹。他们总希望疾病迅速消失,因而总嫌治疗的进展太慢,总觉得医务人员还不够尽心。他们这种焦急和难于等待的心情,常使他们对医务人员产生过度的挑剔和苛求,产生无端的怀疑和不满。由于家长来自不同的社会阶层,有着不同的社会背景,受教育程度和生活经历各不相同,性格又千差万别,导致他们对医务人员不同的态度和以不同的思维方式思考问题。他们对患儿的疾病过度担心、医学知识的欠缺和对治疗方案的不理解,导致他们对医务人员的怀疑和不信任。他们对一些慢性病患儿治疗进程缓慢,特别是治疗时间较久还不见起色,会把自己愤怒、烦躁的心情发泄在医务人员身上,认为他们对患儿疾病治疗不关心,完全不理解自己的焦急心情。

4. 家属因焦急而爆发矛盾　孩子生病住院,造成家属心情焦急,行为扭曲,家族成员由于紧张、恐惧而出现互相埋怨的现象,也是家长中常见的一种心理状态。家庭中互相指责对方不关心孩子、对孩子不负责任、不及时送孩子就医以致耽误病情等,有时会引起家庭成员间的剧烈矛盾。双方这种矛盾可以扩大,也可能因共同关心孩子的疾病又会缩小,所以,这种矛盾对家庭及孩子病情的影响是复杂的。夫妻间这种矛盾有时又会共同发泄在医务人员身上。由于医务人员不可能一直守在一个病人身边,而家长出于关心自己孩子的病情,却一直希望把医务人员拴在孩子的身边。家属觉得医务人员做得不够,就会把他们悲愤的心情发泄在医务人员身上,在医疗过程中挑毛病,寻求发泄怨恨的机会。这种情况在夫妻关系不好的家庭中更易发生。在临床中这一问题的解决,往往在孩子病情大为好转时才能找到契机。也有这样的情况,夫妻关系不好,家庭危机很重,却因孩子大病治愈,而重归于好。

二、医务人员与儿科患者的沟通

儿科医生与婴幼儿之间的沟通不能使用语言,只能靠表情和动作。当患儿语言形成后,语言沟通就逐渐起到重要作用。由于患儿及其家庭状况是千差万别的,患儿及其监护人的个性也是各不相同的,这就决定了沟通必须坚持个性化的原则,在个性化原则基础上才能实现有效的沟通。

(一) 根据患儿特点,采取不同沟通方式

儿科医务人员面对的患者,年龄不一,所处发育阶段不一,所患疾病不一,疾病对患儿形成的影响不一,因此与患儿必须采取不同的沟通方式。患儿由于尚未成年,不能独立处理自己的疾病,因此,在与患儿沟通的同时,还必须考虑与家长的沟通。

新生儿最易哭闹,医务人员与之接触时,动作要关爱、轻巧、敏捷、熟练,尽量减少刺激,并用语言和抚摸使之感到关爱和呵护。婴幼儿患者常用肢体语言与面部表情表达自己的情绪,如喜悦、愤怒、惊骇等,他们的思维处于具体思维阶段。婴儿住院后,与家庭环境剥离,进入一个陌生环境中,使其缺乏安全感,常会表现出恐惧、孤独、抑郁和与家人剥离性焦虑等。医务人员接触婴幼儿患者时,说话语气要温和,动作要轻柔,要予以爱抚,与之建立亲密感情,尽力消除其内心的陌生感与恐惧感。

学龄前期儿童有很重的恋家情节。疾病的痛苦和折磨会使其行为退化,易引起抑郁、焦虑、恐惧等情绪。已经获得的行走、控制排便、自己进餐等生活习惯都可能暂时丧失。医生与他们的沟通应适应他们的心理需要,对他们要耐心、周到、亲切和呵护。对住院患者要关心,亲近他们。应当允许他们带玩具之类的物品,应当鼓励他们适宜的玩耍,使他们尽快适应住院环境。

学龄期儿童,抽象思维开始发展,患病可使他们产生较大的情绪波动,他们已在思考疾病可能给自己造成的影响,会出现抑郁、焦虑、恐惧、悲观、自责等负面情绪。他们由于独立感和成人感的增强,不满管理,会出现反抗、挑剔、任性和不遵守医嘱的行为,易与家人和医务人员发生摩擦。医务人员与这类患者沟通时,应注意他们的思维和情感特点,要注意保护他们的自尊心和独立性的要求,注意交往方式,语言要亲切,语气要采用商量的态度,要体现平等的精神。但在问诊内容和方式上一定要符合孩子的知识结构和心理特点,体格检查的方式要与孩子的心理需要相一致。切不可疾言厉色,粗暴命令,语气武断,切不可伤害孩子的自尊心。对处于恢复期的患者,为了消除其影响学习的担心,消除其因耽误功课而产生的焦虑,应采取适宜的方式帮助孩子补课,鼓励他们适当参加社会活动和轻微劳动。

（二）善于解读儿童的形体语言

因患儿患病或不能诉说病情，或说不清所患病情，中国传统医学曾将儿科称之为“哑科”。儿童，特别是年纪很小的儿童一般是通过面部表情、声音和身体活动和成人进行沟通和交流的，从而达到与他人相互理解的目的。从事儿科诊疗的医务人员，要善于解读患儿的形体语言，理解其中的涵义，采用适当的应对方式，使患儿能得到他们所需要的信息。正因如此，能否解读患儿的形体语言，就成为医务人员与患儿能否实现良好沟通，取得患儿信任的关键环节。

当婴幼儿处于尚未能使用语言时，主要靠哭、笑等本能行为表达自己的身心变化以及需求。啼哭是新生儿表达自己内心需要的重要手段，不同的哭声表达着不同的内容。清脆、响亮、圆润的哭声是需要爱抚的表现；饥饿引起的不适时，哭声很大，而且满足不了要求，哭声不会停止。当婴幼儿出现身体不适时，会长时间的啼哭，以引起人们的注意而寻求帮助。当婴幼儿疾病严重时，会出现尖叫的哭声，也可表现为哭声低弱，采取一般措施是无法使之停止的。儿童患病后，往往难于用语言做出准确的表达，多通过行为变化而表现出来，如由生动活泼转变为无精打采，由自我嬉戏或与同伴游戏转为对父母的依赖性加强。他们患病后在就医过程中会非常留意医务人员的言行举止，特别关注医务人员的非语言行为。医务人员同样应从患儿的表情、动作和声音中领会其中的含义，解读出与病情有关的信息，以便察觉病情所在和疾病的变化。解读儿童的各种形体语言并作出相应的回应，是儿科医患交往的一个十分重要的技能。

（三）克服患儿的恐惧心理

疾病疼痛和各种治疗如打针、吃药、插胃管等都会给患儿造成恶性刺激，他们一般又不能充分理解这些检查和治疗的意义，因而对这些活动会本能地产生恐惧，形成对疾病的恐惧感。儿科急性发作的疾病会引起患儿强烈的情绪变化，4 岁以下的儿童因住院会产生对父母极大的不满，对住院环境极难适应，从而产生强烈的恐惧情绪。患儿由于所患疾病性质不同，恐惧程度会有所差别，但产生恐惧情绪却是患儿所共同具有的。扁桃体切除会引起儿童的焦虑，会伴有严重的恐惧情绪。烧伤、外伤引起的疼痛、惊吓及身体部分遭遇残缺，会造成患儿的心理困扰，从而会产生较长时期的恐惧。疼痛是引起儿童恐惧的重要原因。急性处理的过程、住院与父母分离、活动受限等都会引起儿童恐惧情绪。

儿童慢性疾病长期迁延不愈和持续性的治疗，会引起患儿的恐惧。哮喘患儿因担心疾病发作处于经常恐惧之中。遗尿儿童自觉遗尿不光彩，惧怕别人知道后笑话，不愿意和别人接触，处于羞怯和恐惧之中。慢性病患儿在治疗过程中承受着和同龄人分离、疏远的负担，害怕学业中断，害怕失去与同伴的交往，害怕别人讨厌自己，害怕父母对自己的期望落空，害怕影响自己的发育和未来的发展等，使他们沉溺于苦恼和恐惧之中。

有些危及生命的疾病，如白血病、恶性肿瘤、先天性心脏病等，往往需要进行放疗、化疗或大手术，这些治疗方法都可能带来巨大的不良反应或风险率极高，可能导致脱发、残疾等，使得患儿产生极大的恐惧，患儿在面临生死抉择。6 岁以下儿童对死亡理解不深，尚未形成有关死亡的充分概念，10 岁的孩子开始表现出对死亡的巨大恐惧。过去曾主张向孩子隐瞒真实病情，以保护儿童免受疾病预后的沉重打击。但近年来多主张采取“开放”的态度，认为儿童能够自己发现疾病的严重性，不告知他们真实情况，反而会影响儿童对医生和父母的信任态度，儿童把对严重后果的恐惧压在心里，对身心健康也未必有利。根据儿童对自身状况的理解程度，告知其疾病性质及严重程度，有利于对儿童和父母双方的心理与社会调整。

对儿童施行手术更会引起其严重的心理恐惧。手术如果造成身体外形明显的残缺，会给儿童造成严重的心理负担。儿童对自己的外形十分重视，认为外形的完整与健康是融入集体的重要条件。一旦外形出现明显的缺陷，便会成为人们嘲笑的对象，自己在同伴面前也会自惭形秽，无颜见人。儿童会变得孤独和怕见人，有时负面情绪极为强烈。父母和医生在与儿童沟通中应尽量予以解释，使他们能从苦恼中解脱出来。根据情绪认知理论，情绪是在认知加工过程中产生的，特别是在当前的认知评价与原来的内部模式不一致时产生的。生理唤醒与认知评价之间的密切联系和相互作用决定着情绪。因此，同一情景刺激，由于评价的不同，产生的情绪反应也不同。医生在与患者沟通时，应尽量引导患儿改变自己的评价方式，从恐惧中解脱出来。

年长儿童认识能力增强，抽象思维能力得到比较快的发展，评价认知能力也显著增强。他们开始关注疾病的后果和疾病对自身成长的影响，当一些慢性病或手术对其成长和生命构成威胁时。会形成严重的心理冲击，形成巨大的恐惧，医务人员应向他们说明疾病的性质、程度和所采取的治疗方案对疾病治愈所产生的作用，治疗方案可能带来的不良反应，应该如何对待这种不良反应，如何把不良反应减少到最低程度，对预后带来的某些负面后果应当如何对待，怎样才能提高生活质量，才能勇敢而坚强地生活下去。总之，医务人员在为患儿治疗前、治疗中及治疗完成阶段，都应该不厌其烦的向患儿解释，需要做哪些检查和治疗，为什么要做，做的时候会带来那些不适和疼痛，有针对性地消除他们的疑虑和恐惧。医务人员要让患儿正视疾病，热情而诚恳地鼓励他们树立战胜疾病的信心，消除对疾病的恐惧感。

与患儿交谈时，应使患儿的视线与医务人员平齐。医务人员应当面带亲切而和蔼的微笑，声音柔和，语调亲切，称呼患儿的名字或昵称，注意语言与患儿年龄的适应性、亲和性、兴趣性和吸引性，激发患儿互动和交谈的意向，成为患儿的知心朋友。医生根据患儿的年龄，如对婴幼儿的搂抱，抚摸患儿的头部，轻拍他们的上肢和背部，用形体语言和他们交流，使患儿获得亲切、友好的满足，增强他们对医务人员的信任感和自身的安全感。对住院的儿童要主动与他们接触和交谈，向他们解释生病和住院的道理，帮助他们熟悉医院的环境，引导他们遵守医院的生活作息制度，很好地调整自己的生活秩序。为他们介绍小伙伴，鼓励他们积极参加集体活动，融入这个集体，消除由陌生造成的紧张和恐惧心理，主动配合疾病的检查和治疗。

三、医务人员与患儿监护人的沟通

医务人员与患儿的关系主要是技术关系和道德关系，他们之间的沟通也多限于这个领域。至于法律层面和经济层面的问题，则必须在与监护人的沟通中才能解决。即使技术层面和道德层面的问题，也受着患儿监护人的高度制约。病生在孩子身上，家长却比儿童表现得更为着急和紧张,他们要求有关患儿疾病诊治的一切细节,审视着诊疗的每个步骤,精心维护着患儿的全部健康利益。他们又是患儿在法律上的监护人,经济上的支付者,技术使用上的知情同意者,道德上的保卫者。与患儿的沟通在很大程度是与患儿家长的沟通,家长在儿科医患关系中起着举足轻重的作用。

1. 根据患儿特点,采用与家长不同的沟通方式　由于患儿年龄不同、所处发育阶段不同、所患疾病性质和疾病轻重程度不同,与家长沟通的方式也不相同。新生儿和婴幼儿除了疾病的症状表现外,其他情况均须由家长提供病史材料,医生了解病史主要是靠与家长沟通才能获得。患儿应诊也是由父母陪伴始终,医生的检查治疗方案的实施,也必须有家长参与方能施行。病情在治疗中的变化以及向医生反映变化的情况也由家长承担。这时与家长的沟通显得特别重要,无论是诊治情况、诊治方案还是观察要点、注意事项,都必须向家长交代清楚,防止任何疏漏的出现。

对待学龄前儿童,取得家长协助和密切配合是取得患儿配合的关键。在疾病影响下,学龄前儿童的退化行为变得非常突出,需要父母的经常探视或陪伴。学龄前儿童对自己的疾病感受仍不能清楚地表达,须要家长予以协助,他们对待打针、服药经常会抗拒,也须要家长的配合帮助。他们因疾病而产生的退化行为,需要家长和医务人员双方的共同努力。总之,学龄前儿童与医务人员的沟通必须通过家长与医务人员的沟通,才能比较完满地实现。

学龄儿童,尤其是一些年长儿,思考问题渐趋复杂化,他们的心理需要增多,他们对待安全感和早日康复的需要强烈,并把它摆在首要地位。他们需要医务人员尊重他们,把他们作为平等一员进行沟通,要求对他们提出的问题给予合理解释和及时回答,以消除他们的疑虑和恐惧。他们迫切需要了解与疾病有关的一切信息,以便做出判断。他们期待受到医务人员的重视,如果医务人员把他看做不懂事的小孩子,在医务人员心目中没有地位,无足轻重,常会产生伤感,觉得自己受了委屈,会降低对医务人员的信任和减少与疾病抗争的勇气。相反,如果受到医务人员的重视,听到来自医务人员的赞扬和激励,就会信心倍增,心情愉悦,增长了和疾病做斗争的勇气。所以,年长儿童有着与医务人员沟通的殷切愿望,也希望及时地深化这种沟通。但也应该看到,他们毕竟还是孩子,思想发展还很不成熟,也缺乏独立决策的生活基础和思想基础,仍需要家长与医务人员的沟通以引导他们积极配合治疗,医务人员与他们的沟通主要起着激励作用,在医疗方案的制定和实施上,家长仍然起着关键作用。

总之,在儿科的医患沟通中家长扮演着重要角色,他们始终是以患儿的监护人和代表者参与医患沟通的。在疾病治疗过程中,医务人员要与他们开展协商;对疾病较轻或处于恢复期的患儿,可指导家长和患儿,让家长主动参与,增加患儿的活动量,并适当安排一些户外活动,以利于患儿的早日康复,以利于患儿早日摆脱疾病在其心灵上投下的暗影。

2. 提高医疗服务质量,恰当地运用医疗技术　家长带患儿求医的目的是将疾病诊断清楚,治疗技术和方法运用恰当,使疾病尽早康复。儿科病发病快,病因复杂,如不能正确诊断,往往不能找到有效的治疗方法,单纯采取对症治疗,不仅会使病程迁延,而且很难从根本上治愈。临床上可见到不少病例,患者及其家属到多个医院求医,由于诊断不明确,治疗带有盲目性,形成误诊误治,对患儿和家长都是沉重的打击。而有些病一旦明确诊断,早已有特效的治疗方法,可谓药到病除,患儿和家长的心情也如“雨过天晴”,立时变得开朗起来。技术不过硬或缺乏钻研精神或迷惑于某些表面现象,造成误诊,又不能从中摆脱出来,会给患方造成严重的精神痛苦和严重的经济损失。患方希望医务人员态度好,更希望医务人员技术水平高,能够尽快治好患儿的疾病,使其早日康复。所以说,医疗技术和医疗服务质量是建立良好医患关系的基础,是取得患方信任的关键,是满足患方心理需求的根本条件。可见,提高服务质量和技术水平对于建立与患儿及其家长的良好沟通关系,是何等重要。

3. 实事求是,认真解释 对患儿家长实事求是地说明医疗过程中所发生的一切,并对家长弄不清的问题详加解释,是与家长沟通时必须坚持的原则。在贯彻这一原则时一要热情,二要耐心,三要细致,以同情的态度、安慰的口吻和关心的语气把信息传递给家长。不能敷衍了事,随意搪塞,用“没有什么大问题”之类的回答应付过去。患儿家长抱着焦急的心情想把患儿的病问清楚,却得到一种含糊其辞的答案,是不会满意的。医生应当针对家长提出的问题,将自己的诊断和诊断依据,将这种病的治疗方法及结合患儿的具体情况制定的具体治疗方案,进行这种治疗决策的依据,这种选择的利弊,疾病发展的趋势,大体上需要治疗多长时间,治疗时所需要的经济支出,以及是否存在风险,风险的性质和针对风险所采取的措施等,一一向家长交代明白,使他们既看到医生的思考脉络,又感受到医生良好的服务态度和细致周到的科学作风,从而赢得家长的信任,比较顺利地完成医疗进程。

如果患儿病情严重,家长思想负担很重。医生应本着实事求是的原则,准确、如实地向家长交代病情。指出疾病可能带来的严重后果,让家长一定要面对现实,不能抱任何怀疑或侥幸的心理,并说明治疗进程和可能的预后。当疾病得到确诊后,应同时会见患儿的双亲,向他们说明白。医务人员与家长之间的谈话应避开患儿,不让他们听到,也不要在患儿面前流露任何暗示疾病严重的情绪。如果担心患儿家长心理上承受不了,或担心家长会一时想不开,只是轻描淡写地讲几句,或让家长不要着急、不要过分担惊受怕等,会使家长产生误解,认为病情并不那么严重,后果并不那么可怕。这样做不但达不到沟通的目的,还会给日后的医疗纠纷埋下祸根,是不可取的。

对患儿在治疗过程中产生的一些心理、行为问题,对这些问题的性质、表现、可能带来的危害等,都应一一和家长沟通,让家长充分掌握这些情况,并与家长一起研究解决这些问题的办法,在家长配合下,对患儿采取耐心解释、启发诱导、鼓励表扬和指出危害等方法,予以解决。

4. 适当化解矛盾 患儿生病后会使家长紧张担心,产生多种负面情绪,呈现易激惹状态。如果不注意这种情况,往往会因一些问题激化矛盾,形成医患之间不必要的争执。对此,医务人员应当注意当矛盾处于萌芽状态,即能及时发现、及时予以解决。一旦矛盾激化,一定要坚持理性原则,采取适当方式,予以化解。遇到矛盾激化的现象一要分析原因,是由于医方的原因,还是由于患方的原因。即使是由于患方原因引起的,即使患方态度不好,语言和行为不够恰当,也不能指责患方,而是本着谅解的精神,采取和蔼的态度,通过深入沟通,消除患方的怨气,使矛盾得到缓解或消失。如果纯系出于误解,甚至是因一点小事引发的误解,可选择适当时候、适当方式,向患方讲清情况,消除误解。对于确系由于医方的过失引发的矛盾，当患儿病情比较严重时，要首先采取措施救治患儿，稳定病情。这样，一来可以减少家长紧张和担心的情绪，二来也可使家长对医院的技术水平和治疗质量放心。眼看着患儿在好转，他们的情绪就会比较快的得到缓和。待家长情绪得到稳定后，医方可以和患儿家长坦诚相见，承认自己工作中存在的不足之外。这样做，家长看到患儿的危险症状已退，揪着的心已经放下，又看到医生积极热情服务的状况，更被医生坦诚承认工作中不足的道歉所感动，矛盾就会完全化解。在此基础上，医生和家长继续探讨进一步的治疗措施，并预见性地分析疾病症状消退的时间和状况，家长对此会心存感激，再看到患儿按预计情况发展的现实，反而会赞扬医生的救助行为。

（张超英　苏联珍）

复习思考题

1. 内科病人的心理行为特点及其沟通要点是什么？
2. 外科病人的心理行为特点及其沟通要点是什么？
3. 手术病人的心理行为特点及其沟通要点是什么？
4. 妇科病人的心理行为特点及其沟通要点是什么？
5. 产科病人的心理行为特点及其沟通要点是什么？
6. 儿科病人的心理行为特点及其沟通要点是什么？
7. 与儿科患儿家属的沟通要求及其沟通要点是什么？

案例分析

[案例]　晚上我刚接班就新入了一个患上呼吸道感染的小男孩，问完病史查完体，复测体温 39.8℃，吩咐护士小李肌注柴胡注射液退热，然后准备做青霉素皮试。就在此时，只听患儿母亲尖叫："医生，快！快！"我和小李急忙奔进病房，只见小孩双目上翻，牙关紧闭，四肢抽搐，"高热惊厥发作，肌注地西泮 4 毫克，给氧，打开静脉通道……"我一边吩咐小李，一边迅速取出压舌板包上纱布塞在孩子舌下。还好，给药后孩子抽搐很快缓解，我长出了一口气，给一脸惊恐的母亲做了一番解释就离开了。

半个小时后，值班室的门被人踹开，一个男子闯了进来，他用手指着我："你就是医生？我儿子为什么在家好好的，到医院让你们打了一针就抽开了？你们哪里是治病，简直就是害命！"他情绪激动。我一再解释，但他毫不理会，拍着桌子骂我是白狼，并扬言要告到院长那儿。

患儿的父亲骂骂咧咧地走后，我忍了又忍的眼泪终于掉了下来，但模糊的泪眼却又似乎看到了那位母亲的脸：满脸是泪，写满恐惧和无助。我的心颤抖了一下，是啊，我也是母亲，我能体会出她此时的心情。

我返回病房，真诚地向孩子的父母道歉，父亲的脸色缓和了些，但仍不理我。看到被单被尿湿了，我帮小李给他们更换了一套干净被褥，然后又打了一盆温开水给孩子做温水擦浴降温，先拭去口边的秽物，然后擦拭脖子、腋窝、肘窝等处皮肤，一边操作一边给孩子的父母讲解高热惊厥的发病原理，以及护理要点和需要注意的事项等。孩子病愈出院那天，家长送来两个大西瓜。

案例讨论题

1. 从本案例你可以汲取哪些教训？
2. 本案例给你的启迪是什么？
3. 结合案例和本章的学习，谈谈如何做到换位思考？

第十二章　其他临床科室的医患沟通

传染科以及性传播疾病、精神科、肿瘤科等的医患沟通工作同样是重要的，这些科的患者精神压力或心理障碍较其他科室更加严重，急需进行医患沟通，以便更多地了解患者的心理信息，提高治疗水平，同时也使患者享受到人情的温暖，感受到人格的尊严，更好地战胜疾病。

第一节　传染科的医患沟通

一、传染科病的基本特征和患者心理特点

传染科涉及的疾病很多，但随着医药科学的发展，各类预防接种的深入推广应用，目前传染病发病的范围已明显缩小，但有些慢性传染病，如乙肝、肺结核以及有时意想不到的特殊性传染病如SARS(severe Acute Respiratory Syndrome，非典型性肺炎)等对人类的威胁仍是很大的。

传染科疾病的最大的特点就是具有传染性。大多数传染病，病人是重要的传染源，但在不同病期的病人，其传染性的强弱可以不同。在发病期亦即临床症状期，其传染性最强。传染途径可以是空气、水、食物和虫媒传播，有些疾病可通过血液、体液及血制品引起传播，如乙肝等。

传染病的疾病谱变化较大，同时也颇能反映医药科学的快速发展和人类同疾病斗争的艰巨历程。许多烈性传染病如天花、霍乱、鼠疫，已基本消灭，麻疹、猩红热、百日咳、白喉、流行性脑脊髓膜炎、伤寒、副伤寒等急性传染病大部分或完全得到控制。但还有些发病率很高的慢性疾病，如慢性乙型肝炎，近年经过医药科学家的努力，虽然已研制出不少抑制肝炎病毒的药物，如拉米夫定(LAM)、阿德福韦(ADV)、恩替卡韦(ETV)、替比夫定(LDT)等核苷类药物，但只能抑制病毒，需长期服用，且尚不能彻底杀灭乙肝病毒(HBV)，每年因乙肝引起的肝硬化、肝癌死亡率仍很高。其次，疯牛病、狂犬病近年发病率也不断增加，仍缺乏特效药。

传染病的又一特征是，任何年龄段都可能患传染病。过去婴儿、幼儿、儿童最多见的是麻疹、流行性脑脊髓膜炎(流脑)、脊髓灰质炎(小儿麻痹症)、流行性腮腺炎、水痘等，近年除偶有水痘、麻疹发病外，其他已基本很少发病。青壮年多见的传染病有流行性出血热、支原体肺炎、流感等，这些病也不排除其他年龄组，但以青壮年为多发。其他一些慢性传染病如肺结核、慢性乙型肝炎等也是这样。肺结核这几年发病率又高起来，但乙肝发病率更高，在我国带菌或成为慢性乙肝患者已有1亿多人，成为目前主要威胁人们健康的疾病。近年由于养犬人增多，狂犬病发病率也增加，且死亡率极高。

传染病患者经常考虑自己的疾病会不会传染给家人、朋友和社会其他人群，更忧郁自

己会不会被家庭社会疏远和嫌弃,因而出现了一系列心理、生理、行为的应激反应,其心理特点有以下几点。

(一) 焦虑、抑郁与紧张

传染病人、尤其是慢性传染病人,因病程较长,病情多反复发作,病人往往焦虑、抑郁,情绪紧张,感到沮丧。如慢性乙肝患者常常看到许多关于乙肝的宣传资料,指出该病多发展成肝硬化或肝癌,做肝移植存活时间也极短,使患者焦虑紧张,为自己的健康前景而担忧,长期处于抑郁情绪中。

(二) 孤独与自卑

有些慢性传染病在严重时常需要住院治疗,如慢性乙型肝炎、肺结核等,尤其是肺结核属于呼吸道传染病,传染性强,在活动期常需要完全隔离治疗,这使患者在心理和行为上觉得与周围的人划了一条鸿沟,自我价值受到伤害,感到孤独与自卑。有些患者病情已完全得到控制,离开了医院,但仍怕别人知道自己患有传染病,深感自卑,怕受人歧视,怕失去朋友、恋人,怕丢掉理想的工作,怕传染给家人,害怕朋友讨厌自己的病,不敢串门访友,自我封闭在家中,因而感到生活单调和孤独,若不很好地进行心理调适就易患抑郁症。

(三) 急于治愈、盲目治疗

得了慢性传染病,患者常希望获得"神奇"的药物,使疾病很快得到治愈。但事与愿违,许多慢性传染病,用药时间非常长,而且有些药物也只是控制病情而已。如慢性乙型肝炎用核苷类药物治疗,常需三到五年,其乙肝 e 抗原(HBeAg)和 HBV-DNA 也需要在用药较长时间才能转,且常会发生病毒学反弹,HBeAg HBV-DNA 重新升高,随时需要调整药物。这使许多患者失去耐心,便欲找治疗捷径,常常四处打听,欲觅偏方、秘方,加之报纸、杂志、广播经常有一些类似广告,病人往往信以为真,结果花了许多冤枉钱,病却未愈,甚至加重。

二、传染病的医患沟通

治疗疾病,需要医患双方互相配合,尤其医患之间要相互信赖。面对传染病患者,医务人员一方面要加强自身职业要求的防护,及时科学地调整自己心理状态;另一方面要与传染病患者保持正常的关系和沟通,使患者处于有利于治疗和康复的人际环境中。沟通要点可以归纳为以下几个方面:

(一) 缩短医患之间的心理距离

传染病人在社会上往往易受到别人的歧视,传染病患者常常感到孤独、自卑,如果再得不到医生的理解和关心,将会更加悲观。因此,在诊疗过程中,医生要充分尊重理解病人,平等对待病人,要有意识地通过语言和非语言拉近医生与病人、病人家属之间的距离,让病人感到亲切、温暖,能够敞开心扉,及时反映自己的病情和想法。国外有一位医生自己患了传染病,住了院,他出院后写了一篇文章,大意是在他病中最不好过的时候,主治医生来到床前抚摸他的手,安慰他。这使得他非常感动,病情很快恢复。这位医生从此意识到,仅仅触摸病人的手就能迅速拉近医患的距离,使患者自觉配合医生的治疗,避免大量医患纠纷。他出院重返工作岗位后,对每位患者都像自己的亲人和朋友一样关心。医护人员的换位思考,有利于医患沟通和化解他们之间的矛盾。

要取得病人的家人和朋友的配合。对于那些悲观、忧郁、紧张、焦虑的病人,应积极与其亲属和单位联系。亲人的安危、爱抚,单位领导、同事的关怀、理解,对病人治疗起着非常积极的作用。

(二) 尊重病人的知情权

医患矛盾的加深,往往是医护人员与病人沟通不够,病人及其家属对疾病的风险认识不足而产生,因此诊断治疗过程病人知情同意十分重要。

知情同意要求临床医生在实施有一定风险的临床干预措施之前,向患者提供所有关于该医疗的好处和风险的实质性信息以及对患者进行医疗干预的建议,从而获得患者授权对实施这种医疗干预的同意。知情同意可通过向患者提供能够使患者做出合理决策的信息而保护患者的利益。如果医疗干预过程是按照公认的医学标准被适当地实施,知情同意就可以保护医生免于责任和过失。

对慢性传染病,尤其是病情有不良发展趋势者,应本着知情同意的原则,及时告知病人或家属,以及他们可以选择的医疗措施,让病人及其家属做到心中有数。

(三) 治疗方案的制定

传染病,尤其是慢性传染病,一般疗程长,医疗费用大,因而医生应根据病情,拟定出几种医疗方案来,然后和患者或家属协商,向他们讲出各种方案的利弊,请患者或家属充分发表意见,然后确定用药方案。这样病人或家属乐意接受,也就会很好坚持治疗用药。如慢性乙型肝炎就需要长期治疗。

国际上研究均证实,患者的病毒载量与乙肝患者死亡率显著相关,与肝细胞癌的死亡率也显著相关。美国、欧洲及亚太地区有关乙肝防治指南或共识均明确指出,慢性乙肝的治疗目标是持续抑制 HBV 复制,延缓疾病进展为肝癌或失代偿期慢性乙肝,因此抗乙型肝炎病毒(HBV)治疗是慢性乙肝治疗的关键。对于 HBeAg 阳性慢性乙肝患者,疾病得到长期控制的标志是 HBV-DNA 持续转阴(PCR 检测)并伴随血清丙氨酸氨基转移酶(ALT)复常和 e 抗原(HBeAg)血清转换。而绝大多数 HBeAg 阴性患者则无法通过短期抗病毒治疗来实现持续的病毒抑制。因此,约 88% 的慢性乙肝患者(包括 HBeAg 阳性或阴性)必须通过长期抗病毒治疗来达到治疗目标。医生必须使患者了解乙肝治疗不可能一蹴而就,慢性疾病需要长期治疗。

对慢性乙型肝炎的治疗国内外专家越来越明确认为应以抗病毒治疗为主,治疗乙肝的抗病毒药物近年上市已经不少,如干扰素(派罗欣、肝复津、佩乐能等)、核苷类(拉米夫定、阿德福韦、恩替卡韦、替比夫定等),选用这些药物一是要根据病情,二是要根据患者的经济情况。因而抗病毒药物的应用方案,可能会提出几套,如单用某药(拉米夫定或阿德福韦)或合并用药(阿德福韦联合拉米夫定,或核苷类与干扰素合并用药);价钱也差异较大。面对这些治疗方案,病人可能无法适从,即使可以从非专业报刊、病友或网络上得到一些消息,也多是片面的,有些甚至是错误的,因此医生这时应从专业的角度,纠正病人的认识误区,根据病人的病情、经济的承受能力等,帮助病人制定合理的、科学的治疗方案。

(四) 促进病人积极配合治疗

传染病,特别是慢性传染病,如慢性传染性肝炎、肺结核等,由于疾病自身的特点,需要长期观察、治疗,因此,病人能否遵行医嘱对疗效和预后影响很大,一定要争取病人的积极配合,以达到治疗目的。

要争取病人的配合,首先要赢得病人的信任,针对不同的人群应采取不同的方式。文化层次较高的病人,生病以后往往会去翻阅书籍,或上网查阅资料,或通过网络和病友交流,他们对每天病情的演变和医嘱的调整非常敏感,沟通中应对医嘱的变动和病人的提问做出合理解释并适当运用专业术语,必要时告知病人目前此类疾病的国际、国内进展状况,以示医生的专业功底及疾病的把握能力,只有这样,才能赢得病人的信任,取得实效;而对文化层次较低、缺乏医学知识的病人,在沟通中则尽量少用术语,用通俗易懂、简单明了的语言和病人交流,让病人了解自身的病情及治疗措施,以配合治疗。

第二节 性病的医患沟通

性病是一类主要通过性行为传染的疾病。此类疾病具有发病率高、传播速度快、社会危害大等特点,尤其艾滋病,在全世界范围内的蔓延和流行,给人类社会带来了灾难性的后果。由于性病患者具有独特的临床特征和复杂的发病原因,所以性病患者也具有独特的心理行为特征。

一、概　　述

性病被认为是由不洁性交传播的一类特殊疾病。所谓性病,传统的概念或曰狭义的概念主要是指通过婚外性交、嫖娼、卖淫或某些性行为而感染的外生殖器或阴部甚至全身发生的炎症性疾患。广义的性传播疾病概念则指出:有许多性病,其传播途径,除性行为外,还有非性行为传播方式。概括起来,性病有以下 3 种传播途径方面。

1. 通过血液途径感染 感染者多是静脉滥用药物者(如静脉吸毒者共用不洁注射器、针头)、接受输血者(如输入受污染的血液制品)。另外口腔科器械、接生器械、外科手术器械、针灸针消毒不严密,或不消毒,理发、美容(如纹眉、穿耳)的刀具、针具、浴室的修脚刀不消毒,和其他人共用剃须刀,或共用牙刷,救护流血的伤员时,救护者本身的破损皮肤接触伤员的血液等,都可感染。

2. 通过性交途径感染 无论男性还是女性,只要有一方已感染,都可以通过性交途径,把病毒传给未感染的一方。这是因为,已感染者的精液或阴道分泌液中,含有大量病毒。由于直肠容易受损伤,因此同性恋的肛交、口交也有着更大的传染危险。

3. 通过母婴途径感染 母亲感染后,可以在怀孕、分娩过程中把病毒传给后代。婴幼儿免疫系统还没有发育成熟,抗病能力弱,存在于母亲体液中的病毒很容易传染给婴儿。

目前,性传播疾病在全世界已成为严重的社会问题,尤其艾滋病,更引起世界各国政府、医学专家及大众的强烈关注。据 WHO 的一份工作报告推算,在全球范围内,每秒钟大约有近千人染上某一种性病,比较各种传染病的发病率,性病仅次于流感而居第二位。

在旧中国,性病泛滥。新中国建立后,党和政府采取了一系列措施,取缔妓院,为妓女治病,安排妓女就业,开展大规模的普查普治,使性病很快得到控制。1964 年,我国政府宣布基本消灭性病。20 世纪 70 年代后期,随着我国经济改革开放和旅游业发展,性病又在我国死灰复燃。从 1977 年至 1996 年,20 年中,我国性病发病人数呈逐年上升态势,国家卫生部规定报告的淋病、尖锐湿疣,非淋菌性尿道炎、梅毒、生殖器疱疹、软下疳、性病性淋巴肉芽肿、艾滋病等 8 种性病的发病率都在上升。据统计,全国性病发病率已由 1981 年的 0.02/10 万人上升到 1996 年的 33.94/10 万人,其中淋病、尖锐湿疣、非淋菌性尿道炎、梅毒 4 种性病的发病率,占全部性病病例总数的 95% 以上。尤其是梅毒,在有些地区呈现高速增长,成为解放后下降最快、如今又上升最快的性病。据 2005 年有关调查报告:全国有淋病 18.03 万例,梅毒 12.64 万例,分别列全国甲乙类法定传染病报告第四和第五位。性病的传播就全球而言,都是一个严重的问题。

二、当前性病的社会特点

当前我国性病与以往相比,有以下一些不同的社会特点。

1. 患者年轻化　解放初期性病患者多为老病人,以中老年为主,近年调查则发现,现在性病患者以中青年为主,20~30 岁的青年占总数的 70%。且未婚者患性病的多,占 45%,已婚的占 42%;离婚的占 3%。而发病病例男性占 70%,是女性的 3 倍。

2. 性病早期化　以往得病多见于晚期梅毒。现在新得病者多,多见于早期淋病、梅毒。

3. 病人广泛化　以往染上性病的多半是有钱有势的嫖客,以及无钱娶妻的穷苦劳动者。现在的性病患者,各行各业的人都有。

4. 染病同性化　解放前性病患者,均由同异性发生性关系而染病,但目前受西方国家的影响,特别是男性同性恋现象日益增多,部分患者是因与同性发生性行为而染病。

三、性病患者的心理行为特点

在我国,性病患者常有以下心理特点:

(一) 压抑和畏惧心理

此类性病患者,拒绝承认有不洁性交史,认为不可能患有性病,希望医生最终否认其所患性病。当医生拿出确凿的诊断依据时,患者会立即陷入抑郁和焦虑状态之中。当他一旦接受这个事实,一般能配合医生治疗,希望能立刻治愈。

绝大多数性病患者存在着畏惧心理。尤其有固定职业者。他们一怕被单位领导和同事知道,受到歧视及疏远,甚至身败名裂受处分;二怕医院上报,公安部门会顺藤摸瓜进行治安处罚;三怕爱人知道造成家庭破裂;四怕亲友知道丢面子;五是对自己的病情愈后表现出特别的担忧和恐惧。这种心态的产生来源于对性病错误的认识。就目前的医疗水平而言,除艾滋病外,大多数性病,经过规范治疗,完全可以治愈,并且不留后遗症。

(二) 羞耻和内疚

受我国传统文化的影响,大多数中国人,视淫乱为万恶之首,而性病多与淫乱有关,故视性病为“脏病”、“见不得人的病”,从而使患者产生羞耻感。持有这种心态者,希望在不为人知的情况下,尽快把性病治愈,有的患者自查有关书籍,自己诊治。有的病人羞于启齿,竭力回避医生询问,不愿正视现实,不肯详述病史,或编造病史,同时又多少流露出心虚。极少数患者,对自己的行为直言不讳,毫不掩饰,但仍可能会隐瞒部分病史。

由于性病多由不洁性交所致,患者对陷于疾病状态是有责任的,一些人因此而产生负罪感。使患者产生了内疚心理。如果性病患者存在这种内疚心理,对性病传播有约束作用,可使患者从此洁身自好,不再涉足不洁性行为,有利于性病的防治,这是积极的一面。消极的一面是,若这种心理发展到极端,可致患者走向绝路。

(三) 悲观绝望或自甘堕落

有些性病如非淋菌性尿道炎,病情较顽固,加之患者求医的多向性,治疗的盲目性,往往使治疗不及时,用药不适当,不能完成正规疗程等,导致病情迁延不愈。尖锐湿疣,限于目前的治疗手段,部分患者治愈后,可复发多次。由于性病长期难以根治,给患者造成了沉重的心理压力及经济负担,使一些患者产生了悲观绝望心理,不再配合治疗或放弃治疗,甚至更加放纵自己,可能把性病传染给更多的人,有的患者也会因此而轻生。

自甘堕落心理,多见于某些屡教不改的具有享乐心理的患者、嫖娼者及卖淫妇女患者。这些人受不良生活方式的影响,视传统性道德为桎梏,寡廉鲜耻,他们或追求性享乐或追求金钱,视性病如感冒,虽多次染上性病,仍嫖娼或卖淫不止。这些人对目前性病的流行蔓延,起到了推波助澜的作用。对这类患者,不仅是治疗其躯体疾病,而更重要的是要说服其放弃不良性行为方式。对这类患者,仅靠打针吃药,是无济于事的,更要依靠公安机关的收容教育。

(四) 被社会遗弃感和愤怒心理

有些性病患者,因曾涉足婚外性行为而自觉堕落,产生自卑心理,把自己视为“坏人”。加之社会上普遍存在的对性病患者的歧视,性病患者被认为是道德败坏,不仅领导、同事另眼相看,家人嫌弃,就连某些医生,也对其冷嘲热讽,使患者觉得被社会遗弃,孤独无助。有些人,因此而自暴自弃,甚至走向犯罪道路。

愤怒心理,具有此类心态的人,是被配偶传染的患者。多见于自尊心强,而又缺乏医学知识的女性患者。当得知自己患性病后,易表现出异常的愤怒和激动。

四、性病的医患沟通

和性病患者应建立良好的医患关系,这对防治性病的传播和治疗至关重要。医生在诊疗中对性病患者和其他患者应一视同仁,热情接待,耐心倾听,规范记录,慎言守密。在检查中要举止端庄,行为正派,不怕脏累,尽职检查,辅助检查,按需而定,合理用药。

重视和家属及其他社会成员的沟通工作。性病不同于一般意义上的疾病,大多数非性病患者，都会得到社会上的同情、帮助，但对性病患者人们往往持厌恶、冷漠、指责、怨恨等态度，尤其是爱人、孩子、亲人，他们更是指责多，关怀少。因此，医护人员，要努力做好家属和社会成员的沟通工作，让他们认识到性病，并非都是不法性交所致，尚有输血，衣物传染等途径，从侧面给予患者最大限度的理解和同情，即使是由于不洁性交所致，也应采取对待病人的人道主义立场，帮助患者积极治疗，不使患者感到被社会遗弃，防止有些病人自暴自弃，甚至走向犯罪道路。

开展性病咨询是医患沟通的一个重要方式。性病咨询也是性病防治工作的重要内容，亦是性病心理治疗的一种方法，为此，医务人员在性病咨询工作中应注意沟通的方式。

1. 平等相待 咨询医生要以平等态度接待患者等，尊重和同情他们，以满腔热情而又有分寸的诚挚态度去取得咨询对象的信任，使对方接受医务人员的指导。

2. 教育引导 病人是受害者，也是疾病的传播者。要通过教育使他们从性病传播，转变为防治性病的宣传者，要教育怀疑患有性病者，不应自行治疗或找江湖游医等看病，而应到正规医院诊治，通过沟通要使病人明白，性病在没有治愈前，一般是有传染性的，与病人有性接触的配偶，也应及时到医院进行检查，以便达到二级预防，即早发现、早诊断、早治疗的要求。医生要通过诚挚、坦率的态度，打消病人的顾虑，使患者如实反映性接触病史，从而有利于疾病的诊断和进行追踪治疗，要教育病人自尊、自爱，强调不搞性乱是预防性病的最好办法。

因性病困扰而来咨询者，往往情绪焦虑、抑郁，其咨询的目的是寻求理想的治疗方法，幻想一蹴而就，急于早日康复。医务人员要告诉病人，治疗性病是一个渐进的过程，在接受治疗时要主动和医生配合，进行治疗，遵守医嘱，直到治愈。

3. 保守医密 性问题是属于个人最隐秘的问题，任何有意无意泄露性病咨询和治疗中具体内容的行为，都是职业道德所不允许的。有些国家规定，医生在性咨询门诊时采取不登记、不留姓名的做法，它既可以减少病人的顾虑，又可以限制医生利用不平等的关系而有所图谋，更重要的是便于对性病患者病情、隐私保密。

五、艾滋病特征及医患沟通

艾滋病是近年来传播最广、影响最大、死亡率最高的性传播疾病。

我国自 1985 年发现第一例艾滋病患者以来，经历了传入期、播散期，目前已处于快速发展期。1994 年以来，报告 HIV 感染者人数和 AIDS 病例数逐年大幅度增加，1994 年比 1993 年增加了一倍，1995 年是 1993 年的 3 倍，1996 年比 1995 年增加了 66%，1997 年比 1996 年增加了 76%。截止到 2002 年年底，我国 31 个省、自治区及直辖市已全部发现了艾滋病病毒感染者，累计感染者已达 100 万，流行趋势较为严峻。自 1981 年全球第一例艾滋病被发现以来，世界各国相继报道了本国艾滋病感染情况，在短短的 20 年间，感染者艾滋病病毒的人呈几何级数上升。在 1996 年全人类的十大死因中，艾滋病已名列第九位。这年全球累计有艾滋病毒感染者和病人 3600 万人，其中 1170 万已死于艾滋病，平均每天新增加感染者 16 000 人。2002 年年底，WHO 公布全球累计 HIV 感染者已达 7000 万，死亡 2700 万人。艾滋病成为威胁人类健康及社会经济发展的一个主要卫生和社会问题。

(一) 艾滋病的临床特征和传播途径

艾滋病(AIDS),是由艾滋病病毒,即人类免疫缺陷病毒(HIV)侵入人体后,破坏免疫功能而使人发生各种感染和肿瘤的一种疾病。人感染艾滋病病毒后,可有以下表现。

窗口期:受艾滋病病毒感染后,一般 45 天左右,血液中可出现艾滋病病毒抗体,从受 HIV 感染到血液中可测出抗体这段时间称为“窗口期”。处于窗口期的 HIV 感染者血液、精液、阴道分泌物等体液中,可含有 HIV,有传染性。

早期反应:一部分人在感染艾滋病病毒后 2~4 周,会出现类似感冒的症状,如发热、疲倦、全身不适、咳嗽、腹泻、浅表淋巴结肿大,有时亦出现皮疹等。此症状在持续 1~2 周后消失,大部分受感染者没有这种反应。

艾滋病潜伏期:从受 HIV 感染到发展成为艾滋病病人,这段时间称为潜伏期,一般为 3~5年或 10 年以上。潜伏期因人而异,可能与下列因素有关:HIV 毒株的种类、毒力强度、数量,感染途径,机体感染 HIV 后营养、健康状态等。

当 HIV 感染者的免疫功能受到 HIV 的严重破坏,不能维持最低的抗病能力时,便发展成为艾滋病病人。这时常发生各种机会性感染或肿瘤,化验检查有明显免疫功能低下的表现。机会性感染是指一些原来不能使正常人得病的病原体,在人体因为感染艾滋病病毒,免疫力下降后而使人得病。

(二) 艾滋病病人的心理特点

艾滋病是由艾滋病毒(HIV)引起的传染病。艾滋病病人中有相当一部患者为性乱者,尤其是男性同性恋者。临床表现主要为各种感染和恶性肿瘤的症状,死亡率极高。因此艾滋病病人的心理问题及特点,应该是传染病病人、性病病人、恶性肿瘤病人心理特点的综合。其主要特点为:

1. 自卑与恐惧感 由于艾滋病感染与性生活有关,且感染者中有相当比例的是性乱者和同性恋者。因此,人们总是将艾滋病与性乱结合起来,这使艾滋病感染者深感羞耻和自卑,总是试图否认感染艾滋病,或不敢在公开场所及其他非医疗地承认自己感染艾滋病。目前对艾滋病的治疗,只是设法增强免疫功能,控制感染和对症处理,并无治疗艾滋病的特效药,也没有研究出可以有效预防和控制艾滋病的疫苗。故一旦患艾滋病,便会在不长的时间内死亡,艾滋病感染者深知他们面对死亡,只是时间迟早问题,因而表现出极大的恐惧死亡心理,特别关心自己还能活多久等问题。具体表现有紧张不安、焦虑、忧心忡忡、失望、抑郁、谴责自己或他人等。

2. 孤独感 一旦感染艾滋病病毒,经检查确诊为艾滋病病毒携带者或患者后,就必须隔离治疗,或要用追踪观察等措施,以防止传播。艾滋病这一“标签”自贴上之日起,家属或其他社会成员便会对其指责、疏远。因此艾滋病病人饱受孤独感。

3. 为经济问题发愁 患了艾滋病需要治疗,要花费大量资金,如何筹措这为数不少的经费,又成为艾滋病病人十分关心和心焦的问题。

4. 其他心理特点 包括害怕传染给别人,害怕病情公开,疲乏、负罪感、悔恨等。

（三）艾滋病的医患沟通

1. 尊重病人人格　艾滋病病毒携带者或艾滋病病人一般都心理压力很大，多有羞愧、自卑、孤独感，因而和艾滋病病人接触时，首先要表现出对他们人格的尊重，大胆接触进行诚恳交谈，不要有任何歧视的态度。要关心病人的情绪和精神需要，多给予病人安慰和帮助；关心病人的病情变化；帮助病人减轻躯体痛苦和精神负担。在病人身上若没有破伤的情况下，可以和病人亲切握手，这些语言和非语言沟通行为，对病人的心理安慰和增强治疗疾病的信心是具有重要意义的。

2. 对患者进行防治知识教育　待患者焦虑减轻或能集中注意力时，对其进行艾滋病防治知识教育，让患者了解艾滋病的发病过程、临床表现、传播途径等有关基本知识，尽可能让更多的人了解这方面知识，目的在于使患者积极配合治疗，使其他人采取措施，积极预防艾滋病。另外，提供有关诊断、治疗和预后的信息，解释病房的环境和常规，提供改善健康的建议。

3. 积极治疗与护理　针对患者病情变化，积极采取措施进行治疗，缓解症状，以增强患者战胜疾病的信心；采取有效措施控制交叉感染。医护人员必须加强艾滋病防治知识和技术的学习。另外，根据护理诊断，积极采取相应护理措施。

（1）预防潜在感染的护理措施：对所有侵入病人体内的操作、伤口换药、输液管装置等，坚持无菌操作；监护病人的生命体征，特别注意体温、血细胞计数。向病人解释以上各项预防感染的措施，以免增加病人疑虑。

（2）改进病人了解现实的能力，保证病人安全的护理措施：每日评估病人的精神状态并记录；让病人能够看到日历、钟表和窗外景色，有利于时间定向；与病人说话，用简单易懂的语言按时进行每日的护理，则有助于理解其日常生活事件；在精神上支持并安慰病人。

（3）通过适当的饮食，稳定或增加病人体重的护理措施：每日监测体重和出入量，与营养部门联系，共同努力维持病人的营养；餐前轻微活动，刺激胃液；若摄入量不能维持病人的营养，则需鼻饲或全胃肠道外营养；指导病人及其家属获得关于高热量及高营养食物的知识。

4. 支持和鼓励　要和家属做好沟通工作，获得他们的支持；鼓励亲友来访，并提供病人与社会必要的联系，如通信、读报、听广播等。

5. 医患沟通的保密问题　医患沟通中有一个问题，即患者感染艾滋病的信息能否告知患者家属。按照2006年1月18日我国国务院第122次常务会议通过的《艾滋病防治条例》（以下简称《条例》）第42条的规定，艾滋病的患病信息只能告诉患者本人，患者为无行为能力人或者限制行为能力人的可以告知其监护人。显然，对于完全行为能力的病人而言，医疗机构不应当将患者患有艾滋病的信息告诉除患者之外的其他人。但是《条例》第38条第2项在规定艾滋病患者的义务时，又强调HIV感染者和艾滋病患者，应当将其患病的信息告诉其性伴侣。因此，医院在将患者患有艾滋病的信息告诉患者的同时，应当告知该疾病传播的途径、危害，并将法律规定患者必须将该信息告知其性伴侣的义务，告诉患者。若患者不同意告知家属，医生应耐心做患者思想工作，尽量促使患者选择适当时机，告知家属。

第三节 精神科的医患沟通

目前,精神病学的服务对象已有明显的变化,重点从传统的重型精神障碍(Psychosis),转向轻型精神障碍,如神经症、适应不良行为等。因此当代精神病学的概念已远远超过了传统的精神病学所覆盖的范围,不仅包括精神分裂症、偏执性精神病、反应性精神病、躁狂症以及器质性精神障碍的阿尔茨海默症、癫痫等,还包括许多神经症和心因性疾病,如恐惧症、焦虑症、强迫症、抑郁症、神经衰弱、神经性厌食、睡醒症、性欲减退、阳痿、早泄等,国外研究表明,大约25%~30%的急诊病人是有精神方面的障碍而就诊。在美国,每10个人中就有1个人在其一生某个阶段住进精神病院,约1/4~1/3的人群将因精神健康问题寻求专业人员的帮助。

一、精神疾病特征

(一)精神障碍的生物学因素

引起精神疾病的主要生物学因素有遗传、感染、躯体疾病、创伤、营养不良、毒物等。

关于遗传,有许多问题尚在研究中,目前绝大多数的精神障碍都不能用单基因遗传来解释,而是多个基因相互作用,使危险性增加,加上环境因素的参与,产生了疾病。从这一意义上说,基因的相互作用增加了疾病的危险性,但每一单个基因所起作用有限,这给找到确切的致病基因带来很大困难。不过,发现与疾病发生关系最为密切的环境因素似乎较容易,因此,改变导致疾病的环境因素,将会成为目前预防精神障碍的研究重点。

感染性因素能影响中枢神经系统,产生精神障碍。如梅毒螺旋体进入人脑内,可导致神经梅毒,引起痴呆、精神病性症状及麻痹。引起精神障碍的感染还包括诸多单纯疱疹性脑炎、麻疹性脑脊髓炎、慢性脑膜炎、亚急性硬化性全脑炎等。

(二)精神障碍的心理、社会因素

应激性生活事件、情绪状态、人格特征、性别、父母的养育方式、社会阶层、社会经济状况、种族、文化宗教背景、人际关系等均构成影响疾病的心理、社会因素。

心理、社会因素既可以作为原因因素在精神障碍的发病中起重要作用,如反应性精神障碍、创伤后应激障碍、适应障碍等,也可以作为相关因素影响精神障碍的发生、发展,如神经症、心理生理障碍,甚至是精神分裂症等,还可以在躯体疾病的发生、发展中起重要作用,如心身疾病等。

(三)常见的精神症状

常见的精神症状可以归纳为11个方面:①感知觉障碍:感觉障碍如感觉过敏、感觉减退、内感性不适;知觉障碍如错觉、幻觉(幻听、幻视、幻嗅、幻味、幻触、内脏性幻觉)。②思维障碍:如思维奔逸、思维贫乏、思维散漫、思维破裂,思维中断,思维插入,思维化声、思维扩散、象征性思维、逻辑倒错性思维、强迫观念等;其次为思维内容障碍:如被迫害妄想、关系妄想、夸大妄想、罪恶妄想、疑病妄想、钟情妄想、嫉妒妄想等。③注意障碍：如注意增强、注意涣散、注意减退、注意转移、注意狭窄等。④记忆障碍：如记忆增强、遗忘、错构、虚构。⑤智能障碍：如精神发育迟滞、痴呆。⑥定向障碍：如对时间、地点、人物及身体状态缺乏正确认识能力。⑦情感障碍：首先是情感性质的改变，如情感高涨、情感低落、焦虑、恐惧等表现。其次是情感波动的改变，如情感倒错、情感幼稚。⑧意志障碍：如意志增强、意志减弱、意志缺乏、犹豫不决。⑨动作与行为障碍：如精神运动型兴奋、精神运动性抑郁（木僵、蜡样屈曲、缄默症、违拗症）、刻板动作、模仿动作、作态。⑩意识障碍：如嗜睡、意识混浊、昏睡、昏迷、朦胧状态、谵妄状态、梦样状态、自知力缺失。神经症患者有自知力多能主动就医，诉说病情。但精神病患者一般均有不同程度的自知力缺失，他们不认为自己有病，更不承认有精神病，因而拒绝治疗。

（四）精神病患者就医的依从性和家属心理行为特点

精神病患者就医无论门诊或住院，依从性普遍差，尤其精神分裂症、偏执性精神病、反应性精神病等，其表现有以下方面。

1. 不愿住院接受治疗　由于对自身疾病无认识，不愿住院接受治疗，或受幻觉、妄想支配，以及不能适应住院环境、思念亲人及家庭等，常产生出走的念头。

2. 对治疗大多极度不合作　由于受幻觉、妄想支配，或否认有病，认为无需治疗，以及担心服药后影响身体健康，不能忍受药物的不良反应，病人表现为对治疗的极度不合作态度。

3. 易发生意外　由于受幻觉、妄想支配，以及精神运动性兴奋，或精神药物的不良反应，病人表现为易出现冲动、伤人、毁物、自伤、自杀等意外事件。

4. 睡眠障碍　由于精神症状的影响、环境的改变、生活无规律以及思念亲人等原因，病人往往有睡眠障碍。

5. 生活自理能力下降　由于精神症状的影响，行为紊乱，病人不知清洁，甚至不能料理个人卫生。

6. 饮食障碍　由于精神症状的影响，常出现拒食、乱食、暴饮暴食等。

7. 恢复期心理负担重　恢复期精神分裂症病人的心理变化和心理负担是多样的，这与病人的知识水平、年龄、性别、职业、社会地位、经济状况、性格、治疗程度以及病人对疾病的态度等有密切的关系。当处于恢复期时，面临的实际问题从四周而来，使病人感到疾病对生活的威胁，特别是社会上对精神病的偏见，认为患了精神病是不光彩的，甚至是可耻的。因此，病人往往怕社会对自己的歧视而难以见人，怕家人会嫌弃自己，更重要的是病人往往会考虑脑子是否坏了，今后能否恢复正常智力，能否恢复原来的学习和工作，继而是婚姻问题，能否正常结婚过正常生活，自己的病会不会遗传给下一代，还有病人非常担心疾病的复发。

8. 不易坚持服药　临床有不少病人不能坚持服药而致病情复发，原因主要有以下几点：觉得病好了，不需要继续服药；因服药病人感到疲乏无力，动作迟钝，无法坚持上班；认为长期服药会中毒，使人脑子变傻；因为经济困难或取药不方便；因长期服药会强化病人角色。

9. 有自杀观念和行为　由于精神病易于发作,病人表现为焦虑、悲观、绝望而产生自杀观念和行为。绝大多数学者认为引起自杀率最高的是抑郁症,国外有学者报道:100 名自杀者中,93% 患者有心理疾病,其中抑郁症占 64%,因而对抑郁症有自杀观念的患者,临床医生应格外加以注意。

精神病人的家属对患者的住院治疗也有许多复杂的心理表现。首先,他们也常常错误地认为患精神疾病是一种耻辱,不敢去医院,或者怕社会歧视,怕损害家庭声誉。保密的惨重代价是贻误治疗,弊大于利。其二,精神病人家属大多都认为自己的家人病情轻,担心治疗病人会受到伤害,以致病情加重。其三怕长期服药会中毒,使人脑子变呆,怕病人生活不能自理,卫生得不到保证;其四,怕高额的住院费用,经济上承受不起。

(五) 防治工作较为复杂

除药物治疗外,还有心理治疗、行为治疗。其次,医护、家属、社会环境还要积极配合,采用综合治疗措施,才能收到满意的效果。

二、与精神病患者的沟通

在精神科中,建立良好的医患关系尤为重要,由于缺乏可靠的客观诊断指标,精神科临床诊断的确定,在很大程度上依赖完整、真实的病史和全面、有效的精神检查,从中获取有价值的信息。部分精神障碍患者对自己的精神状况缺乏充分自知力,对精神科治疗采取排斥甚至拒绝态度。而建立彼此信任,良好的医患关系有助于患者积极配合治疗。其次,应与患者的家属建立密切、合作的关系,也会帮助形成广泛的治疗联盟,提高治疗的效果。另外,几乎所有的精神疾患都会造成人际交往的困难,良好的医患关系可以为患者提供一个很好的学习范本,让患者在同医生的交往中学会人际交往的一般准则,学会与他人沟通,培养信任感,因此,良好的医患关系也是一种治疗关系。

精神障碍,以精神功能损害和行为异常为主要表现,造成精神痛苦,适应社会功能下降,由于目前缺乏较理想的实验室检查手段,因而很难对引起精神障碍的大脑结构和功能异常做出定性或定量的评估,这样精神科医生就成为患者精神痛苦的间接感受和行为异常的直接观察者,积极地发挥着诊断和治疗的功效,这些都是通过建立良好的医患关系来实现的。

三、与精神病患者沟通的方法

与精神病人进行思想沟通比较艰巨,因为大部分患者都有心理异常表现,发病时还可出现复杂的精神障碍,影响医患沟通,但在精神病人中,医患沟通又是极其重要的,良好的医患关系可以大大促进治疗的效果,起到心理治疗的作用。

(一) 尊重病人的人格和病人的权利

医务人员要像对待其他病人一样对待精神病人,要主动、热情地关心、体贴、爱护他们。要注意自己的言谈举止,用高尚的情操、美好的心灵和文明的语言去唤醒他们的理智。其次还应该注意精神病人的行为,必须懂得其行为所代表的真实意义,精神病人在患病期间,其责任能力受损，患病期间的违法行为应根据情况，部分承担或不承担法律责任，医务人员不应以通常的道德标准衡量精神病人的行为；精神病人的感觉是相当敏感的，沟通中要充分考虑病人的感觉，不能有贵贱之分、贫富之分、地位之分、职业之分。

（二）根据不同的精神病人，选用不同的语言和沟通技巧

精神病人的心理和精神表现极其复杂多变，所以和精神病人接触先要了解他的病情和心理活动状况，根据不同的精神病和病情发展阶段，制定沟通的方案，下边谈几种常见精神病患者的沟通技巧。

1. 与精神分裂症病人的沟通 精神分裂症病人常常因为生活在自己的心理世界里，多以非语言或象征性的表达方式来表达自己的心里话，故医务人员对病人说话的音调、韵律、声音强度、肢体语言及沟通的内容要十分警觉。对不了解的地方应坦白向病人承认，或要求病人再次说明，以澄清其用意。其次，针对不同的精神症状，采用对症的沟通技巧。如对幻觉妄想病人，应保持沉默、仔细倾听，接受其真实感受，不加批评，不要过多地加以解释和干涉，更不要与病人争辩，并适时提出自己没有同样感受或没有听到这些声音或没有看到这等事实。医生应以认真的态度简明陈述事实，同时也告诉他，这些想法是症状之一；对有被害妄想的病人，不能轻易地发生身体接触，以免病人误以为带有敌意；对疑心重的病人，切勿在其面前或看到但却听不到的地方与别人或家属窃窃私语或动作神秘，以免引起不必要的误会；对沉默不语、退缩的病人，可运用非语言沟通技巧，传达对病人的关心。

2. 与躁狂症病人的沟通 躁狂症属于精神病中的心境障碍（mood disorder）范畴。心境障碍，是以显著而持久的情感或心境改变为主要特征的一组疾病。它包括双向障碍、躁狂症和抑郁症等几个类型。躁狂症大多数为急性或亚急性起病，好发季节为春末夏初。躁狂症的发病年龄多在30岁左右，发作病程平均为3个月左右，个别病例可达10年以上，多次发作，反复发作，可成慢性。躁狂症发作时，在情感高涨的背景上伴有思维奔逸及臆想活动的增多，同时伴有躯体不适症状。和躁狂症患者的沟通，首先要考虑病人是需要被尊重、被关心的群体，病人经常以要求的姿态提出需要或以讨价还价的方式表现，或是爱说些粗俗的、挑拨的言语，面临这样的病人，应以平静、温和、诚恳、稳重，以及坚定的态度来接纳他，使病人慢慢降低焦虑感，增加安全感。与病人的谈话，应注意到语调的高低，用简短、清晰、诚挚的词语、低沉的声音，直接回答或讨论。冗长的说理，或大声命令的口吻，病人没有耐心听下去，反而觉得医务人员不友善，非但无法达到目的，反可造成争辩或不安、以至引发攻击等行为。

其二，病人由于症状的干扰而引起一些越轨行为，如粗鄙动作、性骚扰、大声命令、操纵或破坏性行为。医护人员不要羞辱、指责当病人表现幽默、夸大的言谈时，医务人员最好以中立的态度应对，注意转移他的主题。若此时听他高谈阔论而跟着参与，则容易造成病人更加兴奋。病人有夸大妄想时，不应讥笑或泼冷水，避免引起无意义的争论。

其三，若病人表现提出过分且无理要求时，应以诚恳的态度给予适当的限制或拒绝。对病人所提供的信息不确定或要求次数多时，医务人员应保持中立，不立刻作答，由于病人持续度很低，常常过一段时间后便不坚持或忘记了。但拖延期间，仍应保持对病人的关怀与接受，不对其无理的部分提出批评，或可视其需要，在适当范围内转由其他方面获得满

足。若病人的要求合理,则应给予满足,但假如要求过多,可双方共同协商,只给部分的满足。当病人过分无理,以非常攻击性的方式要求时,应给适当的隔离或保护,以免伤害自己或别人。

3. 与抑郁症病人的沟通 医务人员可先使用非语言沟通的方式进行,如身体微前倾、面带笑容,拍拍肩膀、偶尔触摸病人的手,当病人在说话时医生要表示努力在倾听,要让病人有安全感,这样有助于关系的建立。沟通是鼓励并协助病人谈论他的想法和感受,使他感受到被尊重,并学习自我表达,提高自我价值感的重要过程。

和抑郁症患者语言沟通时,要态度温和,语言明了,简单,多用保证性的语句,谈话中勿沉默太久,话勿太多太快,患者说话时,应鼓励他继续说下去,并示意医务人员愿意倾听他的谈话。

患者抑郁症状严重时,应以支持、安慰为主,避免过多的鼓励,尤其应避免要求病人依靠自己的力量战胜疾病。多数情况下病人已经在自己或他人的鼓励下努力过,病情严重时抑郁病人常感到无能为力,病人常会把希望寄托在医务人员和药物上,如果此时医务人员再次要求病人自己努力,病人会因为“黔驴技穷”而再一次失去信心。

4. 与神经症病人的沟通 神经症(neuiosis),旧称神经官能症,是一组主要表现为焦虑、抑郁、恐惧、强迫、疑病症状或神经衰弱症状的精神障碍。本障碍患者病前多有一定的易患素质基础和个性特征,疾病的发生与发展常受心理社会环境因素的影响,症状没有可以证实的器质性病变作为基础,与病人的现实处境不相称,病人对存在的症状感到痛苦和无能为力,自知力完整或基本完整,有求治要求,病程大多持续迁延。

与神经症患者的沟通,应注意以下方面:理解病人的心境,但必须注意不能过分地迁就病人的意愿;正确而耐心地倾听病人的主诉,千万不能有不耐烦的情绪表现;鼓励病人形成正确的认知,最终形成正确的行为;与疑病病人沟通时,尽量提供科学的医学证据,而不能与病人发生争执;与焦虑恐惧病人沟通时,注意倾听,鼓励病人说出焦虑的感觉,并适时加以开导、劝慰;与强迫症病人沟通时,注意引导病人,而不是要求病人不去做强迫行为或进行强迫思考。

5. 与精神病人家属的沟通 尊重病人家属的人格,取得他们的信任,从而有效地减轻他们承受的精神压力,消除偏见。对家属进行健康教育,应以多种形式向病人家属提供疾病的相关知识,让他们了解精神病的特点,注意事项及疾病的预后,鼓励其正确对待疾病,并以科学的态度对待疾病的发生和转归,改善他们的不良心态,对家属揭示疾病的治疗和住院过程,使家属主动帮助病人安心住院,对家属进行药物知识教育,提高家属对病人的支持,提高药物维持治疗的依从性。

第四节 眼科、耳鼻喉科、口腔科的医患沟通

一、疾病特征

(一)眼科疾病特征

1. 盲、低视力和近视眼发病率高 视觉是人最重要的感觉之一,至少有80%~90%的外

界信息是通过视觉系统感知的，所以人们对自己的眼睛是特别爱护的。所谓盲(blindness)和低视力损伤(vision impairment)，世界卫生组织(WHO)1970年指出，一个人较好眼的最好矫正视力<0.05时为盲人，较好眼的最好矫正视力<0.3，但≥0.05时为低视力。实际上，对盲人的定义并不特别严格，1999年WHO曾指出，盲人的定义是指因视力损伤不能独自行走的人，他们通常需要职业或社会的扶持。盲和视力损伤是世界范围内的严重公共卫生、社会和经济问题。目前全世界视力损伤致盲和低视力的人群约为1.8亿人。其中4千万至4.5千万是盲人，全世界盲人患病率为0.7%，我国曾是盲和低视力的重灾区。经过数十年积极防治，局面已大有改善。然而，目前我国仍有大约670万盲人和1200万低视力患者，并且由于人群期望寿命的延长，这一数字还有不断增加的趋势。随着人民生活水平的提高和生活方式的改变，盲与低视力的病因也发生了显著的变化。感染性眼病如沙眼等已有所控制，而糖尿病视网膜病变、年龄相关性黄斑病变、青光眼等的发病率逐渐上升。白内障仍是目前经济不发达地区的首要致盲因素。

近视眼属于屈光不正病证范畴。是眼在调解松弛的状态下，平行光线经过眼的屈光系统后，在视网膜前形成焦点，成为近视(myopia)，近视的病因有遗传因素、发育因素，此外与长时间近距离用眼有关。近视眼是世界范围内最常见的眼病之一，美国眼科学会1989年估计全球近视眼发病率至少为25%，若以此计算，则全球近视患者绝不少于10亿，在亚洲地区，近视眼的发病率更高。因此，近视眼的发病机理研究及如何有效地防治近视眼的发生、发展，一直是人们研究的重要课题。

2. 眼部外伤多，慢性疾病多，治疗较复杂 由于人眼完全由软组织构成，直接暴露于体表，因此，暴力伤、车祸等常常会累及眼球。眼外伤已成为单眼失明的主要原因，患者多为青壮年和儿童，随着产业结构的调整，眼科急诊发病率逐年上升，其中的大部分必须及时处理，甚至需要手术治疗。眼外伤中的重伤比例较大，眼组织破坏严重，致盲率高，医疗压力较大，医患纠纷多。

部分眼科疾病因缺乏明显的眼部症状，或症状缺乏特异性，在疾病早期不易被发现，如正常眼压性青光眼、周边部视网膜脱离、球后视神经炎等，就诊时往往已属晚期，治疗效果差。另外，部分病种尤其是某些眼底病、先天性遗传性疾病，由于病因不明或缺乏有效的治疗手段，患者的视功能恢复不理想，病情常有反复，或需较长期用药。部分患者虽然进行了治疗，或接受了手术，但效果仍不如意，以致患者逐渐丧失信心，甚至放弃治疗。

其次，眼部病变与人的整体状况密不可分，许多全身疾病都有较为特异的眼科体征，如某些心脑血管疾病、代谢性疾病、自身免疫性疾病等。有相当一部分病人因视力丧失首诊于眼科，在相应的全身体检中才发现已患有严重的内科疾病，而且往往已到晚期。

3. 眼科患者的心理和行为特点 眼科患者往往对治疗缺乏信心。眼科的诸多病种均可产生明显的视功能损害。人眼的感觉又非常敏感，即使是轻微病变也会引起明显的临床症状。患者往往非常痛苦，易表现出极端的焦虑、烦躁及对失明的恐惧等心情。他们希望立刻得到诊治，并且要求效果立竿见影，反之就会对已有的治疗丧失耐心，甚至对医生、医疗机构产生不信任感。患者常常频繁更换医生甚至医院，导致治疗缺乏延续性。

部分眼科疾病在早期缺乏明显症状，患者往往疏于就医；即使就医，也因为对疾病的严重性认识不足，延误甚至轻易地放弃治疗，结果造成无法挽回的损失。临床上经常会碰到一些晚期慢性眼病的患者,因缺乏足够的重视,错过了最佳治疗时机。有些疾病需要患者长期随访或治疗,但患者因害怕一旦确诊,便终身成为病人,而招致社会的歧视;或担心长期治疗的副作用,不愿意作进一步的诊治,甚至隐瞒、否认相关病史,导致诊疗上的被动。

视力对于个人的重要性不言而喻,它也是最为直观的评价指标,特别是后天失明的患者,往往对治疗提出过高要求,甚至希望视力恢复至发病前水平。但是,由于病情的复杂性和目前医疗水平的有限性,相当一部分疾病治疗后视力不能得到有效提高,如视网膜脱离;还有些手术并非以提高视力为目的,如青光眼滤过性手术等。如果患者不能认识到这一点,就会导致他们对于治疗效果不满意。目前,由于医患双方对于疾病评价标准的不同,已成为医患矛盾的焦点之一。

(二)耳鼻喉科疾病特点

1. 疾病症状复杂,可能影响机体功能或致残 由于耳鼻咽喉各器官解剖结构相互沟通,生理功能相互关联,导致疾病的病理过程相互影响,如急性鼻炎可并发中耳炎、咽炎、喉炎;耳聋影响准确发音与语言交流。因此,在临床诊疗过程中,必须注意相关器官的生理功能变化及处理。

耳鼻咽喉各器官具有重要生理功能,疾病往往导致生理功能的改变,如耳部疾病引起听力下降甚至聋哑残疾;鼻部疾病导致嗅觉减退或通气障碍;咽喉部疾病使发音及吞咽等功能发生变化。疾病所致的生理功能改变可以是骤然的,也可以是渐进性的。渐进性的功能改变往往较少引起患者的重视,特别是单侧器官的功能障碍,如单侧耳聋常常不易发现。

耳鼻咽喉疾病既有相对独立的一面,又有与全身密切有机相联系的另一面。耳鼻咽喉疾病可影响机体功能,常见的例证有中耳炎引起颅内各种并发症;鼻腔与咽喉的阻塞性病变引起睡眠呼吸暂停综合征;慢性扁桃体炎引起风湿热、关节炎、心脏病和肾炎等。而高血压的鼻出血、血液病的眼部溃疡和鼻出血、血管神经性水肿的呼吸障碍、血管疾病的耳聋和耳鸣、颈椎病的眩晕等,均是全身疾病的局部表现。全身系统性疾病不可避免地在不同程度上反映在耳鼻咽喉局部区域,反之,从耳鼻咽喉的异常,又可发现和诊断全身系统性疾病。

耳鼻咽喉诸器官本身解剖结构精细且复杂,并且上承颅脑,下通气管、食管,咽喉两旁还有重要的神经和大血管通过,因此,疾病的表现较为复杂和多样。

2. 诊断及治疗需要专科特殊器械设备和治疗手段 耳鼻咽喉必须借助于专门光源、额镜、特殊器械及设备才能进行符合临床要求的规范检查;检查时,需要使用鼻镜、后鼻镜、间接喉镜、耳镜,必要时使用电耳镜、鼻窦内镜、电子喉镜、显微镜、气管镜、食管镜等特殊器械和设备,才能看清局部病变情况。耳鼻咽喉疾病的诊断除使用常规的方法,还需要特殊的检查,如纯音测听、听觉脑干诱发电位、前庭功能、嗅觉功能、嗓音疾病评估等。耳鼻咽喉疾病多以手术治疗为主,药物治疗为辅,药物治疗包括全身用药和局部用药。总之,耳鼻咽喉疾病的诊疗专科性极强。

3. 耳鼻咽喉科患者及家属的心理行为特点 大部分耳鼻咽喉科疾病早期症状轻微,不易引起患者重视,如常见的是聋哑儿童,家长往往认为是小孩学讲话比别人慢,不愿意到医院检查儿童的听力,影响了小孩的语言发育。另外,慢性过程的疾病更不易引起患者的重视。比如声嘶是常见的喉部疾病症状,有些病人等到出现呼吸困难才到医院就诊,被诊断为晚期喉癌,错过了最佳治疗时机。

由于对疾病认识不足,患者常常擅自盲目用药,或根据广告宣传盲目用药。如鼻塞长期使用麻黄碱,不但不能缓解鼻塞,还引起药物性鼻炎,使鼻塞加重。又如慢性中耳乳突炎流脓时自用粉剂喷入耳道,致使脓液不能排出,虽然不流脓了,却导致了颅内外并发症而危及生命。

由于听力、平衡、嗅觉等功能障碍对患者的日常生活及工作影响明显,患者往往对治疗效果及功能恢复期望很高。但鉴于目前医疗水平,还有不少疾病的病因、病理机制不明,无特效的治疗方法,即使有特效的治疗方法,效果难以预料,对功能的恢复难度更大。如对突发性耳聋的治疗,常采用血管扩张药、精神营养药或高压氧等治疗,大部分患者能够恢复,仍有一部分患者不能恢复,这与该病病因不清,治疗缺乏针对性有关。

不同疾病需要采取不同的治疗措施,有时个别的治疗方案会使患者丧失某些生理功能,有的患者不能理解,片面强调功能恢复或保留功能,给治疗效果带来很多负面影响。比如喉癌的病人,有一小部分人需要进行全喉切除术,这必然影响术后患者的发音功能,有的病人因此拒绝手术治疗,预后当然不好。有的治疗措施的采用受到社会因素的很大影响。如助听器是一种提高声音强度的装置,可帮助某些听障病人充分利用残余听力,进而补偿聋耳的听力损失,是聋人教育和提高聋人听觉不可缺少的工具之一,但有些聋儿的家长却认为佩戴助听器是残疾人的标记,会被周围的人看不起,拒绝尽早给聋儿配戴助听器,结果明显影响聋儿的语言发育,甚至导致聋哑。

(三) 口腔科疾病的特征

1. 疾病谱广,以牙病为主,发病率高　由于口腔颌面部是呼吸道和消化道的起端,位于人体的暴露部分,口腔本身处于一个有菌的环境,很容易受到各种疾病的侵袭。口腔疾病最大的特定是以各种牙病为主,占各种口腔疾病的90%以上,为各种口腔疾病之首。在各种牙病之中,又以龋病和牙周病患病率最高。据统计全球龋病的患病率在20%~90%之间,美国和西方发达国家发病高于发展中国家,这可能与食品过于精细,且含糖量高等因素有关。又据统计,在我国儿童乳牙患龋率高达70%以上,成人恒牙患龋率50%左右,牙周病包括牙龈炎的患病率更高一些,达60%以上,65岁以上老人全口无牙超过10%。早在上个世纪80年代龋病已被WHO列为影响人类健康的三大疾病之一,我国卫生部也把牙病同肿瘤、心脑血管疾病、糖尿病同列为四大主要慢性非传染性疾病之列。可以说,龋病和牙周病的防治和治疗是口腔疾病防治工作中的重中之重,解决了龋病和牙周病的防治也就解决了口腔疾病防治中的主要问题。

2. 病程长,以局部症状为主,诊断治疗以局部操作为主　牙病一般进展缓慢,病程可长达几个月,几年,十几年,甚至几十年,可以反复发作,但没有自愈性和终生免疫性。如龋病病人主要有牙齿不适,牙齿疼痛,咬颌无力,牙龈出血,牙齿松动等局部自觉症状,许多病人甚至没有明显的自觉症状。在各种症状中,牙齿疼痛是最常见的主诉症状,由于病变的性质和病程不同,牙痛可能表现为程度不同的自发痛,常常出现难以忍受的剧痛。牙病在一般情况下没有严重的全身症状,也不直接危及生命,因而不易受到人们的重视。龋病首先破坏牙齿硬组织，进一步发展可以引起牙髓炎、根尖周炎、牙齿缺失或丧失，甚至发展成颌面间隙感染、颌骨骨髓炎等。

口腔疾病，特别是各种牙病，临床通过各种专科性特殊器械来完成诊断和治疗，较少应用各种药物治疗。由于一般牙病病程缓慢，病变在表面，容易发现，不直接损伤心、脑、肝、肾等重要脏器，没有直接的致死性，因此，定期检查，早期发现，及时治疗，疗效一般都比较好。

3. 口腔疾病常会影响全身健康和美容 虽然牙病主要以局部症状为主，一般情况下也没有严重的全身症状，不直接危及生命，但实际上各种牙病给人类造成的危害甚大，甚至严重影响全身健康。由于龋病和牙周炎的发生都与细菌感染有关，因此龋病和牙周炎可以作为病灶，可能进一步引起心内膜炎、肾炎、颅内感染、败血症等全身感染，严重时甚至影响生命健康。颌面创伤和口腔肿瘤，特别是口腔恶性肿瘤，由于口腔颌面部血运丰富，因此易出血，手术后对面容和与生命相关的重要生理功能影响很大，恶性肿瘤还可能向身体其他部位转移。

正常情况下人类有 28~32 颗恒牙，因此个别牙甚至数个牙患病由于口腔的代偿机能，病人并不感到咬颌、发音、美观受到很大影响，当多数牙齿病变受累或发展到牙病晚期时，就破坏了组织器官的完整性，结果严重影响咀嚼消化功能和营养吸收，影响全身健康，影响儿童和青少年口腔颌面部和全身的生长发育，导致人口健康整体素质下降。口腔颌面部任何一个部位，包括牙齿，由于疾病而异常、变形、破坏或缺损，不仅影响正常的生理功能，也破坏了一个人面部外形，影响面容美观，对病人心理造成严重的创伤，有时这种影响面容的心理创伤大大超过影响生理功能造成的后果。

4. 口腔科患者及家属心理行为特点 儿童患牙，老人掉牙，许多人认为是自然规律，错误地认为儿童的乳牙反正要替换的，乳牙龋齿没有必要治疗，他们不了解乳牙牙病同样可能影响恒牙萌出、颌骨发育以及正常咬颌关系的建立，甚至影响儿童的生长发育和身体健康。社会上许多人认为人到一定年龄牙齿生病或脱落是自然现象，不必寻医问药。这些思想观念是错误的，不懂得口腔疾病的普遍性、危害性和防治的重要性，对自身口腔疾病没有足够的重视，加上口腔疾病的全身症状并不一定很明显，他们总以种种理由为借口，不去或者很少主动到口腔医生那里去检查治疗。

许多人不了解口腔颌面部组织结构的复杂性，它既是呼吸道和消化道的起端，是人体的暴露部分，又是损伤的高发部位，口腔本身处于一个有菌的环境，很容易受到各种疾病的侵袭。因而口腔也有炎症、肿瘤、外伤、畸形、传染病、免疫性疾病、感染等多种疾病，而且范围广。除此以外口腔疾病还可能引发全身病变，严重时同样可以引起死亡。

许多病人认为看牙病很简单，就是补牙、拔牙和镶牙，没有多少高技术含量，甚至认为不论口腔疾病的早期、中期还是晚期，治疗效果都应该是很好的，不了解口腔疾病治疗的效果与疾病发现和治疗的早晚密切相关。不懂得口腔疾病治疗的复杂性，更不理解口腔医学通常也分为诸多临床科室，即使在综合医院口腔科看病也常常分成不同的诊室。

口腔疾病治疗的特点是以医生的操作性治疗完成为主的，单纯的药物治疗收效甚微，且需要多次就诊，常常牵涉到几个有关的口腔专科，治疗花费时间多，患者普遍对口腔疾病治疗的多次性、操作性、复杂性等特点有认识盲区。其次治疗后出现的红肿、疼痛、复发、病牙折断，效果不理想等问题，患者常不能接受，盲目认为是由于医生的技术问题或者责任问题，是处理不当所造成的后果，因此容易引发医疗纠纷。

二、眼科、耳鼻喉科、口腔科的医患沟通

（一）眼科的医患沟通

1. 通过诊断、治疗过程促进医患沟通　眼睛是心灵的窗户，医生对患者认真负责的诊断检查，大部分患者都会"一目了然"，只要医生对病人态度和蔼、坦诚，通过诊断检查过程，医患之间就可能建立起和谐关系，为进一步医患沟通铺平道路。

许多病人由于眼部疾病引起疼痛和视力障碍，多出现情绪低落或焦虑。部分患者的焦虑是由于他们对于所患疾病缺乏了解和基本认识。因此，医生首先应以平稳的语气，给患者以治愈疾病的希望，缓解患者和家属的紧张情绪，并取得患者的信任，使其在心理上接受医方提供的信息，有利于进一步检查与治疗措施的实施。在患者情绪稳定的基础上，向他们介绍关于疾病的一些常识，争取患者的积极配合，增强战胜疾病的信心。同时，也必须向患者解释治疗是一个过程，需要一定的耐心，频繁更换医生、医院，使治疗缺乏连贯性，不仅不利于疾病诊治，也容易造成不必要的重复检查，加重经济负担。在患者首诊时，医生应将疾病的自然病程及预后告知患者，除了大力普及多种眼病的医疗常识以外，首诊医生有责任耐心向患者介绍疾病的发展特征，让患者充分认识到坚持长期随访、治疗的重要性和必要性。

2. 重视低视力、盲患者和手术期的医患沟通　目前仍然有相当多的眼科疾病缺乏有效的治疗手段，如低视力损伤，患者的心理状况是很复杂的，表现各异。有些患者情绪低落，有些患者情绪变得相当不稳定，暴躁易怒，有的患者对他人过分依赖，不愿意自己独立面对现实和做出决定。这些低视力、盲的患者，他们所承受的痛苦是正常人无法想像的。因此，他们需要医生、家人，乃至整个社会的关爱。作为医方，应当主动与患者沟通，使他们树立战胜疾病的信心，唤起他们对健康生活的向往。

眼科属于显微手术科室之一。手术复杂，种类繁多，不可避免有一定比例的医疗意外和并发症的出现，因此，围手术期是医患矛盾较为集中的时间段。做好围手术期的医患沟通有其现实意义。术前：患者往往表现出对手术的恐惧及由于对预后的不确定而表现出过分焦虑，在患者面前所有医疗小组成员应保持意见一致，所表达的应该是集体讨论、慎重提出的治疗方案，切忌某些医生一时不假思索地在患者面前表达自己并不成熟的观点，如果与其他医生提出的方案不同，会造成患者的不理解，不利于正常医疗工作的进行，甚至造成不必要的医疗纠纷。术中：手术医生应谨言慎行，尽可能保持手术室的安静，如需要临时采取某些措施，应尽可能征得患者及家属的同意，避免不必要的误会。术后：多数患者需要对手术眼进行包扎，部分患者需要双眼包扎，有的还必须长时间保持一定体位以利于康复。术后疼痛也是造成患者焦虑不安的重要因素。医方应主动关心患者的情绪变化，给予适当的心理安抚；注意观察眼部体征，积极处理并发症，减少术后疼痛；对于老年体弱的患者应注重他们全身情况的变化。

3. 通过医患沟通，积极化解医疗纠纷　许多医疗矛盾的产生源于医患双方对于医疗事

件所处立场及评判标准的不同，这是由双方在医疗过程中所持有的不同需求层次、不同思维方式及不同的人格特征所决定的。针对这一情况，作为眼科医生，一方面通过提高业务水平，严格把握医疗质量，增强责任感，减少医疗差错、医疗事故的发生率；同时努力改善硬件设施，重视新技术、新项目的开展，尽可能取得良好的医疗结果，最大限度地使患者满意。另一方面，做好患者的宣教工作也十分必要，其中包括入院宣教、术前谈话、出院宣教等。通过各种形式的沟通渠道的相互交流，使患者对疾病也有一个逐步深入的认识过程，促进医患共识的形成。

（二）耳鼻喉科的医患沟通

1. 认真与患者及家属沟通，引导患者配合治疗 耳鼻咽喉科疾病以手术治疗为主，药物治疗为辅。针对不同的疾病采用不同的治疗方案，同一种疾病也可能采用不同的治疗方案。因此，在实施治疗方案前，一定要向病人及家属解释，征得他们的理解和同意后，才能实施，特别是可能损害器官功能的治疗方案，一定要征得病人本人的同意。

在解释治疗方法和治疗效果时，有时患者很难理解医生的述说，须借助某种视觉工具以帮助患者理解。

耳鼻咽喉科疾病的治疗常包括局部的处理和用药，必须向病人详细的说明。并告诉病人正确的体位和使用方法，以达到治疗的目的，减少不良反应。

2. 及时告知患者病情的风险程度和建立医患长期联系 耳鼻咽喉科疾病中的急、难、危、重病占有一定比例，具有相当的风险性。医生应及时告知病人及家属疾病的风险程度，以取得他们的理解和配合，并使之有足够的思想准备。对手术后的病人进行随访，不但有利于病人的康复和预防复发，而且医生可不断总结临床经验。例如功能性鼻窦内镜手术后的病人，应在术后半年内定期行鼻腔清理，不间断用药，才能减少复发率。肿瘤患者化疗及复查需定期进行，可建立患者档案，与患者保持联系，定期化疗和复查，并指导康复。对某一疾病人群进行有组织的定期指导和交流，不仅病人可以及时得到医生的指导，病人之间也可以相互交流，增强战胜疾病的信心。

（三）口腔科的医患沟通

1. 口腔科医生医患沟通的特点与要求 由于口腔疾病发病率高，一颗病牙的治疗往往需要几次复诊，而且复诊是有一定时间性的，因此病人与医生往往需要长期多次定期的接触。如果任何一方因某种原因耽误了复诊，就有可能影响疗效。目前，发达国家口腔医生与人口的比例为 1 :(800～2000)，WHO 推荐口腔医生与人口的比例为 1 :(1500～2000)，而我国这个数字大约为 1 :(20 000～30 000)。单就龋齿而言，按 13 亿人口、50% 的患龋率和龋均为两个来计算，我国目前就有大约 13 亿颗龋齿需要治疗，还不包括龋病引起的并发症和其他口腔疾病，这说明我国口腔医生任务的艰巨和繁重。

口腔医生由于长期从事口腔疾病的诊断和治疗，特别是牙体牙髓科、口腔修复科、口腔正畸科、牙周科的医生，平时很少接触全身性疾病和其他系统疾病的检查、治疗和用药，往往对全身系统检查不了解，容易忽视；对各种药物的适应证、使用方法、禁忌证以及副作用比较生疏；对病历、处方和其他医疗文件的规范书写，保存不够重视，以上这些因素都是产生医患纠纷的隐患。

作为一个优秀的口腔科医生,首先要有现代生物医学的基础理论和专业知识。其次,口腔医学是整个生物医学的一个组成部分,与内外妇儿等诸多临床医学学科一样,有着生物医学和现代科学技术为基础的共同点;口腔疾病可以影响全身各个系统的健康,许多全身性疾病也会在口腔以各种不同的症状表现出来,这就要求口腔医生不仅要有良好的基础口腔医学知识和临床口腔医学知识,也要有坚实的现代生物基础医学和科学技术知识,还要有较好的社会学知识、人文知识、心理学知识和良好的与人沟通相处能力。这样才能建立起正确的医患沟通理念,构建医患沟通的新机制、新方法,处理好医患矛盾,为患者提供优质的口腔医疗保健服务。

口腔疾病的治疗有其特殊性,绝大多数牙病主要依靠医生个人独立操作器械来完成诊治,而实验室等化验检查和药物等其他治疗方法的应用相对较少,只能起到一定的辅助作用。因此,口腔医生不仅要有良好的口腔基础医学和口腔临床医学理论知识,更重要的是要熟练的运用各种口腔专业诊断治疗器械、设备和实际操作的技能。

2. 注意医患沟通过程中的方法和技巧 医生要取得病人的理解和配合,重要的是必须取得病人的信任。首先医生要有一个良好的精神状态,让病人感到这是一个富有自信、精力充沛的医生。病人进入口腔诊室后,医生应进行礼貌性问候和自我介绍,说话轻声细语,真诚缓慢,多一些关心、征求口吻,加深病人对医生的好感。要全神贯注地倾听病人讲述他的病情,要让病人感到你在专注于与他的谈话,在认真地为他服务,从而取得病人对你的信任感。

语言沟通是口腔医生与患者沟通最常见、最主要的方式,与患者语言沟通的主导权掌握在医生手中。有统计资料显示:在医患纠纷中有 35% 是由于医务人员说话不当造成的,因而医生说话要谨慎。

在口腔医生与病人进行语言沟通的过程中,沟通的内容和形式是多种多样的。开放式交谈有助于交谈领域的深入扩大;启发式交谈有助于病人抓住要点,准确地表述自己的问题和要求;讨论式交谈有助于发挥病人的积极性;疏导式交谈有助于解决病人各种心理问题,说服式交谈有利于取得病人的理解。根据不同的情况采取不同交谈沟通方式,对于建立医患之间的信任关系,取得良好的沟通成效是至关重要的。

口腔医学中有许多形态学的问题,沟通过程中病人常常很难理解医生的述说,尤其是关于口腔疾病的病因、治疗方法和治疗效果等,此时医生可以利用一些形态学资料和视觉工具帮助病人理解,还可以作为资料保存。常用的形态学资料和视觉工具主要包括图书画册、幻灯录像、口腔模型等。利用这些向口腔病人及其家属解说治疗方案、治疗步骤,预测治疗效果,使患者更加直观详细地了解自己口腔疾病目前的状况、治疗方法、步骤、难点、结果,以及可能出现的不良后果或并发症,使病人对自身口腔疾病的诊治有更充分的了解,促使他们更加积极地参与、配合口腔疾病的诊治。

通过病人的主诉和医生的各种检查,医生对病情有了全面的了解,会做出正确的诊断和评价,然后根据病人的具体情况和要求,制定治疗计划。在医患之间语言和非语言沟通的基础上,病人对自己口腔疾病目前的状况、治疗方法有了充分了解,让他们充分发表意见。医生在与病人的讨论中,对一些估计较难处理的问题应该着重加以说明,并介绍整个治疗过程完成治疗所花费的时间和费用,与及可能出现的问题和解决问题的办法,对病人所提出的过高期望,应该实事求是地加以解释,不要急于承诺和应允。特别在同一种情况可能有几种不同的治疗选择,以便他们在日后的治疗过程中积极配合。

其次,少年儿童时期是口腔疾病多发的阶段,尤其是牙体牙髓疾病和牙颌畸形。少年儿童因为年龄较小,不能独立承担民事行为和责任,就诊时常由家长陪同,所以与少年儿童口腔疾病患者的沟通有一定的特殊性,不仅要掌握一般医患沟通的原则和方法,还应掌握儿童心理学和教育学的有关知识,了解少年儿童在接受口腔疾病治疗时的心理状态,正确处理和把握好医生-患儿-家长这一特殊沟通关系,帮助患儿消除恐惧和不安,配合医生的各种治疗。

第五节　肿瘤疾病的医患沟通

恶性肿瘤是严重危害人们健康的一大类疾病,心脑血管病和恶性肿瘤病已分别成为全世界死亡原因的第一位和第二位。我国每年约有 200 多万人新患癌症;每年约有 140 万~150 万人死于癌症。其中 60% 以上为消化系统癌症。我国最常见的恶性肿瘤,在城市依次为肺癌、胃癌、肝癌、肠癌与乳头癌。在农村为胃癌、肝癌、肺癌、食管癌、肠癌。

恶性肿瘤发病率高,死亡率高。在这种形势下,如何与肿瘤病人及家属沟通是每一个医务人员面临的问题,也是医患沟通的重要内容。

一、肿瘤疾病特征

(一) 肿瘤病人死亡率高

一旦确诊为恶性肿瘤患者,往往就意味着死亡,所以对病人和家属的心理影响巨大。由于目前诊断和治疗条件的限制,恶性肿瘤发现大多偏晚,失去最佳的治疗机会。如食管癌,比较有肯定疗效的是手术和放射治疗或化疗,当年术后存活率 5 年的最多不超过 30%,若不能手术仅作放化疗存活率更短,若未作治疗,或治疗方法不当,一般多在一年内死亡。又如肝癌死亡率也很高,我国是乙肝患者发病率较高的国家(病毒携带者约 1 亿人),每年约有 10 余万人死于肝癌,手术切除、肝移植或放、化疗,存活率都不高,肺癌的资料也表明,临床上 86% 的肺癌病人在确诊时已属晚期。所以,大部分恶性肿瘤病人的生存时间较短。

(二) 恶性肿瘤涉及学科多,治疗方法复杂

恶性肿瘤可发生于各个器官,多脏器侵犯,且从儿童到老年任何年龄段均可发生癌症,虽然以中老年为主,但近年癌症的发病都有低龄化的趋势。

由于肿瘤本身发展阶段的不同,专家给肿瘤进行了分期。如国际抗癌联盟提出了 TNM 分期法。T 是指原发肿瘤(tumor)、N 为淋巴结(node)、M 为远处转移(metastasis)。再根据肿块程度在字母后标以 0 至 4 的数字,表示肿瘤发展程度。1 代表小,4 代表大,0 为无。依此三项决定其分期,不同 TNM 的组合,诊断为不同的期别。在临床无法判断肿瘤体积时则以 Tx 表达。肿瘤分期还有临床分期(CTNM)及术后的临床病理分期(PTNM)。

恶性肿瘤由于部位不同，分期不同，年龄不同，治疗也就差异很大，需根据情况选用手术治疗、化学治疗、放射治疗、生物治疗，或中医药治疗等。但各种治疗方法又各有不足之处，因此多数临床病例需要综合治疗。施行综合疗法时，要根据肿瘤的性质和发展程度选用最有效的疗法；同时须考虑此种疗法对整个机体有何影响，选用其他疗法辅助，包括手术前、后化疗及放疗。

总之，恶性肿瘤为广谱性疾病，涉及学科多，治疗方法复杂，所以对恶性肿瘤特别强调多学科综合治疗。

（三）恶性肿瘤治疗费用高昂，疗效且不确定

恶性肿瘤的各种治疗费用普遍高昂，临床统计表明一个恶性肿瘤病人从诊断至死亡，平均费用为10万~20万元人民币。虽然花了这么大的代价，但大多数患者还是在不长时间内死亡，结果是“人财两空”。

恶性肿瘤和其他内外科疾病不同之处，就是治疗效果的不确定性，它由恶性肿瘤疾病本身的特点所决定。由于恶性肿瘤可以出现转移，往往不可预见，所以各种治疗手段不能获得一个明确的治疗结果，对于个体病人来说不能预知病人的生存时间。所给予的治疗方案不能明确治疗的预后，往往要治疗结束后评价才能给出结果。

二、肿瘤患者及家属心理行为特点

（一）恶性肿瘤诊断的确定对患者及家属心理行为的影响

恶性肿瘤的确诊，对患者和家属的打击无疑是巨大的，往往超出人们的预料，一纸诊断报告，犹如死刑宣判书，对病人和家属都是一个恶性的精神刺激，如晴天霹雳，突然面对，有的人会失声痛哭，有的人沉默不语，只有极少数人能保持镇静。一般而言，一个强烈的刺激往往会引起强烈的精神反应，作为医生要做的就是尽量降低癌症诊断对病人产生的负面影响。确诊报告什么时间告诉家属，告诉的范围，尤其告诉患者要慎重，要和家属认真协商，若家属提出暂不告知患者，应尊重家属意见，若家属同意告知，医生也要讲求方式和分寸。

（二）患者及家属普遍对恶性肿瘤认识水平较低

随着人民的生活水平的不断提高，相应人们对自己的身体也越来越重视，但癌症的发病率却越来越高，人们对癌症都有不同程度的了解。但由于癌症的发病原因和治疗等方面未知数太多，因而绝大多数肿瘤病人及家属对恶性肿瘤的认识水平较低。恶性肿瘤是一大类疾病，目前尚未完全了解其疾病过程，治疗方法较为复杂，而且由于恶性肿瘤的治疗是临床上发展最为迅速的学科之一，牵涉到多学科的合作，甚至一些医务人员也难以了解其全部治疗过程，因而，病人及家属很难得到正确的诊治指导。这就要求医务人员和病人及家属进行较好的沟通，使其能够掌握一些疾病及治疗方法的知识，以及对疾病的客观认识。病人及家属对治疗的选择过程也就是一个最好的学习和教育过程。

（三）病人及家属对目前一般疗效水平的意见

患者及家属，希望病人的疾病得到满意治疗，这样的希望可以理解，也是正常的心理反

应。但由于恶性肿瘤疾病的特点,病人的预期生存时间较短,病人及家属对治疗成功的期望经常落空,容易造成病人及家属对医生治疗方法的不满,也容易造成医疗纠纷。因而,选择每一种治疗方案,应和患者或家属认真协商,应将治疗的费用、治疗中可能发生的问题,以及预后情况,向患者或家属讲解清楚,方案的确定应取得患者或家属同意后,才可以实施。

(四)患者及家属常有乱投医乱用药的行为

恶性肿瘤疾病是医学上尚待解决的一大难题,它是一个全身性疾病,常伴浸润与转移。仅局部治疗不易根治,必须从整体考虑,拟定综合治疗方案,在控制原发病灶后进行转移病灶的治疗。恶性肿瘤第一次治疗的正确与否对预后有密切关系。Ⅰ期者以手术治疗为主;Ⅱ期以局部治疗为主,原发肿瘤切除或放疗,必须包括转移病灶的治疗,辅以有效的全身化疗;Ⅲ期者采取综合治疗,手术前、后放疗或化疗;Ⅳ期以全身治疗为主,辅以局部对症治疗。这仅是一般治疗原则,具体运作极其复杂,预期效果也很难预料,因而家属及病人往往会陷入“病急乱投医”的状况。这种情况会导致病情的进一步恶化,使治疗过程复杂化,加之一些企业为了赢利,对药品作虚假宣传,产生误导,使肿瘤病人误治或延误病情。

三、肿瘤科的医患沟通

(一)恶性肿瘤患者的知情同意和保护性医疗制度问题

对恶性肿瘤诊断,要不要告诉患者,如何告诉患者,怎样告诉,都是一个较复杂的问题,搞不好会产生更大的麻烦问题。如有的病人心理承受能力差,得知自己患了癌症,精神崩溃而跳楼或自缢身亡的报告屡见不鲜,医生往往要承担语言不当的责任。这就涉及知情同意与保护性医疗制度的问题。

通常认为在临床医疗的知情同意过程中,医生应该为患者提供的信息包括:患者的诊断(如果确诊);建议进行的某种医疗干预措施;对进行这种医疗干预预期好处的描述;对某种可预见的“实质性”风险或者不适进行恰当描述。

但有时候保护性医疗制度与尊重患者的知情同意权之间发生了冲突。所谓保护性医疗制度是指在一些特殊情况下,特别是为了避免对患者产生不良影响,而对那些有不良预后诊断结果的患者隐瞒部分病情的一种医疗制度。那么,当知情权和保护性医疗制度发生冲突时,专业人员应该如何做出行为选择?

《执业医生法》第二十六条第一款规定:医生应当如实向患者或者其家属介绍病情,但应当避免对患者产生不利后果。《医疗事故处理条例》第二十一条规定:在医疗活动中,医疗机构及其医务人员应当将患者的病情、医疗措施、医疗风险等如实告知患者,及时解答其咨询;但是,应当避免对患者产生不良后果。从上述法律规定我们不难看出,履行告知义务是医生的一项基本义务,而保护性医疗制度是在特殊情况下才实施的制度。无论从伦理还是从法律地位上看,患者的知情同意权是患者的基本权利,它是医疗行为合法化的基础,是第一位的。同时,我们也应当看到医疗行为的目的是治疗患者的疾病,在特殊情况下(如患者心理承受能力差等),将病情如实告知患者可能使其丧失治疗信心,精神崩溃。为了避免这一不利后果,对患者隐瞒病情就显得非常重要。此时毫无疑问应优先适用保护性医疗制度。由于患者的知情同意权是患者的基础权利,为了避免医务人员侵犯患者的合法权益,《医疗事故处理条例》的配套文件之一《病历书写规范(试用)》明确规定:在实施保护性医疗制度时,医生应向患者家属说明情况并征得其书面同意。

可见,尊重患者的知情同意权是医务人员最基本的伦理义务,而实施保护性医疗制度是在特殊情况下的处理方式,而这种方式也是临床伦理的重要体现。在知情同意权和保护性医疗制度冲突的情况下,为了保障医疗的最终目的,可在履行一定手续后,作为知情同意权的例外,优先适用保护性医疗制度。但应该考虑和患者家属进行沟通,取得家属同意后再告知患者的确切诊断,但仍要讲策略和选择适当的时机。同时应协助病人及家属度过此一阶段的心理危机,要向患者强调对目前的状况,临床有较好的治疗方法,帮助病人树立治疗信心,从而积极配合治疗。

(二)提供治疗过程中的信息和人性化服务

恶性肿瘤治疗周期长,治疗复杂,相关的各种治疗所引起的不良反应,必须事先说明,如化疗可引起脱发、恶心、呕吐,骨髓及心、肝、肾功能不同程度的损伤,放射治疗可造成放射部位损伤,如小儿进行放疗可导致发育不良,甚至畸形,影响生育功能等。

尽可能按照肿瘤病人的特点提供人性化的服务,如在医疗条件允许的情况下尽量满足病人的合理要求,给病人家属充分的陪护时间,做好病人心理护理。肿瘤病人及家属的一个较为突出的心理特点就是对治疗的担忧,沟通最好方式就是进行谈话。在服务理念上从"以疾病为中心"转到"以病人为中心",医护人员除了要有敬业精神,还要学会换位思考。治病救人这一特殊的职业要求医护人员要有崇高的医德,患者只要有百分之一的治疗希望,医护人员就要尽到百分之百的努力。

(三)治疗过程中始终和病人及家属保持沟通

恶性肿瘤病人治疗周期长,病情变化快,治疗方法随着病情的变化需要不断进行调整,这就要求医务人员和病人及家属密切沟通,将疾病的每一过程如实地告知病人及家属,同时进行治疗方案调整时同样应征得病人及家属的同意。要多听病人及家属意见和谈话,要掌握患者病情、治疗情况、检查结果,掌握医疗费用情况及病人和家属心理状态,留意沟通对象的情绪变化、沟通感受、对交流的期望值及医生自己的情绪反应;避免强求沟通对象接受事实,避免用刺激性语言,避免过多使用对方听不懂的专业术语,避免刻意改变对方观点和压抑对方情绪;采取预防为主的针对性沟通。

四、临终病人的医患沟通

(一)临终关怀的概念与目的

临终关怀(Hospice)就是对临终患者或濒死者的关怀。美国国立医学图书馆(NLM)出版的《医学主题词》把"临终关怀"定义为对临终患者提供姑息性和支持性的医疗措施。临终关怀是有组织地制定完整照顾方案提供特殊服务,旨在为现代医学无能为力的患者采取缓解痛苦,维护死亡尊严,增强临终适应能力的全面立体的关怀措施。

关于临终阶段的时间划分问题,目前世界上尚无统一的界定标准,各国都有自己的看法,从社会意义上讲,生命预期在6个月以内为临终阶段。

临终关怀的目的,是使临终患者生理、精神和心理上减少痛苦,维护人的尊严,以坦然的赞成方式接受死亡来临的现实,安宁地度过人生最后旅程。它不是以延长患者生存时间为目的,而是以提高患者临终阶段的生命质量为宗旨。

临终关怀的目的与医学目的的改变有关。首先提出"医学的目的"问题,并发起国际研究计划者,是美国的科学院院士丹尼尔·卡拉汉(Dunicl Callahha)。长期以来,人们认为医学的目的就是征服疾病,治愈疾病,与死亡抗争,延长生命和阻止死亡。新的医学目的已将死亡服务列入其中,医学在追求延长人的寿命的同时,十分重视生命质量的提高,视死亡为人类生活的组成部分,为死亡服务同样也应成为卫生服务的内容。

临终关怀的内容很多,如常规基础护理、疼痛护理等,但最重要的是与临终患者的心理沟通,面对死亡,任何医疗技术和临床护理都显得苍白无力,沟通却能解决患者的心理痛苦。

造成临终患者痛苦的因素有两种:一是生理上的痛苦;二是心理上的痛苦。从痛苦的程度来看,心理痛苦要大于生理痛苦。因此,临终患者的护理不是仅依靠现代化的医疗技术和药物,而更重要的是通过医护人员、患者家属以及其他人员所进行的心理沟通和精神安慰,来缓解临终患者的内心痛苦,帮助患者无憾地走完人生的最后阶段。

对于有些当代医学认为不可逆转的疾病患者,正常的医疗手段和措施已难以奏效。此时的患者大多已知晓疾病的实情,并对死亡降临已有心理准备。但死亡毕竟尚未来临,如何帮助临终患者克服孤独、无助、凄冷的心态,只有依靠医护人员经常、及时地陪伴、谈话。故与临终患者的沟通可以体现社会对病人的关爱之情,从而使临终患者带着温情、安详,无憾地离开人世。

(二)与临终患者沟通的内容

1. 沟通前的准备和沟通的原则 因为临终患者生理和心理具有相当的特殊性,所以在沟通前必须做好充分准备,以减少或避免在沟通中给临终患者造成不必要的伤害,提高沟通的效果,最大程度地缓解患者的心理痛苦。这些准备包括知识、心理、语言和技术的准备。

大多数临终患者,都有较丰富的生活阅历,有的患者还具有较为渊博的知识。因此,医护人员在与这些临终患者进行沟通时,必须具备较宽的知识面,对医学、心理学、医学伦理学等学科知识有一定的积累;同时,还应具备符合现代科学要求的死亡认知观念。

患者在临终阶段,由于疾病的影响会出现各种生理和心理的反映,如疼痛而引起的呼喊、悲伤而引起哭泣。在这种环境中,医护人员的情绪容易受到一定的刺激,因此心理压力很大,作为沟通者,既要有同情心,又要能承受一定的心理压力,不受患者情绪的消极影响。

与临终患者沟通应具备一定的语言技能和表达水平,尤其是在回答患者的问题时必须慎之又慎。要根据患者的心理承受能力和对语言理解的程度,运用"假言"技巧、或模糊语言等,回答患者所提出的一些敏感问题。

沟通的原则可有以下方面:临终患者最大的痛苦是心理上的压力,沟通的首要原则就是减轻和消除患者的心理压力和痛苦,只要能减轻和缓解临终患者的心理压力,任何沟通方法和内容都可以运用。在情绪上和心理上给予支持是与临终患者沟通的重要内容。在临终关怀中,不仅要对患者进行语言和心理的安慰,而且要给予患者鼓励和精神的支持。其次,对患者在临终阶段提出的一些特殊的生理和心理需求,在条件可能的前提下,要尽量予以满足,如有的患者想吃一些食品或补药,有的患者想与某位朋友或亲人见面,有的患者想重返故居,有的患者想老伴陪伴,有的患者想听某首音乐等等。

2. 沟通的方式和策略 与临终患者及普通患者的沟通,方式有许多不同。与普通患者沟通主要是通过口语、书面语和体态语言;而与临终患者的沟通,除此而外,还应有视觉沟通、听觉沟通、触觉沟通、关注以及倾听等特殊沟通方式。

视觉沟通,主要指的是医护人员在与临终患者沟通时的面部表情、眼神和身体姿势。每当我们走进安宁的病房时,总会发现临终患者用一种特殊的目光注视来看望他的人。他们希望能得到别人的关心、同情和帮助,希望能出现奇迹。因此,医护人员和探望者的一举一动,对临终患者都会有很大的影响。

眼睛是心灵的窗户,目光接触的次数、时间长短、目光转移方式等,能够反映沟通双方的关系、情绪、态度等许多问题。对医护人员来说,一方面要善于从临终患者的目光中发现他们的心理需求和情感需要,另一方面,要让患者从医护人员的目光中得到关心、同情、支持、鼓励和希望。

身体姿势能反映一个人情绪状态。它可以反映一个人对周围人所持有的态度,反映他与周围人的关系,反映他是否愿意参加交谈。如果医护人员与临终者目光接触是自上而下,患者目光是自下而上,会使临终患者产生压抑和自卑。医护人员与患者保持同一水平的目光接触,这样既能体现医患间的平等关系,同时也表现出医护人员对临终患者的尊重。为此医护人员在进入安宁病房查房时,步伐要缓慢;在与临终患者谈话时,身体要蹲下或半蹲下,脸部要与临终患者靠近,手放在临终患者的床上或握住患者的手,亲切的、慢声细语地询问病情。

面部表情与身体姿势,更能表明情绪和态度的本质。医护人员在与临终患者的沟通中,面部表情的变化是很重要的,也是最难控制的。医护人员应意识到自己展现给临终患者的表情的重要性,尽可能为患者呈现亲切的表情。面部表情自然、真诚、庄重,不能显得太悲伤,更不能随同患者哭哭啼啼;但面部表情也不能显得太轻松随便,这样会使患者感到来者对他根本不关心或没有同情心。

在与临终患者进行语言沟通时,除了应遵循与普通患者沟通的基本规律要求外,还应更注意副语言的提示,包括讲话的语调、语速和音量。谈话的语速要缓慢、语调要平和、音量要低沉,以免引起患者的心理紧张。谈话方式也不是固定的,要根据患者的心理变化,选择患者能够接受的谈话方式,如开导式、询问交谈式、理解交谈式、鼓励交谈式、讨论交谈式、启发交谈式等。

触觉沟通,是通过手与临终患者皮肤和身体的接触,了解其情绪和心理的变化,可以达到沟通的效果。触摸是一种无声的语言,是一种特殊而有效的方式。触摸表达是非常个体化的行为,当任何语言已经不再有意义的时候,温暖的触摸却能把医护人员的关心传递给患者。正常人的沟通主要是通过视觉和听觉,而大多数临终患者感觉功能已经衰退,听觉和视觉变得迟钝，常处于半清醒状态。这时如果用语言与患者进行沟通几乎没有效果，我们要利用人类最原始的感觉和触觉为这种特殊沟通服务。触觉的辨别能力比视觉真切，比听觉实在。在与临终患者的沟通中，触觉沟通可以单独使用，也可配合语言使用。触觉的具体方法很多，如双手握住患者的手，做一些轻柔的按摩，或者抚摸患者的身体；单手与患者的手轻轻相握，做一些缓慢的手指运动，触摸患者的手臂。这种触摸或按摩不仅使患者感到实实在在的关心而且也能分散患者的注意力，缓解疼痛。在触觉的沟通中，对临终患者手、身体、运动和眼神信息的解码是相当重要的。要仔细体察患者心理和身体的每一个变化，理解其内在的含义，并及时做出反应。触觉的沟通可作为临终患者沟通一种常规的方法。

关注与倾听是通过非语言行为表达的积极和肯定的情感。由于关注与倾听往往是自然的情感流露，能够更真实、深切地体现尊重与关怀的态度，因此其重要性往往超过其他的沟通方式。

倾听，即积极、主动、全神贯注地聆听临终患者的诉说，并做出各种相应的、积极的反应。临终患者通过诉说来寻求理解和宣泄内心痛苦时，需要有一个可信赖的、并能理解他的人作为载体来接受。接受者的状态，直接影响患者诉说内容的深度和广度。倾听不仅能帮助患者减轻心理的压抑和痛苦，而且有利于医护人员对患者心理作深层次的了解。积极的倾听涉及四个方面：首先观察和觉察患者的非语言行为（身姿、表情、动作、语调）；第二，理解患者的言语信息；第三，联系患者过去所生活的社会环境；第四，留意患者表达中流露的可供利用的信息和需要接受挑战的地方。

积极的倾听需要有耐心。在倾听临终患者诉说时，其表达的速度很慢，这样的境况容易导致听着思想开小差，在外表上表现出心不在焉的动作和神情，以致对患者的话“听而不闻”，听话的人不只是在被动的接受，还应主动地做出会心的呼应，在患者诉说时，医护人员应不时地发出表示听懂或赞同的声音，或有意识地重复某句你认为很重要的话。使患者在心理上觉得医护人员对他的话很重视，从而乐意把更深、更多的内心暴露出来，使沟通向更深入的层次发展。

在与临终患者的沟通中，由于病理性疼痛或由死亡而引起的恐惧，临终患者的身心状况极不稳定，在这种情况下，选择适宜的沟通时机相当重要，他们时而感到身体疼痛，时而心理焦虑，这时医护人员不能凭空想像或猜测，随意地与患者进行沟通。要根据患者的生理状况、心理感受、习惯、喜好及承受能力，找准时机与患者沟通。一般来说，在患者有剧烈疼痛时，除了给予药物止痛外，触觉沟通的方法最好，这时可在患者床边，握住患者的手，或轻轻地抚摸，在患者疼痛缓解，情绪稳定后，可选择语言或音乐的诱导沟通，在患者入睡前或疲倦时做一些音乐的诱导与沟通，有利于患者入睡。

总之，在与临终患者沟通中，方法是至关重要的，如果方法选择的不恰当，不仅影响沟通的效果，还可能影响患者的情绪。因此，要根据患者的体质、情绪、接受能力等情况综合考虑，选择一种或两种方法与患者沟通，发挥各自的优点，可增强沟通的效果。

3. 与临终患者家属的沟通 在临床上还发现，临终患者的部分心理压力是由其家属造成的。有的临终患者在家庭中有着十分重要的地位，他们不仅是家庭经济的支柱，同时也是家庭成员感情上的依托，当患者家属得知患者身患绝症，其家属成员也不愿意接受这个事实，他们会十分痛苦，情绪消沉，精神不振。有时，他们的痛苦似乎超过了临终患者本人。

患者家属消极的情绪，反过来又给临终患者增加了心理上的压力，以至形成不良情绪的恶性循环，所以在与临终患者沟通的同时，还要做家属的思想工作，帮助他们正确认识死亡，缓解心理压力。

（李兴民）

复习思考题

1. 传染科疾病有哪些特征？传染科患者心理行为有哪些特点？
2. 与传染病和性传播疾病患者怎样进行医患沟通？
3. 精神疾病有哪些特征？与精神病患者沟通有哪些方法？
4. 肿瘤疾病特征是什么？肿瘤患者及家属心理行为有哪些特点？怎样沟通？
5. 眼科、耳鼻喉科、口腔科疾病特征有哪些？
6. 眼科、耳鼻喉科、口腔科医患沟通方法有哪些？
7. 临终关怀的概念和目的是什么？与临终患者怎样沟通？

案 例 分 析

［**案例1**］　患者，男性，32岁，大专毕业，汉族，某企业技术员，已婚。诊疗过程：患者为HBeAg阴性慢性乙型肝炎，近半月因失眠、食纳差、消瘦住院治疗。患者两年前，来医院门诊检查，HBeAg(+)、HBV DNA 1.5×10^8拷贝/毫升，ALT 4×40 U/L，诊断为慢性乙型肝炎。根据检查指标，患者在医生建议下开始服用拉米夫定，服药半年后，实验室检查：HBeAg(−)，HBV DNA正常(<3000拷贝/毫升)，恢复良好，但抗HBe尚未转换成阳性(+)，医生建议患者继续服用拉米夫定，不可随便停药。患者接着又服用该药一年，再作检查时，发现HBeAg复阳(+)，HBV DNA为10^6拷贝/毫升，ALT 5×40 U/L，说明乙肝病毒复制活跃，医生分析乙肝病毒可能对拉米夫定产生耐药性(出现病毒突变YMDD)，因此医生建议加用阿德福韦(LAM+ADV)，患者接受医生新的方案，服药半年后，实验室检查HBeAg转阴(−)，HBV DNA、ALT水平仍然很高，因而诊断为HBeAg阴性慢性乙型肝炎。患者情绪又开始低落，加之又经常翻查这方面的宣传资料，得知长时间HBV DNA和ALT水平高，有肝纤维化的可能，而且容易引起肝癌。因而患者失眠、食欲锐减、消瘦、疲倦甚至嗜睡。家属疑病情加重要求住院。医生同意住院观察治疗，入院后除以上实验室检查外，又做了AFP(甲胎蛋白)检查，B超、CT影像学检查，排除了肝硬化和肝癌，因而对患者的诊断仍为“HBeAg阴性慢性乙型肝炎”，但伴有疑病状症和抑郁症状。住院期间，医患认真沟通，医生反复向患者讲明乙肝发病过程和正确的治疗方法，以及坚持治疗的良好预后。患者情绪渐趋稳定，抑郁症状消失，食欲增加，睡眠质量提高，体质恢复，即主动要求出院，回家休息治疗。出院时医生嘱咐患者，可回单位正常工作，平素注意良好的情绪和营养，要适当休息，若完全休息不工作，反而不利于疾病的恢复。

案例讨论题

1. 医患沟通少，得不到医生的正确指导，会出现哪些问题？

2. 医患沟通对于患者解除思想顾虑有何重要意义？

[**案例2**] 患者，女性，56岁，退休干部，家庭经济条件较好，儿子和女儿均已工作。

诊疗过程：患者以上腹不适、胃纳差、食无味、体重明显减轻四十余日为主诉来院就诊。行胃镜检查，发现胃小弯局部黏膜颜色异常，呈颗粒状粗糙不平，面积>1cm，且周围黏膜水肿充血，即取周围组织做活检，初步印象为“胃癌？”，医生将初步印象告知患者家属，家属即要求住院做进一步检查和治疗，患者当日即入院。3日后主管医生将患者家属（女儿）请到医生办公室，告诉活检发现癌细胞，建议手术治疗。家属要求医生暂不要告知他母亲（患者），因她的母亲心理承受力特别差，医生同意。但以上和家属的谈话，被其母（患者）在办公室外偷听到。当晚零时患者从二楼跳下欲自杀，幸好患者着地时经树枝缓冲，未有大的损伤，加之及时发现抢救，很快脱险。事后医生对保护性医疗制度执行不周做了自我检查，家属认为自己也有责任，做了自我批评。此后，医生开始认真地做患者思想工作，反复向她讲，病情现为早期，手术可以根治，又请本院一位胃癌手术后已活9年尚健在的退休老护士，现身说法，患者终于消除了顾虑，同意手术，术后又积极配合其他治疗，恢复很好，心情愉快出院。

案例讨论题

1. 与患者家属交谈病人的诊断，应该注意哪些问题？

2. 医生改进医患沟通方式，发挥了什么作用？

第十三章　护患关系和沟通

第一节　概　　述

一、护患关系的内容和特点

广义的护患关系是指护理人员与病人及其家属、陪人、监护人的关系。狭义的护患关系是单指护理人员与病人的关系。

护患关系是组成护理人员人际关系的主体,是护理人员职业生活中最经常的人际关系。和谐的护患关系是良好的护理人员人际关系的核心并影响其他人际关系。

(一) 护患关系的基本内容

护患关系包括技术性关系与非技术性关系。

1. 技术性关系　指护患双方在进行一系列的护理技术活动中所建立起来的行为关系。护患关系中,连接双方的纽带是医疗和护理,即病人患病需要医疗护理,护理人员掌握着帮助病人恢复健康的技能,能够满足患者的这种需要。这就构成了护患关系的基础。如果这种基础不复存在,护患关系也就终结了。尽管有的病人治愈出院后与护理人员继续保持往来,甚至是更密切的往来,但这已不是护患关系,而是另一种关系了。

在这种技术性关系中,护理人员是拥有技术并将所掌握的技术服务于患者的人,故处于主动地位,而患者处于被动地位。因此,当出现护患矛盾时,护理人员是矛盾的主要方面,对病人具有直接的影响。

2. 非技术性关系　指护患双方在实施医护技术过程中所形成的道德、利益、法律、价值等多种内容的关系。

道德关系是非技术关系中最重要的内容。由于护患双方所处的地位、环境、利益不同,所受的教育及道德修养不同,因此,在护理过程中很容易产生矛盾。护患双方都应按照一定的道德规范来约束自身的行为,尊重对方。护理人员更应遵守道德规范,维护病人利益。

利益关系是指在护理过程中,护患双方发生的物质和精神方面的利益关系。护理人员的利益表现为付出劳动后得到工资、奖金报酬,以及由于病人康复而得到精神上的满足与欣慰;病人的利益表现在付出一定的费用后得到了正确的治疗与护理,解除了病痛,恢复了健康。在我国,护患双方的利益关系是在公正条件下的一种平等互助的人际关系。

法律关系是指护患双方在护理活动中,各自的行动和权益是受到法律约束和保护的,在国家法律范围内行使各自的权利和义务,调整双方之间的关系。侵犯任何一方的正当权利都是法律所不容的。在依法治国的社会主义国家,护患双方都应认真学法、知法、守法,学会用法律武器保护自己的正当权益。

价值关系是指以护理活动为中介的体现护患双方各自的社会价值的关系。护理人员在自己的职业服务中,运用所学的知识和技术为患者提供优良的服务,使患者重获健康,实现了崇高的人生社会价值。而患者在重返工作岗位为社会所做贡献中也包含了护理人员的奉献,同样实现了个人的社会价值。

在实际的医疗护理活动中,技术与非技术两个方面关系是相互依赖、相互影响、相互作用的。例如,非技术方面的关系成功会有利于护理人员对病史的采集,增进病人对治疗护理的依从性,从而有利于技术方面的交往。

从另一方面来看,技术方面的关系失败,如护理人员打错针、发错药,也会损害非技术方面的关系。由此可见,对于建立良好的护患关系来说,两个方面的交往和相互作用都是十分重要的。值得注意的是,在生物医学模式的影响下,许多护理人员忽视了非技术方面的关系,例如只关心病人的病情,而不愿倾听病人与疾病无直接关系的诉说,只见疾病,不见病人。这种医学的"非人性化"倾向必然影响良好护患关系的建立。

(二)护患关系的性质与特点

护理人员与病人的关系,具有一般人与人之间关系的相同点,如这种关系是双向的,是以一定的目的为基础的,是在特定的背景下形成的。但是,护患关系也有其独特的性质。

1. 护患关系是帮助系统与被帮助系统的关系 护理人员与病人的关系,不仅仅是某一护理人员与病人的关系,而是帮助系统与接受帮助系统间的关系。帮助系统包括医生、护理人员以及其他医务人员和医院行政人员,接受帮助系统包括病人、病人家属及其亲朋好友、同事等。护理人员与病人之间的关系往来体现了这两个系统的往来。某一护理人员为病人提供帮助,实际上是执行帮助系统的职责,而病人接受帮助,也体现了病人及其家属和同事的要求。

2. 护患关系有特定的相互作用 护患关系不是两个人或两方面的简单相遇,而是双方之间的相互影响、相互作用,以此构成了护理人员与病人的关系。建立这种相互作用的良好关系,在一定程度上与护患双方的个人阅历、感情、知识积累和对事物的看法等都有直接的关系。

3. 护患关系的实质,是护理人员应该满足病人的需要 这一特点,是护患关系与其他人际关系的不同之处。病人因疾病住院接受治疗护理,护理人员掌握着帮助病人恢复健康的知识和技能,就应当履行职责对病人提供帮助,正是病人的这种需要和护理人员准备满足这种需要,使双方发生了治疗性的人际关系,这种需要,构成了双方关系的基础。护患关系中发生一些问题,或者是护理人员对患者种种不满,或者是患者对护理人员有意见,其中许多都源于对这种关系的基础缺乏认识。

4. 护患关系中,相互影响作用是不对等的 由于护患关系是在病人患病这种情况下形成的,因而在这种关系中,病人是依赖护理人员的,而护理人员也常常以病人的保护者和关照者身份自居,这与其他人际关系相互依赖的特点不同。这就决定了在这一关系中,主要是护理人员影响病人,病人则主要接受护理人员的影响,病人一方,心甘情愿地接受护理人员一方的意志和要求,这也是护患关系沟通不同于其他关系沟通之处。这一切是以病人的健康为前提的,否认了这一前提,就不可能形成健康的护患关系。

二、护患沟通的作用和意义

护患沟通(nurse patient communication),是指护理人员与病人及其家属之间的沟通。护患沟通是医患沟通的重要内容之一,也是建立良好护患关系,圆满完成护理工作的重要环节。通过护患沟通,有利于医患沟通的开展,有利于密切医患关系。通过护患沟通,可以使护士了解病人的心身状况,向病人提供信息,减轻其心身痛苦,提高治疗和护理效果,有效地减少护患和医患纠纷,有利于整体护理的开展。

(一) 护理人员在护患沟通中的作用

1. 护患沟通是实施生物、心理、社会医学模式的需要 在新的医学模式转变中,护理人员的工作,功能是多方面的:是提供护理的帮助者、照顾者、安慰者;在对健康问题进行诊断处理时,是计划者、决策者;在实施护理干预时,是健康的促进者;在病区或一定范围内,是管理者、协调者,是患者权益的代言人和维护者;在卫生宣教和健康咨询方面,是教师和顾问。在以上范围内,患者对护理人员的期待都是正当而且合理的。

与护理人员相比,患者也不完全是消极被动的求助者,患者在护理过程的大多数环节中都可以积极参与。

在护患沟通上,护理人员首先要对自己的工作有一个全面的认识,才能使自己的言行表现得符合患者对自己的期待。而护理人员对患者的期待则不应过高。对于患者来说,他们过去的“社会常态角色”——工人、厂长、老师、父亲、妻子、女儿等等,被“患者”这一新的角色所替代,医院和病房对他们来说,是一个新的环境,他们虽然想成为一个“好患者”,但是初进入新角色时尚不知道该怎么做。

患者大多不明确医务人员的分工。即使都是护理人员,责任护理人员与非责任护理人员的工作也有较大的区别。这些患者是不清楚的,有时就可能提出一些与医务人员分工不相符的要求,因此,在护患关系建立初期(即认识期),护理人员应主动把自己的分工和工作介绍给患者,这有利于护患双方保持基本一致的角色期待,有利于发展和谐的护患关系和进行有效沟通。

患者一般不知道护理模式正在转变,对于整体护理中护理人员的工作任务更不清楚,往往从功能制护理的角度来理解护理人员的工作,以为护理人员的工作仍然只是被动地执行医嘱和进行一些护理操作。所以许多心理和保健方面的问题,不知道向护理人员求助;或者当护理人员向患者了解一些属于心理、社会的情况时,患者甚至会感到突然,以为护理人员是“多管闲事”。这些也属于分工任务不明而产生的问题。因此护理人员应通过沟通向患者进行必要的宣教,使其了解整体护理中,护理人员的新的角色功能,这对于建立新型的护患关系是有利的。

另外,整体护理提倡患者的积极参与和配合,但患者并不知道如何参与和配合,更需要护理人员随时加以指导。总之,在护患关系沟通中,护理人员具有主导性角色功能。护理人员对于患者的期待要从实际出发,不能期待患者样样都懂,个个通情达理,更不能对患者某些不适当的言行妄加指责。因为患者许多不适当的言行,往往是由于护理人员工作发挥不好造成的。

2. 减轻和消除责任冲突的影响 护患之间的责任冲突表现在两方面：一是对于造成健康问题该由谁承担责任，护患双方意见有分歧；二是对于改变健康状况该由谁承担责任，护患双方意见不一致。这些矛盾只有通过沟通，才能得到很好的解决。

现代医学科学的研究成果告诉我们，许多疾病的产生，直接与人们的不健康行为有关，如吸烟、酗酒、不良的饮食习惯和生活习惯等等，均可导致患病和影响健康。但在许多情况下，患者并不知道自己该对自己的健康承担责任。还有许多因心理、社会因素，导致的健康问题，情况则更为复杂。在旧的医学模式和功能制护理体制下，对于患者，因个人不健康行为和心理社会因素导致的疾病，护理人员一般是不负责任的。但事实上，患者的不健康行为可以通过护理人员的卫生宣教和健康指导而得到纠正；许多患者的心理问题，也可以通过有效的护患沟通得到解决。也就是说，护理人员在这方面应该承担一定的责任，并可以起主导作用。

3. 减轻和消除理解分歧的影响 当护患双方对于信息的理解不一致时，要进行有效的沟通是困难的，而且这种理解上的分歧，最终将对护患关系造成损害。

专业术语的影响：医护人员之间习惯于用专业术语进行交流，但这些专业术语对于患者来说是陌生的，很容易造成误解。护理人员在与患者沟通时如不加以解释，便会妨碍患者对自己健康信息的了解，也会妨碍医护人员从患者那里得到应有的信息反馈。

语言过于简单：医护人员常因自己心里有数，凭想当然以为患者一定也清楚，有时语言过于简单，表述不清，会造成误解。

方言土语的影响：不同的方言土语也会造成理解的不一致。为避免理解分歧，护理人员在进行护患沟通时，要注意反复释义，特别是对专业术语要进行通俗的解释，同时要创造一种平等交流的气氛，鼓励患者在不理解时能随时发问，以确认双方理解一致。

（二）护理人员与患者家属沟通的意义和作用

患者家属，在提高治疗效果和促进患者康复中，起着积极的作用。护理工作对病人的要求，在许多情况下是通过家属进行的。因而，医护人员与患者家属的沟通也越来越受到重视，特别是遇到一些特殊的患者时，如婴幼儿、高龄患者、重危患者、昏迷患者、精神病患者等，与患者的家属保持积极的沟通就更显得重要。

1. 患者家属的角色特征 疾病的突然降临，必然给患者家庭造成或大或小的影响，特别是家庭主要成员"顶梁柱"病倒后，影响更为重大。为了照顾和支持患者，家庭成员原来所承担的角色功能将不得不重新调整。

首先，患者家属是患者原有家庭功能的替代者。患者生病以前在家庭中的角色（父亲、母亲、丈夫、妻子、女儿、儿子、姐姐等）是相对固定的，其功能也相对固定。一旦病倒，其角色功能必然由其他家庭成员替代，否则患者将无心养病。因此，促使患者家庭成员角色功能的迅速调整，妥善分担患者原有的家庭角色功能，对于消除患者的心理压力和安心治病是十分重要的。

其二，患者家属是患者病痛的共同承受者。疾病不仅给病人带来痛苦，同时也会引起病人家属一连串的痛苦心理反应，尤其是那些危重症或绝症患者的家属。一般情况下，对于心理承受能力较差的绝症患者的信息，医护人员常常采取"越过式沟通"，将病人的病情和预后先告诉家属。因此，亲属首先要承受精神上的打击，继而令出现难以抑制的悲痛。

其三，家属是患者心理的支持者。家属是病人情绪稳定的重要因素。生病后，病人容易产生焦虑、恐惧等心理问题，需要有人给予排解和安慰，患者家属是承担这种角色功能的合适人选。家属关怀病人对病人是一种极大的安慰，不少病人的心理症结，只有家属才能解开，在某些方面，护理人员是无法代替的。

其四，对患者护理计划制定及实施，家属是重要的参与者。整体护理需要患者的积极配合和参与，但如果患者疾病严重或是儿童患者、精神病患者等参与能力受限时，就需要患者家属的积极参与。家属是病人病情的知情者，特别是那些失去知觉的病人，没有家属提供病情，护理人员很难收集资料进行护理诊断。另外，大多数患者生活自理能力受到影响，住院期间及出院后的一段时间内都需要有人照顾。因此护理人员应把家属看做帮助病人恢复健康的助手和支持者，应善于调动家属的积极力量，共同为病人提供高质量的护理。但这并不是说护理人员可以把自己的工作推给家属，更不是说家属可以取代护理人员。相反，在医院中应尽可能减少家属对病人的直接护理，减少陪护。

2. 护理人员与患者家属的关系冲突　由于治疗护理的工作关系，护理人员与患者亲友接触较为频繁，在频繁的交往中，产生这样那样的冲突是难免的，主要表现在以下几个方面：①患者陪护与病房管理经常发生矛盾。如患者家属，出于对亲人住院的不放心，常常要求陪伴病人。然而，病房的容量是有限的，陪人多了，势必造成病房的拥挤、嘈杂，既影响病人休息，又增加了医院内感染的机会。因此，对陪护应严格限制，就易产生矛盾，如果护理人员缺乏耐心的解释，言语简单生硬，就可能发生冲突；②违规探视与医疗护理产生矛盾，适当的探视是必要的，它可给病人带来欢乐和温暖，但是过多的频繁的探视，则既影响病人休息，也影响正常的医疗护理工作的进行。为了保障病人的治疗护理和充分休息，护理人员应适当控制亲友的探视。但是有些亲属，只顾自己探望心切，不顾病房和病人的承受负荷，有时挤得水泄不通，高声喧哗，完全忘却了自己探望的对象是病人。当护理人员进行管理时，探视者常常感到护理人员无情或苛刻，这就难免产生矛盾和冲突；③频繁询问与忙碌工作之间产生矛盾。不论是陪护者还是探视者，都会向护理人员提出一系列与病人有关的问题，少数护理人员在工作繁忙时把回答患者家属的问题看成是额外负担，采取冷漠的态度，或者不理不睬，或者敷衍了事，或者干脆推给医生，给人以冷若冰霜的感觉，因而产生矛盾与冲突。

3. 护理人员在与患者家属沟通中的作用　护理人员与患者家属建立关系并进行有效沟通，目的在于指导患者家属很好地承担起自己的角色功能，有效地支持患者早日康复或平静地面对死亡。护理人员的作用有以下方面：①接待患者亲属，耐心听取他们的要求，根据需要决定是否留其陪伴，并予以相应的解释；对来院探望的亲属，要主动询问，给予引路，并嘱咐探视中的注意事项；②患者亲属介绍病情、治疗措施及预后，使他们对病人的情况心中有数，便于做好各种安排；同时表明医护人员的关切和信心，希望取得病人及其亲属的配合；③少数病人亲属由于长期照顾陪伴病人，自身疲惫不堪，正常的生活秩序被打乱，加之出现一些经济等问题，则会产生厌烦、冷漠心理。护理人员应耐心细致地做好亲属的思想工作，使他们对疾病有正确认识，力求减轻亲属的心理负担，以便共同稳定患者情绪，使其能配合医疗护理；④当患者亲属向护理人员询问各种健康问题时，护理人员应视为进行健康教育的好机会,根据自己的知识、经验和所了解的情况,向患者亲属宣传医药卫生知识和保健知识,有的亲属怕干扰医护人员工作而不敢多问,护理人员应创造条件和机会满足患者亲属更多的信息要求,应该把回答患者亲属的询问看成是护理工作的重要组成部分,是与患者亲属交往的极好机会;通过这种交往,不仅可能消除其疑虑,增强对医护人员的信赖感,而且可以通过他们做好患者的心理护理工作,促进护患关系的融洽;⑤护理人员通过与患者亲属的沟通,了解患者生病后家庭成员角色功能的调整情况,发现其存在的问题,并给予指导;在整体护理过程中,指导患者亲属积极参与,使他们更好地起到照顾和支持患者的作用;对年幼、年老、残疾病人应指导亲属协助病人恢复自我照顾能力。

第二节 语言沟通在护患沟通中的应用

一、语言沟通的基本类型

护理人员与患者的语言沟通,具有一般性语言沟通的特征,但更主要的是具有明确的目的性,即为服务对象解决健康问题,促进治疗和康复,减轻痛苦或预防疾病。护理人员的语言沟通内容,可以是非常广泛的,涉及生理、心理、社会、经济、文化等方面,但这些内容都与健康疾病有关。在语言沟通中,护理人员通过提问和回答,引导语言沟通,围绕主题进行和展开,从而达到语言沟通目的。根据语言沟通的目的,可将护理专业性语言沟通,分为评估性语言沟通和治疗性语言沟通。

(一)评估性语言沟通

护患之间的评估性语言沟通,是护理人员收集患者健康信息的过程,包括患者的既往健康问题和目前的健康状况,患者的遗传史、家族史、精神与心理状况、住院的主要原因、护理要求及日常生活方式、自理能力等。这些信息可以为确定护理诊断、制定护理计划提供依据。护理人员在这种语言沟通中,也可以向患者提供信息,例如自我介绍以及医院环境和规章制度介绍等。

(二)治疗性语言沟通

治疗性语言沟通的主要目的是为患者解决健康问题,是护理人员向患者提供健康服务的重要手段。治疗性语言沟通,侧重于帮助患者了解自身的健康问题,克服个人的身心障碍,从而达到减轻痛苦、促进康复的目的。因此,在语言沟通中特别强调支持性的关系。在有效的治疗性语言沟通中,患者受到鼓励,能自如地表达个人的思想和情感,从而在护理人员的帮助下,对以往的经历产生新的认识,找出新的解决健康问题的办法,并以积极的态度和方式对待困难。与医生治病相比,护理人员更多地依靠治疗性语言沟通为患者服务。

治疗性语言沟通,有两种形式,即指导性语言沟通和非指导性语言沟通。

1. 指导性语言沟通 指导性语言沟通是指由护理人员(指导者)向患者(被指导者)指

出问题发生的原因、实质，针对患者存在的问题，提出解决问题的方法，让患者执行。指导性语言沟通的特点是可以充分发挥护理人员的专业知识水平。由于语言沟通时用于磋商和协调的时间较少，因此，其优点是语言沟通进程较快，比较节省时间。其缺点是患者主动参与较少，只能处于被支配的地位，如果护理人员提出的建议和方法，不符合患者的实际情况，或与患者的观点、习惯、文化传统等相矛盾，便会增加患者的心理压力，甚至造成伤害。所以，运用指导性语言沟通的前提是对患者的基本情况（包括心理状况、文化背景、习惯爱好等）十分清楚。在确有把握对患者有利的情况下方可使用，或在目标简单明确、涉及范围狭小的情况下使用。

2. 非指导性语言沟通　非指导性语言沟通是一种商讨性的语言沟通。其基本观点，是承认患者有认识和解决自己健康问题的潜能，鼓励患者，积极参与治疗和护理过程，主动改变过去对自身健康不利的行为方式。在非指导性语言沟通中，患者与护理人员处于平等的地位。患者有较多的自主权，感到自己受到尊重，参与了决策，因而能积极并自觉地按照决策去实施，主动采取新的行为方式。非指导性语言沟通的缺点是比较费时，在工作繁忙的情况下较难实行。

评估性语言沟通与治疗性语言沟通不是互不相关，截然分开的，而是互相渗透，密不可分的。

二、语言沟通的常用方式和层次

（一）个别语言沟通与小组语言沟通

1. 个别语言沟通　个别语言沟通是仅限于两个人之间，在特定环境下所进行的信息交流。一般是两个人就某些问题相互讨论，商量研究。由于语言沟通人数少，所以语言沟通内容是第一重要的。谈话常常有一个主题，需要语言沟通双方就某个问题做出适当的反馈，如目光接触、耐心倾听、适当发问并阐明自己的看法和观点，彼此互为信息的形成者和接受者。

2. 小组语言沟通　一般是指较多的人，至少三个人或三个人以上的语言沟通。如护理人员组织病人成立的某病种联谊小组，病房中手术前后，病人自发组织的，对手术评论的临时语言沟通小组等。

小组语言沟通，由于参与语言沟通的人较多，所以主题不易把握，谈话的内容易受干扰。如谈话的目的性较强，语言沟通时需选择时间、地点或需做一些准备，才会使语言沟通获得成功。由于受一些条件的限制，故较难使两个人之间的关系向纵深发展。

参加小组语言沟通的目的，是了解自己和别人的情感及其他信息，因此要学会怎样细心地倾听，怎样有效地交流。许多人自发地参与小组语言沟通，是因为他们有些特殊的困扰想通过小组语言沟通得以解决，通过小组语言沟通来更多地了解自己和周围的人。

（二）面对面语言沟通与电话语言沟通

1. 面对面语言沟通　护理人员所进行的语言沟通多为面对面语言沟通。面对面语言沟通,由于语言沟通者双方都在彼此的视觉范围内,同处于一个空间,语言沟通就可以借助身体、表情和手势的帮助,使语言沟通者双方尽可能准确、完整地表达和明了各自的意思,使语言沟通达到或基本达到预期的目的。

2. 电话语言沟通 电话语言沟通被认为是在更大的空间范围内进行的语言沟通。护理人员对患者的健康指导,患者向护理人员进行疾病或心理咨询,在许多情况下是用电话进行的。由于语言沟通的空间扩大了许多倍,使语言沟通双方都远离彼此的视觉范围。要想让电话传达一个积极的、美好的形象,就应该在电话语言沟通时,声音力求清晰平和,不论你当时的心境如何,是否正忙得不可开交,接电话时都应该始终采取热情、温和、真挚的态度。

(三)语言沟通的层次

1. 一般性语言沟通 一般性语言沟通在彼此关系较生疏、不熟识或不密切时使用,可作为开头语,有助于打开局面和建立人际关系。护患之间的沟通不能长期停留在这个层次上,不能天天如此,次次如此,这样不利于病人说出有意义的话题。要通过一般性语言沟通,逐渐进入深层次的语言沟通。

2. 陈述事实 这是一种只罗列客观事实的谈话方式,不加入个人意见和感情,不涉及人与人的关系。在语言沟通双方无信任感时,一般只陈述事实,不发表意见,否则易引起麻烦。这种沟通方式对护理人员了解病人是非常重要的。以这种沟通方式沟通时,应注意倾听,以促使患者能够多表达一些信息。

3. 交流看法 比陈述事实高一层次的语言沟通,是交换个人的想法和判断。当一个人开始以这种方式沟通时,说明他已经在建立相互关系的过程中对对方有了一定的信任感。因为这种交流方式必须将自己的想法和判断说出来,能引起共鸣或得到对方的认可、同情。如病人可能会向护理人员提出某种要求和意见,在此阶段,要充分让对方说出自己的看法,不能流露出不赞同、反对,甚至指责、嘲笑的行为,否则,对方将会隐瞒自己的真实看法,不利于互相了解。

4. 分享感觉 这个层次的交流只有在相互信任,彼此无戒心,有了安全感的基础上才能进行。这时双方认为与对方交流对自己有好处,告诉对方自己内心深处的想法不会有害处。因此很愿意告诉对方自己的信念以及对过去或现在一些事情的反应,彼此分享感觉。这种分享是有利于身心健康的。要达到这个层次的交流,关键是建立信任感。因此护理人员应热情接待病人,善于理解病人,使病人产生信任感和亲切感,愿意把心里话讲出来。

5. 沟通高峰 这是语言沟通双方达到一种完全一致的状态,产生高度和谐的感觉,甚至不用对方说话就知道他的体验和感受。这是沟通双方分享感觉程度最高的层次,也是沟通时,自然而然达到的理想境界。这种感觉往往是短暂的,常常在第4个层次沟通时偶尔自然而然地产生。

在与病人沟通的过程中,应让对方自如地选择他所希望采取的交流方式,不要强求进入更高层次的沟通。但护理人员自己要经常评估自己与病人或周围人的沟通层次,是否与所有人都只能进行一般性语言沟通,有无由于自己的语言行为不妥而导致病人不愿意与自己进行高层次交流的现象。

第三节　非语言沟通在护患沟通中的应用

一、概　　述

语言是人类最重要最便捷的沟通媒介,但不是惟一的沟通媒介,非语言符号是人类社会沟通的另一重要手段。非语言沟通是指不以自然语言为载体,而是以人的仪表、服饰、姿态、动作、神情等作为沟通媒介进行的信息传递。

这些非语言行为又称体态语言、身势语言、身体语言、动作语言、无声语言等,具有增强有声语言表达力和感染力的作用。

在医疗护理工作中,非语言沟通显得更为重要。护理人员要善于观察和理解病人的非语言行为反应,可以从病人的面部表情和身体姿势等洞察他们的内心感受,获得真实的信息。在某些情况下,非语言沟通是获得信息的惟一方法。如使用呼吸机的患者,不能用语言向医护人员表达他的痛苦,而只能依靠表情、姿势的交流来表达。

在医护人员的相互交往中,对非语言信号的关注也有重要意义。医护人员由于工作繁忙,没有过多的时间进行交谈,如抢救心跳骤停的患者时,医护人员之间常常是通过快速交换目光或点头示意等表情动作进行沟通的,以使抢救工作配合默契。因此,非语言沟通是护理人员获取信息的重要途径。

二、非语言沟通的特点

非语言沟通,在人际沟通中,具有不可替代的地位,这是由它自身的特点所决定的。非语言沟通主要有以下特点。

(一) 广泛性和连续性

运用身体语言进行沟通,是每个人都具有的能力。心理学家研究发现,几个月的婴儿就具有了观察别人表情,并对其做出恰当反应的能力。有的人对6个月龄的婴儿做过试验,发现当成人对他们微笑,对其表示接纳时,他们也会显示出微笑的接纳反应;而当成人对其表示气愤,显示拒绝的表情时,他们也显出不愉快、拒绝或恐惧的表情。

非语言行为可以使人保持不间断的沟通。日常生活中,语言的沟通是间断的,而身体语言的沟通则是一个不间断的过程。只要人们彼此在对方的感觉范围内,就存在着非语言的沟通。

(二) 真实性和简约性

人们在使用体态语言时,自主的与不自主的界限很难区分。就大多数情况而言,不自主的表情动作居多。不自主的体态语言是下意识的,是人受外界刺激的本能反应。因此,愈是无意识的体态语言,表现人的真实情感愈强。根据体态必须与口语表义一致的原则,我们可以在人际交往中,鉴别一个人说话的真伪,体会一个人说话的真实心意。

非语言沟通的又一特点是简约沟通功能。护理人员要想了解一个病人的情况,是看一大段文字介绍或听别人长时间介绍好,还是到病房细细看一看这个病人更好呢?毫无疑问,亲自看看病人的精神状况,所获信息可能比文字或口头介绍更充分、更深刻。

(三)模糊性和保密性

模糊性,即体态语言的不确定性。语言沟通表达的意思清楚明白,社会规范性较强,相比之下,非语言沟通表达的意思朦胧含蓄,社会规范性较差。其模糊性表现在同一动作的多解性方面,在实际运用中容易造成曲解或误会。

体态语言的保密特征,是显而易见的。通常的口语沟通是一般性的,对于所用的词汇和句子,谁听到的语义相差都不大。如果沟通的内容不希望被别人知道,而偏偏又不能躲开别人,就不能用口头语言来交流信息。而体态语言则不然,它具有高度的对应性,只有刻意进行交流的双方,才能完整地理解每一个体态语言信号的含义。

与语言符号不同的是,身体语言信号通常要放到具体身体语言沟通过程中,其意义才能被确定。而且,沟通者可以随时变化每一个体态语言信号的意义,使其在特定情境中具有别人难以理解的特殊含义。与此相比,语言信号的意义则相对固定,较难根据特殊需要随时变化。

(四)通用性和民族性

语言声音信号的意义,是通过长期学习逐步建立起来的,在没有共同语言经验的人之间,进行语言沟通是不可能的。但是,体态语言沟通几乎可以在任何文化背景的人之间发生。许多身体语言信号都具有跨文化的功能,它们在不同文化背景中的意义,是相同的或高度接近的。由于人的生理构造相同,表达痛苦、悲哀的感情,几乎都用哭的形式;表达高兴、喜悦的感情,几乎都用笑的形式;愁眉苦脸大多表示苦恼;暴跳如雷表示极度愤怒。这些表情动作和行为,无论哪国人,哪个民族,无论大人还是小孩,几乎是相同的。借助这些体态语言信号,人们仍然可以实现相当有效的沟通。在护患沟通中,病人或家属发出这些通用的某一体态语言信号时,护理人员是最容易掌握和理解的。

虽然体态语言有一定的通用性,但其在很大程度上受种族、地域、历史、文化、风俗习惯等影响,形成了很大差异,每种文化都有自己独特的体态语言。由于体态语言具有民族性,有些不同的动作表示同一意义,而有时同一种姿势又表示不同意义,如果不了解这一点,在人际沟通中就容易造成误解。因而不同民族、不同文化背景的人在一起交谈,要充分注意体态语言表义的差别。护理工作人员,常年接触病人,病人可谓来自"五湖四海",具有普遍的民族性,掌握和学习这方面的人文知识,是护理工作者的重要任务之一。

三、非语言沟通在护理工作中的作用

(一)表达情感意愿和信息验证

在护理实践中,由于疾病的影响或碍于某些特定的环境,护理人员与病人不能采用其他沟通手段时,往往一个眼神、一个动作就能表达他们的内心状况。如脑出血引起语言功能障碍的病人做出的需要饮水、排便的表情，护理人员握住分娩产妇的手表示安慰的含义，某病人两眼噙泪，神经质地搓着双手传递了他内心的焦虑和不安等。医护人员也常常通过他们的表情动作传递解除患者的紧张、担忧、焦急、厌烦等情绪。非语言沟通是吐露情感意愿的渠道，也是观察情感意愿的途径。

由于医院陌生的环境和特殊的卫生设施，常使患者及其家属产生恐惧和不安，为减轻这种不安，他们会特别留心周围的信息，对医护人员的非语言行为特别敏感。尤其是当患者不能理解医护人员复杂的医学术语时，或者他们认为医护人员掩盖真实病情，或者由于医护人员工作太忙而没时间交谈时，他们往往把注意力集中在医护人员的非语言行为上。有时，病人或家属在发生语言沟通前，会更加仔细地观察医护人员的非语言行为，并以此作为迅速获得信息的方法。如焦急等待肿瘤切片报告的患者，会通过医护人员进入病房时的面部表情获得一些线索，以弄清即将得到的信息的性质；怀疑肿瘤是否真的被切除的病人会仔细观察医护人员说话时的表情，以判断信息的真伪。

因此，医护人员要重视自己的非语言行为对病人的影响。例如，护理人员的表情体态、行为举止、服务态度、娴熟的技能等都比有声语言更具影响力。同理，医护人员在观察患者时，也要注意其语言和非语言信号所表达的信息是否一致，以掌握患者真实的心理。如果一个患者说"我感觉很好。"但其动作表情却明显地表现出焦虑和烦躁不安，医护人员便应特别注意仔细观察，以免发生意外。

（二）调节互动和关系显示

非语言沟通具有调节互动行为的作用。在医护人员与患者及其家属之间的沟通中，存在着大量的非语言暗示，如点头、皱眉、降低声音、靠近或远离对方等等，所有这些都传递着一些不必开口或不便明说的信息，调节着双方的互动行为。例如医护人员在倾听患者诉说时，若微笑着点头，便表示鼓励患者继续说下去，如频繁地看手表或向别处张望，便表示有其他事要办，在暗示患者停止谈话；再如交谈中，某一方突然降低声音并凑近对方耳朵，便表示谈话的内容不愿被第三者听到，则对方讲话也会降低声音加以响应。沟通双方诸如此类的互动行为的调节，经常不是由语言来表明的，而是靠非语言暗示来婉转地传递的。

由于每个沟通都隐含着内容沟通和关系沟通，因此，每条信息总是由内容含义和关系含义相结合而成的。内容含义的显示多用语言，关系含义的显示则较多地依靠非语言信号。例如，和蔼体贴的表情向病人传递了友好的相互关系，而一副生气的面孔和生硬的语调则向病人传递了冷漠和疏远的关系；护理人员靠近病人坐着，这种交谈方式显示了双方平等的关系。

四、非语言沟通中触摸的作用

（一）人体触摸的意义

人体接触抚摸是非语言沟通的特殊形式，包括抚摸、握手、依偎、搀扶等，触摸所传递的信息，往往是其他沟通形式所不能取代的。

1. 触摸有利于儿童个体生长发育　科学研究表明,触摸在人类的成长中起到了重要作用。母亲与婴儿的触摸不仅建立在接受食物上,相互接触产生的舒适感对婴儿的正常发育更具重要意义。心理学家还发现,常在亲人怀抱中的婴幼儿,能意识到同亲人紧密相连的安全感,因而啼哭少、睡眠好、体重增加快、抵抗力较强,学步、说话、智力发育也明显提前;相反,如果缺少或剥夺这种皮肤感觉上的"温饱",让孩子长期处于"皮肤饥饿"状态,则会引起孩子食欲不振、智力迟缓,以及行为异常,如咬手指、啃玩具、哭闹不安,甚至将头和身体乱碰乱撞。就是较大的孩子也很喜欢把自己的身体依偎着亲人,喜欢亲人抚摸他们的手和头。因此可以说,早期的和不断的触觉感受对儿童的智力发展及人格成长有一定的影响。

2. 触摸有利于密切人际关系　科学家帕斯曼等人通过严格的实验研究发现,人不仅对舒适的触摸感到愉快,而且会对触摸对象产生情感依恋。我们仔细观察一下自己或周围的孩子就会发现,孩子与谁的身体接触最多,对谁的情感依恋就最强烈、最深刻。

在人际沟通过程中,双方在身体上相互接受的程度,是情感上相互接纳水平最有力的证明。人类学家发现,如果一种文化背景允许人们在日常生活中较为容易地身体接触,则成长于这种文化背景的人,在人际沟通中更容易建立对别人的安全感与信任感,他们的性格较开朗、轻松,与别人相处也较为真诚和坦率。

触摸可传递信息。首先可以表示亲近和关系密切。其次,表示关怀或服务。医护人员在为患者体检时的触摸,属于医源性人体接触,是职业需要,也是一种关怀。

(二) 护理专业性触摸

1. 触摸在护理工作中的应用　在护患交往中,触摸是一种有效的沟通方式。如常应用触摸来评估和诊断健康问题。如患者诉说腹痛腹胀,护理人员轻轻触摸患者的腹部;又如为患者测脉搏、血压,都与患者有皮肤的接触。触摸也是心理支持的重要方法。触摸可以表达关心、理解、体贴、安慰。如患者高热头痛时,护理人员用手轻触他的额头,可表示出职业的关切;病人剧痛时,护理人员紧握她的手,并不时为她擦汗,抚摸她的头发,表示护理人员"我知道你的痛苦,我在关心你"的心声,使病人产生安全感;当病人焦虑害怕时护理人员握握病人的手,表示"我在你身边,我在帮助你",可使病人减少恐惧,情绪稳定;在儿科病房,必要的抚摸、轻拍可使烦躁、啼哭的婴幼儿安静下来。像这样的皮肤接触,增进了人与人之间的感情,给予服务对象心理上的安慰和精神上的支持,表达了关心和同情的职业情感,是一种无声的抚慰,有时这种触摸会起到比语言更大的作用。

近年来,一些国家开始将触摸疗法作为辅助治疗手段,认为触摸能激发人体内的免疫系统,兴奋人的精神,减轻人们因焦虑和紧张引起的疼痛,有时还能缓解心动过速和心律不齐等症状,起到一定的保健和治疗作用。虽然触摸疗法的机制尚待进一步深入研究,但触摸疗法所产生的临床意义已被许多研究者所肯定。

2. 触摸应用时的注意点　触摸有正反应,也有负反应。因为,不同的人对触摸有不同的反应,并且,有时触摸者与接受触摸者对触摸的理解并不一致。应用时,要考虑性别、年龄、社会文化背景、双方的关系、当时的情况及触摸的形式等多种影响因素。如应根据不同情景采用不同的触摸形式。如一位母亲刚被告知其儿子在车祸中受重伤正在抢救,此时,护理人员紧紧握住她的双手，或将手放在其手臂上，可收到较好的反应；如果患者正在为某事恼火甚至发怒，此时去抚摸她，便会引起反感，不会有好的反应。只有采取与环境场合相一致的触摸，才有可能得到积极的结果。其次可根据患者特点采取其易于接受的触摸形式。从中国的传统习惯来看，女性与女性之间的抚摸比较容易取得好感。因此，女护理人员与女患者之间沟通时伴随轻轻抚摸可以表示关切和亲密，效果较好。对于异性患者的触摸则应持慎重态度。一般来说，年轻女护理人员与老年男性患者沟通时，抚摸老人的手背或手臂，可以使患者获得亲密感和舒适感。但老年女护理人员则不应对年龄相仿的男性患者施以抚摸，以免引起反感。同理，年轻女护理人员也不应对年轻男患者施以抚摸。抚摸幼小儿童患者的头面部，可以起到消除紧张，使患儿安心的效果，如果抚摸年龄较大的患儿头面部，则会引起反感。

总之，护理人员在如何运用触摸的问题上应保持谨慎态度，在选择触摸形式时，应避免选择那些比对方所期望的更具亲密性的形式，即沟通双方对于触摸形式所显示的有关信息应基本保持一致，否则便会造成对方的反感和误解。一旦发现触摸效果不佳或有所误解时，应立即调整，或结合语言交流来加以弥补或纠正。

第四节　护患沟通与护士应具备的素质

素质原本是心理学的一个专门术语，是指人一种较稳定的心理特征。护理人员良好的素质，也可以说是指护理人员优良的思想品德和良好的专业素质和心理素质。

一、思想品德素质

护士首先应热爱护理事业，具有奉献精神。有了这种精神，护士才能摆正自己和病人的位置，才能和病人进行平等的沟通，使护士能有的放矢地解决病人的问题；其二，要有人道主义精神，有了这种素质的护士，无论在什么时候，都会把病人的利益放在首位，全心全意地为病人服务；其三，要品格诚实，慎独律己。诚实和慎独律是护士应具备的美德。因为护士往往独立完成治疗、护理工作，其护理行为是在大多数病人都不十分了解或神志不清的情况下进行的，如果护士不能自觉地按操作规程进行工作，缺乏一丝不苟的精神，就很容易造成差错，使病人的健康受到伤害，这是护理职业所不允许的。护士只有具备在职业道德知道指导下的诚实和慎独，才能取得病人的信任，顺利地进行沟通。

二、专业素质

护士应具有一定的文化素质和必要的人文、社会和行为科学知识、护理理论知识及较强的实践技能。不仅是在求学期间，而且应贯穿在整个专业生涯中，利用一切机会充实更新知识、提高技能。病人来源于各个阶层，知识、年龄、病情、心理活动和需求都会有差别，护士只有具备丰富的知识，才能圆满地回答病人提出的问题，才能在整体护理中，有的放矢地和病人进行沟通，对病人进行健康教育指导和心理护理，从而树立护士的美好形象，取得良好的沟通效果。同时娴熟的护理技巧也是取得病人信任，建立和维持良好护患关系的关键环节。因此，护士必须努力钻研业务技术，奋发进取，不断丰富自己的知识,提高技能水平。

三、心 理 素 质

护士应当心理健康、情绪稳定。由于护士的感觉和情绪反应会影响护患关系的建立,因而护士应把握自己的心理状态,并注意自己的情绪流露对病人的影响,只有这样才有助于护患之间的交流沟通。作为护士应学会评估、计划、执行、评价和调节自己的生活方式,以平衡的以及有利健康的方法来满足自己工作的基本需要,例如合理的饮食、适当的运动、必要的休息及应对应激以适应平衡的能力等。

护士应胸怀豁达、自控能力较强。护士的服务对象一般是身心均处于不健康状态的病人,在被病痛折磨得失去自控力,或情感异常的病人面前,有时甚至连至亲都表现出厌烦情绪,而作为护士,就必须学会控制自己的情感,做到忧在心而不形于色,悲在内而不形于声,以自己健康的心理、乐观的情绪,以及对病人诚挚的关爱去感染病人而不被其情绪所左右;对那些被疾病折磨得失去理智并将疾病痛苦所导致的怨恨迁怒于医务人员的病人,要以宽阔的心胸泰然承受。

护士应具有高情商。情商的高低对护理的工作质量会产生直接影响,如脑外伤病人常主诉头痛,若护士只简单地告诉病人,创伤后头痛是正常的事,从而使病人想进一步了解疾病的发展、并发症、预后及危险因素等的欲望被拒之门外,病人的情绪未能得到识别及反映,阻断了护患情感交流,阻断了病人自我参与早期发现及诊治的行为。相反,具有高情商的护士则可通过这一主诉,正确识别病人情绪,主动以健康指导方式让病人了解本病的发展和诱因,使病人消除恐惧不安的心理,积极参与病情观察,及时发现病情变化;同时,护士能够更快地取得病人的信任,增强理解和沟通,营造一个和谐的就医环境和健康向上的护患关系,加上精湛的技术和强烈的责任感,可收到良好的护理效果。作为一名护理工作者,情绪的变化对病人有着直接的影响。稳定的情绪,高昂的工作热情,文明的语言及微笑的面容,对病人有积极的感召力,从而可促使减轻病痛,消除烦恼。护士应在与病人的密切接触中可不断提高沟通技巧及人际情商。

(李兴民)

复习思考题

1. 护患关系的基本内容是什么?
2. 护患关系的性质和特点有哪些?
3. 语言沟通的基本内容有哪些?
4. 语言沟通的方式有哪些?
5. 非语言沟通的概念是什么?有哪些特点?
6. 非语言沟通在护理工作中怎样应用?

案例分析

[**案例**]　武警总医院护士李某不仅技术过硬，她的心与患者也贴得很紧。在一次抢救灭火烧伤的战士时，有位战士全身烧伤面积达60%，深度烧伤20%，生命危在旦夕。经过医护人员全力抢救，他终于脱离危险。可是，这名战士醒来后，发现自己不仅动不了，而且变形的身体是那么丑陋，刹那间恐惧、绝望将他一下子击倒。从小就失去父母的他此时已完全丧失了生活的勇气，他大叫着："你们都走，用不着管我，你们嘴上不说，其实心里都在嫌弃我！"大家看在眼里，疼在心上！作为责任护士的李某急忙安慰说："好弟弟，你千万别这样想，我知道，你心里痛苦，相信我们，所有的人都在帮助你，我们一起努力，一定会好起来的。"

夏天热，战士穿一次性的短裤不透气，全身的伤口不断地渗着黄色的液体，并散发着阵阵难闻的气味，李某和老护士一起买来纯棉的短裤给他换上，脏了就为他清洗。由于战士的脸部严重烧伤，嘴挛缩在一起张开困难，李某就一点一点地喂他吃饭，一顿饭，往往一喂就是一个半钟头。早饭不合胃口，李某就变着法儿地买来他最喜欢吃的豆腐脑、豆浆。李某还经常找来报上刊登的感人故事给他读，那些坚强美丽的故事让他的心灵慢慢受到了触动。

尽管一上班一干就是十几个小时，但李某从没怕过，她最怕的是给战士换药。纱布每揭开一点，战士就会疼得在床上翻滚，五六个护士按都按不住。撕心裂肺的哭声让李某和在场的护士们难受得眼泪也止不住地流，李某对这位战士说："姐姐知道你疼，就快好了，坚持一下。"尽管被称作姐姐，其实李某年纪也大他不过几个月，然而，她的话就像止痛剂，慢慢抚慰着受伤战士的伤痛。一天，战士流着泪对她说："我知道，你对我好，我要好好活着，听你的话。"李某听了战士的话笑了，她知道，尽管他的腿还没有完全康复，但他已经勇敢地站起来了。

案例讨论题

1. 通过案例学习，谈谈如何体现技术和道德的有机结合？
2. 通过案例学习，谈谈护理沟通的真谛与核心是什么？
3. 通过案例学习，谈谈如何恰当运用语言沟通技巧与非语言沟通技巧？

第十四章　门诊和急诊的医患沟通

第一节　门诊的医患沟通

卫生部《2006年中国卫生事业发展情况统计公报》显示，2006年，全国医疗机构（不包括诊所、卫生所、医务室、社区卫生服务站和村卫生室，下同）总诊疗人次数为24.46亿次，其中：医院14.71亿次，占60.1%；卫生院7.25亿次；2006年，全国医疗机构入院人数7906万人，其中：医院5562万人，占70.4%；卫生院1858万人，占23.5%，其他医疗机构486万人，占6.1%；2006年，卫生部门综合医院医生人均每天担负诊疗人次为5.5次，医生人均每天担负住院床日为1.7日。以上说明：门诊和急诊是医院工作的第一线，是医疗卫生事业的窗口。这两个部门的工作直接影响其医疗、管理等各项任务的完成和质量，关系到病人的生命安危、医院的信誉及和谐社会的建立。

一、门诊患者的心理行为特征与沟通要求

（一）门诊工作特点

门诊病人数量多、就诊心情迫切；这些情况就形成门诊工作组织管理任务重、预防交叉感染难度大、接诊的针对性和服务性强等特点。

1. 任务重，时间要求高　从下表"医疗机构诊疗人次及入院人数"可以看到近些年来我国卫生系统的工作量，特别是近三年来，我国门诊人次都保持在20亿人次以上，这说明大多数病人是通过门诊诊治的，只有少数病人能够住院治疗。门诊工作是早期诊断、早期治疗、保证医疗质量的一个环节，接诊患者比较多，医务人员的诊疗工作十分繁重。由于病人对自身健康的关注性加强，都愿意选择三级甲等大型综合性医院就诊，找专家看病。这些医院的门诊工作量较普通医院就更为繁重，门诊医师一上午要接诊几十个患者，医师接诊1名患者的时间5分钟都不到。在短短的几分钟内，要完成每一例患者的问诊、体格检查、分析病情、正确诊断、提出诊疗方案、解答患者提出的问题，实在不是一件容易的事。因此，接诊患者数量的众多，接诊时间的短暂，形成了突出的矛盾。既要满足广大人民群众的求医需求，同时要确保每位患者的诊治时间。在这样的矛盾下，必然容易引起医患之间的矛盾与冲突。

2. 人员复杂，环境拥挤　首先就诊病人中传染病和非传染病混杂一起，初诊、复诊、老人、小儿各种病人汇集。门诊不仅有为患者进行诊治的医务人员和形形色色的病人，而且还有大量的陪人家属和为诊治活动服务的其他工作人员。其次，初诊病人不熟悉门诊的环境、分科和工作流程，而且病人又都希望在短时间内做出正确的诊断和有效的治疗，因此，导医、预检、分诊、挂号、候诊、交费、检查、治疗、取药等许多环节要在短时间内完成，病人往返于各个部门间，从而造成门诊拥挤、嘈杂，相互之间容易发生矛盾。这种现象在病人就诊

的高峰期就更为突出。

3. 预防交叉感染难度大　门诊环境有限,病人流量大,人员集中,容易造成门诊空气污浊。许多的病人是初次就诊,自身疾病尚未确诊,致使有些传染病人混杂在一般病人之中,并不能在就诊前及时隔离,病人抵抗力又较健康人群低,因此一般病人更容易被传染,甚至陪伴家属和医务人员也会被传染。如2003年的非典,许多的患者就是在门诊就诊时被冠状病毒侵袭,而最终发病的。环境有限、人流量大也给门诊的消毒工作带来困难,医护人员不可能随时对诊室、候诊大厅消毒。即使是医生都很难实现每检查完一位患者,及时洗手,这样不仅不利于医务人员自身健康的保护,也会在接诊病人期间传播病毒细菌。

4. 门诊医师轮换接诊制　门诊出诊的各专科医师多采取定期轮换的方式,虽说每位医师都有自己固定的门诊时间,而且医院也将每位专家门诊的时间向社会公布,方便患者就诊。但是门诊就诊的患者多是希望自己的病患能够在当天确诊,并得到及时的治疗。但是病情的诊断往往是复杂的,许多疾患需要现代辅助检查手段帮助,检查结果出来,可能已是下午或者第二天,此时的门诊医生以不是前次为患者检查的医师,对患者就诊的连续性造成障碍,致使患者还得重新叙述病情等。就是对于多次复诊的患者,往往可能会先后经过不同的医师接诊,客观上造成接诊医师对全面了解患者诊治的全过程增加了难度。造成医患沟通的障碍,因而极易产生医患矛盾。

5. 门诊患者需求具有多样性　门诊患者来自社会各方,年龄、职业、文化程度、经济水平、生活经历以及社会背景都不尽相同。患者就医的经济保障方式也不一样,如自费、公费、参加医疗保险和大病统筹等。不同人群对医院诊疗的需求也就各不相同。随着科学发展和经济生活水平的提高,患者的需求还会发生不同程度的变化。在就诊的不同阶段患者的需求也会不同,患者需求在不能得到满足时就会引发医患矛盾。

(二) 门诊病人的心理行为特征

1. 恐惧心理　门诊患者多数是因为感到不适,自觉就诊的。从“普通的健康人”进入“不确定的患者”的角色,角色变化和疾病的不确定造成患者行为退化、感情幼稚、依赖心理强、自我控制力下降。患者容易表现出紧张、焦虑、恐惧、抑郁等负性情绪。持这种心理的一般是小孩或很少看病的成年人,尤其是儿童患者惧怕打针,担心疼痛。接触到穿白大衣、戴口罩的医护人员小孩多表现为哭闹,拳打脚踢,消极不合作;成人表现为肌肉紧张。

2. 被尊重和被重视心理　病人几乎都具有被尊重和被重视的心理需要。病人认为自己患病了,能力下降、情感脆弱、社会适应力下降,应该受到亲朋的关怀和照顾,家里人应该为他们做一些事情;他们常常认为自己应当受到医务人员的重视和关怀,而且这种心理表现得特别强烈。受重视、早诊断的心态在门诊患者中普遍存在,对不紧不慢、随随便便的医护人员非常不满。一般医院领导的亲戚或朋友,或是在社会上有一定地位身份的人,尤其希望得到医护人员的格外重视,并要求得到优先照顾和较好的治疗待遇。

3. 焦急心理　病人患病后最初的情绪反应是焦虑。病人到医院就医,对病因及疾病转归的不明确,求治心切,希望尽快办理就诊手续,缩短候诊时间。表现主要为急躁不安、坐卧不宁、恐惧紧张。对周围的事物特别敏感，他们既想了解有关疾病的信息，又担心结果不好；既希望检查结果是正常的，又怀疑检查结果的真实性和准确性。一般都经过挂号、候诊、诊断、检查、交费、取药、治疗等过程，如人多排队，就会产生焦急心理，甚至引起医患关系紧张。

4. 择优心理 寻求名医诊治的心态是大多到门诊就医的患者的共有特点。希望尽快明确诊断，采取最佳的治疗方案，得到最好的疗效；担心因为医务人员的技术贻误病情，带来伤害。因此他们对医务人员的一言一行都很关注，医务人员稍不符合他想象中“优”的言谈举止，就会引发患者心理的强烈变化，这样不仅会影响治疗效果，而且会引起医疗纠纷。

（三）与门诊患者沟通的要求

1. 建立“以病人为中心”的门诊服务 适应医学模式和健康概念转变，通过多种形式做到一切“以病人为中心”。医护人员应注意主动进行医患之间的交流，不仅满足病人的生理需求，而且满足病人的心理需求，热情地回答患者询问，主动地为诊前患者指导，周到地为患者服务。通过真诚的态度、诚恳的语言感染患者，做到既关心体贴病人又坚持医疗原则，以实际行动赢得病人的信任、理解与支持，达到有效的沟通。

2. 作风严谨，准确无误 即使常见病容易诊断，也应认真询问病史，细致分析研究，决不放过任何一个微小的细节。医务人员对临床诊疗的一切决策，都应符合最优化的治疗原则。都要根据实际情况，因人、因病、因时、因地制宜，选择疗效最好、安全无害，痛苦最小、耗费最少的方案。力求以最小的代价获得最大的效果。最优化原则具体体现在门诊、急诊和住院诊疗中.并分别形成了各自具体的医德规范。

3. 加强医学知识宣传，普及医学科学知识 21 世纪也是生命科学的时代，人类对生命的认识还在向纵深进展，许多生命科学领域还是人类未知的，许多医学难题至今还没有攻克。医务人员只能根据目前已知的生命规律诊治疾病，而这与病人的愿望之间不可避免地存在着一定的差距。因此需要向公众宣传医学知识，加强医患沟通，使病人理解医学科学发展的阶段性和医疗工作当前的“缺憾”，理解医学不是万能的，医务人员不是药到病除、起死回生的神仙，只是掌握一定的医学科学知识和技能并愿意运用这些知识和技能为广大患者服务服务的普通社会一员。

二、门诊的医患沟通

（一）候诊时的医患沟通

患者来到医院，在门诊大厅候诊的一段时间主要表现为焦急，不停地抬腕看表，或者站起来活动腿脚，或者到门口探听就诊进展，询问护士自己还要等待多久等，既害怕没听到护士报号，错过号再次排队；又害怕个别患者插队延长时间，耽误检查。病人此刻的主要期望是医生的看病速度越快越好。此时作为门诊的医护人员特别是护理人员要善于掌握患者的不同心理特点，与患者进行有效沟通，减轻患者的紧张、焦虑心理。帮助患者整理一些重要的疾病信息，及时通告各诊室就诊进展情况，介绍诊室情况、坐诊医师，使患者相信医生的技术而且会全心全意地诊治他的病；并对候诊病人和家属进行健康教育，劝阻一些大声喧哗和吵闹的行为,禁止随地吐痰和抽烟等等不文明行为。保持门诊有序、清洁和安静,为患者的候诊创造有利的环境。

(二) 门诊诊治中的医患沟通

1. 用非语言沟通　人与人的沟通主要是通过语言来实现的,但是非语言沟通在门诊医患沟通中的作用确实举足轻重。面部表情、身体姿势、声音(音色、音调、音量)、手势、抚摸、眼神交流等,非语言信息是一种不很清楚的信息,但它往往比语言性信息更真实,因为它更趋向于自发和难以掩饰。医务人员的表情、眼神、甚至是否抬头正视患者都会对患者心理产生巨大的影响,病人此时已经是惴惴不安,如果医务人员对待病人目光冷峻,面无表情就非常不利于医患间的沟通,此时医务人员应当表情友善,目光和蔼,如可能医务人员应站起来迎接患者。

2. 用语言沟通　主要的要求为:①热情接待,语言诚恳;②问诊时使用礼貌语言、安慰性语言、鼓励性语言、解释性语言等,关键要使用患者能够理解的语言,避免使用太多专业词汇;③细心聆听,巧妙提问,医务人员要会听善问,倾听对沟通具有重要作用,医务人员仔细倾听的态度鼓励了病人的讲述,可以获得诊断疾病必要的信息,同时医务人员认真倾听可起到使得患者感受到自己被重视,利于建立良好的医患关系的作用,善问,就是引导病人的方法,利用病人的谈话中的某些内容,把话题顺势移开去。

例如,医师在接待一位心慌气短的病人时这样与之交谈:

医师:“请坐下！您哪里不舒服?”

病人:“胸口闷,没力气,上二楼都气喘。”

医师;“多长时间了?”

病人:“大概半年了。”

医师:“还有其他不好的感觉吗?”

病人:“有时候胸口隐隐地痛。”

医师:“让我给您检查一下。”

(医师为病人听诊后)

医师:“请您躺在这张诊查床上。”

医师一边为病人触诊,一边问病人:“痛不痛?”

病人:“不痛。”

医师:“请起来。”

(病人坐下后)

医师:“从检查的情况看,可能是‘心脏供血不足’。为了确诊还需进行相应的检查,我先给你开检查,这两项检查的结果明天才能出来,我周三上午门诊,你可以直接来找我不必挂号。”

病人:“谢谢医生。”

医师:“不客气,走好。”

3. 制定合理治疗方案,给予正确引导　门诊治疗是一个在短时间内根据患者提供的信息、体格检查和相应的辅助检查做出快速的诊断,制定合理的治疗计划,在接诊的过程中,不同的患者结果也不尽相同。

(1) 如果已经基本明确诊断,就告诉病人治疗方案,争取病人的同意,并且要求病人按疗程进行。提醒病人注意防止药品的毒副作用。

(2) 如果疾病诊断已明确,又确实需要住院,医务人员要及时开出住院证,并指导病人到住院处登记床位和办理住院事宜。

第二节 急诊的医患沟通

一、急诊患者的心理行为特征与沟通要求

(一) 急诊工作的特性

急诊医学是一个新兴的综合学科,其重要性越来越受到人们的重视。急诊和急救质量体现了医院的综合水平,更是关系到广大患者的生命安危和家庭的幸福。必须把握急诊医学的特点,通过有效的医患沟通,建立和谐的医患关系。急诊工作的特性具有危、急、险、杂、无序等特点。

1. 病情严重,变化急骤 急诊的病人大多是急、危、重症病人,往往发病急骤,症状显著,痛苦严重,变化迅速,甚至病人生命危在旦夕。如:脑出血、脑外伤所致的颅压增高引起的脑疝、心脏骤停造成的脑细胞缺氧等,所能耐受的时间都是以分秒计算。大出血病人很快就会引起休克;气管异物的病人在数分钟内即会窒息死亡等。"时间就是生命",医务人员必须及时采取救治措施,才能挽救病人生命。

2. 病谱广泛,病情复杂 急、危、重症病人的疾病谱广泛,创伤、发热、胃肠炎、支气管炎、肺炎、肺部感染、尿石症、肾绞痛、高血压病、高血压急症、冠心病、心绞痛、心肌梗死、荨麻疹、酒精中毒、肠梗阻、眩晕、尿路感染、阑尾炎、上消化道出血、水痘、一氧化碳中毒、胆道感染、胆石症、食物中毒、软组织感染、心律失常、幼儿急症、猝死、心肺复苏、晕厥等疾患都是急诊科室经常接诊的病患,涉及内科、外科、传染科、妇产科、儿科、眼科、耳鼻咽喉科等多学科、多专业。有时一个病人的疾病就可能涉及几个专业科室,病情往往十分复杂凶险。这些病人不能很好地配合医护工作,造成医护的工作量大、难度高。这些病人活动受限或丧失活动能力,有些处于昏迷状态,痛苦较大,对医务人员的依赖性较强,客观要求也多。这就要求医生必须具备多学科的知识和技能,以便有效地抢救病人。

3. 低流行率,缺乏时序 急、危、重症疾病的发生没有明显的时序。急诊就诊时间、人数、病种及危重程度等均难以预测。虽然急诊科是24小时提供急诊绿色通道,但急诊就诊时间并不是均衡分布的,而是呈"驼峰"状分布,绝大多数疾病在18:00~23:00时间段内就诊。特别是食物中毒、工伤事故,突然大批伤病员涌入医院,病情严重,形势紧急,工作量大,责任重大,甚至是群众和社会舆论关注的热点问题。需要争分夺秒地投入抢救,争取用最短的时间做出准确的判断,采取最佳的治疗措施,实现最好的治疗效果。

4. 快速诊断,果断处置是急诊医学的关键　急诊医疗的核心是争取时间与挽救生命,急诊医学中“急诊”一字的表面含义是“快速诊断”,这是急诊医学的宗旨。在急诊工作中正确诊断是正确治疗的前提,是抢救成功的基础。在急诊工作中重点是考虑提高快速诊断的正确率,减少急诊误诊和死亡病例。突发急症要果断抢救,在急诊科室很多情况下不是“治病救人”,而应该是先“救人”后“治病”。

5. 高病死率,易产生医患冲突　急诊人群的另一特点就是急诊患者多病情危重,常伴有生命危险,或并发多脏器功能衰竭和重大意外伤害肢体伤残的可能性,病情十分危急。存活与死亡之间可能只有几分钟。如创伤、休克、颅内出血、急性中毒、多脏器功能衰竭、心脏病发生急性心力衰竭、冠心病并发急性心肌梗死等。病人的病情不仅急骤,而且变化快,死亡率高。患者突然发病,自己和家属没有心理准备,情绪激动不易控制,很容易因为医护人员的言行不当引起医患冲突。

(二) 急诊病人的心理行为特征

1. 焦虑惧怕心理　恐慌、不安是常见的心理。无论是高热病人还是胃肠炎、心绞痛、心肌梗死、荨麻疹、酒精中毒、肠梗阻的患者,惧怕心理主要是指害怕诊断不准确而被贻误,害怕处理不当而造成严重后果。急诊病人突然起病,症状明显,不适感强。如果病人意识清楚,可能产生一种丧失某种有价值东西的感觉。机体部分损伤时,会感到十分痛苦、恐怖和不安。

2. 依赖心理　突然的伤病可造成病人的行为退化、情感幼稚,表现为因疼痛、发热而呻吟、辗转反侧,甚至大声哭喊。

3. 创伤急诊患者的心理行为特点

(1) 紧张、恐惧:病人因疼痛或见到流血等不良刺激,极易产生紧张、恐惧心理。病人因害怕面容受损、肢体伤残而忧虑,表现为紧张不安、焦虑烦躁、反复询问相同的问题,要求医护人员快速治疗。严重的患者还会出现面色苍白,肌肉紧张,血压增高,呼吸急促,甚至虚脱等生理反应。

(2) 行为退化,依赖性增强:意外伤害发生后,病人的情感行为变得幼稚,哭泣、呻吟,喊叫以引起周围人的注意,从而获得同情与关心。进行治疗时需要亲友陪伴,以获得情感上的支持,耐受能力下降。

(3) 敏感性增强:病人对周围环境的变化,尤其对医务人员和家属的言谈特别敏感,稍有刺激就紧张不安,疼痛耐受力下降,操作过程中轻微疼痛即会引起患者的强烈反应,不能耐受等。

4. 自我伤害患者的心理行为特点

(1) 由于服用有机磷农药、坠楼、割腕等自杀性行为所造成的生命威胁会使病人感到无助和无望,此时病人感情脆弱,心理上容易受到伤害,情绪极为不稳定;与别人在感情上保持距离感到不安并自觉无能为力;在行为和语言上可能表现为冷漠,不动、不说、明显的畏缩。有的患者还有再次自杀的念头。

(2) 自尊受到伤害,在通常情况下人们都在尽量维护自己的隐私权,可是在医院,医护人员通常需要询问或记录病人的许多个人问题,病人不愿吐露隐私,甚至不理会医护人员的谈话，同时病人可能有被陌生人盘问的感觉。

5. 患者家属的心理需求 急诊患者与一般患者的情况有别，许多患者来的时候就已经处于意识不清的昏迷状态。医生只能通过与患者家属沟通了解患者的发病情况，讨论治疗方案。因而患者家属的心理变化和需求也是值得医护人员注重的。重症急诊患者家属的心理需求高于一般患者家属。重症急诊患者多病情凶险、预后不良或生命危急，家属心理准备不足，常表现为惊恐万状、易激动、不知所措、紧张不安、流泪哭泣、长吁短叹。家属的种种情绪均可使患者感受不适。患者家属的心理需求一般包括，能知道病人目前如何被治疗、能与医护人员讨论病情、能感觉病人有希望、能确保病人得到最好的治疗、能知道病情预期进展、工作人员能诚实回答问题、能了解所做检查的危险性、能知道患者应当如何治疗等。

（三）与急诊患者沟通的要求

1. 争分夺秒，获得必要信息 赢得了时间往往就能挽救病人的生命；拖延了时间往往会失去最佳抢救时机，重危病人病情紧急，变化迅速，抢救工作是否及时往往是成功与否的关键。医务人员必须急病人所急，争分夺秒地投入抢救重危病人的工作。从这一道德要求出发，医务人员平时应该做好抢救的准备工作，并且要坚守岗位，一旦遇到重危病人就能够立刻投入抢救，服从调动、听从指挥和敏捷、果断、准确地运用各种抢救措施，以促使病人转危为安。

2. 诚信的原则 诚信是医患关系的重要内容，更是护患沟通的前提。充实的医学专业知识是获得信任的基础，尊重患者生命、人格和尊严，为病人提供优质服务，护士的守时、说话通情达理、随叫随到，认真负责等，都给患者以一贯的感觉，能加深病人对医护人员的信任。急诊患者的病情危重紧急，医护人员必须坚持诚信的原则，如实告知患者有关疾病诊断和治疗的真实信息，使病人和家属能够信任医务人员，积极配合治疗。这样即使是发生不愿意看到的不幸，家属也能够理解，从而避免医患矛盾发生。

3. 同情的原则 医护人员同情急诊患者是患者和家属愿意与医护人员沟通的关键。患者身体上遭受病痛的折磨，心理也发生了许多变化，变得脆弱、敏感和易怒等，特别渴望来自外界的关心和同情。医护人员要根据病人的特点和心理变化特点，给予关心和同情，这样患者才愿意与医护人员进行深层次交流沟通。

4. 加强团队合作，注重医疗队伍内的沟通 急诊病人病情复杂且变化迅速，往往涉及多个系统、多个器官同时发生创伤或病变，需要多个学科、多个专业的医务人员协同抢救。因此，有关科室或专业的医生进行抢救时要及时沟通，交流患者的疾病信息，以利于病人的治疗与康复。

二、急诊的医患沟通

1. 对来诊病人进行评估 采用恰当的问题判断病人的反应，如“你叫什么名字？”“你现在哪儿？”“你知道自己是怎样受伤的吗？”通过这些简单问题判断病人的意识状态，是否存在意识障碍等。同时可以获得病人发病的相关信息，便于诊断和治疗。

2. 情绪稳定，陈述利害 医务人员要能够控制自己的情绪，从而稳定患者的情绪，以达到医患间的有效沟通，既获得诊治疾病的相关信息，又能够将自己的临床判断和建议治疗的方案明确无误的告知患者或家属。急诊病人病情急，来势猛，缺乏相应的心理准备，因而表现得情绪紧张、惊恐不安，不时发出呻吟和呼救声。医务人员要针对这些情况，给病人或家属以必要的、适当的安慰和合理的解释，尽快使病人和家属消除紧张情绪，以利于进一步治疗。

例如：企图自杀的某病人，女性，21岁，无正式职业，由朋友送入医院。朋友说："两小时前在一起吃饭，饭后各回各家，后接到电话，赶到她居住处，见她表情淡漠，桌上有一空瓶（氯硝西泮），就急忙送来医院。"查体：病人生命体征均在正常范围，神志清楚，呼吸急促，双眼浮肿，表情激动，大声叫："让我死，我不想活了，×××我恨死你了。"

医务人员检查后，发现病人病情较重，需紧急洗胃，但病人无钱。病人家属很着急，担心病人不能救治，心情紧张，一边哭一边哀求医师赶快治疗，医师在检查病情的同时，立即向院总值班请示医药费的问题，得到"欠费—洗胃—住院"的批准，随即又向病人家属解释洗胃肯定要做，但也需要准备，要听候医务人员安排。病人家属听后情绪稳定下来，配合医务人员为病人做准备。

3. 协助患者对环境的适应 作为急诊护士，应了解病人及家属对护士和医院的医疗服务系统的感觉和体验，因为病人的感觉和体验可能影响其心理压力水平，甚至影响病人的病情。如果急诊护士了解这些心理和社会因素，并能够理解病人和家属的焦虑，就会有意识地采取一些措施，减轻他们的焦虑。

4. 尽量减轻病人和家属的心理压力 主动深入了解患者的心理反应，当患者提出问题时应给予清楚的解释，并告之医疗行为和结果之间的关系，稳定病人的情绪；护士可主动介绍自己，倾听家属的顾虑，表示愿意和家属一起讨论解决病人所面临的各种治疗与护理问题，使家属感受到尊重，能对家属情绪上的需要提供很大帮助；及时与家属沟通病人的病情及治疗效果方面的信息；不影响治疗的情况下尽量让家属陪伴病人，并体谅家属在病人旁边持续徘徊时的心情，给家属适当的安慰和必要的心理帮助，告诉家属如何配合医疗护理工作，如何给予病人关心、支持和鼓励等。

5. 语言果断但不生硬 医务人员语言表达不可优柔寡断，应充分体现医务人员处理问题的针对性、科学性，以及思维的有序性和关心体贴病人的情感性，增强病人对医生的信任度。医务人员语言用词、语气如果不能传递出信心的话，病人也就会对医生和自身疾病产生疑虑，从而影响患者的治疗。语言要果断但是不能生硬，对于急诊科室环境的陌生感，和对自身疾病的担忧使得患者的心理承受能力较以往下降很多，此时如果医务人员的语气生硬，态度僵硬，不利于患者的心理稳定，也就不能更好地配合治疗。

了解了急诊病人和家属的心理特点，医务人员一定要切忌在治疗中与病人在语言上或是行为上抱有"以牙还牙"的想法，医务人员的人格尊严和人身安全不受侵犯，但也不是要医务人员在工作环境中与患者和感情失控的家属睚眦必争，这样既不利于患者的救治，也会影响其他病人的治疗。

（魏　林）

复习思考题

1. 门诊病人的心理行为特征及其沟通的要点是什么？
2. 急诊病人的心理行为特征及其沟通的要点是什么？

案 例 分 析

[案例]　2006 年冬，一天中午，我下班后回家正在休息，突然电话铃响了："赵医生，快过来！上午你看的一个中年病人正在这里吵架。"

我赶到社区康复中心，了解了具体原因：在输液过程中，病人发现有一个小点在瓶里，然后开始不依不饶，一会儿打电话给技术监督局，一会儿打电话给药监局，一会儿打电话给报社。

我找到病人，他正在输液室输液。"你好，打针这么久了，喝杯水。你有什么事需要我帮忙吗？"他气愤地对我说："你们做的好事！你看，吊针瓶里有个黑点，要不是我发现得早，现在我就没命了！你们得给我一个说法！"

我首先稳住他："别着急，要是有什么问题我们会对你负责的。"

我仔细对他进行检查，问他有何感觉，他说除了有点口苦外没其他不适。当着他的面，我拿起那瓶液体仔细检查，然后耐心向他解释：①这是橡皮塞的一部分。②药厂消毒时整个瓶子是作为一个整体消毒的，因而它是无菌的。③输液管上有一个过滤网可以将它过滤下来，一般不会对人体造成伤害。④口苦是用了克林霉素的原因，目前没有发生什么不良反应。

他口气依然很强硬："就算是橡皮塞，那吊针瓶里也不应该有异物呀？谁知道将来会造成什么反应？你们要陪我去药监局，给我个说法。"我们的谈话陷入僵局。

待他输完液后，我拿着那瓶药，对他说："我陪你去药监局，跟我来。"我把他领到没有人的一间办公室，当着他的面用纸将药瓶封好，说："现在是中午，药监局还没上班，我们先坐一下，好吗？"他表示同意。我们就像朋友聊天那样面对面坐下，我给他倒了杯水："口苦喝点水就会好一些的。"他喝了水后，我又引导他："口苦是正常的，说明药物正在起作用，你的咽痛很快会好些的，你看起来很强壮，为什么搞得弱不禁风病成这个样子？"他叹道："唉，这几天累的。""干什么工作呀？这么累！""开车。"我又问开车的收入养一家人压力大不大，当得知他是从农村来的时，我敬佩地说："一个农村青年，到深圳几年就把老婆孩子都接来了，确实了不起！"他打开了话匣子，开始谈自己的创业史。我全神贯注地听着，不知不觉过了两个小时。此时我一看时间："哟，都快 4 点了，晚上我还要上班，我们下次再聊吧。"我又提起药瓶的事："我们那位护士也确实太粗心了，我们要严肃处理她，实在对不起！"他很真诚地对我说："当时看她态度不好我才急的。这次算了，叫她以后工作小心点儿。"他走时我再次嘱咐他："你明天过来看一下。"他回答说："谢谢！"

案例讨论题

赵医生是如何化解医患矛盾的？有什么启示？

第十五章　医患关系与医疗纠纷

第一节　概　　述

一、医疗纠纷的概念

纠纷是矛盾激化到一定程度并产生了相应的负面后果,引发了人们激烈的情绪反映,需要投入必要的时间、精力和特定的手段加以调节的人际之间的矛盾现象。纠纷不等同于矛盾,矛盾是普遍存在的现象,而纠纷则是矛盾的激化。医疗纠纷一般是指在医疗过程中产生的引起一定后果的特殊的医患矛盾现象。根据纠纷涉及的内容、涵盖的范围以及医学的专业性和适用的法律法规及政策的不同,可以分为广义的医患纠纷和狭义的医疗纠纷。

广义的医患纠纷,一般指病人和家属在整个医疗过程中,因各种原因与医务人员、医疗机构及其各岗位工作人员之间出现的较大的争议和矛盾,并表现为激烈的冲突。这是民事纠纷在医疗服务领域中的特殊体现,其中既包括对诊疗护理过程中的医学行为及后果的不同认识引发的矛盾,也包括诊疗护理过程中非医疗行为引起的广泛意义上的民事纠纷,如收费问题、态度问题、语言冲突甚至环境问题,以及名誉侵权、隐私权、肖像权、知情同意权,甚至就诊者在医院摔倒受伤、财物被盗等情况。非医疗行为引发的纠纷,一般属于道德或民法通则调整的范畴。

狭义的医疗纠纷主要指患者一方(包括患者及其亲朋)与医疗者一方(包括接诊的医疗机构内的各方面人员)在诊疗护理过程中,因出现与治疗和康复等医疗行为及其后果直接相关的严重分歧而产生的医疗争议和冲突。他包括治疗护理中的技术差错、延误治疗、增加了病人的痛苦甚至造成伤残或死亡的严重后果等。医疗纠纷与一般非医源性原因引起的民事纠纷不同,其鉴定和处理方式具有鲜明的医学职业特点和专业性。不论其是否诉诸法庭,都具有明确的法律性质,在适用一般法律的基础上还适用于特定的卫生法规条例和与医疗护理相关的操作规范等。

医患纠纷是一个外延宽泛的概念,主要指两个特定主体—— 医方与患方之间在医疗全过程中发生的各种权益争议;而医疗纠纷则是在复杂的医患纠纷中一个特指有争议的诊疗护理专业行为及其后果的概念。医患纠纷中包含医疗纠纷,而医疗纠纷只是医患纠纷的一种。明晰两者的概念,有助于分析和认识不同矛盾的性质和特点,运用不同的手段正确处理医患关系;而混淆两者的区别,既不利于有针对性地防范和解决医患矛盾,也容易造成处理纠纷过程中法规适用方面的错误和混乱。

无论是广义的医患纠纷还是狭义的医疗纠纷,都严重影响医患双方的心态,干扰医疗过程,恶化医疗环境,造成了医患关系的不和谐,既直接伤害了当事患者,也对医生形成了强大的压力和负担。长此以往,将使医生不敢承担必要的医疗风险,以至于在疑难病的抢救或治疗中不能尽全力去争取可能的最优化的结果,造成对广大患者长远和本质意义上的潜在伤害。因此认真分析其产生的背景、条件和特点，对于防止医患矛盾激化和妥善处理医患关系具有重要意义。

二、医疗纠纷的特征

医疗纠纷主要是指在诊疗护理过程中医患双方对医疗行为及其后果认识不同而产生的分歧和矛盾。通常具有以下的特征。

1. 职业性 医疗纠纷的主体一定是具有合法医疗关系的医疗机构及其医务人员与符合正当程序而就医的患者及其亲属或代理人双方。这种医患关系是得到法律承认，并受到法律保护的职业关系。只有当医生代表特定的医疗机构对就诊的患者提供诊疗服务时，发生的纠纷才成为医疗纠纷。这时候医生是作为医院救死扶伤职责的具体执行者，代表医院执行法定的职责和义务，在这个过程中产生的纠纷，才能按照有关医疗纠纷的法律、法规处理。如果病人生病后不是到医院或者通过正规渠道要求医院派出医生而就诊，而是私下与医生进行的个人联系或者治疗，即使出现了伤残甚至死亡等不良后果，并且双方产生争议，仍然不属于医疗纠纷而只是普通的民事纠纷。因为在这种情况下医生和患者的关系是一种普通的私人关系，不是一种职责的代表，也不是职务行为，因此处理程序只能依照民法中有关伤害赔偿的规定去处理，而不能按照医疗纠纷的法律、法规处理。可见医疗纠纷的主体一定是行使正当职责的医生和符合正当程序而就医的患者，它具有鲜明的职业特点和职务行为特点，是职业行为的后果之一。

2. 专业性 纠纷产生于医疗服务过程中的诊疗护理专业行为或其后果，一般以患者的生命权、健康权和身体权受到侵害为诱导。当医护人员的诊疗护理行为伤及了患者的生命权、健康权和身体权，导致病人出现功能障碍，增加了痛苦、延长了治疗时间，不适当地消耗了更多的医疗费用，甚至造成病人的伤残或者死亡，造成了病人的不良后果或损害结果，引起了患方的不满，引发了双方的争议，就可能形成医疗纠纷。医疗纠纷是在诊疗护理过程中源于医务人员特有的专业行为而引发的矛盾，也是在医务人员的专业技术范围内和职业权力条件下产生的矛盾，有一些复杂的纠纷还需要通过专业人员进行医疗专业的技术鉴定，因此它具有鲜明的专业性而并非一般的民事纠纷，处理这类纠纷不同于处理一般的民事纠纷，需要依据专业的法规进行，否则其法律责任难以确定。

3. 复杂性 诊疗护理活动的内容相当广泛，行为构成和过程非常复杂、医疗活动的参与者又是具有不同的文化素质、心理素质、身体素质的不同群体和人，由此决定了医疗纠纷的表现形式及其产生原因十分复杂。有可能是源于医生行为的失误，而失误既可能是由于疏忽也可能是技术能力不够；纠纷也可能是源于无法避免的原因，比如受医学发展水平所限，病情确实无法治愈，或者是不可预见性的医疗意外；还可能是配合失误、管理失误甚至是服务态度恶劣引起了患者的情绪波动；可能是医疗过失，也可能是因为患者不理解甚至无理取闹等，各种原因都可能产生医疗纠纷，对医疗纠纷进行正确的判断和鉴定，是解决医患纠纷的前提。

4. 争议性 医疗纠纷主要是针对医疗活动而产生的冲突，通常是由医患双方对医疗行为及其后果的不同认识而引发的比较尖锐的争议。由于医患双方各自的立场、特点、认识问题的角度和能力不同，以及各自不同的利益所在，双方的分歧和争议具有其客观的基础。

分歧首先源于医疗信息的严重不对称和认识能力的差异，随着医疗技术的迅速提高，医患双方的信息资源及其认识能力相差愈益悬殊，导致双方对于同一医疗结果和过程的认识水平出现较大的差异，成为引发医患纠纷的重要的直接原因之一。其次，对医疗结果判断的依据不同，医务人员依据科学的标准进行科学思维所作出的判断和结论并不一定符合患者依据自身的感受而作出的判断。第三，评价标准不同，医务人员通常着眼于生物学规律和医学的科学标准；而患者则常常以自己的期望和身心全方位的要求与感受为标准。双方的不同立场、不同标准和对疾病的转归规律及预期的认识差异，导致对医疗行为及其过程和结果的不同认定，从而引发争议，导致医疗纠纷。

5. 责任性　产生争议的医疗行为常常是造成一定的负面后果或者损害，而这一负面后果有时可能伴随着医疗过失或者是过错。造成负面影响的过失行为应承担一定的责任。所以处理医疗纠纷的核心常常是一种责任的认定以至损害的赔偿，这也是法律处理医疗纠纷的焦点。由于造成医疗纠纷的后果常常是人的生命权、身体权和健康权的损害，医疗纠纷的责任常常意味着赔偿的责任，这种责任性直接关系到双方的利益，因此使得医疗纠纷责任的认定变得非常敏感和微妙。同时，医疗纠纷在处理过程中常常是处于责任不确定的争议状态，且医疗纠纷产生的技术过程其专业性强，责任的认定通常是一种专业判断的结果，这种责任认定的特殊方式和途径很容易导致患者一方的弱势地位和信息的不透明，从而造成患者的不信任。由于患者所具有的社会共性，这种个体局部的不信任又常常被扩展为社会整体的不信任，极度放大了医疗纠纷个案本身的矛盾，增大了医疗纠纷本身的影响范围和影响力度，带来社会整体的不信任感，增加了社会的不信任度，造成不良的社会影响，因而使得医疗纠纷的处理变得扑朔迷离，难度加大。这一方面为患者的权利主张提出了难题，同时也对责任认定者和社会的责任认定机制提出了更高的要求。

第二节　医疗纠纷的种类

根据引起矛盾的原因不同，医疗纠纷可以分为两类：由医方原因而引起的纠纷称为医源性医疗纠纷，由患者或其他原因引发的矛盾称为非医源性纠纷。这种分类法在一定意义上包含了责任的认定。

一、医源性医疗纠纷

医源性医疗纠纷是指主要由医务人员的医疗护理行为及其后果而引起的医患双方的纠纷。其中，根据医护人员一方在诊疗护理过程中有无过失及其损害程度，又可分为有过失的医疗纠纷和无过失的医疗纠纷。

（一）有过失的医疗纠纷

有过失的医疗纠纷是指由于医护人员的过错而造成对患者的损害结果，而医患双方对其损害结果的认定存在分歧并因而产生纠纷。有过失的医疗纠纷责任通常在医护人员一方。

根据伤害程度的不同，有过失的医疗纠纷又可分为医疗事故和医疗差错。两者在特征上没有本质区别,主要差别在于伤害结果的程度不同。造成严重后果的属于医疗事故,而未造成严重后果或者说未达到医疗事故分级标准规定的损害程度的定为医疗差错。医疗事故在后面一节进行专门论述。医疗差错可根据对患者的损害程度分为一般医疗差错和严重医疗差错。

一般医疗差错是指未给患者造成额外的痛苦,没有产生不良影响,但不符合医务人员的责任要求或技术要求,医务人员的操作确实存在过错,这种情况通常视为一般的医疗差错。比如护士在注射时无意中将甲乙两位患者的药互换用错,出现交叉治疗的错误,但由于药性相近,没有发生任何不良反应,但护士仍然属于违反规章制度和操作规范,犯有错误,这属于一般医疗差错。

当医务人员的过失已经给患者造成了一定的不良后果,但没有造成明显的人身损害后果,这种情况属于严重医疗差错。严重医疗差错的后果可以有多种表现形式,如增加痛苦,增加经济支出,延长治疗时间,出现轻度并发症或后遗症等。例如医院产科的助产医生在为产妇接生时,由于专业能力不足,对可能出现的子宫破裂未能预见并未采取相应的保护措施,造成病人子宫破裂。虽经上级医生及时发现,实施紧急手术缝合了伤口,保证了母子平安,没有造成严重的损害后果,但助产医生的失误增加了病人的痛苦,延长了治疗时间,应属于严重医疗差错。

多方面的原因可导致产生有过失的医疗纠纷:

1. 缺乏责任心 在所有的医疗纠纷中由于医护人员的责任心不足而造成的过失性医疗纠纷占有绝大部分比例。例如,对患者检查不够仔细,造成误诊,将直肠癌误诊为痔疮,贻误了治疗时机;将良性肿瘤写成癌,使病人无故接受了无谓的手术,给患者造成肢体功能上的障碍和形体残缺;术前准备不认真,盲目手术,例如某医生为肾结石病人做手术,术前没有仔细察看 X 报告单,盲目的实施手术,医生凭着印象切开了右侧肾盂,结果没有发现结石。问病人病人不知道,问助手助手也记不清楚,重新查看病历和 X 报告单,发现诊断是左肾盂结石。因术后器械清点不认真,造成遗留纱布或器械在体内,给患者造成较长时间的痛苦,类似的事例时常会见诸报端。夜班医护人员擅离岗位,不按时巡视病房造成患者坠床;药物配伍错误或因核对不仔细而打错针、发错药的过失也不罕见。填错病理报告单,张冠李戴;不能严格执行规章制度和操作规范要求,例如某医院消毒液配制没有按照规定稀释,使消毒效果不符合要求,造成多人次长时间反复感染,为患者造成了极大的痛苦,也对医院造成恶劣的影响。据某医院统计,1980~1989 年 173 件差错事故中,由于责任心不强而导致的医疗事故和医疗差错在医疗纠纷中占到 90% 的比例。

2. 技术能力不足 由于医务人员的知识和经验不足而出现的错误,如由于解剖部分不熟而误认器官,造成患者旧病灶未除又添新病甚至是严重新病的不良后果。比如在胃的大部切除术中,误将回肠认成空肠而与胃残部相吻合,造成患者术后的倾倒综合征。女性输卵管结扎术误扎输尿管。福建龙岩市某医院医生在为一个 6 岁女孩做阑尾切除手术时,竟然误将子宫切除,造成孩子的终身残疾。技术能力不足的问题常常与缺乏责任心同时作用而造成不良后果。

3. 制度不完善,管理松弛 造成各治疗环节衔接不合理,包括诊断、手术治疗、用药、护理、输血、麻醉、化验、病理检查、B 超、CT 扫描等医学影像检查以及会诊等,过失性的医疗纠纷可以出现在整个医疗过程当中的任何一个环节。临床治疗与其他管理环节之间的矛盾也是经常出现的:例如后勤保障、医疗器械维护等。以收费环节为例:机械执行先交费再治病的制度、对于某些急症病人坚持押金制度等,都可能贻误治疗时机而造成严重的后果。

4. 经济利益趋动 由于市场经济的逐利性导致错误,当前由于部分医院和医护人员过分强调自身的经济利益,某些医院甚至制定了不交费不看病和拒绝医治危重病人的政策,严重背离了救死扶伤的宗旨;急功近利,只重眼前利益,一切向钱看,在广大群众的基本医疗保障不足的国情下,过分追求先进医疗技术和设备的临床应用,造成医疗费用猛涨和医疗资源的严重浪费,也导致医源性疾病增加。少数医护人员医德医风败坏、淡化了对生命的责任感,导致出现医疗差错以至于酿成医疗纠纷。

为了防范有过失的医疗纠纷的发生,应针对上述原因采取重要措施,加强对医务人员的职业道德与职业精神的教育,树立正确的医学价值观,提高医务人员的素质,强化医疗管理,加强医疗质量监控,制定严格并行之有效的制度。

(二) 无过失医疗纠纷

无过失医疗纠纷是指在诊疗护理过程中并非由于医护人员的过失和错误,而是由于其他非人为的医学或生物学因素导致患者伤残、组织器官损伤、功能障碍甚至死亡的结果,包括医疗意外、难以避免的医疗并发症、猝死等。患者因为缺乏医学知识,不予理解和接受,从而造成医患之间的矛盾和纠纷。这类纠纷既可能是由于医学本身发展尚不够完善或局限性所致,也可能是由于患者的个体差异导致的不良后果引发。

1. 医疗意外 指在医疗过程中突然发生了医生和现代医学无法预料也难以避免的意外变化,造成不良后果。这种意外情况的发生过程中并不存在医方的医疗缺陷,而是由于患者自身的特殊体质或病情的特殊变化导致的,反映了医学发展的局限性和生命现象的复杂性。但由于患者及其亲属缺乏医学知识,对突然发生的病情变化和出现的不良后果难以理解,不能接受,误认为医疗过程中存在医疗过失,故而将不良后果的发生归因于医护人员的诊疗护理行为,导致医患之间产生医疗纠纷。医疗意外引起的医疗纠纷在无过失医疗纠纷中占有很大比例。

2. 医疗并发症 指在治疗过程中患者发生了现代医学能够预见但却难以避免和防范的不良后果。这种后果的发生并非由于医务人员的医疗过失,而是由于病程进展的自然规律以及医学自身发展的不完善与不成熟。由于这种情况具有可预见性,医护人员可以在事前将可预见到的并发症向患者和家属进行说明,使其做好心理准备,因而当出现并发症的时候,患方一般能够积极配合医务人员所采取的妥善措施,尽力减少不良后果带来的损害。这类纠纷通过事前耐心、充分、细致的知情告知或者事后的公正透明的医疗技术鉴定,一般可以达成医患之间的谅解。但如果医护人员事先并未向患者和家属告知,没有执行说明的义务,解释不充分,没有采取积极的措施避免并发症的发生,或者挽救措施不得力,造成了严重的后果,可能形成比较激烈的医疗纠纷。

3. 猝死 看似健康的人或者治疗后病情稳定或好转的患者,在很短的时间内突然发生意想不到的非创伤性死亡,往往来不及救治,也称作急死。世界卫生组织确认:起病后6小时之内未来得及发生治疗作用的当事人突然死亡称为猝死。简单地说,突然发生的急速的意外的死亡称之为猝死 。猝死可发生于任何时段或治疗过程的各个环节中,事前多数人无明显征兆。猝死的原因很复杂,有的病例可以找到病因,有些猝死有一定的诱因,如紧张、情绪波动等,还有些情况尚无法得到现有医学水平的科学说明。但一般情况下发生的猝死与医务人员的操作没有必然联系,它通常无法预料,也难以避免。但对于发生在接受治疗过程中的患者的猝死,其家属无法理解死亡的真正原因,可能会误认为是医务人员的行为过失所致,从而引发医疗纠纷。

二、非医源性纠纷

非医源性纠纷是由非医务人员以及非医学的原因而引发的纠纷。它可以是源于患者自身行为的原因,如不遵守院规,不遵从医嘱或谎述病史而导致了自身的损害结果;或者由于患者缺乏医学知识,对医疗结果抱有不切实际的过高期望,当治疗结果不能满足自己的要求时又不能理智面对不良后果,因而迁怒于医务人员,引发了医疗纠纷。还有由于社会的原因而引发的医疗纠纷,如医疗收费标准不合理引起患者的不满;医疗资源不足,医疗条件不能满足群众的医疗保健需求;甚至社会上某些怀有不良动机的人的恶意挑唆或别有用心的诬陷也可以引发医疗纠纷。如社会上出现的“专职医闹”就是恣意生事,恶意挑起事端,以制造医患纠纷为其谋生手段的团伙。社会应该加大对其打击的力度,也要教育患者提高警惕,避免被坏人利用,但严格地说,由社会原因引发的纠纷应属于广义的医患纠纷。

非医源性纠纷虽然主要源于患者或社会等原因,但究其根源,一方面与社会经济文化发展水平较低,医疗条件不足和部分患者文化素质不高等原因有关;另一方面也常常包含着医患之间的互不理解和不信任。其次是医护人员对患者尊重不够,缺乏平等的沟通意识,同时也存在沟通能力不足,缺少沟通技巧等问题,因而导致医患之间沟通不够,包括医生的告知不充分,患者的知情理解不足等。对这些本可避免的医患纠纷,应该引起医疗机构和医务人员的高度重视。医务人员应该努力提高医学人文素质,树立现代生物-心理-社会医学模式的理念,尊重病人的尊严与权利,全方位关爱患者,积极进行沟通和交流,建立平等、民主、和谐的医患关系,避免医疗纠纷的发生,创造有序、良好的医疗环境,最大限度地维护人民群众的健康利益。

第三节　医疗事故

一、医疗事故的概念

(一) 医疗事故处理的法律制度

在诊疗护理过程中,医患双方对诊疗护理行为引起的患者人身损害及其产生的原因,在认识上往往不一致,双方因赔偿责任时常引起医患纠纷,为了正确处理医疗事故纠纷,保护患者和医疗机构及其医务人员的合法权益,维护医疗秩序,保障医疗安全,促进医学科学的发展,国家非常重视对医疗事故纠纷的制度建设。

1987 年国务院颁布了我国第一部处理医疗事故的专门法规《医疗事故处理办法》(以

下简称《办法》),但随着社会的发展,《办法》与新的情况出现了很多的不适应。医疗事故处理成为全社会关注的热点、焦点,引起立法、司法和行政部门的高度重视。1997年《刑法》对发生严重医疗事故的医务人员做出了刑事处罚规定,1998年的《执业医师法》对造成医疗事故的医师也做出了明确的行政处罚规定,最高人民法院为此也做出了许多司法解释。

在总结10年工作经验、广泛征求各方面意见的基础上,国务院于2002年发布《医疗事故处理条例》(以下简称《条例》),并自2002年9月1日起施行。之后,卫生部根据《条例》的规定,制定了《医疗事故技术鉴定暂行办法》、《医疗事故分级暂行标准》、《医疗事故中医疗过失行为责任程度判定暂行规定》、《重大医疗过失行为和医疗事故报告制度的规定》、《医疗机构病历管理暂行规定》、《病历书写基本规范(试行)》《医疗事故争议中尸检机构及专业技术人员资格认定暂行办法》等配套规章,2003年1月6日,最高人民法院也发布了"关于参照《医疗事故处理条例》审理医疗纠纷民事案件"的通知,从而使医疗事故纠纷处理有法可依。

(二) 医疗事故及其分类

1. 医疗事故的涵义　医疗事故是指医疗机构及其医务人员在诊疗护理活动中,违反了医疗卫生管理法律、行政法规、部门规章和诊疗护理规范、常规,过失造成患者人身的损害事故。它有四个构成要件:

(1) 医疗事故必须发生在医疗机构及其医务人员的医疗活动中"医疗机构"是指按照《医疗机构管理条例》取得《医疗机构执业许可证》的机构;"医务人员"是指依法取得执业资格的医疗专业技术人员,如医师和护士等;医疗活动是医疗机构及其医务人员借助其医学知识、专业技术、仪器设备及药物等手段,为患者提供的紧急救治、检查、诊断、治疗、护理、保健、医疗美容以及为此服务的后勤和管理等维护患者生命健康所必须的活动的总和。未经卫生行政部门批准而开展的医疗活动,是非法行医,非法行医造成患者身体健康损害,不属于医疗事故,而属于民事纠纷。

(2) 医疗事故行为具有违法性医疗事故是医疗机构及其医务人员因违反了医疗卫生管理法律、行政法规、部门规章和诊疗护理规范、常规而发生的事件。这些法律法规、规章、规范是医疗机构和医务人员的工作依据和"指南",医疗机构和医务人员在自己的有关业务活动中应当掌握相应的规定,并加以遵循规定,以确保其执业的合法性。

(3) 医疗事故是过失造成患者的人身损害首先,在医疗事故中,医疗机构和医务人员是有过错的,这里的过错形式是"过失",而不是有伤害患者的主观故意。其次,医疗事故必须是对患者人身造成损害,即医疗事故侵害的是病人的生命权和健康权,如果没有对患者人身造成损害,就不构成医疗事故。

(4) 过失行为的后果在医疗事故中,过失行为和后果之间存在因果关系虽然存在过失行为,但是并没有给患者造成损害后果,这种情况不应被视为医疗事故;虽然存在损害后果,但是医疗机构和医务人员并没有过失行为,也不能判定为医疗事故。

2. 医疗事故的分级　《条例》将医疗事故分为四级:

(1) 一级医疗事故:造成患者死亡,或重度残疾。

(2) 二级医疗事故:造成患者中度残疾、器官组织损伤导致严重功能障碍。

(3) 三级医疗事故：造成患者轻度残疾、器官组织损伤导致一般功能障碍。

(4) 四级医疗事故：造成患者其他明显人身损害。

《医疗事故分级暂行标准》提出了医疗事故各级的等次，其中一级分两等，二级分四等，三级分五等，并列举了不同等次医疗事故中，造成患者人身损害后果的常见情形。

二、医疗事故纠纷的预防与处置

（一）医疗事故纠纷的预防

(1) 对医护人员进行培训、教育使他们遵守有关法律、法规和部门规章及诊疗护理规范、常规。医疗机构还应该，注重医学道德的教育，广大医务人员也要自觉遵守法律规范和诊疗护理常规，恪守职业道德，做到以德行医与依法行医。

(2) 设置医疗服务质量监控部门为了加强对医疗服务质量的监控，医疗机构应当设置医疗服务质量监控部门，配备专(兼)职人员，具体负责监督本医疗机构的医务人员的医疗服务工作，检查医务人员执业情况，接受患者对医疗服务的投诉，并向患者提供咨询服务。

(3) 管理病历资料，《条例》加强对病历的管理，卫生部制定了《医疗机构病历管理规定》。要求医疗机构应当按照卫生部规定的要求，书写并妥善保管病历资料；因抢救急危患者，未能及时书写病历的，有关医务人员应当在抢救结束后 6 小时内据实补记，并加以注明；严禁涂改、伪造、隐匿、销毁或者抢夺病历资料。

患者有权复印或者复制客观性病历，包括门诊病历、住院志、体温单、医嘱单、化验单(检验报告)、医学影像检查资料、特殊检查同意书、手术同意书、手术及麻醉记录单、病理资料、护理记录以及国务院卫生行政部门规定的其他病历资料。

(4) 尊重病人的知情同意权，有些医患纠纷的发生是由于医患之间缺乏沟通，知情同意是加强医患沟通的重要措施，也是国际医学界的常规做法。因此，在医疗活动中要求医疗机构及其医务人员在一般情况下，应当将患者的病情、医疗措施、医疗风险等如实告知患者或家属，及时解答其咨询；但是，在特殊情况下，应当避免对患者产生不利后果。

(5) 制定防范、处理医疗事故的预案，医疗机构应当制定防范和医疗事故的预案，预防医疗事故的发生，减轻医疗事故的损害。

（二）医疗事故争议的处置

1. 报告 医疗机构及其医疗质量监控部门、医务人员及其所在科室，在医疗活动中发生或者发现医疗事故、可能引起医疗事故的医疗过失行为或者发生医疗事故争议应当进行报告。

医务人员立即向所在科室负责人报告，科室负责人及时向本医疗机构负责医疗服务质量监控的部门或者专(兼)职人员报告；负责医疗服务质量监控的部门或者专(兼)职人员接到报告后，立即进行调查、核实，将有关情况如实向本医疗机构的负责人报告，并向患者通报、解释；医疗机构应当按照规定向所在地卫生行政部门报告。

对发生导致患者死亡或者可能为二级以上的医疗事故；导致 3 人以上人身损害后果；国

务院卫生行政部门和省、自治区、直辖市人民政府卫生行政部门规定其他情形的重大医疗过失行为，医疗机构应当在12小时内向所在地卫生行政部门报告。

2. 封存与启封病历资料和现场实物　发生医疗事故争议时，对于主观性病历资料，在医患双方在场的情况下加以封存和启封，这些病历资料可以是复印件，由医疗机构保管，主要包括：死亡病例讨论记录、疑难病例讨论记录、上级医师查房记录、会诊意见、病程记录等。

对于疑似输液、输血、注射、药物等引起不良后果的，医患双方应当共同对现场实物进行封存和启封，封存的现场实物由医疗机构保管；需要检验的，应当由双方共同指定的、依法具有检验资格的检验机构进行检验；双方无法共同指定时，由卫生行政部门指定；疑似输血引起不良后果，需要对血液进行封存保留的，医疗机构应当通知提供该血液的采供血机构派员到场。

3. 尸检　患者死亡，医患双方当事人不能确定死因或者对死因有异议的，应当在患者死亡后48小时内进行尸检；具备尸体冻存条件的，可以延长至7日。尸检需要经死者近亲属同意并签字。尸检应当由取得相应资格的机构和病理解剖专业技术人员进行，承担尸检任务的机构和病理解剖专业技术人员有进行尸检的义务。

医疗事故争议双方当事人可以请法医病理学人员参加尸检，也可以委派代表观察尸检过程。拒绝或者拖延尸检，超过规定时间，影响对死因判定的，由拒绝或者拖延的一方承担责任。

第四节　医疗事故的认定与处理

一、医疗事故的认定

（一）医疗事故的技术鉴定

医疗活动是一项专业性、技术性、风险性很强的工作，为了更加科学公正地处理医疗事故，对医疗事故必须进行技术鉴定。

1. 医疗事故鉴定组织　医疗事故技术鉴定由医学会负责组织，分为首次鉴定和再次鉴定。由设区的市级地方医学会和省、自治区、直辖市直接管辖的县（市）地方医学会负责组织首次医疗事故技术鉴定；省、自治区、直辖市地方医学会负责组织再次鉴定工作；必要时，中华医学会可以组织疑难、复杂并在全国有重大影响的医疗事故争议的技术鉴定工作。

2. 医疗事故鉴定专家库　医学会负责组织并建立专家库制度。专家库是一个庞大的，高级医学专家聚集的智囊团体和鉴定成员储备库，体现医学技术的科学性，也保证了技术鉴定在程序上的公正性、公开性。

进入鉴定专家库的人员必须符合法定资格条件，包括：专家库成员必须是依法取得相应执业资格的医疗卫生专业技术人员；必须有良好的业务素质，即必须具备较精深的医学理论知识，较娴熟的临床技术技能，精通本专业的基本理论和基本操作技能，在理论上实践上有较深造诣的，并具备作为鉴定专家所特有的分析、判断和结论性的能力；在医学界或者本专业范围内具有技术上、知识上的影响力和权威性；必须有良好的执业品德，良好的执业品德是对鉴定专家的内在品格、道德素质、政治思想素质的基本要求。医疗事故技术鉴定专家库，不受行政区域限制。

3. 医疗事故鉴定的提起与受理

（1）提起医疗事故鉴定有两种提起情形，双方当事人，协商解决医疗事故争议，需进行医疗事故技术鉴定的，共同书面委托医疗机构所在地负责首次医疗事故技术鉴定工作的医学会，进行医疗事故技术鉴定；县级以上地方卫生行政部门，接到医疗机构关于重大医疗过失行为的报告，或者医疗事故争议当事人要求处理医疗事故争议的申请后，对需要进行医疗事故技术鉴定的，应当书面移交负责首次医疗事故技术鉴定工作的医学会组织鉴定。

（2）受理医学会应当自受理医疗事故技术鉴定之日起 5 日内，通知医疗事故争议双方当事人，提交医疗事故技术鉴定所需的材料。当事人应当自收到医学会的通知之日起，10 日内提交有关医疗事故技术鉴定的材料、书面陈述及答辩。

对不符合受理条件的，医学会不予受理医疗事故鉴定。主要包括如下情形：当事人一方直接向医学会提出鉴定申请的；医疗事故争议涉及多个医疗机构，其中一所医疗机构所在地的医学会已经受理的；医疗事故争议已经人民法院调解达成协议或判决的；当事人已向人民法院提起民事诉讼的（司法机关委托的除外）；非法行医造成患者身体健康损害和卫生部规定的其他情形等。

对于符合下列情形之一的，医学会可以中止组织医疗事故技术鉴定：当事人未按规定提交有关医疗事故技术鉴定材料的；提供的材料不真实；拒绝缴纳鉴定费用以及卫生部规定的其他情形。

4. 医疗事故专家鉴定组的产生 参加医疗事故技术鉴定的相关专业的专家，由医患双方在医学会主持下从专家库中随机抽取。在特殊情况下，医学会根据医疗事故技术鉴定工作的需要，可以组织医患双方在其他医学会建立的专家库中随机抽取相关专业的专家参加鉴定或者函件咨询。

专家鉴定组组成人数应为 3 人以上单数，医学会应当根据医疗事故争议所涉及的学科专业，确定专家鉴定组的构成和人数，医疗事故争议涉及多学科专业的，其中主要学科专业的专家不得少于专家鉴定组成员的二分之一。

医学会对当事人准备抽取的专家进行随机编号，并主持双方当事人随机抽取相同数量的专家编号，最后一个专家由医学会随机抽取。双方当事人还应当按照上款规定的方法各自随机抽取一个专家作为候补。涉及死因、伤残等级鉴定的，应当按照前款规定由双方当事人各自随机抽取一名法医参加鉴定组。

随机抽取结束后，医学会当场向双方当事人公布所抽取的专家鉴定组成员和候补成员的编号并记录在案。

5. 鉴定的原则

（1）依法鉴定医疗卫生管理法律、行政法规、部门规章和诊疗护理技术操作规范、常规是区分是否构成医疗事故的准绳，鉴定组运用医学科学原理和专业知识严格依法进行医疗事故的鉴定。

（2）独立鉴定医疗事故鉴定是专业技术鉴定，法律规定鉴定组独立进行鉴定，任何单位或个人不得干扰鉴定组的工作,不得对鉴定组的专家进行威胁、利诱、辱骂、殴打。

(3) 回避制度医疗事故专家鉴定组成员有下列情形之一的,应当回避,当事人也可以以口头或者书面的方式申请其回避,如医疗事故争议当事人或者当事人的近亲属;与医疗事故争议有利害关系的人;与医疗事故争议当事人有其他关系的人,可能影响公正鉴定的人。

(4) 实行合议制专家鉴定组进行医疗事故技术鉴定,实行合议制;专家鉴定组成员在发表自己意见的同时,也要认真倾听别人的意见;经合议,根据半数以上专家鉴定组成员的一致意见形成鉴定结论,专家鉴定组成员在鉴定结论上签名,对鉴定结论的不同意见,应当予以注明。

(5) 当事人参与技术鉴定是多方面的,包括有权选择鉴定专家;有权要求自己不信任的专家回避;有权向专家组提供有关材料;有权向鉴定组陈述自己的意见,并进行辩解等。

6. 医疗事故技术鉴定

(1) 调查取证医学会可以向双方当事人和其他相关组织、个人进行调查取证,进行调查取证时不得少于2人。调查取证结束后,调查人员和调查对象应当在有关文书上签字。如调查对象拒绝签字的,应当记录在案。

(2) 鉴定程序医疗事故技术鉴定由专家鉴定组组长主持,并按照以下程序进行:陈述;提问;双方当事人退场;讨论;合议;签发与盖章;移送与送达。

(3) 鉴定书的内容医疗事故技术鉴定书应当包括下列主要内容:双方当事人的基本情况及要求;当事人提交的材料和医学会的调查材料;对鉴定过程的说明;医疗行为是否违反医疗卫生管理法律、行政法规、部门规章和诊疗护理规范、常规;医疗过失行为与人身损害后果之间是否存在因果关系;医疗过失行为在医疗事故损害后果中的责任程度;医疗事故等级;对医疗事故患者的医疗护理医学建议。

7. 不属于医疗事故的情形 包括在紧急情况下为抢救垂危患者生命而采取紧急医学措施造成不良后果的;在医疗活动中由于患者病情异常或者患者体质特殊而发生医疗意外的;在现有医学科学技术条件下,发生无法预料或者不能防范的不良后果的;无过错输血感染造成不良后果的;因患方原因延误诊疗导致不良后果的;因不可抗力造成不良后果的。

8. 医疗事故鉴定费 委托医学会进行医疗事故技术鉴定,应当按规定缴纳鉴定费。双方当事人共同委托医疗事故技术鉴定的,由双方当事人协商预先缴纳鉴定费。卫生行政部门移交进行医疗事故技术鉴定的,由提出医疗事故争议处理的当事人预先缴纳鉴定费,经鉴定属于医疗事故的,鉴定费由医疗机构支付;经鉴定不属于医疗事故的,鉴定费由提出医疗事故争议处理申请的当事人支付。县级以上地方卫生行政部门接到医疗机构关于重大医疗过失行为的报告后,对需要移交医学会进行医疗事故技术鉴定的,鉴定费由医疗机构支付。重新鉴定时不得收取鉴定费。

二、医疗事故的行政处理与监督

1. 医疗事故争议的申请与受理

(1) 申请书当事人从知道或者应当知道其身体健康受到损害之日起一年内,可以向卫生行政部门提出医疗事故争议处理申请,当事人申请卫生行政部门处理的,应当提出书面申请。申请书应当载明申请人的基本情况、有关事实、具体请求及理由等。

(2) 医疗事故争议管辖包括地域管辖。当事人申请卫生行政部门处理的,由医疗机构所在地的县级人民政府卫生行政部门受理。医疗机构所在地是直辖市的,由医疗机构所在地的区、县人民政府卫生行政部门受理。

级别管辖,对于患者死亡,可能为二级以上的医疗事故。国务院卫生行政部门和省、自治区、直辖市人民政府卫生行政部门规定的其他情形,县级人民政府卫生行政部门应当自接到医疗机构的报告或者当事人提出医疗事故争议处理申请之日起7日内移送上一级人民政府卫生行政部门处理。

(3) 受理卫生行政部门收到医疗事故争议处理申请,应在规定时间内进行审查,做出是否受理的决定。对符合本条例规定,予以受理,需要进行医疗事故技术鉴定的,应当在规定之日起5日内将有关材料交由负责医疗事故技术鉴定工作的医学会组织鉴定并书面通知申请人。

当事人对首次医疗事故技术鉴定结论有异议,申请再次鉴定的,卫生行政部门应当在规定之日内交由省、自治区、直辖市地方医学会组织再次鉴定。

(4) 不予受理对不符合本条例规定的申请,不予受理的,但应当书面通知申请人并说明理由。当事人既向卫生行政部门提出医疗事故争议处理申请,又向人民法院提起诉讼的,卫生行政部门不予受理;卫生行政部门已经受理的,终止处理。

2. 医疗事故争议的行政处理与监督

(1) 医疗事故技术鉴定书的审核卫生行政部门收到负责组织医疗事故技术鉴定工作的医学会出具的医疗事故技术鉴定书后,对参加鉴定的人员资格和专业类别、鉴定程序进行审核,必要时,可以组织调查,听取医疗事故争议双方当事人的意见。

经审核,对符合本条例规定作出的医疗事故技术鉴定结论,作为对发生医疗事故的医疗机构和医务人员做出行政处理以及进行医疗事故赔偿调解的依据;发现医疗事故技术鉴定不符合本条例规定的,要求重新鉴定。

(2) 协议书、调解书或者判决书的报告医疗事故争议由双方当事人自行协商解决的,医疗机构应当自协商解决之日起在规定时间内向所在地卫生行政部门做出书面报告,并附具协议书。

医疗事故争议经人民法院调解或者判决解决的,医疗机构应当自收到生效的人民法院的调解书或者判决书之日起在规定时间内向所在地卫生行政部门做出书面报告,并附具调解书或者判决书。

(3) 医疗事故的上报卫生行政部门应当逐级将当地发生的医疗事故以及依法对发生医疗事故的医疗机构和医务人员作出行政处理的情况,上报国务院卫生行政部门。

三、医疗事故的赔偿

1. 医疗事故赔偿争议的解决方式 发生医疗事故的赔偿等民事责任争议,有三种处理方式:医患双方协商解决;不愿意协商或者协商不成的,可以向卫生行政部门提出调解申请;直接向人民法院提起民事诉讼。

2. 医疗事故赔偿的考虑因素 医疗事故赔偿考虑的因素有医疗事故等级;医疗过失行

为在医疗事故损害后果中的责任程度；医疗事故损害后果与患者原有疾病状况之间的关系。

医疗事故中医疗过失行为责任程度分为完全责任，指医疗事故损害后果完全由医疗过失行为造成；主要责任；次要责任；轻微责任四种。

不属于医疗事故的，医疗机构不承担赔偿责任。

3. 医疗事故赔偿的项目和标准

（1）医疗费是指因医疗事故对患者造成的人身损害进行治疗所发生的医疗费用，不包括原发病医疗费用，凭据支付。结案后确实需要继续治疗的，支付基本医疗费用。

（2）误工费是指患者本人因误工减少的固定收入。对收入高于医疗事故发生地上一年度职工年平均工资3倍以上的，按照3倍计算；无固定收入的，按照医疗事故发生地上一年度职工年平均工资计算。

（3）住院伙食补助费按照医疗事故发生地国家机关一般工作人员的出差伙食补助标准计算。

（4）陪护费患者住院期间需要专人陪护的支付陪护费，按照医疗事故发生地上一年度职工年平均工资计算。

（5）残疾生活补助费根据伤残等级，按照医疗事故发生地居民年平均生活费计算，自定残之月起最长赔偿30年；但是，60周岁以上的，不超过15年；70周岁以上的，不超过5年。

（6）残疾用具费是指因残疾需要配置补偿功能器具的费用，凭医疗机构证明，按照普及型器具的费用计算。

（7）丧葬费按照医疗事故发生地规定的丧葬费补助标准计算。

（8）被抚养人生活费是指死者生前或者残疾者丧失劳动能力前实际抚养且没有劳动能力的人的费用。按照其户籍所在地或者居所地居民最低生活保障标准计算。对不满16周岁的，抚养到16周岁。对年满16周岁但无劳动能力的，抚养20年；但是，60周岁以上的，不超过15年；70周岁以上的，不超过5年。

（9）交通费是患者实际必需的交通费用计算，凭据支付。

（10）住宿费按照医疗事故发生地国家机关一般工作人员的出差住宿补助标准计算，凭据支付。

（11）精神损害抚慰金按照医疗事故发生地居民年平均生活费计算。造成患者死亡的，赔偿年限最长不超过6年；造成患者残疾的，赔偿年限最长不超过3年。

参加医疗事故处理的患者近亲属所需交通费、误工费、住宿费计算费用的人数，以及医疗事故造成患者死亡的，参加丧葬活动的患者的配偶和直系亲属所需交通费、误工费、住宿费，计算费用的人数都不超过2人。

4. 医疗事故赔偿方式　医疗事故赔偿费用，由承担医疗事故责任的医疗机构一次性结算支付。

（王丽宇　曹永福）

复习思考题

1. 什么是医疗纠纷？如何分类？
2. 发生医疗纠纷的主要原因是什么？如何防范？
3. 医疗事故的涵义及构成要件是什么？如何防范医疗事故的发生？

案例分析

[案例] 1996年3月2日下午3点多钟，福建省龙岩市市民黄某6岁的女儿腹痛，并伴有发热。黄某夫妇即将患儿送到龙岩市某医院。经检查诊断为急性化脓性阑尾炎，随后即送进手术室，由主治医师刘某主刀，进行阑尾切除手术，手术用时6个多小时。

术中，主刀医生误将患儿的子宫当作阑尾分离，并在提拉时撕断。当要继续分离断端时，由于操作时间较长，且取下组织疑与阑尾有异，当即请示二线值班医师。二线值班医师上手术台后，立即找到炎症阑尾，并探查子宫已被摘除，双侧卵巢完好。于是二线值班医师一边行阑尾切除术，一边向外科主任及院领导汇报，并请妇产科医师会诊，确认已被摘除下的组织器官是子宫（后经病理检查证实），并对创口进行处理。在场的院领导马上电话请省立医院妇产科主任医师徐某会诊，徐某认为无法再接子宫后，遂关腹。因此，造成了这起无法挽回的医疗事故。

事故发生后，龙岩市某医院于3月3日向卫生局、市政府作了汇报。3月5日，医院告知黄某夫妇，其女儿被错误摘除了子宫。夫妇俩如雷击顶。3月11日，患儿病愈出院。5月3日，当时的龙岩地区医疗事故技术鉴定委员会鉴定此起事故为二级医疗责任事故。鉴定认为：一、手术医师对女性小孩的解剖认识不足，术中操作未按规程，未从盲肠结肠带找阑尾；二、遇到疑难时，未按规定及时请示上级医师。鉴定会后，市卫生局对本起医疗事故做出处理决定：一、对直接责任者刘某给予行政记大过处分，扣发一年奖金，解聘主治医师一年，下放乡镇卫生院锻炼一年，以观后效；二、医院根据省医疗事故处理办法实施细则规定，给予病员一次性医疗事故经济补偿，上述补偿尚不能解决病员家庭经济困难时，可酌情给予一次性适当补助；三、医院主要领导对事故负有一定的领导责任：①书记、院长做出书面检查，并在医院办公室会议上做出深刻检查；②扣发院长、书记三个月奖金；③举一反三进行整改。

3月13日，龙岩市某医院表示可以付给黄家5万元予以补偿，对其他事项不予答复。黄某夫妇拒绝。此后，就事故补偿问题双方进行了多次协商，但因差距太大，未能达成协议。1996年12月11日，黄某起诉至法院，龙岩市中级法院经审查决定予以受理……

案例讨论题

1. 如何判断和评价这例医疗事故？
2. 对事故的处理是否妥当？

第十六章　医学职业精神的现实构建

首先让我们看两个令人震动的实例。

［**案例 1**］　被誉为“当代医圣”的内科医学家张孝骞教授在他行医 60 周年的时候，中国医学科学院为他举办了一个小型庆祝会。到会的一位记者采访了他。记者建议说，张老您一辈子行医，应该把您体会最深的经验总结一下，介绍给全国同行。张孝骞教授毫不犹豫地回答：戒、慎、恐、惧——这就是我的第一经验，我的座右铭。他向记者解释道：我做医生的时间越长，就越有一种感觉——如履薄冰。病人把身家性命都交给了我们，我们绝不能有半点的马虎大意！一个医生的医学技术再好，因为有专业的区别，其意义都是十分有限的，惟有这一点对任何医务人员都是完全适用的。

［**案例 2**］　一个中外合作的心脏外科手术即将开始。“盯住他!”忽然，洋医生严厉地对护士长发出命令，要求她“现场跟踪”一位正在进行消毒操作的中方医生。原来，这位中方医生没有严格按照规范操作，被“老外”当场发现。直到这位医生完全按照规范完成消毒操作后，才被允许上台操作，正式开始手术。这回，上海华山医院医护人员，真的被“老外”的严谨工作作风给震住了。

以哈佛医学院麻省总院心胸外科专家斯坦利教授领衔的手术小组，受复旦大学附属华山医院之邀，近日在该院为国内 8 位病人开展从诊断、分析、手术直至术后康复的全套医疗服务，中方医护人员全程跟踪观摩。这个手术小组成员除主刀医生斯坦利教授外，还包括 1 名麻醉师、1 名体外循环师、1 名护士和 1 名术后监护人员。如此“全套”地引进国际顶尖手术团队，来国内进行手术示范交流，在上海乃至全国医院中尚无先例。这个顶尖团队实施的 8 台手术在难度上并不属顶尖级，心脏搭桥手术及心脏瓣膜手术，上海不少外科医生已操作得相当娴熟，纯从技术上说，简直“了无新意”。但一场场观摩之后，中国医生这样描述他们的感受：“深受震动。”

在这里，令人感动与震动的正是医学职业精神。在医学实践中，从医者因为有了医学职业精神，才使自己彻底区别于其他社会角色，充分体现出特定的自我价值；医学职业精神因为有了医者，才使这种精神活起来，成为真实存在并且精彩纷呈的精神王国。来自实践的上述两个真实案例以及类似的现象，为研究医学职业精神提供了可靠的典型的文本，启示人们思考：医学职业精神是什么，医学职业精神从哪里来，医学职业精神的内容有哪些，医学职业精神的实质何在，医学职业精神的功能体现在哪里，我国当代医学职业精神建设同和谐医患关系构建之间的关系如何等。

第一节 医学职业精神的全面解读

一、医学职业精神的涵义

(一) 医学职业精神的界定

在上述两个案例中,前一个案例所展示的张孝骞精神,即珍视病人生命的从业理念、忠于医学的敬业精神、高度负责的工作态度、极端严谨的科学作风等,就是医学职业精神;后一个案例所展示的哈佛五人手术团队精神,即极端严谨的工作作风、极端严格的管理机制、追求“零缺陷”的自我要求、细节体现以人为本的做法等,就是医学职业精神。概括起来说,医学职业精神是指从医者表现在医学行为中的职业思想和职业精神,是其在医学实践中创立和发展并为整个医学界乃至全社会、全人类所肯定和倡导的基本从业理念、价值取向、职业人格及其职业准则、职业风尚的总和。

作为医学文明的重要组成部分和主导方面,医学职业精神是实然性与应然性的统一,群体性与个体性的统一,科学精神与人文精神的统一。医学职业精神的实然性是指实际如此,就是医学职业精神概念中所说的“从医者在医学实践中创立和发展”起来的医学职业精神;其应然性是指应当如此,即同一概念中所说的从医者应该追求的“为整个医学界乃至全社会、全人类所肯定和倡导”的医学职业精神。例如,敬畏生命的职业精神,在张孝骞那里就是实然的,而对那位学生来说就是应然的;在老师的教导和示范下,学生经过努力在到了自己的实然阶段,进入了应然境界,从而实现了二者的辩证统一。医学职业精神的群体性是指这种精神的承载主体是一个医学团队乃至整个医学界,其个体性是指这种精神的承载主体是业医者个人。例如,在前述概念中,从业理念、价值取向、职业人格等主要体现在个人层面,职业准则、职业风尚等主要体现在群体层面,但概念内涵所指的每一个方面都是群体性与个体性相统一的。在案例 1 中,张孝骞精神会转化成他所在的群体的作为;在案例 2 中,哈佛五人团队精神正是由每个人在与他人互动中体现出来的。医学职业精神中的科学精神是指业医者应该具有的科学追求、科学态度、科学准则、科学理想等;其中的人文精神是指业医者应该具有的人文追求、人文理念、人文准则、人文理想等。科学精神是求真的,人文精神是扬善的;科学精神是人文精神的基础,人文精神是科学精神的提升。无论是张孝骞精神,还是哈佛五人团队精神,它们都是科学精神与人文精神的统一体。应该强调的是,在“三个统一”中,应然性、个体性、人文精神在它们各自的统一体中是占主导地位的。

在以上讨论的基础上,还应该在理性层面上更加全面地把握医学职业精神,例如深刻理解医学职业精神的内在本质、基本功能、主要内容、表现方式等。

(二) 医学职业精神的内在实质

透过两个案例的表象,可对医学职业精神更概括的界定,可以抽象出医学职业精神的内在实质——业医者对医学职业的价值追求及其优化设计。这表明:首先,医学职业精神是人的精神追求,但又不是一般人的一般精神追求,而是业医者的职业精神追求;其次,它是业医者的价值追求,不是一般的价值追求,而是求真扬善的价值追求。这决定了医学职业精神具有既来源于现实又高于现实的本质特征,超前性与理想性是其突出表征,当然是适度的超前性与理想性。

(三) 医学职业精神的基本功能

医学职业精神的基本功能是为医学实践提供职业动力、职业导向、职业自律,职业形象、职业承诺等。其中,前三项是对内功能,是根本功能,后两项是对外功能,是辅助功能;内外功能是互补的。

这种固有的基本功能决定了,医学职业精神在医学实践中具有不可或缺的重大作用与现实意义。医学职业精神是医务人员为人民服务所必修的内功。作为与广大人民群众生命息息相关的行业,医疗卫生系统担负着保障人民身心健康的使命,医务人员的职业精神显得尤及其重要,它是现代医学观念、医院管理水平、个人整体素质的整体体现。随着全国医疗卫生体制改革进程的深入,医务人员对患者、医院和社会承担的责任越来越大,但是,一部分医务人员对自己的职责和使命感到疑惑,摆不正患者的利益和自己及医院利益的位置。患者对医务人员的要求也越来越高,医患矛盾近年来有上升的趋势。在这种情况下重构医学职业精神尤为必要。医学职业精神是广大医务人员向社会表达医师努力为患者服务的决心和承诺。加强医学职业精神的培养,其目的是促使医疗卫生工作更好地为广大人民群众的健康服务,为全面建设小康社会和创建和谐的社会环境服务。

(四) 医学职业精神的主要内容及其表现方式

医学职业精神的主要内容是职业立场,即世界公认的人道主义、利他主义;职业目的,即通行于医学界的救死扶伤、服务健康;职业态度,即业医者必须具备的爱岗敬业、恪尽职守;职业理想,即全面优化医学价值追求的医乃仁术、大医精诚。其表现方式主要是职业素质,即科学素质与人文素质的整合;职业人格,即科学人格与人文人格的整合;职业风尚,即科学风尚与人文风尚的整合;职业准则,即科学准则与人文准则的整合。其中,职业素质与职业人格主要体现为个人的,职业风尚与职业准则主要体现为群体的;职业素质与职业风尚是实然性的,职业人格与职业准则是应然性的。

二、中国医学职业精神的昨天与今天

(一) 中国古代的医学职业精神

在中国古代,医学职业精神走过了极其漫长的萌芽与积累的阶段,而后是较长时期的形成与发展阶段。其分野应该是人类进入文明社会并且医学从一般生活和生产中完全分化、独立出来。中国古代医学职业精神形成的典型标志,最初应该是黄帝作为医生形象的出现,最终应该是《黄帝内经》的问世。其主要内容,在远古时代是“胚胎状态”的同情互助精神,在三皇五帝时代是“胎儿状态”的友爱奉献精神,秦汉以降才真正形成“医乃仁术”的医学职业精神。一部中国古代医学史为我们提供了解读中国古代医学职业精神的历史范本:理论化的范本是成书于春秋秦汉之际的《黄帝内经》和唐朝孙思邈的《备急千金要方》;

人格化的范本是三国时期的董奉及其留下的“杏林佳话”,更有价值的也许是唐代孙思邈及其身体力行的“大医风范”。理论范本阐发了中国医学职业精神的基本理念,例如生命神圣论、医生美德论、医生义务伦等;人格范本则集这些理念于一身,并演绎出一场场医学职业精神的话剧。而所有这些都提出了一个特别值得研究的医学职业精神命题——大医,即“苍生大医”、“大医精诚”、大医必须做到“胆愈大而心愈小,行愈方而智愈圆”。把这一命题及其所包含的内容进行现代的诠释,可以作为建设我国当代医学职业精神的宝贵资源。

(二)中国近代的医学职业精神

在近代中国,西学东渐背景中的中国医学职业面临着重新“构建”,中西医学在相互碰撞中一度出现了二分天下的局面,但随着西医的逐步扩张乃至成为主流,以及中医越来越西医化,中国的医学职业精神在一定意义上出现了断裂。这种断裂主要表现为本土的医学职业精神传统因中医的不断式微而日渐丢失;同时,由于战乱频仍、国情差异以及“中体西用”国策的限制,“传教士心灵”不可能随着西医一起被引进中国,而在“传教士心灵”缺失的情况下,西医逐渐取得胜势所带来的必然是技术主义的盛行。因此,在协和医学院开办之初,晏阳初应邀讲课时就提出:协和未来的医生需要的是一个科学家的头脑和一颗传教士的心灵。毫无疑问,晏阳初凭借他的一双慧眼,透彻地看到了“传教士心灵”——医学职业精神的极端重要性及其在当时中国的严重缺失。

(三)中国当代的医学职业精神

在当代中国,随着人民群众逐步走进历史舞台的中心、国家医疗卫生事业的日益发展壮大,我国现代的医学职业精神建设出现了三个黄金发展时期,即革命战争年代的初创时期、建国后将近三十年的形成时期、改革开放以来至今的全面发展时期。在初创时期,医学职业精神的经典命题是毛泽东为延安中国医大所作的题词:“救死扶伤,实行革命的人道主义”,其人格样板就是对技术精益求精以及对工作极端负责任、对同志对人民极端热忱的白求恩。在形成时期,当了家做主的医务人员焕发出前所未有的职业热情,在实践中营造了世界瞩目的全新的医德医风。在全面发展时期,以市场经济条件下的医德建设为主题、以中国特色的医学伦理学建设为主要载体的医学职业精神再建设,从实践层面和理论层面全线推进。在所有三个时期,虽然没有明确提出医学职业精神及其建设的命题,但我们的工作实践与理论研究是紧紧抓住了医学职业精神的核心即伦理精神的,所涉及的内容也足以涵盖医学职业精神的所有方面,建设成果是有目共睹的,前述的张孝骞精神就是一个缩影。当然,建设中走过不小的弯路;目前面临的挑战也是巨大的;更为重要的是,我们对现代医学职业精神及其建设这一综合性重大课题缺乏确定目标、系统构建和推陈出新。前述案例2就使我们看到了自己的差距。机遇和挑战并存,让人充满期待。

三、《医师宣言》中的医学职业精神及其借鉴

(一)《医师宣言》简介

《医师宣言》(新世纪的医师专业精神——医师宣言),是由美国内科学基金、美国医师

学院基金和欧洲内科医学联盟共同发起和倡议，首次发表于2002年《美国内科医学年刊》和《柳叶刀杂志》。到目前为止，包括美国、英国、法国、德国、加拿大等国在内，已有36个国家和地区的120个国际医学组织认可和签署该宣言，其中包括美国医学院校协会、美国医学专业委员会、研究生医学教育认证委员会等。其间，它被翻译成10多种语言，在30家杂志发表。中国医师协会在2005年5月22日正式加入推行《医师宣言》活动。

该宣言主要是针对当前医疗环境的恶化和医务人员敬业精神的下滑，发出新世纪的职业理念和职业精神，倡导并给予民众一种承诺。宣言提出了医师的三项基本原则（病人福祉至上、尊重病人自主权、促进社会医疗资源的公平性）和十项医师专业职责：①提升专业能力；②诚实对待患者；③保护患者隐私；④避免私人利益；⑤提升医疗品质；⑥平等照顾病人；⑦节省并公平分配资源；⑧重视科学精神；⑨减少工作冲突；⑩重视同行间专业评价。

（二）《医师宣言》借鉴

世界各国的医学水平有高低，医学文化有差异，但古今中外的医学界却有一个共识，这就是："医乃仁术"，"无德不为医"。崇尚医德是世界所有医学的优良传统。《医师宣言》在职业医师专业精神的要求上既全面又有针对性，可以看做是对医学职业精神的全新解释。《医师宣言》阐述的三个基本原则和十条职业责任反映了新世纪医师在市场经济下的行为准则，明确了医师与患者、同事、医院和社会的关系。它强调将患者的利益摆在首位，医师应该秉承公平、认真的原则为患者服务，其中提到的为患者保密和尊重患者的自主权更是近来社会关注的焦点。

医学职业具有超越时空的共同性，况且，目前我国医学职业精神建设所面临的问题同美国等西方医学发达国家具有相当的类似性，因此，《医师宣言》是目前我国构建医学职业精神不可缺少的他山之石。中国医师协会道德建设委员会向全国医师发出"学习新世纪医师职业精神——医师宣言"的倡议时，就曾经十分肯定地指出：希望《医师宣言》所倡导的三项基本原则和十条职业责任成为我们每个医务人员对生命意义和职业价值的终身追求和心灵深处价值取向的行为"戒尺"。

第二节　当今中国医学职业精神的构建

一、伦理精神重构是医学职业精神构建的核心工程

医学发展到当今天，已经建构了一个庞大的专业王国。在这个王国中，主要有四大家园，即物质家园、智能家园、制度家园、精神家园。物质家园是指医疗服务机构所占空间、建筑设施、仪器设备、医药资源等项目的总和。智能家园是指医学知识、技术、技能等项目的总和。制度家园是指医学技术规范、专业工作程序、职业管理规章等项目的总和。精神家园是指医学职业精神的总和及其载体，即医务人员的主观世界。这四大家园分工互补。物质家园是基础，精神家园是主导，智能家园与制度家园是连接前两者的中间层次。它们的区别虽然十分明显，但其内容却相互渗透和相互投射。在当前"物盛神衰"的背景下，提出医学职业精神及其再建设的重大命题，通过医学精神家园的再建设，从而保障它的主导功

能的充分发挥，这对当代中国医学的健康发展是必需的和紧迫的。

在亟须再建设的医学职业精神家园中有着两套话语，即科学精神话语和人文精神话语。科学精神话语说的是医务人员的医学科学意识、医学科学思维、医学科学方法等。它是医学职业精神家园中的基础话语和工具理性。人文精神话语说的是医务人员的伦理精神、法律精神、文化精神等。它是医学职业精神家园中的主导话语和价值理性。这两套话语不仅是不可相互替代的，而且必须是共同和谐发展的。在当前科学话语过度高亢、人文话语极度低沉的情况下，遏制科学主义话语霸权、提高人文主义话语地位，对建设医学职业精神是必然的和首要的。

我国当代医学职业精神的再建设是一个复杂的庞大工程。这个工程的关键的第一期就是核心工程的建设。而这个核心工程就是人文精神中的伦理精神重构。首先，伦理追求是医学职业价值追求的核心，决定着医学职业精神的本质。当说到医学价值追求的时候，就需要把握它的实质与灵魂，能够揭示这一实质与灵魂的，非"应当"、"向善"这样的话语莫属。而应当与向善就是地地道道的伦理话语。其次，伦理素质是医学职业素质的灵魂，由它决定医学职业素质的水平。现代素质教育研究表明，医学人才必须具有良好的综合素质，即和谐与可持续发展的身心素质、文化素质、专业素质、思想道德素质。其中，思想道德即伦理素质是居主导地位的。再次，伦理生态是医学职业风尚的主流，由它决定医学职业生态的性质。作为医学职业精神的外在表现，职业生态由伦理、政治、法律、宗教等多方面构成，但基本的主要的构成部分是伦理。在国内，流行多年的用"医德医风"来概括和表述医疗机构软环境的做法就是一个有力佐证。最后，伦理准则是医学职业准则的主导，由它决定医学职业准则体系的取向。同职业生态一样，医学职业准则也是由多方面准则构成的，但其基石和主角是伦理准则。伦理准则渗透于其他准则并起统帅作用。总之，无论是个体的、内在的伦理追求、伦理素质，还是群体的、外显的伦理生态、伦理准则，它们所承载和体现的伦理精神确实是医学职业精神的核心；构建医学伦理精神，无疑是建设医学职业精神大厦的核心工程。

二、医学职业精神构建的原则

（一）医学的精神家园与物质家园必须协同建设

现代医学中物化的因素越来越多，而且地位越来越重要。这一方面充分显示了医学的伟大进步，所以城市医疗中心越建越大，大楼越盖越高，仪器越来越新；但另一方面也充分暴露出它的弊端，例如导致医疗服务出现不公，普通平民尤其是弱势群体看不起病，高技术低情感等。"物盛神衰"的事实说明，"重物轻神"的建设设计是行不通的。从理论上说，完善的医学不仅需要过硬的硬件条件，更需要大量的医学人。而这大量的医学人恰恰就是由医学精神家园养育的。从某种意义上说，医学精神家园建设甚至是根本的和应该先行的。

（二）医学的人文精神与科学精神必须协同建设

在前面的讨论中，我们已经清楚了医学中这两种精神即"科学家头脑"与"传教士心灵"的辩证关系。因此，在医学精神家园建设的设计蓝图中，这两种精神不仅必须同时到位，而且必须相互协调与支撑，也就是说，或者缺少"头脑"或者缺少"心灵"的设计都不是完整的设计，“头脑”与“心灵”或者错位或者失衡的设计也不可能是合格的设计。目前的突出问题是，科学精神走上霸权地位并出现严重扭曲，而人文精神被极端地边缘化甚至出现空白。这种图景不仅反映了医学服务的普遍现实，也反映了高等医学教育的普遍现实，有待修正。

（三）医学的伦理精神与法学精神必须协同建设

在中国，伦理精神与法学精神是医学人文精神家园中两根重要支柱，由他们共同支撑起医学人文精神的大厦。伦理与法学原本是相通的，即所谓法是最低的道德，道德是明天的法。但是，伦理与法在其性质、作用、适用范围诸方面毕竟存在着质的差异，例如在案例1中，张孝骞运用伦理手段调整了医患之间、师生之间的关系，此时此刻此情此景，法是派不上用场的。在中国传统社会中，伦理手段如果不能说是处理医学利益关系的唯一手段，至少也是最主要的手段。在由传统社会向现代社会的转型期，法学不请自来，越来越成为与伦理并重的一种新手段。我们看到，近些年来国内的医疗官司日渐增多，医患双方的法律意识空前浓厚起来。这无疑是社会进步的体现。但这也给医学人文精神建设提出了一个重大课题——伦理精神和法学精神应该有一个统一问题。目前就有种种不统一的地方。例如，实行“医疗官司举证责任倒置”以来，医患双方尤其是医方过分注重法律规定，甚至放弃道德义务，一味地进行自我法律保护，就是最典型的伦理与法学的不统一。不统一的结果只能是医患双方共输，没有赢家。因此，伦理精神建设与法学精神建设必须协同并进，当然，从某种意义上说，伦理精神建设更根本一些，需要始终给予重视，但由轻法学重伦理或者轻伦理重法学所造成的任何一种独唱，都是需要加以避免的。

（四）医者的职业人格与社会人格必须协同建设

上述几方面的协同建设都必然也必须体现于医者这个人，结晶为医者的人格。医者也是人，他既生活在职业中，又生活在社会中，形成独特的职业人格与一般的社会人格是非常自然的，但健康的职业生活与良好的职业精神要求将这两种人格合理地整合在一起，即以医学人为基础与核心的医学人同社会人二者的有机统一。这里有两种错误倾向需要避免：一是将医学人完全神化，视医者为纯粹的“白衣天使”；二是将社会人完全世俗化，任凭世俗化去化掉医学人人格。所以，在完整的意义上，说医者也是人，只说对了半句话，也许还是并不关键的半句话，那关键的半句话应该是：在医学职业生涯中，他首先必须是一个医学人。医者的人格必须是合金式的，即职业人格与社会人格的合金，具体地说，就是知识人、伦理人、法学人、经济人、世俗人等人格的合金。目前的主要问题是，医者的人格在市场经济负效应的催化下出现了明显的畸形，即片面的经济化与世俗化。这是近些年来“以医谋私”和“看病贵”等不良现象出自医者方面的主观原因。

三、医学职业精神构建应注意的问题

（一）处理好医学职业理念的现代化与传统性之间的关系

医学职业具有传承性，同时也在走向现代化。同样，医学职业理念也在传承中实现现代化,在现代化中完成自我传承。显而易见,医学职业理念的现代化不是对传统的恶性否定,不是传承的断裂,而是对传统的辩证否定,是在传承中出新;同理,良好的传统也不是凝固不变的,它具有与时俱进的基因与活力。例如,医学职业精神的最基本理念——生命理念的现代化,只能是传统生命神圣论的传承与发展,即以生命质量论、生命价值论来补充和完善生命神圣论,而不是否定和替代生命神圣论。珍视生命,热爱生命,永远是医学职业精神的理念之本。另外,人本理念、利他理念等也都是与医学职业精神同在的。

(二) 处理好医学职业精神的普世化与民族性之间的关系

在当今知识社会,医学职业中共同语言越来越多,一种普世的医学职业精神建设诉求就应运而生。所谓普世,就是指医学职业精神超越了地域、国界对它的限制,是被全人类认同并且通行于全世界的。医学职业精神的普世化是人类社会发展与医学进步的产物。例如,《纽伦堡法典》在它问世的三四十年间就为几乎所有国家的医学界所接受;在《医师宣言》从 2002 年问世至今的短短四年间,就有近 36 个国家的医学界签字加入到其普及计划中。我国医师协会也于 2005 年正式宣布加入这一行列。显然,拒绝医学职业精神的普世化是不明智的,但无视医学职业精神的民族性同样是行不通的。因为医学职业精神从本质上说是伦理的、文化的,而伦理与文化永远脱不掉民族性。例如,同是讲生命神圣论理念,在没有政教合一文化传统的中国人与有这种文化传统的欧美人之间就有着重大的差异;同是讲知情同意,家文化传统浓厚的中国人(重视病人家属签字)与这种文化传统淡化的欧美人(重视病人本人知情同意过程)对其认识和运用就存在着巨大差别,等等。所以,普世化是包容民族性的普世化,民族性是普世化中的民族性。普世化是民族性的"和而不同"。于是,在医学职业精神普世化过程中实现其中国本土化就不再是一个悖论,而是一个亟须解决的重大课题。

(三) 处理好医学职业行为的自律化与他律性之间的关系

医学职业行为是主体自律与外在他律的统一。根据康德的严格界定,自律与他律都是指称个人行为的。自律是指作为个体的行为主体自己为自己立法。反之,就是他律。但康德是有失误的。失误有二:一是完全割裂自律与他律的联系;二是看不到二者相互统一的基础——实践。其实,一个合理的医学职业行为就是医者自律与外部职业生态以及社会生态等他律的优化整合。因此,如何处理打造医者自律素质与构建他律机制的相互关系,就成为医学职业精神再建设中不可回避的问题。这似乎又是一个死结或者悖论。走出困境的出路只有实践。胡卫民事件及其类似现象提示我们,医学职业精神建设的第一步实践,应该是营造良好的伦理生态及职业生态,同时在这种营造中养成每个个体的职业素质,并为个体自律创造优化条件。从他律起步,自律才有可能;二者不断地良好互动,才能有基于自律的医学职业行为。这里的伦理生态、职业生态及其建设,对医者个人来说是他律的,是他律机制建设。

(四) 处理好医学职业人格的理想化与底线性之间的关系

人格具有理想性,人格需要理想化。因为,作为人追求自我完善的产物,人格就是新我对旧我的一种超越。但是,人格的理想化不能被视为悬在天上的一根横杆,它应该是立地顶天、包含若干层次的活动空间,其中起码应该分成两个基本层次即终极要求与底线要求。合理的医学职业人格从来都不是理想的一极化。例如,我国最早的文化典籍中关于医学职业人格的表述,既有扁鹊的神医形象,又有《黄帝内经》之"征四失论"与"疏五过论"的底线伦理要求。西方医学职业精神的奠基之作——《希波克拉底誓言》,既提出了"为病人谋幸福"的终极标准,也确认了"不伤害病人"的职业底线标准。我国当代社会精神文明以及医德建设的经验与教训告诫人们:以往的高标准、一刀切的做法,目前为数不少的人只守底线、放弃高尚的做法,都是医学职业精神建设的误区。医学职业人格若不设底线,就等于没有起点;若放弃终极,就等于丢掉了自己的本质。例如,作为针对全国所有医务人员的医学职业人格规定,服务病人的内容就既应该包含不伤害病人的一般服务,又应该包含利他主义的全心全意为病人服务。二者是不可偏废的。

(五) 医学职业精神建设需要处理好医学职业伦理的生命话语与健康话语之间的关系

在欧美,自20世纪70年代以来,生命伦理学逐步取得了医学职业伦理的话语霸权,被视为医学伦理学的最新发展阶段。生命伦理学20世纪传入中国以后,其影响日益扩大,现在已出现一统天下之势。对此,一直有人质疑。生命伦理学的话语尽管解决了医学伦理学不能完美解决的一些问题,但它过于宏大,而且又不能最切近医学目的即健康,还仅仅是前沿生物医学的伴生物,只能做一种伦理话语背景或者平台。医学的根本目的是健康。医学道德的基本问题是健康利益追求及其合理分配。作为医学职业精神的核心,医学伦理精神不仅应该反映医学的高度技术化,更应该反映医学的高度社会化。因此,至少在目前的中国,健康公平、医务人员正直品格等要求医学道德发展的未来定向必须是健康道德。健康伦理学的话语是医学职业精神重构的核心话语。

第三节　医学职业潜规则的彻底颠覆

[案例3]　沉寂了7年之久,安徽省某著名医院急诊内科主任医师张曙再次将自己推到了风口浪尖。

10年前,他也收过回扣,并认为医生拿回扣是应该的。7年前,他向《人民日报》举报该医院医生收取药品回扣成风等事实,成为安徽省医疗卫生系统的焦点人物、医院的"叛徒"。2003年,他重新接受回扣,并开始用化名"李存田",将所收全部回扣陆续捐给了安徽省妇联或其下属机构,用于救助失学女童等。

从认可、厌恶、举报个别人、沉默、反思,到再拿回扣、媒体亮相、举报整个医疗系统,张曙说,他经历了对药品回扣的感性认识到理性思考,对回扣根源和现行的医疗体制进行了深刻的反思和研究。

这是值得研究的一例个案。姑且称之为"张曙现象"。

"张曙现象"为我们研究医学职业精神提供了一个具有典型意义的范本。通过对这个典型案例的审视和解读,我们看到了当今中国医学职业精神的现状及其再建设所面临的诸多矛盾，尤其是亟待解决的首要课题。

正如“张曙现象”展示的那样，目前我国的医学职业精神正处于重构的关键时刻，其中的机遇与挑战是并存的。所谓医学职业精神重构，就是指医学职业精神的发展、嬗变、推陈出新。为什么会有医学职业精神重构的问题？为什么在当今中国非要重构医学职业精神？从根本上说，医学职业精神重构是对医学职业实践现实呼唤的积极应对。前述典型案例和现实告诉我们：当前药品回扣、红包现象等一旦出现并且逐渐成风的时候，传统职业精神已不足以应付自如，医学职业精神重构就成为必然的。大而言之，这是社会改革和医疗卫生改革的必然要求；小而言之，这是医务人员职业角色的现实要求。因为诸多新矛盾现在已经比较充分地暴露在我们面前，这就为充分认识并正确解决它们提供了必要的时机和条件。从这个意义上说，是一个机遇。但是，这些问题又绝非轻而易举地就能够解决的，其中的困惑与艰难是空前的、十分棘手的，使人感到有些难题简直就是一些死结。从这个意义上说，又是一个非常严峻的挑战。目前，最为关键的问题是，身在医务界的人及其与此密切相关者能够正视医学职业精神重构这一现实课题，并且以自觉、积极的作为去实现这一重构。

从根本意义上说，医学职业精神建设就是造就具备医学职业素质的医务人员；但是，正如生物学意义上的人离不开地球生态一样，作为职业人的医务人员也离不开医学职业生态，当这种职业生态尚未形成或者出现严重污染的时候，造就医学职业人则只能在营造和优化医学职业生态的过程中实现，从某种意义上说，职业生态建设甚至必须是先行的，当然，在医学职业生态建设中，正是医务人员以及与其密切相关者自己；职业生态尤其是伦理生态建设先行一步的原理要求医务人员必须把营造和优化良好的职业生态作为培养职业精神的第一步，但是这第一步也千头万绪，当职业潜规则大行其道的时候，将其逐出医学职业生活的前台便决定着这关键的第一步。

医学职业潜规则原本是潜在的，顶多是少数人偷偷地在实行的为人处事的行为准则。这是正常职业生态中的情况。为什么会如此？这是由医学职业潜规则的不正当性质决定的。所谓不正当性，说到底是它的不道德性、不合乎伦理性。例如，在我国医疗卫生改革中先后出现的红包现象、药品回扣、过度医疗、保护性医疗等。一般来说，职业潜规则的存在有其必然性，也并不可怕。但当它由潜在的个别行为变成普遍流行的行为时尚的时候，就超出了它自身存在的必然性边界，如不能被及时遏制和纠正，将会产生十分可怕的后果。医学职业潜规则堂而皇之地走上医学职业舞台，不仅直接污染了职业生态，而且最终导致医学职业精神的空前滑坡，还严重扭曲和破坏了医疗卫生改革的形象和进程。理性分析与事实证明一致地给我们这样一个结论：建设医学职业精神的第一要务是颠覆职业潜规则。

一、医学职业潜规则审视

（一）医学职业潜规则流行的现实

目前，在我国，医学职业潜规则的流行是普遍存在的，情况是比较严重的。例如，医院购药、医生开药收受回扣，手术组主要成员在术前收受病人红包，医生为谋回扣竞相给病人开贵药、洋药，不管是否急诊抢救不先交医疗费不接诊等等。经过多年争论，现在国人对医学职业潜规则流行及其所造成的医患信任危机已基本上形成了共识。至于医学职业潜规则流行的严重性，可从近些年来被公开披露的湖南胡卫民事件、上海陈晓兰现象、安徽张曙遭遇、海南张志坚悲剧等典型案例中略见一斑。这些典型案例至少在向人们传递着这样的信息：在某些地方、某些时候，医学职业潜规则确确实实成了职业规则的霸主，“劣币”驱逐了“良币”。由此，引起了全社会的极大关注和反思。2007 年上半年，卫生部部长承认：“医疗服务中存在损害群众利益的不正之风由来已久，而且久治不愈，屡禁不绝。”他所指出的医疗服务行风不正的四大根源，概括起来就是一句话，即医学职业潜规则普遍而严重的流行。看到并承认这一点十分重要。因为正视现实是改变现实的起步。

（二）医学职业潜规则的特征

首先，医学职业潜规则具有潜在的流行性。作为人们的行为模式，规则一旦出现，就天生具有扩张性。按照康德的观点，正当的行为准则必须是可普遍化的。由于正当的行为准则具有生命力，又有社会倡导作为强大的推动力量，所以它在社会通行并成为居主导地位的显规则是理所当然的。虽然潜规则不可能普遍化，但由于它毕竟适应了某些不正当利益或者灰色利益的需求，因此就具有相当大的潜在流行性，而且一旦条件成熟，这种流行性就会由潜在转变为现实，并且容易成风，有时甚至可以将社会主导的显规则挤压到边缘。

其次，医学职业潜规则具有超强的适应性。在正常的职业生态中，潜规则不具合法、合理性，为要生存下去，它需要不断变幻自己。例如，药品回扣潜规则遇到打击开方提成的措施时，它马上就以资助医生参加学术会议、出境旅游、子女留学等新面孔出现，使人防不胜防。

最后，医学职业潜规则具有极大的诱惑性。潜规则往往使人得利快且不费力，所以诱惑力特别大。一旦在心理上取得突破，让行为主体在意识上觉得做了问题也不大、利益到手心安理得，职业潜规则就会迅速、有力地主宰行为主体。当这种诱惑性呈流行、蔓延趋势时，医务人员的职业自律就会面临极其严峻的考验。

（三）医学职业潜规则的实质

利益永远是规则的根。从本质上说，医学职业潜规则根源于医务人员不正当利益在职业中的诉求，有时也可能是正当利益诉求难于通过显规则实现，转而诉诸不正当手段去谋取所造就的。医学职业潜规则是不正当医学职业利益的反映。医学职业利益追求本身或其实现手段的不正当、伦理不善是医学职业潜规则的实质。

医学职业潜规则的实质主要表现为两种形式：一是职业利益追求目的不正当，至少在伦理上是不善的；二是职业利益实现手段的不正当，至少在伦理上是不善的。

职业利益追求目的不正当、伦理上不善，表明利益目标、利益追求本身在价值上是否定性的，但却被职业潜规则纳入其中，使得不该得到的利益借助于职业潜规则被一些人得到了。例如，在医学职业中，药品回扣与医生的劳动根本不搭界，医生拿了就是明显的不当得利；医生为了拿回扣而给病人开回扣药，就是典型的利益追求目的不正当、伦理上不善的医学职业潜规则。

职业利益追求目的虽然正当,但其实现手段不正当、伦理上不善,表明该得的利益没有运用合理手段取得,而运用不合理手段取得,显然可以博得许多同情,但却导致行为本身及其所得利益在价值上呈现否定性。这种做法被纳入医学职业潜规则,使得本该不应这样得到的利益,借助于职业潜规则被一些人得到了。例如,在医学职业中,劳动所得是医务人员付出劳动的结果,拿是理所当然的,但是当劳务价值尚未被工资等充分体现时,一些医务人员也确实不是为了收红包而为病人服务,但却以收受病人红包作为自我补偿手段提高自己的收入,这就是典型的不该如此得利,最终也就与得到了不该得到的利益没有了本质的区别。因为手段的不合理性淹没了目的的合理性。

(四) 医学职业潜规则的危害

首先,医学职业潜规则一旦流行,最大的危害就是病人利益严重受损。其表现是多方面的。例如,它大大加重了病人的经济负担,因为职业潜规则所造成的所有经济代价都是由病人"埋单"的,本来病人直接承担的医疗保健支出的份额就已经过大,医学职业潜规则的流行会使其雪上加霜,于是它就成为国人看病贵、看病难的直接原因之一。再如,它大大加剧了医疗行为的负面效应,因为任何医疗保健手段都具有双重性,医学职业潜规则放纵甚至诱导滥用医疗保健手段,使原本应该能够得到控制的医疗手段负面效应被放大后释放出来,不仅对病人造成医源性疾病的伤害,而且造成严重的群体治疗远期后遗症。滥用抗生素所导致的药源性疾病及病原微生物耐药问题就是最典型的例证。医学职业潜规则对病人人文方面的伤害更是显而易见的,但在讨论中往往被忽视。

其次,医学职业潜规则一旦流行,直接的危害是造成医患交往的不和谐甚至冲突频发。维系和谐医患关系的根本纽带是医患双方的互相信任,尤其是患方对医方的信赖、信托。目前,从某种意义上说,医患之间存在着信任危机。这成为构建和协医患关系面临和必须着力解决的首要课题。导致这一危机的原因是多方面的,但着眼于微观层面,考察和研究表明:医学职业潜规则流行是其主要原因。因为医学职业潜规则可以引发病人及其家属对医方的不信任、防范和消极博弈等不良心态。这是目前我国医患关系不和谐的关键所在。一些医院对此所采取的沟通对策,是文不对题的,不可能有效。只有告别职业潜规则,才是唯一出路。

最后,医学职业潜规则一旦流行,最终还会严重伤害医方自己。潜规则彰显甚至横行,显规则退隐甚至缺失,会导致医务人员个人素养下降、医院风气败坏、医学职业精神式微,其社会的综合反映就是对医院甚至医疗卫生行业的诟病。2005 年,中央电视台与新浪网联合搞了一个调查,结果显示:有高达 94% 的被调查者认为医生的声望比十年前下降;被问及下降的原因,有 41% 的被调查者的回答是医生"过分追求经济利益",40% 的人认为医生"职业道德水平下降",11% 的人认为医生"承担了公众对医疗体制的不满"这里虽然没有使用潜规则的字样,但不难看出其中的几个指标都与潜规则密切相关。可以说,医学职业潜规则是损害医生、医院、医疗行业良好形象的祸首;甚至在近些年来发生的伤害医务人员的恶性事件中,都可以看到这些潜规则的因素和影响。

二、医学职业潜规则的颠覆

(一) 批判是颠覆医学职业潜规则的认识论前提

作为一种理性的学理的批评或评判,无论在学术上还是在生活中,批判都是非常重要的、不可或缺的。批判精神是科学精神的精髓,科学的批判是人类进步的动力。

对医学职业潜规则的伦理学批判,就是运用伦理理性对医学职业潜规则的伦理属性进行价值审视、追问,弄清其是与非、善与恶、正当与不正当、合理与不合理,从而为采取相应对策提供思想认识上的依据与支持。医学职业潜规则的颠覆首先是人们思想认识上的对错误理念的颠覆。例如,一位医生谢绝收受病人送来的红包,不外乎有两种理念在支配着他:一是明确认为收受红包是不对的、非善行的、不合理的;二是虽然想收,但觉得得不偿失,害怕因小失大,这仍表明其是非、善恶观念还在起作用。试想,如果他一味地为自己付出多、回报少而出现心理严重不平衡,从而认为仅仅作为一种补偿,收受红包也理所当然,此时他自然就会走进收受红包者的行列而乐此不疲。考察研究表明,收红包的医务人员,无论是有言的还是无言的,他们事实上都在为收红包而遍寻理由,而理由还不止一条,尽管觉得这些理由不一定能登大雅之堂,但至少也希望得到一点自我心理安慰。更有甚者,一度有人提出能收到病人红包是医生水平高的体现,直至主张患医之间的送红包与收红包可以公开化、阳光化。实践表明,对医学职业潜规则的伦理认知是决定人们对待它的态度的关键因素;伦理认知的普遍错位与医学职业潜规则风行无阻是互为因果的。因此,没有伦理理性的批判,不造成一个人人喊打的真实态势,医学职业潜规则的颠覆是不可能的。

潜规则的被美化与迷恋需要医务界的自我批判,医学职业潜规则现在之所以风行于世,它是有一个兴起与蔓延过程的,而为这个过程开路的正是医务界对先后出现的一些职业潜规则在认识上所发生的微妙变化:先是认识模糊,然后宽容退让,最后欣然接受。以收受药品回扣这一职业潜规则为例,安徽医生张曙的遭遇就对这一过程作了最好的诠释。在20世纪90年代中期,当药品回扣悄然兴起的时候,由于缺少了医务界自我伦理批判这一环节,在认识不清的情况下就采用了这种做法,无论是主动引进,还是被动就范,总之是事先并没有搞清药品回扣是否合理。于是,张曙当时也认为:“合理用药拿一点回扣是可以理解的”。90年代末期,当张曙认识到“回扣让好人变坏人”以后,他成为认识到药品回扣不合理的先知先觉,于是举报,但“举报后,医院认为其搞坏单位名誉,同事在背后咒骂他”。由于有正确认识支撑,他在顽强坚持着。后来,到北京进修,他发现“回扣已遍布全国,张曙开始怀疑自己,‘我真的错了吗’?”在这种无奈之下,2003年他重新接受回扣,并开始用化名“李存田”,将所收全部回扣陆续捐给了安徽省妇联或其下属机构,用于救助失学儿童。可以设想,如果在开初或后来的某个时候,对药品回扣这一潜规则有一番批判、厘清,张曙的遭遇也许根本就不会发生!

令人忧虑的是,在对职业潜规则认识的蜕变过程中,对某些潜规则的美化起了催化剂和播种机的作用。仍以药品回扣为例,它刚刚登台时,就是打着医药改革的旗号的。既然是改革,谁还敢怀疑和反对!由于有了这种美化,颠覆了人们的正常认识,才有了后来的职业潜规则的大行其道。目前,医务界中的不少人已经习惯了这种潜规则,尝到了甜头,尤其是有了医务界内外已经形成的不正当利益链条作为根基,不要说一下子就告别潜规则,在认知完全没有解决的情况下,就是割舍掉对潜规则的迷恋都会很难。这就更彰显出通过伦理批判来校正对职业潜规则错误认识的现实意义。

(二) 医学职业潜规则认知的颠覆

1."凡是存在的,就是合理的" 这是一个非常著名的哲学命题,其本意是阐明事物的存在与消亡都有其客观必然性,说的是辩证法。但一些人误读了它,把它转换成了关于合理不合理、应当不应当的价值判断,从而为一些不合理、不应当的事情作合理性、正当性辩护的理论说辞。有些人实际上就是认为,医学职业潜规则可以得到"存在的,就是合理的"这一命题的辩护与支持。他们为此列出许多具体理由,例如以医生劳务价值得不到充分体现、"脑体倒挂"现象严重、病人或药品推销商自愿送上门等,为自己、医院收受病人红包或药品回扣的合理性提供依据。其实,这些依据只是说明医方收受红包及药品回扣这些现象存在的现实客观必然性,并不能说明这种职业潜规则的合理性。很多近、现代思想家都说过:从"是"不能直接推导出"应该是"。在关于医学职业潜规则的认识上,把事实判断偷换成价值判断是行不通的。

2."都是市场化年代了,只要不违法就合理" 这可以说是医务界职业潜规则流行的认识及心理上的重要支撑,因此也是颠覆职业潜规则的难点。面对如此宏大的一个话题,至少需算清两笔账:一是医疗卫生服务市场与职业潜规则的关系问题;二是合法与合理的关系问题。这两个方面的问题都需要广泛、深入的研究。

医疗卫生服务可以称为市场,也可以部分进入市场,但不能市场化,也就是说,涉及所有公民基本医疗保健权及其医患关系的人文层面,就不能市场化,只能由政府主导,退一步说,即使是市场化的领域,职业潜规则仍然是被否定的,不是说市场经济是法律经济、道德经济吗?职业潜规则只是不成熟的市场、混乱的市场的伴舞者、鼓吹者、领唱者;至于合法与合理的关系,实质上是法律与伦理的关系,由于法律建设程序繁杂、时间滞后、适用范围明确有限,有些合法律的事情并不一定合伦理,职业潜规则就属于这种情况,而有的明显不合法,只不过法律法规暂时没有明文列入而已,例如医方收受药品回扣。这些问题都需要进行具体而深入的讨论。

3."改革是摸着石头过河,学费总是要交的" 这似乎是职业潜规则赖以流行的尚方宝剑,因此也就成为消除医学职业潜规则所要克服的一个认识问题。

医疗卫生改革事业前无古人,不可能有现成模板,在改革初期出现一些打着改革包装的职业潜规则,这样的"学费"是免不了。而当这些职业潜规则的庐山真面目暴露无遗、危害尽显的时候,还死攥着这把尚方宝剑,就值得认真研究了。当然,除了少数人不情愿割舍掉到手的不正当利益,多数人还是改变观念的问题。在总结经验教训的基础上,清理、叫停职业潜规则,如此冤枉的"学费"不能再继续交下去了。因为这样的"学费"由多数人支付,而为少数人享用,是严重违背共担改革代价、共享改革成果及共建和谐医患关系、共享和谐医患关系这一公平正义重要原则的。

（三）清除医学职业潜规则的实践

职业潜规则流行于医务界是一个复杂的职业现象、社会现象。对这种“疑难杂症”，“诊断”既明，那么接下来的问题便是：由谁来“主治”、从哪儿“治”起呢？

首先，医学职业潜规则流行的直接“病因”是社会所倡导的职业显规则的缺失，至少是其不能积极作为。所以，颠覆职业潜规则，第一位出场的“主治医”应该是卫生部及其主管官员，开出的第一个“处方”应该是从现实出发，总结经验教训，填补职业显规则的空白，以及针对现有显规则作为不利采取全面强化措施。例如，2006 年卫生部明确规定药品回扣属于违法犯罪的商业贿赂行为，从而采取强有力的整治措施，对颠覆药品回扣的潜规则初获“疗效”。再如，体现我国医学职业精神的权威显规则是问世于 1988 年由卫生部制订的《医务人员医德规范》，由于至今也未根据巨大变革和现实需要及时进行修正、更新，因此大大削弱了它的应用实效性；西方医德理念和规范引进以后，因为对其缺少自觉地整合与重构，导致医务人员认识上的混乱和选择的无所适从。所以，制订、完善和推行具有权威性、可行性的职业显规则，以及在制订和实施改革政策时坚持和渗透这种显规则的基本精神，是颠覆职业潜规则的首要课题。因为，颠覆职业潜规则显然是破字当头，此所谓不破不立；但是，只有立起职业显规则，才能破掉职业潜规则，此所谓不立不破。

其次，医学职业潜规则流行的现实“病因”是医院管理同社会所倡导的职业显规则的背离、错位。所以，颠覆职业潜规则，第二位出场的“主治医”应该是这个“医师组”中的医院院长，开出的第二个“处方”应该是全面清理成文与不成文的现有医院管理规章制度，以医学职业精神为鉴别尺度决定它们的弃留，并以权威的职业显规则为指导和依据重新确立和完善医院管理规则与机制。如彻底否定以药养医、诱导卖药的医院管理机制。

最后，医学职业潜规则流行的根本“病因”是医学利益博弈的无序、失范。潜规则滋生的现实土壤是医方不正当利益的诉求，当这种诉求者与某些同样有此类诉求的违规官员、医药企业家、医药流通人员以及媒体广告人员走到一起，形成一个一荣俱荣、一损俱损的利益链条共同对付弱势的患者时，职业潜规则甚至会成为强势话语、霸王条款。“张曙现象”以及为人们所熟知的“胡卫民事件”的主人公们的孤掌难鸣就说明了这一点。这是把医学利益博弈完全交给市场的结果。因此，现在亟须进行调整：各级医疗卫生管理机构不能再充当大大小小的“总院长”或者经营者，而必须站在社会公正的立场去管理医院，代表国家设计和构建医学利益博弈的正常格局，在涉及最广大群众平等的医疗保健权的基本医疗服务领域，用“看得见的手”，通过各种齐备的职业显规则去平衡以医患利益关系为核心和主要内容的医学利益关系；只能把非基本医疗服务中的利益博弈交给那支“看不见的手”去掌控，让相关利益主体相对比较自由地去博弈，但这也不意味着政府完全放任，依法管理依然是不可或缺的。目前，需要政府采取强有力措施，割断在医务界内外业已形成的强大的不正当利益链条。此类链条不除，潜规则会依然横行，医学职业精神依然难以成长。

第四节　医学职业显规则的积极践行

一、在理性再造中积极践行医学职业显规则

［**案例4**］　胡卫民在当地百姓心目中有“为民医生”、“娄底的洪昭光”之称。7年来，他牺牲休息日，义务投入社区医疗科普，新华社等中央及省市级20多家媒体，曾对胡卫民进行过集体采访。

然而，7年来，这位“为民医生”却在医院里长期受到冷嘲热讽、排挤、打压，甚至被同事踢成“阳痿”。凭良心反映医院黑幕问题，却遭到恐吓报复。2004年12月，胡卫民最终做出一个痛苦的决定，向医院递交了辞职报告。

一方面是当地百姓的热情对待，一方面是医院某种势力的不容。

“为民医生”艰难行医的背后，反映的是一种行业生态。娄底卫生部门一位知情者一言中的：胡卫民处境之所以如此艰难，就因为他是“为民医生”，是另类，他破坏了医疗行业的潜规则。

（一）医学职业显规则为何“败走麦城”

1. 医学职业显规则与潜规则的此消彼长　在前述案例中，胡卫民医生与杨志毅院长几年内若干回合的斗争之所以引起国人的广泛关注，其价值显然不在于人际之间的恩怨，而在于它彰显了我国医疗卫生改革进程中的现实冲突，尤其是它提示了目前我国医务界显规则与潜规则此消彼长的客观态势及其规律性。因此，胡卫民事件是目前研究我国医学职业精神建设这一课题必须加以深入发掘的典型个案。

案例中的胡卫民是医学职业显规则的代表，而杨志毅则是医学潜规则的化身。从他们的行为及其相互关系中，我们看到了什么叫医学职业显规则与潜规则以及它们目前的命运。医学职业显规则是指，深刻反映和精辟概括医学职业生活本质，高度浓缩和集中体现医学职业精神，为社会所倡导和推行，而业医者应当普遍践行的医学职业准则。医学职业显规则是医学职业精神的核心机制。其构成部分有二：一是职业科学规则；二是职业人文规则。二者是相互依托、相互渗透的。就其本质和重要性而言，医学职业伦理显规则又是医学职业人文规则的核心机制。

典型案例及现实问题的解读昭示我们：医学职业显规则与潜规则任何时候都是并存的，就像矛与盾一样，不是冤家不聚头。因为规则根源于利益，规则是人们利益诉求的产物及其实现手段；只要存在不同的利益诉求及其实现手段多样化，医学职业显规则与潜规则二者中谁也不可能独步天下。所以，我们的目标只能是颠覆潜规则流行的既有格局，使显规则得到彰显并处于主导地位，使规则关系及其运作呈现正常状态。

典型案例及现实问题的解读还昭示我们：医学职业显规则与潜规则并存关系是动态的，也就是说，二者始终处于此消彼长的变化之中。胡卫民事件等类现象表明，杨志毅一度节节取胜，胡卫民接连“败走麦城”，正是医学职业潜规则大行其道而显规则被边缘化的缩影，也就是说，这揭示出了目前我国医学职业显规则与潜规则在一定程度

上此消彼长的非常态或者反常态。建设及践行医学职业精神,就是要依据医学职业显规则与潜规则此消彼长的客观规律性,颠覆二者关系的非常态、反常态,恢复或重构其正常态。

2. 医学职业显规则一度“败走麦城”的缘故 在同医学潜规则的对垒中,医学职业显规则之所以一度“败走麦城”,原因十分复杂,但其自身存在重大缺欠是主要原因之一。以医学职业显规则的核心机制伦理规则为例,卫生部1988年发布实施的《医务人员医德规范》脱胎于计划经济时代,20年一贯制,现在已经不能完全适应目前如此纷繁复杂的医疗保健服务现实需要。在市场经济的条件下,在医疗卫生改革的背景中,这些职业规则日益暴露出空置化、口号化、理想化的致命弱点。

所谓空置化就是指医学职业显规则在医学实践中到不了位,进入不了实际生活,规则仅仅贴在墙上、说在嘴上,没有真正体现在职业行为中。这就为医学职业潜规则大行其道让出了太多的空间。医学职业生活总是离不开规则的,显规则空置,潜法则就会趁虚而入。前述案例中,胡卫民的遭遇就是医学职业显规则在彼时的湖南娄底中心医院被空置化的后果。

医学职业显规则为什么会空置化?它有着自身的原因,其中最重要的就是口号化。所谓口号化,就是指医学职业显规则以简单明了的宣传口号为载体,集口号之大成,因而忽视具体情境规定的做法和倾向。毋庸讳言,医学职业显规则口号化具有一定的优点,例如言简意赅,朗朗上口,易记易背,传播广泛。这对于在短时间内将某种理念、要求进行广泛宣传,尽快地达到家喻户晓,无疑是十分有利的。但它的简单化又是个致命性弱点。因其过于简单化、原则化,对于具体应该做些什么,并未给行为主体提供直接的可行的指南,所以实用性、可操作性明显的差,等到做的这一步往往就被空置化了。

导致医学职业显规则空置化的原因还在于其自身的过于理想化。所谓理想化,是指医学职业显规则中的理想性因素过度膨胀,职业角色要求太超前且一刀切,严重脱离现实。理想性、超前性是医学职业显规则的必然要求和重要构成因素,并且医学事业的本性和特点要求这种理想性、超前性应该明显高于其他职业。但医学职业显规则理想性、超前性的要求并非越高越好,过于理想化了,使这个职业中的大多数人望而却步,它的价值也就十分有限了。所以,好的医学职业显规则不仅要考虑到“顶天”(突出理想性),而且还要考虑到“立地”(保证现实性),应该是立地顶天的,即达到现实性的底线规则与理想性的终极规则相统一。在实践中,医学职业显规则过分理想化,难以普遍实现;不能实现怎么办?于是人们就将其口号化、空虚化了,甚至是说一套做一套了。

这就是医学职业显规则败退的内在的系列原因。当然,医学职业显规则败退还有其自身以外的重要原因,即医学职业生态尤其是职业伦理生态的严重污染和退化。正是由于这一点,使得医学职业潜规则得以蔓延甚而半公开化。

3. 医学职业潜规则一度占上风的缘故 一般来说,不合理的事物是斗不过合理的事物的。医学职业潜规则之所以一度成了气候,除了医学职业生态的严重恶化为其提供了土壤以外,还有其自身的“过人之处”,即自我灰色化、实用化、世俗化,因而满足了医务人员被新唤起的但遵循显规则却难以得到满足的个人欲求。

所谓医学职业潜规则的灰色化,就是利用显规则的空白和语焉不详,将明显不合理的黑色规则中性化,让人觉得其标准既不崇高,也不卑劣,如此做可以容许,可以被接受。的确,在所有的人类行为中,在善行与恶行之间、崇高与卑劣之间、白与黑之间确实存在着中性的过渡地带或称灰色区域。医学职业潜规则为了要生存下去甚至大行其道,它就想方设法将自己的黑色规则灰色化,当人们对其性质还不十分清楚时,由于它具有天生的吸引力,所以人们就特别容易接受它。

所谓医学职业潜规则的实用化,就是指这种规则对医务人员捞取实惠具有实用性,一用就得利,付出少,回报多。因此,当践行这种潜规则成本很低、风险很少的时候,它就会显示出极强的生命力和扩张性。

所谓医学职业潜规则的世俗化,就是指这种规则原本是庸俗低劣的,但是它经过精心包装之后,使自己成为一种约定俗成的不成文规定,以低俗混际于世俗,以世俗掩盖低俗,从而可以在一定的圈子内流行开来。世俗化也可称为平民化,是社会进步的体现。从理想化、精英化到世俗化、平民化的转变,是中国社会转型的必然要求。但是,世俗化并不排斥理想和精英,世俗化应该有自己的底线,以使自己与低俗划清界限。

(二) 医学职业显规则如何发挥作用

1. 让医学职业显规则回归医学生活 医学职业生活需要显规则,医学职业显规则一度被边缘化,不可能无限延续下去,其败退只是医疗卫生改革推进中的一个小插曲,而不是它的最终夙命。医学职业生活呼唤显规则的回归。医学职业显规则回归职业生活的过程,就是颠覆医学职业潜规则、重构医学职业精神的过程。由于回归不是简单的复原,因此,顺利的回归需要披荆斩棘辟出回归路径。正如前述案例所揭示的:在中央、省市领导的干预下,胡卫民终于盼到了可以恢复工作的这一天。然而,当他回到医院的时候,他看到的是,尽管院长已经易人,医院的运作规则却基本上依然如故。医学职业显规则回归职业生活,绝不会像一个被恢复了执业权利的医生重新坐回到诊室那样简单。况且,被恢复了执业权利的胡卫民医生要重新回到自己的诊室,也并非像人们想像的那么简单!

首先,必须消除医学职业显规则回归的主要障碍。这些障碍来自两个方面:一是来自医学职业之外,例如政府对医疗卫生事业定性的失误(淡化公共福利性)、改革政策导向的失误(市场化取向:给医疗保健机构断奶、以药养医等),以及由此形成的医疗保健机构与医药企业、腐败官员与无良学者所构成的不正当利益链条。正是这些因素构成了医学职业显规则败退的大气候。二是来自医学职业内部,例如医务人员价值观念的混乱、医院管理规定的错位、医疗卫生行政部门的不作为等。正是这些因素构成了医学职业显规则败退的小气候。

其次,必须开辟出医学职业显规则回归的可靠路径。这一路径是首先优化医学职业生态,同时在优化医学生态的过程中优化医学职业显规则。胡卫民、张曙等现象一再证明:医学职业显规则回归之路的开通,必须从宏观层面着手,而以微观层面进行攻坚,开路者必须由政府官员、医院院长和医务人员全员组成并且构成合理分工的梯队。如此,医学职业显规则才能够终止败退的历史继续发挥作用。

2. 医学职业显规则亟须自身优化 医学职业显规则要回归职业生活,就必须克服自身缺陷,进行自我优化。目前,这种优化亟须强化的是其权威性、情境性和实用性。

权威性是规则的生命线。没有权威性的规则形同虚设。在医学职业生活中,潜规则风行之时也就是显规则权威缺失之时。因此,重建医学职业显规则的权威是其回归医学职业生活的首要课题。医学职业显规则的权威取决两个方面:一是自身具有权威性,也就是说,医学职业显规则是医学职业生活中各行为主体合理求利的最优规则,是科学的,是至善的;二是它实际上充分发挥权威作用,也就是说,医学职业显规则在医疗卫生政策及医院管理规章的制订和实施中,在对医务人员行为的价值评价中,都是起主导作用并且是真正管用的。因此,医学职业显规则的自身权威性优化就必须双管齐下:一是规则内容的优化,优化到能够自如地回应和运用于现实的医学职业生活;二是规则功能权威性的优化,优化到能够充分地体现和涵盖医学职业生活的各个层面。

情境性是规则之指导性的要求和体现。在传统的医学职业生活中,因其利益关系相对简单,只要有一些比较原则性、抽象性的行为准则,就可以起到指导作用。譬如,我国古代《黄帝内经》中的“征四失论”、“疏五过论”以及古希腊《希波克拉底誓言》所提出的医学职业显规则,就是一些十分简单的条款,但也一直有效地使用了两千多年。在现代的医学职业生活中,因其利益关系空前社会化、复杂化,太过抽象、原则的规则就很难再起到具体指导的作用。因而,出现了医学职业显规则具体化的趋势,出现了情境伦理学。例如,20 世纪 60 年代以后,欧美国家及国际组织在制定知情同意规则时,就分别依据实行知情同意可能遇到的各种典型情境提出了一般知情同意与特殊知情同意、个人知情同意与社区知情同意、本人知情同意与代理知情同意、必须知情同意与免除知情同意等具体行为指导。反观我国,医学职业显规则日趋简化,由于不能具体回答新出现的一些矛盾,当面对潜规则挑战时,就只能说一些大而无当的空话,或者出现失语。所以,医学职业显规则必须走情境化的道路。所谓情境化,就是从现实问题出发,依据医学职业原则、具体情境给出应用指导。行为指导是现代医学职业显规则的重要属性,而情境化是必由之路;医学职业显规则的情境化依赖于经验积沉与理性创造。

实用性是规则的活力所在。缺乏实用性,医学职业显规则的权威性与指导作用都无从谈起。医学职业显规则的实用性,是指医学职业生活中的行为主体,主要是广大医务人员经过努力能够普遍践行,不仅能够说得清楚,而且能够做得到;其规则具有很强的可操作性,运用规则可以解决实实在在的现实问题。医学职业显规则的实用性取决于自身理想性与现实性、终极标准与底线标准的统一,即规定的适当趋前性。因此,医学职业显规则不能只简单地画一条线,以至善的高标设计善行,而应该给出一个较大的空间,从善到至善,有层次地设计善行,使大多数人经过努力都可以走向自己的理想归宿。总之,医学职业显规则的实用性取决于自身的合理性,也就是说,它是应然的,但这种应然必须是普遍可行的。

另外,医学职业显规则自身优化还涉及一个非常重要的问题,即必须对医务人员的正当利益诉求给以足够的关注和体现,改变以往绝对的纯粹的利他主义的倾向,依据公正理念为医务人员正当求利留置一个足够的合理空间,以使正当利益追求能够通过正当途径取得,至少要防止像胡卫民那样的医学职业显规则的模范践行者不但得不到充分肯定反而吃尽苦头的悲剧重演。这个空间,医学职业显规则必须去占领了。

再造医学职业显规则的主人是医务人员。医务人员积极践行医学职业显规则,绝不是被动地就范于别人为自己制定好的几个职业规则条款，而恰恰是在自己主动地参与医学职业显规则的理性重建与完善的过程中实现的。

二、在医学职业生态优化中不断提升职业素质

(一) 医学职业生态的积极优化

在医学职业精神建设中，就职业群体层面而言，颠覆职业潜规则与营造良好伦理生态原本是同一事物的两个不同侧面。当然，二者也有差异：前者的主导方面是破，后者的主导方面是立。目前，我国医学伦理生态建设亟须立些什么？

首先，政府应该十分明确并严格履行自己对医学事业的职责，以医学职业精神指导、要求自己积极作为，例如采取得力措施加大对医疗事业的财政投入等，为医疗机构坚持和发扬医学职业精神创造良好的外部大环境。近些年来无数的事例与实践反复证明：医疗机构经费补偿机制的不合理，例如以药养医机制，是医务界不正当利益链条以及职业潜规则得以形成和横行无阻的前提条件；正是由于这样的应该作为而未作为，导致了管理不作为的多米诺骨牌效应：既然鼓励医院从患者口袋里掏钱，又焉能真正阻止医院这样去做？医学伦理生态建设、医学职业精神建设所涉及的类似内容，是医学职业内部无能为力的，政府相关部门及其官员对此负有义不容辞的责任，建立相关的官员问责制也许是最紧迫的任务。

其次，全员参与，下大力气重建权威的、可行的职业伦理的显规则体系。以其核心内容医务人员职业伦理规则为例，我们应该很好地研究一下，弄清楚为什么职业显规则斗不过潜规则：除了潜规则本身在改革转型期具有超强的诱惑力以及利益博弈机制不健全以外，是否需要反思一下职业显规则自身的缺陷呢？例如，以往我们倡导的职业显规则，内容过分强调宣传教育功能，而忽视了它的调节约束功能；理念过分强调高标准的理想倡导，而忽视了它的底线要求；规定过于简单、抽象，而忽视了它的情境化、可操作性，等等。职业规则是构成职业生态的根本要素。建设良好的伦理生态，就要把解决上述问题作为基本建设工程，认真做好。

最后，以建立和完善医德奖罚机制为直接目标，真正将职业伦理精神引入医院管理的实际运行之中，逐步形成正常的职业伦理氛围、职业伦理风尚。职业伦理氛围与风尚是医学伦理生态的现实表征和医学职业精神的重要组成部分及其检验尺度之一。健康的职业伦理氛围与风尚，应该是合理保护各行为主体的正当权益的，应该是充分体现医学善的本质的，应该是完美实现医学人际关系和谐的目标的。

(二) 自觉融入良好医学职业生态的营造实践

事实分析和理性论证已经为我们解决目前的医学职业精神建设问题提供了基本指南，但是，由于自觉地建设医学职业精神还是一个新课题，更加上是在医疗卫生改革处于关键时期被提上日程的，在认识上还往往处在困惑甚至误区之中。因此，走出理论认识上的困惑和误区，是自觉参与良好职业生态的营造并不断提升自我职业精神，从而构建和谐医患关系的前提条件。

首先,从素质唯一论的困惑和误区中走出来。医学职业素质唯一论者认为,医学职业精神纯粹是医者个体的主观精神世界,医者职业素质是其唯一载体。因此,医学职业精神建设就是造就一个个具备职业素质的医务人员。这种认识的正确之处,是它看到了医学职业精神的实质与核心,失误之处在于它的片面论与背离辩证法,也就是说,它看不到医学职业精神的外在的群体的表现形式——职业生态,由此也不可能看到和理解医者个人职业素质与医学职业生态之间的辩证关系。如果以此作为医学职业精神建设设计和实施的指导,就会犯唯心主义的错误,恰恰找不到造就医学职业素质的现实途径。

其次,从自律唯一论的困惑和误区中走出来。这种认识与上述第一种认识密切相关。它认为,医学职业精神与医学伦理精神是同义语,而医学伦理精神是纯粹自律的;建设医学职业精神无非就是要求每一个医务人员进行自律或者强化他们的个体自律性。由于这种观点过分强调"出于污泥而不染",无视"近朱者赤,近墨者黑"的规律性,把医务人员的道德生活、职业生活中的他律与自律完全割裂开来,把医务人员养成医学职业精神视为封闭的个体自律活动,因此,就无法理解自律从何而来,同样找不到个体自律以及医学职业精神养成的现实途径。有些自律唯一论者意识到了自己的失误,但却仍然囿于自律唯一论的思路,于是便任意扩张自律的概念,提出了一个未加认真推敲的"职业自律"(或称行业自律)的理论来加以补救。其实,"职业自律"是一个伪命题。因为,按照自律与他律这两个概念及其理论的创定者康德的严格规定,自律或他律所涉及的行为主体是作为理性存在者的人;这个理性存在者的人是个人;自律不是别的,就是有理性的存在者个人对他自己发出道德命令,他服从的不是别人,而是他自己。换句话说,所谓自律无非就是行为主体个人听从自己的善良意志或者道德律令。尽管康德的自律概念及其理论存在着脱离生活实践与割裂同他律的相互联系两大根本缺陷,需要加以必要的修正,但他对自律主体、对象的明确而严格的规定则是完全正确的。道德生活一再证明:意志是纯粹个体性的,只有个人才有所谓意志自由与不自由、善良与不善良的问题;自律对象只能是行为主体个人的行为,而不可能是群体的活动;自律只能是行为主体针对自己的行为的。"职业自律论"者所指称的职业内部不同成员之间的"律",只能是他律,而不是什么自律。如果硬要把这说成是自律,不仅是一种虚构,甚至在形式逻辑上也说不通——群体自律就等于说群体中不同成员相互自律。所以,要走出这一误区,就必须正确理解和运用他律与自律在道德生态和职业生态中相互关系的原理。

最后,从道德让位论的困惑和误区中走出来。这种认识是世界性的道德虚无主义、道德无用的一种反映。在我国近些年来的特殊背景下,由于在社会上存在着"市场神话"与道德虚无主义思潮,尤其是在医疗卫生改革中错误地认识和运用市场手段,例如照搬生产企业的市场经营管理机制,由此,"经济效益高于一切"、"医德值几个钱"的职业心态逐渐形成,这成为后来职业潜规则的雏形。道德在职业生活中被边缘化、虚位化,还与人们对以法治医的误解有关。从某种意义上说,医学关系是法律关系,提出和重视以法治医是医学发展的要求和体现。但是,医务界一度产生了法律万能的思想,因此看不到医学职业精神的实质与核心是伦理精神,这在实践中导致了一味依赖法律,而道德在医学职业生态中苍白无力甚至形同虚设的局面。正如前面阐释的,要想建设医学职业精神,不仅需要伦理精神回归医学,而且必须将伦理精神置于医学职业精神的核心与首要的位置上。

(孙福川)

复习思考题

1. 医学职业精神的涵义是什么?
2. 医学职业精神的主要内容及其表现方式是什么?
3.《医师宣言》所倡导的三项基本原则和十条职业责任是什么?
4. 谈谈如何重建当代中国的医学职业精神?

第十七章　社会和医学界与医患关系的构建

第一节　社会与医患关系的构建

医患关系不是医方与患方孤立的社会关系，它和整个社会存在着千丝万缕的联系，是社会关注的重点问题之一。疾病是人们厌恶的现象，又是伴随着生命活动必然出现的现象。人们有了疾病，希望得到有效的治疗并及时康复，人们健康时也常是安不忘危，希望能预防疾病的发生。医疗机构承担着救死扶伤的社会职能，是反映社会文明的一个重要窗口。人们自己或其亲朋患了疾病，总会产生强烈的求治欲望，总希望碰到一位技术好、道德高尚的医生。可以说，人们对医患关系的状况是十分关注的。创造一个优越的公共卫生环境和强有力的医疗保障体系，是人民的愿望，也是政府应当具有的职能和应尽的职责，构建和谐医患关系，为之创造一种优越的社会环境、合理的秩序、有效的经济投入和政策运作机制等，乃是政府必须面对的任务。医患关系涉及关注医疗活动的社会公众、政府，特别是卫生行政主管部门，涉及人们的价值观念、社会文化传统、社会意识形态等。从社会意识形态看，医患关系与科学、道德、法律诸方面的联系最为密切，不仅涉及认知评价，也直接涉及行为评价方面。

一、社会公众的责任与患者教育

（一）社会公众与医患关系的构建

这里所说的公众是指除医务人员以外的所有社会群体，它是一个复杂的复合体。公众的意见常常是充满不同的声音，有时甚至是矛盾的。公众对于医疗界包括医患关系的见解也是这样，是复杂而存在分歧的。在这种复杂而多变的声音中，总会有一些意见处于舆论的主导地位，再通过一些公众人物的强调和媒体的推波助澜，往往会成为在一定时间内的主导声音。由于医疗关乎到社会上所有人的现实利益或潜在利益，公众往往会十分关注医务人员的作为，特别是他们对待患者的作为。其中与医务人员发生直接或间接接触的公众，他们的反映尤为强烈。公众的舆论是一种强大的社会力量，对人们的认识和行为会产生重要的影响作用。从公众的每个人看，他们的人性也许都存在某种缺陷，他们的认识和行为也许存在许多可议论之处，但作为公众的整体，他们对医学界和医务人员的要求却是很高的。他们从医学的社会功能和职业精神出发，要求医务人员必须全心全意为病人服务，承担起救死扶伤的社会职能。从这个角度考虑，公众对于医务人员可以起到巨大的激励作用和监督作用。公众对医务人员行为的认可，如称颂医务人员为白衣天使，为挽救人们免于病苦济世活人的使者，无疑是对医务人员最大的激励。医务人员中那些医术精湛、医德高尚的典范人物，更会在公众中得到广泛的传颂，成为人们学习的榜样和楷模。例如在防治非典这场疾病灾害的过程中，就涌现出一大批这样的英雄人物，他们的行风和风采在全国人民心中留下不可磨灭的印象。我们还可以看到，有些疑难病症，经历过许多医院和医生，遭到多次误诊误治，使疾病经久迁延不愈。但遇到一个认真负责、技术精湛的医生，经过艰苦劳动和深入思考，使疾病得到确诊，采用行之有效的治疗方法，药到病除。这时患者及家属、医务人员都很高兴，这样的事例在医疗活动中是经常可见的，公众赞美这样的医生，认为他们应当成为医务人员的楷模。

公众对存在于医务人员中的一些缺点和毛病、对医务界存在的某些不良的行业作风，是深恶痛绝的。在医德医风中存在的主要问题有以下几个方面：一是属于经济行为方面的问题，这一问题因当前存在着“看病贵、看病难”的问题，表现得十分突出。主要表现为医院收费过高、有些医务人员收红包、收取药物回扣、开大处方、进行不必要的检查等，使患者经济负担过重难以承受，出现因病致贫的现象。使有些人有病不敢去看、不能去看，住不起院。这些情况引起了公众的高度重视，他们对此存在许多意见，希望这种情况能够迅速得到改观。第二是对病人不负责任，用生物模式处理医患关系，只关心病不关心病人，对病人缺乏必要的尊重和关爱。更有甚者，由于对病人不负责任，出现差错和事故，甚至出现见死不救的现象。还有的人因实行自卫医疗，不但加大了病人的经济开支，而且不敢对病人负责，不敢为了病人健康冒必要的风险，丧失了病人最佳的治疗时机。第三是因现代医学技术的发展，医患关系呈现出物化现象，医患关系间以人为本和人道主义精神遭到削弱。近年来，医学技术得到突飞猛进的发展，外科学走向微创、显微手术和精确的修复的方向，器官移植开创了外科发展的全新内容；现代科学技术、信息技术与医学检查技术的融合，出现了一系列崭新的检查技术和方法，包括电子显微镜、内镜、计算机断层扫描及摄影（CT）、正电子摄影（PET）、磁共振成像（MRI）等，这一方面提高了医生的诊治技术，同时也形成了医生过度依赖先进诊疗设备的倾向，淡化了医学人道主义精神，从而使医患之间缺乏有效的沟通和互动。第四，有些医务人员受利益机制的驱动，或神话自己，把自己包装成无病不治的神人；有些人公然为推销药品和保健品充当代言人，他们或者夸大某些药品和保健品的神奇效果，或者为伪劣产品张目，千方百计的误导消费者，至于是否对患者的健康有利，则完全抛诸脑后。第五，有些社会公众，对医学和医生存在着许多不必要的要求和期待，他们认为医生是万能的，患者有了病医生就应当把他们治好，如果治不好甚至出现死亡的状况，就是医生的问题，就应当受到谴责。而医务界在开展健康教育和宣传时，对医学的局限性、高风险性、病人体质个体化的特质、医疗过程即使完全规范化也会存在着不确定性等问题涉及较少，这些不能责怪公众，主要还是医学界与社会沟通不够、引导不够和宣传不够造成的。公众对医学界和医务人员的这些批评，大部分是正确或基本正确的，是客观的，也是从善意出发的。这些批评对医务人员起着有力的监督作用，对于约束医务人员的行为，对于医务人员履行医学责任、履行医德都是一种巨大的道义力量，是医德他律运行中不可缺少的机制。如果没有强大的公众的舆论监督，没有社会舆论的约束，而听任一些医务人员不良行为的发展，其后果是非常可怕的。

公众对医学界和医务人员的看法，他们的意见也会存在不足之处。首先，公众对医务人员的行为的批评和看法，常常是一种感性的东西。当然这不是说公众提出的那些意见是没有经过分析，没有经过理性的思考，而是他们所看到的只是一些表面的、外部的形象。而对于产生这些现象的内在原因和机制，特别是医疗行为内在的具体结构和运行方式，则很少有亲密的接触和深刻的体会，即使是身临其境的患者也难于全面的把握这些情况。其次，公众最感兴趣的常常是近期内发生的事，关注的是热点问题，特别是引起轰动效应的问题。他们比较少地去对事物进行历史地全面地分析，历史性的问题因失去时效渐渐淡出他们的视野，因而会缺乏亲切的感受。再次，公众特别是患者考虑问题一般是从个人健康利益出发的，对医生的要求只是为他们的健康利益服务，能够治疗疾病解除疾病痛苦的就是好医生，在治疗中迁延不愈或加重病情以及出现某种不利于患者的不可预测的情况等就是不好的医生。他们很少会考虑医务人员的利益、风险、付出的艰辛劳动和整个思维方式。一句话，他们更简单地看着结果，而不是全面分析疾病演变极其复杂的治疗过程。一旦他们认为出现问题，就会把全部情绪发泄向医疗机构和医务人员，认为完全是医务人员的过错。有些人还会采取医闹的手段，威胁、殴打医务人员，在医院内摆设花圈和灵堂，严重干扰了医疗秩序的正常运转，不但妨碍了医疗工作，也对广大患者和公众健康利益造成潜在的甚至长期的不利影响。

因此，我们既要重视公众对医学界和医务人员的激励和监督，也要对一部分公众偏激和不正确的意见进行解释和说明，使双方进行深入的沟通，化解不必要的误会和纠纷。要仔细分析造成当前“看病贵、看病难”的各种原因，针对原因进行改革，并引导舆论成为积极推动改革、监督医疗机构和医务人员行为，以及和医学界同心协力推动改革的力量。

（二）提高社会公众对医学科学的认识

医患双方及社会公众都需要对医患关系的紧张状况有正确的认知，各个责任群体有义务以公正、真实的态度传达正确的信息，以便形成正确的认知，建立双方互信机制，积极寻找存在于社会公众包括患者与医疗机构和医务人员之间的各种问题的解决办法，构建和谐医患关系并营造良好的政治和文化氛围。除了要重视公众对医学界和医务人员的激励和监督，对公众偏激和不正确的意见进行解释和说明以外，还要努力提高社会公众对于医学科学和医疗工作的理解和认识。

1.正确认识医学科学存在风险和局限性　医学并不像公众想像的那么万能、神话，医学常常要面对不确定的障碍，也面临着许多无法解决的健康问题。疾病的治疗是不以人的意志为转移的，治疗只是影响疾病发展一个因素，疾病的发展还受其他因素的影响，如患者的营养状况、疾病发展的程度、甚至气候因素等，就目前来说任何的治疗都是存在着风险的，比如药物的不良反应、过敏、手术中的麻醉意外等等，所以医疗事业是一项高风险的事业，由于医学发展水平现在达不到，将来很长的时期内也达不到治愈所有疾病的程度，因此医生作为职业的意义，已经超越职业之外。

作为一种和生命相关的特殊职业，社会公众往往对医学和医生有更多的要求和期待——把医生神化。希望医生万无一失的完成找回健康的使命，这是社会公众和患者对医学和医生的误解。期望与现实的落差从来都有，因为对医生这个职业有着神性的期待，在遇到不符合期望的现实后，社会公众就会产生更多的怀疑和更强烈的愤怒，无能为力的人们利用各种渠道发泄自己的失望，这也正是这些年来医患关系恶化的原因之一。因此社会公众和患者有责任正确的认识医学科学存在风险和局限，医生作为人可能会犯错，避免把医学的能力无限扩大化，要求每一位医生成为百科全书式的人物显然是不切实际的。

2.和疾病做斗争，应是医患双方共同参与共同负责的工作　社会公众的另一个重要的责任，就是要改变“健康是自己的事、疾病是医生的事”的传统观念。每个人都有讳疾忌医的心理，所以健康时要多关注自身和家人的健康问题，改变不良的生活方式和饮食习惯，疾病来临了也必须积极的面对，在享受患者权利的同时，亦应勇敢地承担患方应承担的义务和责任，医务人员可以给予公众技术性的帮助，但对健康的决定权始终应掌握在公众自己手里。

千百年来病人习惯把自己定位在弱者的地位，也习惯把看病、治病的任务和责任全部抛给医生，自己只充当一个脆弱的病人。和谐、理想的医患关系模式应该是医患之间的共同参与，双方相互配合、共同参与治疗方案的决定、实施和修改，患方不再是无知的被动接受，心存疑惑的治疗，而应是尊严的面对、客观的知悉、主动的参与、审慎的质疑、理性的选择、积极的遵医、共同的负责，最后宽容的接受。不要将自己的健康、身体甚至生命毫不负责地全盘托付给医生。

3.提高公众对健康和疾病信息的理解力　近年来随着社会的发展、信息技术的普及，健康问题越来越受到人们关注，而病人的法律意识、自我保护、自我权利维护意识也日益增强，这是人类社会进步的表现。然而当这些大量的、有关健康和疾病的信息迎面而来，挑战着我们的理解力和知识面的时候，社会公众该如何阅读、如何判断、如何甄别？我们是该相信大众媒体的客观公正还是医方的权威？在纷繁芜杂的现象背后又隐藏着怎样的真相？

社会公众在观看、阅读、经历这些有关健康和疾病的信息、新闻和事件时，需要去锻造和维护我们的判断力，公众要学会拨开云雾看本质，而不是在咨询或诊疗过程中采取先入为主，稍有不妥即持怀疑或对立的态度。不要让我们的大脑变成海量信息的跑马场，不信任和恐慌的原由，在于不了解真相时产生的不安全感。因此普及起码的判断知识，不仅局限于大众媒体，还要设法从专业媒体、专业人士等多个角度去了解事件的全貌，甄别信息的真伪，选择应对的措施，才是正确的、对健康负责的态度，也是社会公众应承担的责任之一。

（三）加强对患者的教育

和二十年前相比，医学的专业性带来“信息不对称”，不是让患者依赖医生，而是让患者感到恐惧，他们用怀疑的目光打量眼前的医生，担心他们利用自己的无知牟取私利。而医生在医疗官司的教训下，也开始在心里建筑自我保护的防线。怀疑使医疗成本急剧增加。医生变得过分谨慎，即使是面对那些症状典型的感冒患者，为了保险起见，他们也宁可安排病人查血、拍胸片，以排除其他可能。在大多数时候，这些检查都是不必要的。有人曾将医患之间比做“同一条战壕里的战友”，现在“战友”即使没有变成敌人，也已经变成彼此提防。

构建和谐、健康的医患关系，就需要解除医患之间的隔阂、消除彼此的不信任，作为患者一方，除了要能够正确的认识健康和疾病的关系、医方和患方的关系、对医学的局限性和不确定性有一定的认识、树立对个人和家庭健康负责的观念、培养一定的健康、疾病问题的判断能力外，还需要从以下方面入手：

1.加强医患沟通　要使患者相信一点，自己改变不了医疗世界，但是可以改变自己。聪明的患者理性的服从，不完全的被控制，通过各种方式努力医患之间的信息鸿沟可以越来越小，去发现自己可以积极主动参与的那部分，和医方一起来对付疾病，运用自己获得的信息和自己的判断和医方去商量更好的方案,身体是我们自己的,与其互相指责不如携手共进。

2.选择适合自己的医疗服务　要了解国家、地方的医疗、医保政策,科学、合理的选择适合自己当下的医疗服务,改变传统就医观念,不同的疾病类型选择不同的医院和医生,在节约医疗成本的同时,为自己争取最大的资源和收益,最后获得满意的医疗服务。

3.积极配合医疗　患者应积极配合医方的医疗服务,这包括对医方的尊重、病史信息的采集、治疗方案实施配合、医疗费用的支付、按时服药、按时复诊等方面。

4.选择健康的生活方式　在日常生活中宏观地、整体地管理好自己健康,选择良好的生活方式和习惯,重视疾病预防,做到疾病的早发现、早诊断、早治疗,付出一定的时间和精力,智慧的做好自我健康管理。

对患者教育除了患者的自我教育、自我管理外,很大部分依存于医方的力量。综合医院和专科医院的医生针对门诊病人和住院病人进行较为系统的、有针对性的教育,使患者了解自身疾病的发展和应该注意的问题。社区卫生服务机构的全科医生针对社区居民群体开展相应的健康教育和健康促进,整体促进社区居民的健康意识和健康行为;全科医生针对社区特定目标人群开展有针对性、个体化的、内容非一成不变的、因时、因地、因人制宜的病人教育,为患者提供健康信息,促使患者采取有益于健康的行为,去除不良的生活方式和习惯,加强遵医行为,预防疾病,促进健康。

因为传播形式的丰富,患者教育的形式也日益增多,比如大众媒体的健康文章、自我保健的科普书籍、公益性的广告和宣传画、医院或社区卫生服务机构的健康处方或健康教育手册、医院或者社区举办的各种疾病相关知识患者教育讲座,各同类病人举办的病友协会网站、一些制药公司资助或举办的网站、免费的电话咨询等等,在利用这些患者教育的资源时,不要轻易付出全部的信任,要学会质疑和求全,收集不同的信息,征求不同的声音,力求获得信息的全面、客观。

二、政府的作用

可以说健康是社会良好运转的必然条件,这一点在现代社会尤为明显,人类把自己定义为生产者,那么就必须保证身体的健康,因此捍卫人类健康的医学从一定意义上说不是一个学科,它是文化、是政治。我们回顾2003年非典疫情的成功控制,虽然说医学界功不可没,但这次危机的真正转折还是政治的功劳——政府下决心、社会齐动员,问题就解决了。医学机构、文化机构和社会机构在一个国家基本上是按照相同的比例来配制的,所以说现代医学必须国家化,人民如何相信这个国家和政府,是因为国家、政府给了人民福利,其中很重要的一条是医学福利,直接关系到人民的健康问题。因此在构建和谐医患关系中,政府承担着非常重要的角色和任务。

导致医患关系紧张的原因是多方面的,从政府角度分析原因,主要存在政府对医疗卫生经费投入不足、医疗保障体制建设还不够完善、医院体制改革以及对药品价格监管还不到位、不健全等所导致群众“看病难”、“看病贵”等问题不能缓解。

2007年年末,卫生部有关领导向全国人大常委会报告了城乡医疗卫生体制改革的有关情况,报告明确了我国深化医药卫生体制改革的总体目标:到2010年,在全国初步建立基本医疗卫生制度框架，努力缓解城乡、地区、不同收入群众之间基本医疗卫生服务差距扩大的趋势，有效缓解人民群众看病就医突出问题；到2020年，建立覆盖城乡居民的基本医疗卫生制度，包括普遍建立比较完善的覆盖城乡的公共卫生和医疗服务体系，比较健全的覆盖城乡居民的医疗保障制度体系，比较规范的药品供应保障体系，比较科学的医疗卫生机构管理体制和运行机制，形成多元办医格局，适应人民群众多层次的医疗卫生需求，进一步提高全民健康水平。

政府新增卫生投入重点用于公共卫生、农村卫生、城市社区卫生和城乡居民基本医疗保障。报告指明了政府卫生投入的重点是公共卫生机构实行全额预算管理，并加强社区卫生机构和乡镇卫生机构等公共卫生服务体系建设，积极解决基层群众“看病难”“看病贵”的弊端，促进城乡居民享有均等的公共卫生服务。整合现有城市卫生资源，逐步实现社区首诊、分级医疗和双向转诊，做到“小病在社区、大病到医院、康复回社区。”社区卫生机构开始扮演着居民健康守护人的重要角色。

三、媒体的作用

医患关系的恶化，媒体的态度以及舆论的导向恐怕亦不无关系。一个健全的社会离不开新闻监督，离不开良好的舆论环境与氛围。媒体对医疗卫生领域的收受红包、回扣、开大处方等不良现象以及医患纠纷的报道，对医疗机构加强医德医风建设，切实提高医疗服务质量和水平有着积极意义，大部分媒体在报道这类事件时是从良好的愿望出发的。

随着传媒业市场化竞争的日益加剧，各媒体为了维持和增加本媒体的听众、观众和读者，竞相推出大众感兴趣的热点新闻，以达到扩大市场占有率的目的。随着经济高速发展而社会发展的相对滞后，环境、教育、医疗、住房等方面出现了许多问题，其中以医疗问题涉及面最广，受众面最宽，炒作医疗问题所产生的政治风险最小，并能够吸引和娱乐观众、卖出广告获取利润而成为媒体报导的首选对象。正是因为医疗问题这一涉及面广，受众面宽的问题的高频、大量的报道，且绝大多数都是负面报道，同一事件在各种媒体上反复出现，从一定程度上强化了人们对医方的不满和不信任。还有个别媒体为寻求卖点，抢新闻，对医患纠纷不深入调查，没能站在客观的立场上，在真相尚未弄清之前，做出失实的报道，误导了读者和公众，把患者和医者对立起来。在有关医患关系的讨论中，充斥着谩骂与想当然的指责，却绝少理性的分析与客观的态度，媒体的偏袒，使本已倾斜的舆论天平倾斜得更加严重。

由于公众对医学知识的相对缺乏，对医疗工作高风险和局限性的不理解，加上部分媒体片面的强调患方的弱势群体地位，放大医方存在的问题和现象，媒体和医生之间，患者似乎更愿意相信媒体，这也许是因为患者认为媒体代表和公众和权威，但医方的公正和权威则一再受到患者的质疑。

媒体负有舆论监督的特殊使命，应当公正行使自己的话语权，这也是对公众知情权的尊重。医学界是大众健康的守门人，而媒体是社会知识传播的守门人，因此作为守门人的媒体，应坚持公正、真实、客观的原则，做到对公众负责，对医患之间的问题和现象进行客观、公正分析，正确宣传和引导医患之间建立并形成良好的人际互动关系，为人类的健康、生命的维系共同努力。

第二节　医学界与医患关系的构建

和谐医患关系的构建当然离不开医患当事人之一的医方，当前在我们的医学界确实也存在着种种现象和问题，严重影响到医患关系的良性发展。一方面是过度“市场化”和“商业化”，一方面是许多医务人员在无私奉献；另一方面某些道德低下的医务工作者又在透支整个医学界的道德信用，伤害了患者的身心情感，而又一方面医者的合法权利和利益得不到尊重和保护。

医务人员所从事的职业具有高风险、学习过程长、压力大，工作量大等特点，承受的社会责任和道德压力也较高，但过去一直缺乏医患之间沟通的意识或技巧，造成医患关系紧张，值得今后重视，为构建和谐医患关系而努力工作。

一、医学界对医学献身精神的倡导

“行医是一种以科学为基础的艺术，是人类的使命和社会责任。我们载负、体现着社会的精神道德底线，让我们精心维护它，保持对医学人文的眷顾，共建医学活动的理性境界，完美天使的形象，做德医双馨的医务工作者。”医德楷模和医德标兵向全国医学界同行发出倡议：恪守职责，廉洁行医，钻研业务，勇于探索，为改善民生、促进社会和谐贡献一己之力。

“健康所系，性命相托”，每个医学生在进入医学院校时，都要在这八个大字前庄严宣誓，但要真正成为患者“值得托付生命的人”，更应对医务人员的普爱精神、悲悯心、献身精神和医技统一的价值理念有深刻的认识。

时至今日，医学界对医学献身精神的倡导被放在一个非常重要的地位。过去我们的医患之间生活在不同的两个世界，一个是服务者，一个是服务资源的享受着；一个是收取服务费用，提供最好服务的人，一个是付出服务费，需要最好治疗的人；一个仅仅是观察者，而另一个则在体验。经过2003年的非典危机和日益尖锐的医患矛盾，让我们的医学界变得既是观察者，又在体验着。今天对医学献身精神的倡导，可以让我们更多的医务工作者在其职业生活中能去叩问内心，什么是道德的崇高、什么是职业的献身，同时对医患角色的意义、权利、义务有更多的关注和思考。医德需要内化，需要我们医学界同仁通过道德体验、道德实践去领悟它、去理解它，然后再去实践它。

随着医学科学和技术的快速发展，医学界也出现了技术至上的倾向，临床医生更加关注实验室结果而忽视患者的陈述和体验；关注患者的躯体问题而忽视患者的情感问题；日常诊断、治疗的机械化、自动化使医患之间越来越疏离，医疗程序的非人性化问题日益严重，这些问题已经逐步渗透到医学教育中，医学教育变成了针对病的教育。医学界和社会上的有识之士急切地呼唤医学献身精神的回归，医学的目的是以人为本，医学不仅仅是对疾病的治疗，而且更需要对患者的关怀和照料。医务人员不仅需要自然科学知识还需要人文社会科学知识，来保持科技知识与人文素养之间的平衡，来唤起医务人员的人文关怀和献身精神。

要建立良好的医患关系，对医学献身精神的倡导是非常及时而且很有必要，还要加强监督机制的建设。医生有可能滥用科学的权利，滥用对疾病的决策权、漠视病人的权利，我们需要建立一个更严格、更透明的制约机制，其中包括媒体的监督、患者的监督、第三方保险公司的监督，当然还包括我们医学界自身的自我监督和评价。2007 年 12 月卫生部和国家中医药管理局联合下发《关于建立医务人员医德考评制度的指导意见》，意见规定，全国各级各类医疗机构中的医师、护士及其他卫生专业人员都将参加考评。考评分为自我评价、科室评价、单位评价三个步骤，每年进行一次，考证结果要进行公示，并与医务人员的晋职晋级、岗位聘用、绩效工资等直接挂钩。

二、医学界与医学整体利益的发展

医学的发展，既是前沿的又是世俗的，它不局限于实验室或者书斋里，而是老百姓生活中不可少的世俗节目，无论是谁都必然遭遇医学，一方面由于 20 世纪的医学科学硕果累累；另一方面则是医学的高度专业化拉开了医学和公众的距离。但是医学始终具有二重性，它要运用医学的知识和技术来解决人的问题，它包括技术要素和人道要素两个方面。现代医学中技术的要素大大地增长，这本无可厚非，但由于人道要素在新的社会转型中没有得到相应的重视，出现了失衡的状态，医学出现了过分商业化、过分技术化的倾向，也就是人们常说的道德沦丧与技术崇拜。面对这样的失误，医学界不仅要重视医学技术的发展，还要充分关注医学整体利益的发展，一只眼盯着医学科学的发明、发现和技术进步，另一只眼关注医学活动中的公平、正义、医德、同情和自主，重建医学科学和医学人文之间的平衡，促进医学整体利益的良性发展。

国外有专家研究认为，信息不对称可能通过“逆向选择”作用给社会带来不利影响。在医患之间，患者由于缺乏医疗知识，可能自愿选择的治疗方案和医生，都不是治疗其病情的最佳方案和人选，而只是符合他自己的主观意愿和感觉。在现实中，我们经常可以看到，患者在选择就诊医生和方案的时候，更倾向于选择表面上态度好、治疗方案自己理解的医生，病没治好也是命该如此。由于信息不对称，社会对医生的绩效考核和医生在治疗方案的选择上，更倾向于选择很少发生纠纷、患者易接受和理解的医生和治疗方案。一些可能对病人更有利但是有较大风险的方案不被采纳。这样当然不利于医学科学发展，甚至可能阻碍医学的发展，最终也就可能会形成一种医学发展中的“逆向选择”。

为了促进医学整体利益的发展，为了防止医疗行业中的“逆向选择”，为了减少现实医疗活动中的过度医疗服务、保守医疗行为和自卫医学行为，结合我国目前国情，医学界应从以下方面进行努力：

1.重视对医务工作人员的福利待遇和经济回报 仅仅对医学界进行献身精神的倡导和感召是不够的，还应运用一些利益调整与激励机制。我们不能用供给制时的那种道德奉献与价值观念来要求现在的医务人员，因为社会已经发生了整体的转型。好的医生意味着智力水平、心理承受能力和体力都要上乘，将这样的人吸引并且留在医学界，需要我们给予医生辛勤工作应有的福利待遇和经济回报，使他们不需要通过不正当的方式来谋取回报，安心医疗工作，体现自己的职业精神和职业素养，促进医学的整体发展。

2.建立医疗职务保险制度 我们在制定医疗行业法规时，应该注意保护医生在完成义务的同时享受应得的权益，比如说基本的人身安全权，还应在事故的处理中对医疗工作本身的高风险进行考虑，建立科学、客观的风险评估体系，对当事医生的责任进行科学合理的界定。我国尚未有统一的医疗职务保险制度，建议借鉴发达国家的经验，建立一个符合中国国情的医疗职务保险制度，以利于医学整体利益的发展。

3.在医院管理中加强人性化管理　应该限定医生的工作量，高强度的工作不可避免地使医生们身心疲惫。在这种状况下，由于询问病史简单和查体不全面而引起的误诊、治疗不及时、解释病情不到位等都更有可能发生。为了给医生和患者充分的交流时间，应该为医生限定最大工作量。在减轻医生负担的同时，还要督促医生经常深入病房，了解患者病情和心理，增加双方的沟通，和谐医患关系。推行医务公开，让病人了解医院，了解医疗工作的运行，消除医学的神秘，让大众了解医学，了解医院，了解诊断治疗的全过程，能使医患之间处于一种崭新的关系中，对医学的发展也会起到重要的作用。

4.建立逐级转诊和梯度就医制度　进一步建设完善社区卫生、农村卫生、公共卫生，同时还要解决好三级医院“就医难”问题，使广大患者的常见病、多发病的就医需求下沉到社区医院。积极培养全科医生，加强医疗机构的纵向整合，让社区医生接受大医院的业务指导，同时要求大医院的医生下到基层医院，力争减低医学发展两极分化的现象。

第三节　医学界与社会信任机制的建立和发展

医患关系从某种意义上说也是一种道德与诚信关系，同时也是一种各自承担责任的合约关系。作为一定意义上的特殊契约关系，医患双方在整个医疗活动过程中，都有权利和义务共同维护契约的法律效应和对相关内容的实施进行有效配合。医院是医患关系中最基本的功能单位，医务人员专业素质、水平、工作流程、医院经营管理理念和策略、人员道德素质和社会责任感、设备、装备设施等，都决定了医院所提供医疗服务质量和覆盖区域内公众卫生保健质量的高低，更决定着医患关系质量，对医患关系影响是深远、巨大和决定性的。患者作为医患关系中两个基本要素之一，作为疾病亲历者和寻求医疗帮助者，其各方面素质和特征对医患关系也有重要的影响。医患关系存在对立统一的关系，在市场经济条件下各自为其“利益”而表现其对立性，但为了治疗这一疾病的目的医患之间又必须达到统一。因此要建立医患双方的信任机制，医学界还有很长的路要走。

一、医务工作者对患者有诚实的责任

以知情同意为核心的病人自主权是医疗服务和现代医患关系新的支撑点。

医生在知情同意中占有重要的地位，在“告”的基础上，基于医生丰富的医学实践经验，提出不同的病人疾病的治疗方案，以便病人及家属依据自身不同的情况选择一种适合自己的治疗方案。很明显，在这一医学实践过程中，“告”是基础，也是医生必须遵守的道德义务，因此医方必须承担对患者诚实的责任。

医方和患方在对疾病的认识上、地位是不平等的，医生有着长期的医学知识的学习和医学经验的积累，再加上医院本身有着各种先进的医疗检查设备和医学检查技术人员的配合，医生有比较深入的对病人疾病的了解。而患者基于自身的各种局限性，在对自己疾病的认识上则是很肤浅的，有的是完全错误的。在这种情况下，在关于疾病今后的治疗方案的制订上，患方往往处于被动的地位，而只能听从于医方的安排。虽然最后的治疗方案都

是医患双方共同研究的结果，并经患方的最终首肯，但在这一过程中，医患双方的地位实际上是不平等的。因此必须告知的是有关患者疾病的真实情况，并且以患者或其法定代理人完全能够理解的语言告知他们，避免用词过于专业化。

病人的自主选择是医患关系中临床、心理、法律和伦理的基础。患者可以随时决定自己是否需要医疗保健，是否要建立或中断与医生的关系，是否遵从医生给出的临床建议。有能力表达自己意愿的患者，表达自己选择的方法是知情同意。一般性医疗，如外科治疗或服药治疗中的知情同意一般表现为医患之间的讨论协商，其理想的结果是医患之间能够进行很好的交流，建立良好的协助治疗关系，病人可以做出理性的、自愿的选择。

对患者履行诚实的告知责任，不仅能使患者受益，也可以使医生受益：因为当病人自己的疾病有一个全面的了解，对治疗的结果有切合实际的期盼、对可能出现的并发症有所准备、并同意自愿地与医生合作时，医生的工作会更容易，医患之间的关系也将更加温暖、和谐。

二、医务工作者对患者有保密的责任

保密就是为患者保守秘密，这是医生的一项特殊责任，也是保护性医疗措施的一项重要内容。保密第一意味着为患者保密，对患者的隐私守口如瓶，这属于患者的隐私权；另外还有对患者保守秘密的责任，在医疗实践中，为了达到更好的医疗效果，避免不良后果的产生，存在着对患者保密的情况，这属于医生的干涉权。

保密是医德的历来传统，希波克拉底誓言中就提出了保密的要求：凡我所见所闻，无论有无业务关系，我认为应守秘密者，我愿保守秘密。世界医学会 1949 年采取的《医学伦理学日内瓦协议法》也规定：凡是信托与我的秘密，我均予以尊重。目前大多数国家医学生誓词都将保守医疗秘密作为医务人员必须具备的道德观念。

对患者保密的责任，首先要做到询问病史和检查身体完成服从疾病诊治的需要；其次不能怀着猎奇心理刺探患者的某些秘密，也不能利用患者提供的情况，损害患者名誉；不能将患者的信息作为谈笑资料任意宣扬。实现对患者保密的责任，对于建立医患之间的信赖关系，避免医患矛盾和医疗纠纷是必需的，对于患者在治疗过程中保持良好的精神状态，早日康复也是非常有利的。

三、医务工作者有提高医疗质量的责任

加强医院内部管理，重视医疗质量的提高，来争取患者满意度提高，改善医患关系。提高医疗质量不仅要提高医疗服务结果的质量，还要提高患者接受医疗服务的过程质量，根据患者的意见改善服务质量。

要完善激励和约束机制，切断医生收入与服务提供量的关系，抑制代理人的道德风险。在医疗市场上，医患关系中的病人很多情况下有求于医生，医生则“施恩”于病人，若没有相应的激励和约束机制，医务人员完全有可能利用其信息优势牟取私利，损害患者利益和社会公共利益。同一医院的医生也存在着态度、水平、努力程度方面的差异，若他们获得同样的报酬，且缺乏其他激励，那么对优等医生而言，他们会自动减少努力程度，在医院内可能会出现“劣币驱逐良币”的情况，优质医疗服务输出会减少。因此医院要通过评价、监督等

行为，引入竞争机制，根据绩效差异拉开支付报酬的档次，激励医生努力提高服务水平；改革利益分配机制，提高医务人员收入，势必会提高医务人员寻租的机会成本。

强化医务人员的工作责任心，严格执行诊疗和护理规范、常规，严格执行病例书写制度、值班制度和交接班制度等一系列规章制度，真正做到以病人为中心。

不断开展继续医学教育，努力提高医务人员的专业水平和专业技能，减少误诊、漏诊的发生率，引进和开发新技术、新项目，进一步提高医疗质量，服务患者、造福人民。

四、医务工作者有信息透明和公开的责任

医患之间存在着信息的不对称，根据“非对称信息”理论，市场上买卖双方各自掌握的信息是有差异的，通常供方拥有比较完全的信息，而需方则处于相对的信息劣势；拥有信息的当事人往往会隐藏对自身不利的信息，而着重披露对自己有利的信息，从而导致“逆向选择”和“道德风险”问题的出现，并增加了使用者寻求真实信息的成本，降低了市场运行效率。逆向选择是事前信息不对称造成的，它指的是医生在与外部患者的信息交流时，个别医生可能通过扭曲或隐藏信息等方式，以牺牲患者的利益来牟取他们的信息优势利益；道德风险是由事后信息不对称引起的，它源于对医生在医疗服务中努力程度的不可觉察性，即患者难以观察或因成本太高而无力观察到医生的努力程度和服务效率，于是个别医生就有可能偷懒，为自己获取超额报酬。现实生活中，交易双方的信息不对称属于正常现象，医院和医生也都是理性经济人，不是超脱的完全利他主义者。医患双方在整个医疗活动中，通过一些方法、手段来削弱信息不对称程度，和谐的医患关系应是一种双向、互动、互惠关系，其实质是医患双方权利与义务的对立统一。

为取得良好医疗效果，医患双方要在诚信原则下进行充分交流，双方要释放最大的信息量，从而达到双方的相互理解。由于医务人员占有技术信息和立场地位的优势，因而应主动真诚地与患者沟通，根据病情为患者选择最佳的或者合理的医疗方案，不得不负责任地延误急危患者的抢救和诊治，不得滥用各种不需要的诊疗手段或昂贵的药品，得到患者的理解认可和积极配合减少医疗纠纷。患者应当信任并配合医务人员，告知与病情相关的真实情况，不能故意隐瞒或告知虚假的与健康有重大关系的信息，不能故意制造医疗纠纷，扰乱医疗机构正常工作秩序。

应建立医疗信息强制披露制度，激励供方减少逆向选择，引导患者理性就医和选择健康产品。目前因患者缺乏对医疗服务数量与质量进行事先判断的知识和能力所形成的信息不对称，使病人自主择医权实际上受到很大限制，加之供方的信息提供不足，且除了供方以外的渠道，公众搜寻信息的途径缺乏，使医疗信息这一公共产品失去了公用性。持续的信息公开将有利于减少医疗市场上的信息不完全，抑制市场欺诈行为，实现市场的透明和规范，保证患者得到与医院管理当局基本对称的信息，保护患者合法权益。医院之间的信息披露可由医疗保险机构与卫生行政部门共同进行，制订包括服务质量、服务态度、服务效率、行为表现、价格水平、患者满意度等几方面内容的指标体系，并将量化的评价结果在新闻媒体上公布，以求重大信息的对称和信息信号的正确导向功能；在医院内部，可结合病人选择医生和住院费用一日清单制度的实行，向患者公布有关信息，提高服务和收费的透明度，以便患者根据医疗技术水平、诊治能力、服务价格、服务内容、服务质量选择就医，降低

择医的边际成本,遏止过度医疗服务。

(宋　彬)

复习思考题

1. 请从“道德和科学的矛盾,人性和医学的对峙”这两点出发,讨论医患之间的矛盾和冲突,并举出具体的事例。

2. 你认为医学人文精神和医学科学精神通过何种途径得以融合?

3. 建立和谐医患关系对构建社会主义和谐社会具有什么意义?

案 例 分 析

[案例]　2007 年 11 月 21 日下午 4 时左右,一名孕妇因难产生命垂危被送到北京某医院。面对身无分文的孕妇,医院决定免费入院治疗,而其同来的丈夫却竟然拒绝在医院的剖腹产手术上面签字。在长达 3 个小时的僵持过程中,该男子一直对众多医生的苦苦劝告置之不理,该医院的院长亲自到场、110 支队的警察也来到医院。该男子竟然在手术通知单上写上:“坚持用药治疗,坚持不做剖腹手术,后果自负。”由于丈夫拒绝在手术单上签字,在抢救了 3 小时后,医生宣布孕妇抢救无效死亡。

案例讨论题

1. 很多网友、专栏作家认为是医生为了逃避风险、推卸责任,是医务工作者的自我保护,这种观点对吗?

2. 能否给医务人员以特殊权力,在相同的危急情况下可以不签字?

3. 请搜索该案例的资料和信息,分析造成该事件的深层次原因。

参考文献

[美] 恩格尔·哈特.1996.生命伦理学基础．范瑞平译.长沙:湖南科学技术出版社

[法]菲力浦·亚当,克洛迪娜·赫尔兹里奇．2005.疾病与医学社会学．天津:天津人民出版社

[法]雅克·安德烈.2006.古罗马的医生.杨洁,吴树农译.南宁:广西师范大学出版社

[古希腊]柏拉图.1986.理想国.郭斌和,张竹明译.北京:商务印书馆

[美] F.D.沃林斯基．2002.健康社会学．北京:社会科学文献出版社

[美]罗伊·波特．2000.剑桥医学史．吉林:吉林人民出版社

[美]米尔顿·弗里德曼.1986.资本主义与自由.张瑞玉译.北京:商务印书馆

[美]威廉·科克汉姆.2000.医学社会学.杨辉,张拓红译.北京:华夏出版社

[美]威廉·科克汉姆．2000.医学社会学．北京:华夏出版社

[美]沃林斯基.2002.健康社会学.孙牧红等译.北京:社会科学文献出版社

[英]罗伊·波特.2000.剑桥医学史.张大庆译.长春:吉林人民出版社

陈邦贤.1998.中国医学史.北京.商务印书馆

陈晓平.2004.面对道德冲突:功利与道义.学术研究,(4):45~50

陈晓阳,曹永福.2006.医学伦理学.济南:山东大学出版社

杜治政.2007.关于医学专业精神的几个问题.医学与哲学,28(3):4

杜治政,许志伟.2003.医学伦理学辞典.郑州:郑州大学出版社

傅华,李枫.2003.现代健康促进理论与实践.上海:复旦大学出版社

郭常安．2002.护患沟通艺术．杭州:浙江科学技术出版社

郭肖华,闫茹.2006.刍议医患关系中的人文关怀.国际医药卫生导报,60~62

洪帆.2005.利他主义:从社会生物学到社会科学.医学与哲学,26(6):5~8

胡涵锦,顾鸣敏．2007.医学人文教程．上海:上海交通大学出版社

胡继春.2005.医学社会学.武汉:华中科技大学出版社

黄力毅.2003.人际沟通．北京:人民卫生出版社

姜学林.1998.医疗语言学初论.北京:中国医药科技出版社

姜学林,赵世鸿．2002.医患沟通艺术.重庆:第二军医大学出版社

冷晓红.2006.人际沟通．北京:人民卫生出版社

李本富.2001.医学伦理学.北京:北京医科大学出版社

李恩昌,刘海客.2006.中美医师执业精神高层研讨会侧记.中国医学伦理学,6:31

李健民.2005.生命与医疗.北京:中国大百科全书出版社

李如竹,曾晓英.2006.护患沟通．北京:人民卫生出版社

李永生,朱海兵.2005.医务语言学概论.郑州:郑州大学出版社

李永生.2001.临床医学语言艺术．北京:人民军医出版社

廖育群.2006.医者意也——认识中医.南宁:广西师范大学出版社

刘俊荣．2004.医患冲突的沟通与解决.广州:广东高等教育出版社

刘宇.2006.护理礼仪.北京:人民卫生出版社

柳经纬,李茂年.2002.医患关系法论．北京:中信出版社

马文元.2005.医患双方的权益．北京:科学出版社

讴歌．2006.医事．北京:北京出版社

乔世明.1999.医疗纠纷与法律责任．北京:人民军医出版社

秦银河.2006.医学人文演讲录．北京:商务印书馆

邱祥兴．2002.医学伦理学．北京:人民卫生出版社

苏珊.桑塔格．2003.疾病的隐喻．上海:上海译文出版社

孙星红,王军 . 2003.医务人员的演讲技巧.西安:第四军医大学出版社
王东红 . 2005.医患关系与权利维护 . 北京:中国民主法制出版社
王海明.2001.利他主义与利己主义辨析.河南师范大学学报,28(1):19~26
王锦帆.2006.医患沟通学.北京:人民卫生出版社
王明旭.2007.药消费者行为学 . 北京:人民卫生出版社
王亚平 . 2001.医患权益与保护 . 北京:人民军医出版社
王一方 . 2006.医学人文十五讲 . 北京:北京大学出版社
魏来临,张岩.2005.临床医患沟通与交流技巧.济南:山东科学技术出版社
徐萍,王云岭,曹永福.2006.中国当代医患关系研究.济南:山东大学出版社
徐普,邢璐 . 2003.医患沟通理论与实践.西安:第四军医大学出版社
徐天民.1998.中西方医学伦理学比较研究.北京:北京医科大学、中国协和医科大学联合出版社
许宗良,刘学礼,瞿晓敏.2002.生命伦理学.上海:复旦大学出版社
晏辉.2003.当代价值冲突的哲学批判.社会科学辑刊,(2):10~15
杨念群.2006.再造病人.北京:中国人民大学出版社
张志寿.2001.医生的思维与工作技巧 . 北京:人民军医出版社
赵衡文.2005.医疗纠纷的理论与实践.长沙:中南大学出版社
赵慎珠.2006.医务礼仪 . 北京:人民军医出版社